高等医药院校教材

方 剂 学

（供中医、中药、针灸专业用）

主　　编　许济群

副 主 编　王绵之

编　　委　许子建　段富津　梁颂名

协　　编　李　飞

上海科学技术出版社

图书在版编目(CIP)数据

方剂学/许济群主编. —上海：上海科学技术出版社，
1985.6(2025.12重印)
高等医药院校教材.供中医、中药、针灸专业用
ISBN 978-7-5323-0500-1

Ⅰ.方… Ⅱ.许… Ⅲ.方剂学－医学院校－教材
Ⅳ.R289

中国版本图书馆CIP数据核字(2007)第144461号

方剂学

主编　许济群

上海世纪出版(集团)有限公司
上海科学技术出版社　出版、发行
(上海市闵行区号景路159弄A座9F-10F)
邮政编码 201101　www.sstp.cn
浙江新华印刷技术有限公司印刷
开本 787×1092　1/16　印张 16.75
字数 392 千字
1985年6月第1版　2025年12月第66次印刷
ISBN 978-7-5323-0500-1/R·139K
定价：38.00元

本书如有缺页、错装或坏损等严重质量问题，请向印刷厂联系调换

前　言

由国家组织编写并审定的高等中医院校教材从初版迄今已历二十余年。其间曾进行了几次修改再版，对系统整理中医药理论、稳定教学秩序和提高中医教学质量起到了很好的作用。但随着中医药学的不断发展，原有教材已不能满足并适应当前教学、临床、科研工作的需要。

为了提高教材质量，促进高等中医药教育事业的发展，卫生部于一九八二年十月在南京召开了全国高等中医院校中医药教材编审会议。首次成立了全国高等中医药教材编审委员会，组成32门学科教材编审小组。根据新修订的中医、中药、针灸各专业的教学计划修订了各科教学大纲。各学科编审小组根据新的教学大纲要求，认真地进行了新教材的编写。在各门教材的编写过程中，贯彻了一九八二年四月卫生部在衡阳召开的"全国中医医院和高等中医教育工作会议"的精神，汲取了前几版教材的长处，综合了各地中医院校教学人员的意见；力求使这套新教材保持中医理论的科学性、系统性和完整性；坚持理论联系实际的原则；正确处理继承和发扬的关系；在教材内容的深、广度方面，都从本课程的性质、任务出发，注意符合教学的实际需要和具有与本门学科发展相适应的科学水平；对本学科的基础理论、基本知识和基本技能进行了较全面的阐述；同时又尽量减少了各学科间教材内容不必要的重复和某些脱节。通过全体编写人员的努力和全国中医院校的支持，新教材已陆续编写完毕。

本套教材计有医古文、中国医学史、中医基础理论、中医诊断学、中药学、方剂学、内经讲义、伤寒论讲义、金匮要略讲义、温病学、中医各家学说、中医内科学、中医外科学、中医儿科学、中医妇科学、中医眼科学、中医耳鼻喉科学、中医伤科学、针灸学、经络学、腧穴学、刺灸学、针灸治疗学、针灸医籍选、各家针灸学说、推拿学、药用植物学、中药鉴定学、中药炮制学、中药药剂学、中药化学、中药药理学三十二门。其中除少数教材是初次编写外，多数是在原教材，特别是在二版教材的基础上充实、修改而编写成的，所以这套新教材也包含着前几版教材编写者的劳动成果在内。

教材是培养社会主义专门人才和传授知识的重要工具，教材质量的高低直接影响到人才的培养。要提高教材的质量，必须不断地予以锤炼和修改。本套教材不可避免地还存在着一些不足之处，因而殷切地希望各地中医药教学人员和广大读者在使用中进行检验并提出宝贵意见，为进一步修订作准备，使之成为科学性更强、教学效果更好的高等中医药教学用书，以期更好地适应我国社会主义四化建设和中医事业发展的需要。

全国高等中医药教材编审委员会
一九八三年十二月

编 写 说 明

方剂学是阐明和研究方剂配伍及临床运用的学科,是中医的基础学科之一。

本教材分为上、下两篇。上篇是总论,重点介绍方剂与治法,以及方剂的分类、组成、剂型、用法等基本知识;下篇各论,主要是根据治法、功用将方剂分为解表、泻下、和解、清热等21类。选入正方236首,另收了较常用的类似方186首作为附方。最后还附有"中成药简表"和"方剂歌诀"。

每类方剂内分为概说、正方、小结、复习思考题四个部分。概说的内容包括每类方剂的定义、治法、功用、适用范围、使用注意,以及这类方剂的适应证、临床特点、常用药物、配伍方法、代表方等。正方内容有组成、用法、功用、主治、方解、附方、文献摘录等项。小结内容是将一个大类方剂提纲挈领地予以综合、对比,分别各方的异同。复习思考题是提出本大类方剂必须重点掌握的内容,培养独立思考、综合分析的能力。

此外,尚有几点必须说明:

1. 为突出制方人的学术思想和遣药组方特色,故每方均标原来的用量和用法。近代用量、用法则注于括号之内,是参照原方用量比例,以近代常用量为依据,权衡拟定的。方中的现代剂量,均以公制为单位,一律用国际通用符号表示,如 kg、g、mg 等。

2. 方解的主要内容,一是根据每一方的主治证作病因、病机分析,二是针对本方组成药物阐述其配伍意义。关于原方的用药加减,以及必需的辨证要点、临床运用、使用注意、方名考证等,均于此处交代,不再另立标题。

3. 附方一般只写功用、主治。对一些有特点的方剂,或附方较多,为突出各方的异同之处,则加以简解。

4. 文献摘录分古今两类,均以选载为主。古代文献,是以前人方论为主;现代文献,不计多寡,唯求真实可靠。

本教材绪言、总论、解表剂、和解剂、温里剂、中成药简表由王绵之编写;清热剂、安神剂、痈疡剂由许济群编写;泻下剂、祛暑剂、固涩剂、理气剂、理血剂由梁颂名编写;补益剂、驱虫剂、方剂歌诀由许子建编写;治燥剂、祛湿剂、祛痰剂、消导化积剂、涌吐剂由段富津编写;表里双解剂、开窍剂、治风剂由李飞、许济群编写。

中医药教材编审委员会副主任裘沛然同志,出席了本教材定稿会议,并提出宝贵意见。南京中医学院彭怀仁同志在本教材的审修、整理方面做了很多工作,并编排了目录和索引。此外,在编写过程中,各中医院校的同志先后为本教材初稿提出了许多宝贵意见,在此一并致谢!

为将来进一步提高本教材的编写质量,有利教学,殷切希望各地中医院校同志在教学过程中不断提出宝贵的修改意见。

《方剂学》编审小组

目 录

绪言 ……………………………………… 1

上篇 总 论

1. 方剂与治法 ………………………… 1
  1·1 方剂与治法的关系 …………… 1
  1·2 常用的治法 …………………… 1
2. 方剂的分类 ………………………… 4
3. 方剂的组成 ………………………… 6
  3·1 组成原则 ……………………… 6
  3·2 组成变化 ……………………… 7
4. 剂型 ………………………………… 10
5. 方剂的用法 ………………………… 12
  5·1 煎法 …………………………… 12
  5·2 服法 …………………………… 13
  附：古方药量考证 ………………… 14

下篇 各 论

1. 解表剂 ……………………………… 16
  1·1 辛温解表 ……………………… 16
    麻黄汤（附：麻黄加术汤；麻杏苡甘汤；大青龙汤；三拗汤；华盖散） ……… 17
    桂枝汤（附：桂枝加葛根汤；桂枝加厚朴杏子汤） ……………………… 18
    九味羌活汤（附：大羌活汤） …… 20
    加味香苏散（附：香苏散；香苏葱豉汤） …………………………… 21
    小青龙汤（附：小青龙加石膏汤；射干麻黄汤）…… 22
  1·2 辛凉解表 ……………………… 23
    桑菊饮 …………………………… 23
    银翘散（附：银翘汤） ………… 24
    麻黄杏仁甘草石膏汤（附：越婢汤） ………………………………… 25
    升麻葛根汤（附：宣毒发表汤） … 26
    竹叶柳蒡汤 ……………………… 26
    柴葛解肌汤（附：柴葛解肌汤） … 27
    葱豉桔梗汤（附：葱豉汤；活人葱豉汤） …………………………… 28
  1·3 扶正解表 ……………………… 29
    败毒散（附：荆防败毒散；仓廪散；参苏饮） …… 29
    再造散（附：麻黄附子细辛汤；麻黄附子甘草汤） …………………… 30
    葱白七味饮 ……………………… 31
    加减葳蕤汤（附：葳蕤汤） ……… 32
2. 泻下剂 ……………………………… 33
  2·1 寒下 …………………………… 34
    大承气汤（附：小承气汤；调胃承气汤；复方大承气汤） ……………… 34
    大陷胸汤（附：大陷胸丸） ……… 36
  2·2 温下 …………………………… 37
    大黄附子汤 ……………………… 37
    温脾汤 …………………………… 37
    三物备急丸（附：白散） ………… 38
  2·3 润下 …………………………… 39
    麻子仁丸（附：润肠丸；五仁丸） … 39
    济川煎 …………………………… 40
  2·4 逐水 …………………………… 41
    十枣汤（附：控涎丹） …………… 41
    舟车丸 …………………………… 42
    疏凿饮子 ………………………… 42
  2·5 攻补兼施 ……………………… 43
    新加黄龙汤（附：黄龙汤） ……… 43
    增液承气汤（附：承气养营汤） … 44
3. 和解剂 ……………………………… 45
  3·1 和解少阳 ……………………… 46

小柴胡汤(附:柴胡枳桔汤) …………… 46
蒿芩清胆汤 ………………………… 47
柴胡达原饮(附:达原饮;清脾饮) …… 48
3·2 调和肝脾 ……………………… 49
四逆散(附:枳实芍药散;柴胡疏肝散) …… 49
逍遥散(附:加味逍遥散;黑逍遥散) …… 50
痛泻要方(原名白术芍药散) ………… 51
3·3 调和肠胃 ……………………… 52
半夏泻心汤(附:生姜泻心汤;甘草泻心汤;
黄连汤) …………………………… 52
4. 清热剂 ……………………………… 54
4·1 清气分热 ……………………… 54
白虎汤(白虎加人参汤;白虎加桂枝汤;白虎
加苍术汤) ………………………… 54
竹叶石膏汤 ………………………… 56
4·2 清营凉血 ……………………… 56
清营汤(附:清宫汤) ………………… 56
犀角地黄汤 ………………………… 57
4·3 清热解毒 ……………………… 58
黄连解毒汤(附:泻心汤) …………… 58
凉膈散 ……………………………… 59
普济消毒饮 ………………………… 60
4·4 气血两清 ……………………… 60
清瘟败毒饮(附:神犀丹;化斑汤) …… 60
4·5 清脏腑热 ……………………… 62
导赤散(附:清心莲子饮) …………… 62
龙胆泻肝汤(附:泻青丸;当归龙荟丸) …… 63
左金丸(附:戊己丸;香连丸) ………… 64
泻白散(附:葶苈大枣泻肺汤) ……… 65
清胃散 ……………………………… 65
泻黄散 ……………………………… 66
玉女煎 ……………………………… 66
芍药汤(附:黄芩汤) ………………… 67
白头翁汤(附:白头翁加甘草阿胶汤) …… 68
4·6 清虚热 ………………………… 69
青蒿鳖甲汤 ………………………… 69
秦艽鳖甲散 ………………………… 69
清骨散 ……………………………… 70
当归六黄汤 ………………………… 70
5. 祛暑剂 ……………………………… 72
5·1 祛暑清热 ……………………… 72
清络饮 ……………………………… 72
5·2 祛暑解表 ……………………… 73
新加香薷饮(附:香薷散) …………… 73

5·3 祛暑利湿 ……………………… 74
六一散(原名益元散,附:益元散;碧玉散;
鸡苏散) …………………………… 74
桂苓甘露饮 ………………………… 75
5·4 清暑益气 ……………………… 75
清暑益气汤(附:清暑益气汤) ……… 75
6. 温里剂 ……………………………… 77
6·1 温中祛寒 ……………………… 77
理中丸(附:附子理中丸;理中化痰丸;桂枝
人参汤) …………………………… 77
吴茱萸汤 …………………………… 79
小建中汤(附:黄芪建中汤;当归建中汤) …… 79
大建中汤 …………………………… 81
6·2 回阳救逆 ……………………… 81
四逆汤(附:四逆加人参汤;白通汤;通脉四
逆汤;参附汤) ……………………… 81
回阳救急汤(附:回阳救急汤) ……… 83
黑锡丹 ……………………………… 84
6·3 温经散寒 ……………………… 85
当归四逆汤(附:当归四逆加吴茱萸生姜
汤;黄芪桂枝五物汤) ……………… 85
7. 表里双解剂 ………………………… 86
7·1 解表攻里 ……………………… 87
大柴胡汤(附:厚朴七物汤) ………… 87
防风通圣散 ………………………… 88
7·2 解表清里 ……………………… 89
葛根黄芩黄连汤 …………………… 89
石膏汤 ……………………………… 90
7·3 解表温里 ……………………… 91
五积散(附:柴胡桂枝干姜汤) ……… 91
8. 补益剂 ……………………………… 92
8·1 补气 …………………………… 93
四君子汤(附:异功散;六君子汤;香砂六君
子汤;保元汤) ……………………… 93
参苓白术散(附:七味白术散) ……… 94
补中益气汤(附:举元煎;升陷汤) …… 95
生脉散(又名生脉饮) ……………… 96
人参蛤蚧散(附:人参胡桃汤) ……… 97
8·2 补血 …………………………… 98
四物汤(附:圣愈汤;桃红四物) …… 98
当归补血汤 ………………………… 99
归脾汤 ……………………………… 100
炙甘草汤(又名复脉汤,附:加减复脉汤) … 101
8·3 气血双补 ……………………… 102

八珍汤(附：十全大补汤；人参养荣汤) …… 102
泰山磐石散 ……………………………… 103
8·4 补阴 ……………………………… 103
六味地黄丸(原名地黄丸，附：知柏地黄丸；
都气丸；麦味地黄丸；杞菊地黄丸) …… 104
左归丸(附：左归饮) …………………… 105
大补阴丸(原名大补丸) ………………… 106
虎潜丸 …………………………………… 106
二至丸(附：桑麻丸) …………………… 107
一贯煎 …………………………………… 108
石斛夜光丸 ……………………………… 109
补肺阿胶汤(原名阿胶散，又名补肺散，
附：月华丸) …………………………… 110
龟鹿二仙胶 ……………………………… 110
七宝美髯丹 ……………………………… 111
8·5 补阳 ……………………………… 111
肾气丸(附：《济生》肾气丸；十补丸) …… 112
右归丸(附：右归饮) …………………… 113

9. 安神剂 ……………………………………… 115
9·1 重镇安神 ………………………… 115
朱砂安神丸(又名安神丸，附：生铁落饮) … 116
珍珠母丸(原名真珠丸) ………………… 116
磁朱丸(原名神曲丸) …………………… 117
9·2 滋养安神 ………………………… 117
酸枣仁汤(附：定志丸) ………………… 118
天王补心丹(附：柏子养心丸；枕中丹) … 118
甘麦大枣汤 ……………………………… 119

10. 开窍剂 …………………………………… 120
10·1 凉开 …………………………… 121
安宫牛黄丸(附：牛黄清心丸) ………… 121
紫雪 ……………………………………… 122
至宝丹 …………………………………… 123
小儿回春丹 ……………………………… 124
行军散 …………………………………… 124
10·2 温开 …………………………… 125
苏合香丸(附：冠心苏合丸) …………… 125
紫金锭(又名玉枢丹) …………………… 126

11. 固涩剂 …………………………………… 127
11·1 固表止汗 ………………………… 128
玉屏风散 ………………………………… 128
牡蛎散 …………………………………… 128
11·2 敛肺止咳 ………………………… 129
九仙散 …………………………………… 129
11·3 涩肠固脱 ………………………… 130

真人养脏汤 ……………………………… 130
四神丸 …………………………………… 130
桃花汤(附：赤石脂禹余粮汤) ………… 131
11·4 涩精止遗 ………………………… 132
金锁固精丸(附：水陆二仙丹) ………… 132
桑螵蛸散 ………………………………… 133
缩泉丸 …………………………………… 133
11·5 固崩止带 ………………………… 134
固经丸(附：固冲汤) …………………… 134
震灵丹 …………………………………… 134
完带汤(附：易黄汤；清带汤) ………… 135

12. 理气剂 …………………………………… 136
12·1 行气 …………………………… 137
越鞠丸(又名芎术丸) …………………… 137
金铃子散(附：延胡索散) ……………… 137
半夏厚朴汤 ……………………………… 138
枳实薤白桂枝汤(附：瓜蒌薤白白酒汤；
瓜蒌薤白半夏汤) ……………………… 138
橘核丸 …………………………………… 139
天台乌药散(附：三层茴香丸；导气汤) … 140
暖肝煎 …………………………………… 140
厚朴温中汤(附：良附丸) ……………… 141
12·2 降气 …………………………… 141
苏子降气汤 ……………………………… 142
定喘汤 …………………………………… 142
四磨汤(附：五磨饮子) ………………… 143
旋覆代赭汤(附：干姜人参半夏丸) …… 143
橘皮竹茹汤(附：橘皮竹茹汤；新制橘皮竹
茹汤) …………………………………… 144
丁香柿蒂汤(附：柿蒂汤) ……………… 145

13. 理血剂 …………………………………… 146
13·1 活血祛瘀 ………………………… 147
桃核承气汤(附：下瘀血汤) …………… 147
血府逐瘀汤(附：通窍活血汤；膈下逐瘀汤；
少腹逐瘀汤；身痛逐瘀汤) …………… 148
复元活血汤 ……………………………… 149
七厘散 …………………………………… 150
补阳还五汤 ……………………………… 150
失笑散(附：手拈散) …………………… 151
丹参饮 …………………………………… 151
温经汤(附：艾附暖宫丸) ……………… 152
生化汤 …………………………………… 152
活络效灵丹(附：宫外孕方) …………… 153
桂枝茯苓丸 ……………………………… 154

大黄䗪虫丸 ················ 154
13·2　止血 ··················· 155
　　十灰散 ··················· 155
　　四生丸 ··················· 156
　　咳血方 ··················· 156
　　槐花散(附：槐角丸) ······ 157
　　小蓟饮子 ················· 157
　　黄土汤 ··················· 158
　　胶艾汤 ··················· 159

14. 治风剂 ···················· 160
14·1　疏散外风 ··············· 161
　　大秦艽汤 ················· 161
　　消风散 ··················· 162
　　川芎茶调散(附：菊花茶调散；苍耳子散) ··· 162
　　牵正散(附：止痉散) ······ 163
　　玉真散(附：五虎追风散) ··· 164
　　小活络丹(原名活络丹，附：大活络丹) ··· 164
14.2　平熄内风 ················ 165
　　羚角钩藤汤(附：钩藤饮) ··· 165
　　镇肝熄风汤(附：建瓴汤) ··· 166
　　天麻钩藤饮 ··············· 167
　　阿胶鸡子黄汤 ············· 167
　　大定风珠(附：小定风珠；三甲复脉汤) ··· 168
　　地黄饮子 ················· 169

15. 治燥剂 ···················· 170
15·1　轻宣润燥 ··············· 171
　　杏苏散 ··················· 171
　　桑杏汤(附：翘荷汤) ······ 172
　　清燥救肺汤(附：沙参麦冬汤) ··· 172
15·2　滋阴润燥 ··············· 173
　　养阴清肺汤 ··············· 173
　　百合固金汤 ··············· 174
　　麦门冬汤 ················· 174
　　琼玉膏 ··················· 175
　　玉液汤 ··················· 175
　　增液汤 ··················· 176

16. 祛湿剂 ···················· 177
16·1　燥湿和胃 ··············· 178
　　平胃散(附：不换金正气散；柴平汤) ··· 178
　　藿香正气散(附：六和汤) ··· 179
16·2　清热祛湿 ··············· 179
　　茵陈蒿汤(附：栀子柏皮汤；茵陈四逆汤) ··· 179
　　三仁汤(附：藿朴夏苓汤；黄芩滑石汤) ··· 180
　　甘露消毒丹(一名普济解毒丹) ··· 181

　　连朴饮 ··················· 182
　　蚕矢汤 ··················· 182
　　八正散(附：五淋散) ······ 183
　　二妙散(附：三妙丸；四妙丸) ··· 184
16·3　利水渗湿 ··············· 184
　　五苓散(附：四苓散；茵陈五苓散；胃苓汤) ··· 185
　　猪苓汤 ··················· 186
　　防己黄芪汤(附：防己茯苓汤) ··· 186
　　五皮散 ··················· 187
16·4　温化水湿 ··············· 188
　　苓桂术甘汤(附：甘草干姜茯苓白术汤) ··· 188
　　真武汤(附：附子汤) ······ 188
　　实脾散 ··················· 189
　　萆薢分清饮(附：萆薢分清饮) ··· 190
16·5　祛风胜湿 ··············· 191
　　羌活胜湿汤(附：蠲痹汤) ··· 191
　　独活寄生汤(附：三痹汤) ··· 192
　　鸡鸣散 ··················· 192

17. 祛痰剂 ···················· 194
17·1　燥湿化痰 ··············· 195
　　二陈汤(附：导痰汤；涤痰汤) ··· 195
　　温胆汤(附：十味温胆汤) ··· 196
　　茯苓丸 ··················· 197
17·2　清热化痰 ··············· 197
　　清气化痰丸 ··············· 197
　　小陷胸汤(附：柴胡陷胸汤) ··· 198
　　滚痰丸 ··················· 199
17·3　润燥化痰 ··············· 199
　　贝母瓜蒌散 ··············· 199
17·4　温化寒痰 ··············· 200
　　苓甘五味姜辛汤(附：冷哮丸) ··· 200
　　三子养亲汤 ··············· 201
17·5　治风化痰 ··············· 201
　　半夏白术天麻汤 ··········· 201
　　定痫丸 ··················· 202
　　止嗽散 ··················· 203

18. 消导化积剂 ················ 204
18·1　消食导滞 ··············· 205
　　保和丸(附：大安丸) ······ 205
　　枳实导滞丸 ··············· 205
　　木香槟榔丸 ··············· 206
　　枳术丸(附：曲蘖枳术丸；橘半枳术丸；
　　　　香砂枳术丸) ··········· 207

健脾丸(附：资生丸) …………… 207
18·2 消痞化积 …………………… 208
　　枳实消痞丸 …………………… 208
　　鳖甲煎丸 ……………………… 209
19. 驱虫剂 ………………………… 210
　　乌梅丸(附：理中安蛔汤；连梅安蛔汤) …… 211
　　肥儿丸 ………………………… 212
　　布袋丸 ………………………… 212
　　化虫丸 ………………………… 213
　　伐木丸(又名术矾丸) ………… 213
20. 涌吐剂 ………………………… 214
　　瓜蒂散(附：三圣散) ………… 215
　　救急稀涎散 …………………… 215
　　盐汤探吐方 …………………… 216

21. 痈疡剂 ………………………… 217
　　仙方活命饮(附：连翘败毒散) …… 218
　　五味消毒饮(附：银花解毒汤) …… 219
　　四妙勇安汤(附：五神汤；神效托里散) …… 219
　　犀黄丸(附：醒消丸；蟾酥丸) …… 220
　　牛蒡解肌汤 …………………… 221
　　海藻玉壶汤 …………………… 221
　　透脓散(附：透脓散；托里透脓汤) …… 221
　　阳和汤(附：中和汤) ………… 222
　　小金丹 ………………………… 223
　　内补黄芪汤 …………………… 223
　　苇茎汤 ………………………… 224
　　大黄牡丹汤(附：清肠饮) …… 224
　　薏苡附子败酱散(附：薏苡仁汤) …… 225

附　　录

1. 常用中成药简表 ……………… 227
2. 方剂歌诀 ……………………… 236

方剂索引 …………………………… 253

绪　　言

　　方剂，是在辨证审因决定治法之后，选择合适的药物，酌定用量，按照组成原则，妥善配伍而成，是辨证论治的主要工具之一。方剂学则是研究并阐明治法和方剂的理论及其运用的一门学科，与临床各科有着广泛而密切的联系，是中医学主要的基础学科之一。

　　方剂的历史相当悠久。早在我国原始社会时期，我们的祖先就已发现药物并用于治疗疾病。最初，只是使用单味药。经过许多年代的医疗实践，认识到用几味药配合起来治病的效果更好，于是逐渐形成了方剂。1979年在长沙市马王堆三号汉墓中发现的《五十二病方》，从字体推断，至少是公元前3世纪末秦汉之际的抄本，但书中既没有具体的腧穴名称和五行学说的痕迹，也没有把脏腑名称同病名联系起来，阴阳学说也很少反映，尤其是药味简单，用量粗略，剂型单调，没有方名，其中部分药名也未见于其他古籍，这些都说明该书早于《黄帝内经》和《神农本草经》，是我国现存的最古老的一部方书。虽然《五十二病方》的内容还很粗糙，但在当时来看却是一次很大的跃进。再从《汉书·艺文志》所列"经方十一家"来看，不仅有按病归类方剂的专著，而且有了方剂理论的专著《汤液经法》32卷。这些书虽皆亡佚，但从现存最早中医理论的经典著作《黄帝内经》里可以看到有关治疗原则、治疗方法、遣药组方和配伍宜忌等方面大量的理论论述，说明在春秋战国时期，方剂确已建立了指导再实践的基本理论。特别是东汉张仲景"勤求古训，博采众方"，著《伤寒杂病论》，创造性地融理、法、方、药于一体，"其言精而奥，其法简而详"（《伤寒论序》宋·孙奇等），后人尊为"方书之祖"，为方剂学的形成和发展奠定了基础。

　　南北朝时期，北齐徐之才著《药对》，将药物按功效归类成宣、通、补、泄、轻、重、滑、涩、燥、湿十种。宋代赵佶在《圣济经》里将十种演化成十剂，为后人以治法分类方剂提供了理论基础。

　　随着社会生产力的发展，从晋到唐出现了许多方书。晋代葛洪鉴于当时虽多备急方书，但"既不能穷诸病状，兼多珍贵之药"，均"采其要约，以为《肘后救卒》（即《肘后方》）三卷，率多易得之药"，价贱而效，为民间所乐用。唐代孙思邈的《千金备急要方》、《千金翼方》和王焘的《外台秘要》，汇粹历代名方和一些海外传来的方剂，分门别类，使汉至唐的许多名家医方得以传世，是研究唐以前方剂的宝贵资料之一。

　　宋代著名的方书有《太平圣惠方》和《圣济总录》，前者载方16 834首，后者载方近二万，是方剂资料的又一次总结。《太平惠民和剂局方》虽方不足八百，由于所收录的方都是各地献来，复经太医局验证有效，颁行全国，并作为修制成药的根据，可算是我国历史上第一部由政府编制的成药典。《丹溪翁朱震亨传》有"时方盛行陈师文，裴宗元所定大观297方"之说，可见其影响之深。后人对《局方》虽见仁见智，褒贬不一，但其中许多方剂至今仍为临证治疗所常用，说明该书选方基本上是严肃认真的。只是主治过于庞杂，用时须加审察。至于成无己的《伤寒明理药方论》，虽只论述了20首伤寒方，但却是第一部专门剖析方剂的论理专著，开后世方论的先河，把方剂理论推到了一个新的阶段。此外，钱乙的《小儿药证直诀》

其论述虽是以小儿病证为主,但在下卷多是收录小儿用方。曾世荣评论说:"其方截而良,其用功而速,深达其要。"(《活幼口议》)陈言的《三因极一病证方论》据《四库全书提要》云:"有论有方,文词典雅,而理致简赅,非他家俚鄙冗杂之比。"严用和的《济生方》,系积五十余年经验之著,吴澄称其用药"不泛不繁,用之辄有功"(《古今通变仁寿方序》)。这些来自实践的方书,各自从一个方面反映出当时医学的成就,对后世方剂发展有一定影响。继宋之后,金、元四大家的兴起,明、清温病学的发展,以及王清任对活血化瘀法的广泛应用,都对方剂学的发展作出了极大的贡献。其间如明代吴崑的《医方考》,选方七百余首,"考其方药,考其见证,考其名义,考其事迹,考其变通,考其得失,考其所以然之故",是历史上第一部详析方剂的理论专著。而明代朱橚编纂的《普济方》,广搜博采,载方61 739首,虽"颇不免重复抵牾",但"自古经方,无更赅备于是者",是研究方剂学的宝贵资料之一。

此外,张景岳的《新方八阵》、张路玉的《祖方》、徐洄溪的《伤寒类方》、汪昂的《医方集解》和《汤头歌诀》,以及罗美的《古今名医方论》等,或用治法归类方剂,或以源流归类方剂,或辑录名家方论,或编七言方歌,都是学习和研究方剂学的重要资料。尤其是《汤头歌诀》,扼要概括了方名、药物、主治或功用,言简意赅,音韵协调,易读易记,刊行以来,便成为初学者启蒙必读医书,流传至为广泛。

解放前的近一百年间,由于帝国主义的文化侵略和统治阶级的歧视和排斥中医,方剂学遂停滞不前。新中国成立以来,在党和政府的重视、提倡和大力支持下,在广大医药人员的共同努力下,方剂学随着中医学的复兴而得到新的发展,不仅创制出许多有效的新方,而且编定出系统的方剂学专书,重印了许多古代方书,为进一步提高和发展方剂学,奠定了前所未有的良好基础。

从以上极其粗略的介绍中,可以看出方剂学是在历代医药学家广泛实践的基础上逐步发展成熟的。在这门学科里,不仅有着极其丰富多彩经过反复验证有效的方剂,已经成为辨证论治中不可缺少的主要工具之一,特别是那些宝贵的与实践紧密结合的理论知识,更是祖国医学这个伟大的宝库中极为珍贵的瑰宝之一。因此,学习和研究方剂学,是继承和发扬祖国医学遗产中最重要的一个方面。

学习方剂学必须背诵一定数量的临床常用而有代表性的方剂歌诀,但更重要的是认真理解,只有在理解的基础上背诵才能记得牢、用得上,真正学到立法组方的理论知识和技能。由于方剂学是一门理论与实践、基础与临床紧密结合的学科,所以学习时要善于联系已学的基础理论,互相印证,既能使已学的基础理论为加深理解本课程内容服务,又能通过有目的地联系,进一步理解和运用已学的基础理论,为今后学习临床各科和在医疗实践中推陈出新打下良好的基础。

上篇 总 论

1. 方剂与治法

1·1 方剂与治法的关系

方剂是理、法、方、药的一个组成部分,是在辨证立法的基础上选药配伍组成的,所以,首先要理解方剂与治法的关系,才能准确而缜密地遣药组方。

从祖国医学的形成和发展来看,治法是在积累了相当医疗经验的基础上总结而来,是后于方药形成的一种理论。但是,当治法已由经验总结上升为理论之后,就成为指导遣药组方和运用成方的指导原则。例如,一个感冒病人,经过四诊合参,审证求因,确定其为外感风寒所致的表寒证后,根据表证当用汗法,治寒当以温热药的原则,决定用辛温解表法治疗,并且按法选用相应的有效成方,或自行选药组成辛温解表剂,如法煎服,便能汗出表解,邪祛人安。否则,治法与辨证不符,组方与治法脱节,必然治疗无效,甚至反使病情恶化。由此可知,治法是指导遣药组方的原则,方剂是体现和完成治法的主要手段。所以,虽然我们常说"方以药成",却又首先是"方从法出,法随证立",两者之间的关系,是互相为用、密不可分的。

1·2 常用的治法

治法,是在辨清证候,审明病因、病机之后,有针对性地采取的治疗方法。早在《内经》里已载有许多治法的理论和具体方法。至汉末,医圣张仲景在"勤求古训,博采众方"的基础上,创造性地总结出一整套中医辨证论治的体系,不仅在辨证方面有精确的论述,而且在治法的理论和方法方面进一步做了充实和发展,大大丰富和提高了治法的内容。其后,历代医家在临床实践中制定了许多新的治法,并从理论上对治法做了进一步的论证和发挥,使中医治法更加丰富多彩,更能适应各种病证的治疗要求。同时,历代医家鉴于治法内容的日益发展,多次做过分类归纳。我们现在经常引用的"八法",就是清代程钟龄根据历代医家对于治法的归类总结而来的。程氏在《医学心悟》中说:"论病之源,从内伤外感四字括之。论病之情,则以寒热虚实表里阴阳八字统之。而治病之方,则又以汗、和、下、消、吐、清、温、补八法尽之。"现将常用的"八法"的内容,简要介绍如下:

(1) 汗法 汗法是通过宣发肺气、调畅营卫、开泄腠理等作用,以及人体的絷絷汗出,使在肌表的外感六淫之邪随汗而解的一种治法。《素问·阴阳应象大论》说"其在皮者,汗而发之"，这就是汗法的理论依据之一。但汗法不是以使人汗出为目的，主要是汗出标志着腠理开，营卫和，肺气畅，血脉通，从而能祛邪外出。所以，汗法除了主要治疗外感六淫之邪的表证外，凡是腠理闭塞、营卫不通而寒热无汗，或腠理疏松、虽汗出而寒热不解的病证，皆可用汗法治疗。例如，麻疹初起、疹点隐而不透、水肿腰以上肿甚；疮疡初起而有恶寒发热；以及疟疾、痢疾而有寒热表证等；或者病邪由里还表，需要透邪外达，通畅血脉，或需先除表证时，均可应用汗法治疗。然而，由于病情有寒热，邪气有兼夹，体质有强弱，故汗法又有辛温、辛凉的区别，以及汗法与补法、下法、消法等其他治疗方法的结合运用。

（2）吐法 吐法是通过涌吐，使停留在咽喉、胸膈、胃脘等部位的痰涎、宿食或毒物从口中吐出的一种治法。《素问·至真要大论》说"其在高者，引而越之"，就是吐法的理论依据之一。凡是痰涎壅塞在咽喉，或顽痰蓄积在胸膈，或宿食停滞在胃脘，或误食毒物尚留在胃中未下等，都可及时用吐法使之涌吐而出。由于吐法能引邪上越，宣壅塞而导正气，所以在吐出有形实邪的同时，往往汗出，使在肌表的外感病邪随之而解，正如清代程锺龄在《医学心悟》中说："吐法之中，汗法存焉。"然而，吐法毕竟是劫邪外出的一种治法，易损胃气，所以多用于实邪壅塞、病情急剧的病人。若病情虽急，却有体虚气弱，尤其是孕妇，都必须慎用。

（3）下法 下法是通过荡涤肠胃，泻出肠中积滞，或积水、瘀血，使停留于肠胃的宿食、燥屎、冷积、瘀血、结痰、停水等从下窍而出，以祛邪除病的一种治疗方法。《素问·至真要大论》说"其下者，引而竭之""中满者，泻之于内"，就是下法的理论依据之一。凡邪在肠胃，而致大便不通，燥屎内结，或热结旁流，以及停痰留饮，瘀血积水等邪正俱实之证，均可使用。由于病情有寒热，正气有虚实，病邪有兼夹，所以下法又有寒下、温下、润下、逐水、攻补兼施之别，以及与其他治法的配合运用。

（4）和法 和法是通过和解或调和的作用以祛除病邪为目的的一种治法。它不同于汗、吐、下三法的专事攻邪，又不同于补法的专事扶正。《伤寒明理论》说："伤寒邪在表者，必渍形以为汗；邪气在里者，必荡涤以为利。其于不内不外，半表半里，既非发汗之所宜，又非吐下之所对，是当和解则可以矣。"所以和解是专治病邪在半表半里的一种方法。调和之义也就是如戴北山所说："寒热并用之谓和，补泻合剂之谓和，表里双解之谓和，平其亢厉之谓和。"适用于脏腑气血不和，或寒热混杂，或虚实互见的病证。凡邪在少阳、募原，以及肝脾不和、肠寒胃热、气血失调、营卫不和等致病时，都可用和法，祛除寒热，调其偏胜，扶其不足，使病去人安。此外，如《伤寒论》中对某些经过发汗、涌吐、攻下或自行吐利而余邪未解的病证，宜用缓剂或峻剂小量分服，使余邪尽除而不重伤其正的，亦称为和法。所以和法的范围较广，分类也多。其中主要有和解少阳，透达募原，调和肝脾，疏肝和胃，分消上下，调和肠胃，等等。

（5）温法 温法是通过温中、祛寒、回阳、通络等作用，使寒邪去，阳气复，经络通，血脉和，适用于脏腑经络因寒邪为病的一种治法。正如清代程锺龄在《医学心悟》中说："温者，温其中也。脏受寒侵，必用温剂（法）。"《素问·至真要大论》说"寒者热之""治寒以热"，就是温法的理论依据之一。寒病的成因，有外感、内伤的不同，或由寒邪直中于里，或因治不如法而误伤人体阳气，或其人素体阳气虚弱，以致寒从中生。寒病部位，也有在中、在下、在脏、在腑，以及在经络的不同。因此，温法又有温中祛寒、回阳救逆和温经散寒的区别。还由于寒病的发生，常常是阳虚与寒邪并存，所以温法又常与补法配合运用。至于寒邪伤人肌表的病证，又当用汗法治疗，不在此列。

(6) 清法 清法是通过清热泻火,以清除火热之邪,适用于里热证的一种治法。《素问·至真要大论》说"热者寒之""温者清之""治热以寒",就是清法的理论依据之一。但是,由于里热证有热在气分、营分、血分、热甚成毒,以及热在某一脏腑之分,因而清法之中,又有清气分热、清营凉血、气血两清、清热解毒,以及清脏腑热等不同。清法的运用范围较广,尤其治疗温热病中更为常用。火热最易伤津耗液,大热又能伤气,所以清法中常配伍生津、益气之品。若温病后期,热灼阴伤,或久病阴虚而热伏于里的,又当清法与滋阴并用,更不可纯用苦寒直折之法,热必不除。至于外感六淫之邪的表热证,当用辛凉解表法治疗,不在此列。

(7) 消法 消法是通过消食导滞和消坚散结作用,对气、血、痰、食、水、虫等积聚而成的有形之结,使之渐消缓散的一种治法。《素问·至真要大论》说"坚者削之""结者散之",就是消法的理论依据之一。由于消法治疗的病证较多,病因也各不相同,所以消法又分消导食积、消痞化癥、消痰祛水、消疳杀虫、消疮散痈等。消法与下法虽同是治疗蓄积有形之邪的方法,但在具体运用中却有不同。下法所治病证,大抵病势急迫,形证俱实,邪在脏腑之间,必须速除,并且可以从下窍而出。消法所治,主要是病在脏腑、经络、肌肉之间,邪坚病固而来势较缓,且多虚实夹杂,尤其是气血积聚而成之癥瘕痞块,不可能迅即消除,必须渐消缓散。消法也常与补法或下法配合运用,但仍然是以消为目的。

(8) 补法 补法是通过滋养、补益人体气血阴阳,适用于某一脏腑或几个脏腑,或气、血、阴、阳之一,或全部虚弱的一种治疗方法。《素问·三部九候论》说"虚则补之";《素问·至真要大论》说"损者益之";《素问·阴阳应象大论》说"形不足者,温之以气;精不足者,补之以味",都是指此而言。补法的目的,在于通过药物的补益,使人体脏腑或气血阴阳之间的失调重归于平衡,同时,在正气虚弱不能祛邪时,也可用补法扶助正气,或配合其他治法,达到扶正祛邪的目的。所以,补法虽也可以间接收到祛邪的效果,但一般是在无外邪时使用,以避免"闭门留寇"之弊。补法的具体内容甚多,既有补阴、补阳、补气、补血、补心、补肝、补脾、补肺、补肾之分,又有峻补、平补之异,更有兼补、双补、补母生子之法。但常用的治法分类仍以补气、补血、补阴、补阳,以及阴阳并补、气血双补为主。在这些补法中,已包括了分补五脏之法。

上述八种治法,除吐法外,都是临床常用的。历代医家各随其学术见解的不同,在总结归纳治法分类中,虽不尽相同,但究其实质,总不出八法范围,所以不再赘述。此外,对于复杂的病证,往往不是一种治法能完全符合治疗需要的。这时就应选用两种或两种以上治法配合运用,才能照顾全面,治无遗邪。上面八法的内容里提到的,如汗法与补法、下法、消法并用,下法与补法并用,清法与补法并用等,已可见八法配合运用的一斑。还有以下为补、以补为消、以消为补之类,又在深入掌握八法的基础上,进一步灵活运用,所谓"运用之妙,存乎一心"。因此,在理解八法时,既要掌握各法的具体精神和特点,又要防止孤立地、片面地对待每一种治法。正如《医学心悟》中所说:"一法之中,八法备焉。八法之中,百法备焉。病变虽多,而法归于一。"诚能精思熟虑,自然融会贯通,灵活变化而不越乎规矩,所治都切合病情,收到满意的效果。

此外,方药的剂型极多,用法也不尽相同,如熏、洗、摩、贴、搐(吹)鼻、通导等,但其指导组方用药的理论,仍然属于八法的范围。所谓"知其要者,一言而终"同样适用于此。

2. 方剂的分类

方剂的分类，由于各家见仁见智，拟订了多种分类方法。其中主要的有："七方"说、"十剂"说、按病证分、按治法分、按主方分、按病因分等。

"七方"说始于《内经》。如《素问·至真要大论》有："君一臣二，制之小也。君一臣三佐五，制之中也。君一臣三佐九，制之大也。""君一臣二，奇之制也。君二臣四，偶之制也。君二臣三，奇之制也。君二臣六，偶之制也。""补上治上制以缓，补下治下制以急，急则气味厚，缓则气味薄。""近而奇偶，制小其服，远而奇偶，制大其服。大则数少，小则数多，多则九之，少则二之。奇之不去则偶之，是谓重方。"是"七方"说的最早记载。至金人成无己在《伤寒药方明理论·序》中说："制方之用，大、小、缓、急、奇、偶、复七方是也。"这才明确提出"七方"的名称，并将《内经》的"重"改为"复"。于是后人引申为"七方"，是最早的方剂分类法。但从上述《素问·至真要大论》的内容来分析，其实是根据病邪的微甚、病位的表里、病势的轻重、病人体质的强弱，以及治疗的需要，概括地说明制方的方法。尤其"七方"中大、小、奇、偶都是指方药组成的药味数而言，而大、小之分，一则说药味少者为小，药味多者为大，又说"大则数少，小则数多"，以及既有"汗者不以偶，下者不以奇"，又有"奇之不去则偶之，是谓重方"等，更足以说明，"七方"说的实质不是为了方剂分类而设。正如《素问·至真要大论》在论"七方"之前就有"气有高下，病有远近，证有中外，治有轻重，适其所至为故也"，"七方"只是言其"大要"而已。所以紧接着又列举了寒、热、逆、从、削、除、温、散、攻、濡、缓、收、益、行、平……以及正治、反治等多种治法。成氏虽倡"七方"之说，但除了在理论和分析方剂时有所引用外，他所著《伤寒药方明理论》中也未按"七方"分类。所以金人刘完素在《素问病机气宜保命集》中也说："方不七，不足以尽方之变。"虽然"七方"说并非绝对不可用作方剂的分类，但迄今也还未见到按"七方"分类的方书。这可能历代医家都认为"七方"是指导临证组方的理论之故。

"十剂"说始于北齐徐之才，原是按功用归类药物的一种方法，如《本草纲目·序例》引《药对》曰"药有宣、通、补、泄、轻、重、涩、滑、燥、湿十种"，并于"宣可去壅""通可去滞""补可去弱""泄可去闭""轻可去实""重可镇怯""涩可固脱""滑可去著""燥可去湿""湿可去燥"之后，各举数药为例。宋代赵佶著《圣济经》于每种之后添一剂字。《伤寒方药明理论·序》中又进一步说："制方之体，宣、通、补、泄、轻、重、涩、滑、燥、湿十剂是也。"至此才正式有"十剂"这个名称。但对"十剂"分类，还不足以完全赅括临床常用方药，所以各家又有所增益。如与《圣济经》同时代的《本草衍义》于"十剂"外增加寒、热二剂；明代缪仲淳则认为"寒、热二剂，摄在补泻，义不重，升降者，治法之大机也"，因而添列升、降二剂。分剂最多的当推徐思鹤的《医学全书》，除"十剂"外，增加了调、和、解、利、寒、温、暑、火、平、夺、安、缓、淡、清等，共为二十四剂。方书中除《时方歌括》（清·陈修园著）载方108首是按宣、通、补、泄、轻、重、燥、湿、涩、滑、寒、热十二剂分类外，其余尚不多见。

按病证分类的方书首推1973年底在湖南省长沙市马王堆三号汉墓中出土的《五十二病方》，即按书中收载方剂所治病名而来。《汉书·艺文志》载"经方十一家"的《五脏六腑痹十二病方》、《五脏六腑疝十六病方》、《五脏六腑瘅十二病方》、《风寒热十六病方》、《金创瘘疠方》等虽已失传,但从书名来看,也是按病证分类方剂的方书。其后,如《太平圣惠方》、《普济方》、《类方准绳》、《医方考》、《兰台轨范》等都是按病证分类方剂的代表著。按临床分科来分类方剂的方书,首推《汉书·艺方志》列为"经方十一家"之一的《妇人婴儿方》。按脏腑分门来归类方剂的代表著则有:《千金备急要方》、《外台秘要》、《三因病证极一方论》等。但因为这些分类方法并不足能尽赅诸方,所以除《汉书·艺文志》所载诸书外,都是几种分类同时并列,《兰台轨范》为避免一方见于多门的烦琐,还专列"通用方"一类。

由于以上方剂的分类或失之过繁,或失之太简,又有将方剂按治法分类的方法。其中具有代表性的当推明人张景岳。张氏在《景岳全书·古方八阵》中认为:"古方之散立于诸家者,既多且杂。或互见于各门,或彼此之重复。欲通其用,涉猎固难,欲尽收之,徒资莠乱。今余采其要者,类为八阵,曰补、和、攻、散、寒、热、固、因。"并在《景岳全书·新方八略引》中说:"补方之制,补其虚也。""和方之制,和其不和者也。""攻方之制,攻其实也。""用散者,散表证也。""寒方之制,为清火也,为除热也。""热方之制,为除寒也。""固方之制,固其泄也。""凡病有相同者,皆可按证而用之,是为因方。"张氏选集古方1 516首,自制新方186首,皆按八阵分类。但仍未能将他认为有效的古方赅括无遗,所以又列"妇人规"(收方186首)、"小儿则"(收方171首)、"痘疹诠"(收方174首)、"外科钤"(收方391首)四大门,其中重见方也不少。其后清人程锺龄在《医学心悟》虽有"论治病之方,则又以汗、和、下、消、吐、清、温、补八法尽之"之说,但也只是在论八法时举例而已。

此外,明人施沛认为"仲景之书,最为群方之祖"。"轩岐灵素,大圣之所作也。"所以编著《祖剂》,"首冠素灵二方,次载伊尹汤液一方,以为宗。而后悉以仲景之方为祖,其《局方》二陈、四物、四君子等汤,以类附焉"。而如李东垣之补中益气汤,朱丹溪之越鞠丸等,"诚发前人所未发,虽曰自我作古,可也"。亦作为同类方剂之祖,意在"上溯轩农,其于方剂之道,庶几焉近之矣"。其后,清人张璐在《张氏医通》中,除仿前人多种分类法归类方剂外,还主张"字有字母,方有方祖",选古方34首为主,各附衍化方若干首,编为一卷,名曰"方祖"。但是这种以方剂组成药物为主要依据的分类,往往忽略了方剂始见的先后,例如以宋代《局方》的"二陈汤"为祖方,而出自唐代《千金方》的"温胆汤"反作为附方,与施氏溯本追源之意是大相径庭的。

清代另一医家汪昂,鉴于"《医方考》因病分门,病分二十门,凡方七百首,然每证不过数方,嫌于方少,一方而二、三见,又觉解多",于是另辟综合分类法,既有治法,又有病因,并照顾到方治有专科,分别为补养、发表、涌吐、攻里、表里、和解、理气、理血、祛风、祛寒、清暑、利湿、润燥、泻火、除痰、消导、收涩、杀虫、明目、痈疡、经产、救急等二十二剂。这种分类法,概念比较清楚,切合临床应用。所以后来吴仪洛的《成方切用》、张秉成的《成方便读》都借用汪氏分类法。

综上所述,历代对于方剂的分类,各有取义,繁简不一。这不仅是因为方剂的数量极多,还由于一方可以多用,一方常兼几法,所以如何在整理历代方剂时,使分类细而不犯烦琐,简而不致笼统或挂漏,还需要很好地研究。

本教材从有利于教学和临床应用出发,借汪氏分类法为蓝本,将下篇各论的内容分别为解表、泻下、和解、清热、祛暑、温里、表里双解、补益、安神、开窍、固涩、理气、理血、治风、治燥、祛湿、祛痰、消导化积、驱虫、涌吐、痈疡等共二十一剂,并对其中内容较多的大剂再分若干小节,使尽可能做到法与方的统一,有纲有目,概念明确,首尾相贯,多而不杂,详而有要,便于学习和掌握,为临床辨证论治和遣药组方打好基础。

3. 方剂的组成

方剂,是由使用单味药治病进而用多味药治病的基础上开始形成,又经历了从辨病施治到辨证论治相结合的过程,不断发展成熟的。

药物的功用各有所长,也各有所短。只有通过合理的配伍,调其偏胜,制其毒性,增强或改变其原来的功用,消除或缓解其对人体的不利因素,发挥其相辅相成或相反相成的综合作用,使各具特性的群药联结成一个新的有机的整体,才能符合辨证论治的要求,更充分地发挥药物的作用,适应对比较复杂的病证的治疗需要。正如清代徐大椿在《医学源流论·方药离合论》中所说:"方之与药,似合而实离也。得天地之气,成一物之性,各有功能,可以变易气血,以除疾病,此药之力也,然草木之性,与人殊体,入人肠胃,何以能如之所欲,以致其效。圣人为之制方,以调剂之,或用以专攻,或用以兼治,或以相辅者,或以相反者,或以相用者,或以相制者。故方之既成,能使药各全其性,亦能使药各失其性。操纵之法,有大权焉,此方之妙也。"所以说,方剂是运用药物治病的进一步发展和提高。历代医家在长时期医疗实践中积累了丰富的经验,总结出一套遣药组方的理论,今将方剂组成的基本规律介绍于下。

3·1 组 成 原 则

每一首方剂的组成,固然必须根据病情,在辨证立法的基础上选择合适的药物,但在配伍组成方面,还需要遵循严格的原则。方剂组成的原则,最早见于《内经》。如《素问·至真要大论》说:"主病之为君,佐君之为臣,应臣之为使。""君一臣二,制之小也。君二臣三佐五,制之中也。君一臣三佐九,制之大也。""君一臣二,奇之制也。君二臣四,偶之制也。君二臣三,奇之制也。君二臣六,偶之制也。"其后,金人张元素有"力大者为君"之说。元代李东垣说:"主病之为君,兼见何病,则以佐使药分治之,此制方之要也。"又说:"君药分量最多,臣药次之,佐使药又次之,不可令臣过于君。君臣有序,相与宣摄,则可以御邪治病也。"明代的何柏斋更进一步说:"大抵药之治病,各有所主。主治者,君也。辅治者,臣也。与君药相反而相助者,佐也。引经及治病之药至病所者,使也。"综上所述,无论是《内经》,还是张元素、李东垣、何柏斋,虽对君、臣、佐、使做了一定解释,但还不够全面。今据各家论述与历代名方组成,进一步分析归纳如下:

君药:即针对主病或主证起主要治疗作用的药物,是方剂组成中不可缺少的主药。

臣药:有两种意义。① 辅助君药加强治疗主病或主证的药物;② 针对兼病或兼证起主要治疗作用的药物。

佐药:有三种意义。① 佐助药,即配合君、臣药以加强治疗作用,或直接治疗次要症状的药物;② 佐制药,即用以消除或减弱君、臣药的毒性,或能制约君、臣药峻烈之性的药物;③ 反佐药,即病重邪甚,可能拒药时,配用与君药性味相反而又能在治疗中起相成作用的药物。

使药：有两种意义。① 引经药，即能引方中诸药至病所的药物；② 调和药，即具有调和方中诸药作用的药物。

综上所述，可知除君药外，臣、佐、使药都各具两种以上意义。在遣药组方时并没有一定的程序，既不是每一种意义的臣、佐、使药都具备，也不是每药只任一职。前者如病情比较单纯，可仿上述"君一臣二"之制。后者如方中君、臣药无毒或作用并不峻烈时，便不须用消除、减弱毒性或制其峻烈之性的佐制药，或君药兼有引药至病所的作用，便不须用引经的使药。所以，每一方剂的具体药味多少，以及君、臣、佐、使是否齐备，全视病证大小与治疗要求的不同，以及所选药物的功用来决定。但是，每一方中必有君药。君药的药味较少，而且不论何药在作为君药时其用量比作为臣、佐、使药应用时要大。这是一般情况下组方的原则。至于有些药味繁多的"复（重）方"，但按其方药作用归类，分清主次便可。兹为进一步说明组成原则的具体运用，以麻黄汤为例分析如下：

麻黄汤出自《伤寒论·太阳病篇》，主治外感风寒的表实证，见有恶寒发热，头痛身疼，无汗而喘，舌苔薄白，脉象浮紧等症状。其时病机为风寒在外，毛窍闭而不通，表实无汗，肺气不得宣发，卫气不得外达，所以治当辛温发汗。汗出表解，诸症自除（可参阅下篇各论解表剂中麻黄汤方解）。其组成分析如下图：

麻黄汤 {
　君药——麻黄，辛温，发汗解表以散风寒，宣发肺气以平喘逆。
　臣药——桂枝，辛甘温，温经和营，解肌散寒，助麻黄发汗解表。
　佐药——杏仁，苦温，降肺气以助麻黄平喘，散风寒以助麻、桂解表。
　使药——炙甘草，甘温，调和诸药。［麻、桂相合，发汗力强，炙甘草还有制约之功，所以又兼佐药之义。麻黄为"肺经专药"（李时珍），杏仁归肺与大肠经，皆有引经之效，故不再用引经的使药］
}

通过麻黄汤的分析，可知遣药组方时既要考虑到药与病合，更要考虑到如何按照组成原则将方药配伍组合成为一个有机的整体，使之更好地治疗疾病而不诛伐无过，是需要充分运用中医理论为指导，进行周密设计的。

3·2 组成变化

方剂的组成既有严格的原则性，又有极大的灵活性。"方从法出"，以及君、臣、佐、使的配伍组成，是遣药组方必须遵循的原则。而具体药物的选择，配伍关系的安排，药量大小的确定，以及剂型、服法的要求等，都与病证的变化、体质的强弱、年龄的大小、四时气候的不同、地土方宜的各异密切相关。因此，遣药组方又要求有充分的灵活变化。只有掌握了这两个方面，并在具体运用中统一起来，才能达到预期的目的。尤其在选用成方时，更要注意原则性与灵活性的统一，务必做到方药与病证的完全吻合。方剂的组成变化，归纳起来主要有下列三种，并举成方为例如下：

药味加减的变化　"方以药成"。方剂是由药物配伍组成的，药物是决定方剂功效的主要因素。因此，当方剂中药味增加或减少时，必然使方剂组成的配伍关系发生变化，并由此导致方剂功效的改变。这种变化方法主要用于临床选用成方，其目的是使之更加切合新的病情。例如，麻黄汤主治外感风寒的表实证，重在发汗解表，所以用麻黄、桂枝、杏仁、炙甘草组成。假如外感风寒，所伤在肺，症见鼻塞声重，咳嗽痰多，胸闷气短，苔白脉浮的，当以宣肺散寒为主,用麻黄、杏仁、甘草、生姜组成三拗汤,使肺气宣畅,自然诸证悉除。又如,素来多痰而又风寒伤肺,除见三拗汤主治证外,还有哮喘,咳痰不利,胸闷更甚,就需要在宣肺散寒的基础上加祛痰利气的药物,如苏子、陈皮、赤茯苓、炙桑皮之类(参见《华盖散》),使肺中风寒得解,肺气宣畅,积痰得去,自然咳止喘平。

上述两个例子都是麻黄汤去桂枝再加其他药,所以实际上方药的配伍关系已经改变了。如果再看麻黄汤与麻黄杏仁甘草石膏汤的组成,那就更能清楚地看出方药配伍的改变。麻黄汤以发汗为主,所以麻黄配以桂枝,麻黄杏仁甘草石膏汤则以清泄肺热为主,所以不用辛甘温的桂枝,改用辛甘大寒的石膏。所以说,方剂组成的增加或减少,必然改变配伍的关系。因此,在选用成方加减时,一定要注意所治病证的病机、主治证都与原方基本相符,否则是不相宜的。还有一点,即对成方加减时,不可减去君药。否则就不能说是某方加减,而是另行组方了。

药量加减变化　这种变化是指组成方剂的药物不变,但药量有了改变,因而改变了该方功用和主治证的主要方面。例如,四逆汤与通脉四逆汤,二方都由附子、干姜、炙甘草三味组成,但前方姜、附用量比较小,主治阴盛阳微而致四肢厥逆,恶寒踡卧,下利,脉微细或沉迟细弱的证候,有回阳救逆的功用。后方姜、附用量比较大,主治阴盛格阳于外而致四肢厥逆,身反不恶寒,下利清谷,脉微欲绝的证候,有回阳逐阴,通脉救逆的功用(见表1)。又如小承气汤与厚朴三物汤,二方都由大黄、枳实、厚朴三味组成,但小承气汤治阳明腑实证,病机是热结阳明,治当荡积泻热,所以用大黄四两为君,兼为引经的使药,枳实三枚为臣,厚朴二两为佐。厚朴三物汤主治大便秘结,腹满而痛,病机是气闭不通,治当下气通便,所以用厚朴八两为君,枳实五枚为臣,大黄四两为佐使。二方相比,厚朴用量相差为1∶4,大黄用量虽同,但小承气汤煎分二次服,厚朴三物汤煎分三次服,每次实际服量也有差别(见表2)。

表1　四逆汤和通脉四逆汤鉴别表

方剂名称	组成药物			主治证候	备注
	炙甘草	生附子	干姜		
四逆汤	二两	一枚	一两五钱	下利清谷,呕吐,恶寒,四肢厥逆,身体疼痛,脉微细或沉迟细弱	四逆汤证是由阳虚阴盛所致,故以姜、附回阳救逆
通脉四逆汤	二两	一枚(大者)	三两	下利清谷,四肢厥逆,脉微欲绝,身反不恶寒	通脉四逆汤证是阴邪甚格阳于外,故加重姜、附用量以回阳逐阴,通脉救逆

表2　小承气汤与厚朴三物汤鉴别表

方剂名称	方药组成配伍			主治病证	备注
	君	臣	佐　使		
小承气汤	大黄四两	枳实三枚	厚朴二两	阳明腑实证(热结):潮热谵语,大便秘结,腹痛拒按	分二服
厚朴三物汤	厚朴八两	枳实五枚	大黄四两	气滞便秘(气闭):脘腹满痛不减,大便秘结	分三服

从以上举例来看,四逆汤与通脉四逆汤的主治证和病机虽基本相同,但是病情轻重明显不同,所以只是药量大小有异,配伍关系不变。小承气汤与厚朴三物汤的主治证和病机都有不同,所以方药组成的配伍关系上有了改变,药量也随之而异。由此可知,药量的增加或减少,可以是单纯的改变,也可以随着组成的配伍关系的改变而改变。

剂型更换的变化 中药制剂种类较多,各有特点。同一方剂,由于配制的剂型不同,其治疗作用也就不同,这主要根据病情的需要决定。例如,理中丸由干姜、白术、人参、甘草各三两组成,炼蜜为丸如鸡子黄大,治中焦虚寒,自利不止,呕吐腹痛,舌淡苔白,脉沉迟少力者。若治上焦阳虚而致的胸痹,症见心中痞闷,胸满,胁下有气上逆抢心,四肢不温,少气懒言,脉沉细等,即用上四味药煎成汤剂分三次服(即人参汤)。这是根据病位有中上之别,病势有轻重之异,所以一取丸剂缓治,一取汤剂急治。再如抵当汤与抵当丸,方药相同,功用有别,也是因病证轻重不同而决定的(见表3)。临床上经常将汤剂改成丸、散、膏剂,或将丸、散剂方药改成汤剂,主要也是取缓急不同之意。类此用法很多,这里不一一列举。

表3 抵当汤和抵当丸鉴别表

方剂名称	组成药物				主治病证	备注
	水蛭	虻虫	大黄	桃仁		
抵当汤	三十条	三十只	三两	二十个	伤寒蓄血证: 少腹硬满急结,小便利,身黄,发狂或如狂,脉微而沉(或脉沉结)	本方煎成后,先服1/3,不下再服
抵当丸	二十条	二十只	三两	二十五个	同抵当汤证,但较轻,无发狂或如狂现象	本方捣分四丸,先以一丸煮服,24小时后当下血,不下再服

以上三种变化方法,可以分别运用,也可以合并运用,尤其前两种变化方法经常合并使用,例如麻黄汤改变成为麻黄杏仁甘草石膏汤,不仅是桂枝与石膏的改变,同时在药量与组成配伍关系方面也都完全不同(见表4)。正因为遣药组方有如此严格的原则性和极大的灵活性,所以制裁随心,用利除弊,可以应无穷之变,从而使辨证施治达到预期的目的。

表4 麻黄杏仁甘草石膏汤与麻黄汤鉴别表

方剂名称	方药组成配伍				主治证候	备注
	君	臣	佐	使		
麻黄汤	麻黄 (三两)	桂枝 (二两)	杏仁 (七十个)	炙甘草 (一两)	外感风寒表实证: 恶寒发热,头痛身疼,无汗而喘,舌苔薄白,脉浮紧	发汗散寒,宣肺平喘 (以发汗解表为主)
麻杏甘石汤	麻黄 (四两)	石膏 (半斤)	杏仁 (五十个)	炙甘草 (二两)	风寒郁而化热,肺中热盛: 身热不解,汗出而喘,舌苔薄白或薄黄,脉浮滑而数	辛凉宣泄,清肺平喘 (以清泄肺热为主)

4. 剂　　型

药物配伍组成方剂,还必须研究适合病情需要或药物特点的剂型,才能更好地符合治疗要求和发挥药效,随着医药的发展,历代医家在长期临床实践中,创造了多种剂型。如《内经》收载十三首方剂中,就有汤、丸、散、膏、酒、丹等剂型。以后又有不断发展,种类非常丰富,如露、锭、饼、条、线,以及熏烟、熏洗、灌肠、坐药等剂型,这些传统剂型,在现在来说也是符合科学道理的。根据"古为今用""推陈出新"的原则,中药剂型既保留了传统内容,又采用现代制作方法,研究出各种新的剂型,如针剂、片剂、冲剂、糖浆剂、浸膏、流浸膏以及橡皮膏等,更符合临床各科治疗的需要。现将中药常用的剂型简介如下:

汤剂　把药物配齐后,用水或黄酒,或水酒各半浸透后,再煎煮一定时间,然后去渣取汁,称为汤剂,一般作内服用,如麻黄汤、大承气汤等。汤剂的特点是吸收快,能迅速发挥疗效,而且便于加减使用,能较全面、灵活地照顾到每一个病人或各种病证的特殊性,是中医过去和现在临床使用最广泛的一种剂型。

散剂　是将药物研碎,成为均匀混合的干燥粉末,有内服与外用两种。内服散剂末细量少者,可直接冲服,如七厘散;亦有研成粗末,临用时加水煮沸取汁服的,如香苏散等。外用散剂一般作为外敷、掺散疮面或患病部位,如生肌散、金黄散等;亦有作点眼、吹喉等外用的,如冰硼散等。散剂有制作简便、便于服用携带、吸收较快、节省药材、不易变质等优点。

丸剂　是将药物研成细末,以蜜、水或米糊、面糊、酒、醋、药汁等作为赋型剂制成的圆形固体剂型。丸剂吸收缓慢,药力持久,而且体积小,服用、携带、贮存都比较方便,也是一种常用的剂型。一般适用于慢性、虚弱性疾病,如归脾丸、人参养荣丸等;亦有用于急救,但方中含有芳香药物,不宜加热煎煮的,如安宫牛黄丸、苏合香丸等。某些峻猛药品,为了使其缓缓发挥药效,或不宜作汤剂煎服的,也可做丸剂用,如舟车丸、抵当丸等。临床上常用的丸剂有蜜丸、水丸、糊丸、浓缩丸等几种。

①蜜丸:是将药料细粉用炼制过的蜂蜜作赋型剂制成丸。蜜丸性质柔润,作用缓和,并兼有矫味和补益作用,适用于慢性病。一般多制成大丸使用,如补中益气丸、石斛夜光丸等,亦可制成小丸使用。

②水丸:系将药物细粉用冷开水或酒、醋,或其中部分药物煎汁等起湿润、黏合作用,用人工或机械制成的小丸。水丸较蜜丸、糊丸易于崩解,吸收快,丸粒小,易于吞服,适用于多种疾病,为一种比较常用的丸剂。临床上很多成药制成水丸服用,如六神丸、保和丸等。

③糊丸:系将药物细粉用米糊、面糊等制成丸剂。糊丸黏性大,崩解时间比水丸、蜜丸缓慢,服后在体内徐徐吸收,既可延长药效,又能减少药物对胃肠的刺激,如犀黄丸。

④浓缩丸:系将方中某些药物煎汁浓缩成膏,再与其他药物细粉混合干燥、粉碎,以水或酒,或方中部分药物煎出液制成丸剂,如牛黄解毒浓缩丸等。其优点是含有效成分高,体积小,剂量小,易于服用,可用于治疗各种疾病。

膏剂　是将药物用水或植物油煎熬浓缩而成的剂型。有内服和外用两种。内服膏剂有流浸膏、浸膏、煎膏三种;外用膏剂又分软膏剂和硬膏剂两种。

①流浸膏:是用适当溶媒浸出药材中的有效成分后,将浸出液中一部分溶媒用低温蒸

发除去,并调整浓度及含醇量至规定的标准而成的液体浸出剂型。除特别规定者外,流浸膏1 ml 的有效成分相当于 1 g 药材。流浸膏与酊剂中均含醇,但流浸膏的有效成分含量较酊剂高,因此服用量小,溶媒的副作用亦小,如甘草流浸膏、益母草流浸膏等。

② 浸膏:是含有药材中可溶性有效成分的半固体或固体浸出剂型。用适当溶媒将药材中的有效成分浸出后,低温将溶媒全部蒸发除去,并调整规定标准,每 1 g 浸膏约相当于 2~5 g 药材。浸膏不含溶媒,所以完全没有溶媒的副作用,浓度高,体积小,剂量小。亦可制成片剂及丸剂使用,或直接装入胶囊使用。浸膏可分为两种:一种软浸膏为半固体,如毛冬青膏等,多供制片或制丸用;另一种干浸膏为干燥粉末,如紫珠草浸膏、龙胆草浸膏等,可直接冲服或装入胶囊服用。

③ 煎膏:又称膏滋,即将药材反复煎煮至一定程度后,去渣取汁,再浓缩,加入适当蜂蜜、冰糖或砂糖煎熬成膏。体积小,便于服用,又含有大量蜂蜜或糖,味甜而营养丰富,有滋补作用,适合久病体虚者服用。如参芪膏、枇杷膏等。

④ 软膏:又称药膏,系用适当的基质与药物均匀混合制成一种容易涂于皮肤、黏膜的半固体外用制剂。软膏基质在常温下是半固体的,具有一定的黏稠性,但涂于皮肤或黏膜能渐渐软化或溶化,有效成分可被缓慢吸收,持久发挥疗效。软膏作用是局部的,适用于外科疮疡肿疖等疾病,如三黄软膏、穿心莲软膏等。

⑤ 硬膏:又称膏药,系用油类将药物煎熬至一定程度,去渣后再加黄丹、白蜡等收膏,呈暗黑色的膏药内,涂布于布或纸等裱背材料上,供贴敷于皮肤的外用剂型,亦即黑膏药,古代称为"薄贴"。常温时呈固体状态,36~37℃时则溶化,起局部或全身治疗作用,同时亦起机械性保护作用。用法简单,携带、贮藏方便。多用于跌打损伤、风湿痹痛和疮疡等疾病,如风湿跌打止痛膏、狗皮膏等。

丹剂 也有内服和外用两种,没有固定剂型。有的将药物研成细末即成,有的再加糊或黏性药汁制成各种形状,有的丹剂也是丸剂的一种,因多用精炼药品或贵重药品制成,所以不称丸而称丹,如黑锡丹、至宝丹等。至于外用丹剂,如红升丹、白降丹等,是由矿物药经加工炼制而成,仅供外科使用。

酒剂 酒剂古称"酒醴",后世称为"药酒"。是以酒为溶媒,一般以白酒或黄酒浸制药物,或加温同煮,去渣取液供内服或外用。此剂多用于体虚补养、风湿疼痛或跌打扭伤等,如十全大补酒、风湿药酒等。酒剂不宜于阴虚火旺的病人。

茶剂 是由药物粗粉与黏合剂混合制成的固体制剂。使用时置有盖的适宜容器中,以沸水泡汁代茶服用,故称茶剂。茶剂外形并无一定,常制成小方块形或长方块形,亦有制成饼状或制成散剂定量装置纸袋中。由于茶剂具有一定疗效,制法简单,服用方便,广大群众都乐于采用,如午时茶等。

药露 多用新鲜含有挥发性成分的药物,放在水中加热蒸馏,所收集的蒸馏液即为药露。气味清淡,便于口服。一般作为饮料,夏天尤为常用,如金银花露、青蒿露等。

锭剂、饼剂 系将药物研成细末,单独或加适当的糊粉、蜂蜜与赋型剂混合后制成不同形状的一种固体制剂。可供外用或内服,研末调服或磨汁服,亦可磨汁涂敷患处,如紫金锭等。若制成饼状则为饼剂。

条剂 又称纸捻,是将桑皮纸粘药后捻成细条线,或将桑皮纸捻成细条后再黏着药物而成,是中医外科常用的制剂。用于插入疮口,化腐拔管,如化管药条等。还有将艾叶和药研粗末,用纸裹制成圆条,供灸治用,又称"艾条"。

线剂 系将丝线或棉线浸泡于药液中,并与药液同煮,经干燥而成的一种外用制剂,用于结扎瘘管或赘肉,使其自行萎缩脱落。

灸剂 系将艾叶捣碎如绒状,捻成一定大小的形状后,置于体表的某些俞穴或患部,点燃熏灼,使之发生温热或灼痛感觉,以达到预防或治疗目的的一种外用剂型。

糖浆剂 系指含有药物或不含药物的蔗糖饱和水溶液。不含药物的蔗糖饱和水溶液称为单糖浆或糖浆,一般作赋型剂或调味剂;含药物的糖浆,是将药物煎煮去渣取汁煎熬成浓缩液,加入适量蔗糖溶解而成。糖浆剂有甜味,尤适用于儿童服用。

片剂 将中药加工或提炼后与辅料混合,压制成圆片状剂型。片剂用量准确,体积小。味很苦的、具恶臭的药物经压片后可再包糖衣,使之易于吞服;如需在肠道中起作用或遇胃酸易被破坏的药物,则可包肠溶衣,使之在肠道中崩解。目前用中药制成的片剂应用较广,如穿心莲片、银翘解毒片、桑菊感冒片等。

冲服剂 是近年来在糖浆剂和汤剂的基础上发展起来的一种新剂型。一般是将中药提炼成稠膏,加入适量糖粉及其他辅料(淀粉、山药粉、糊精等)充分拌匀,揉搓成团状,通过10至12目筛,制成颗粒,然后将颗粒经4~60℃温度干燥,干燥后过8~14目筛,使所制颗粒均匀一致。冲服剂易于吸潮,应置封闭容器中保存,一般用塑料袋分剂量包装备用。

冲服剂较丸剂、片剂作用迅速,较汤剂、糖浆剂体积小、重量轻,易于运输携带,且服用简便,适用于多种疾病,如咳露冲剂、感冒退热冲剂等。

针剂 也就是注射剂。系将中药经过提取、精制、配制等步骤而制成的灭菌溶液,供皮下、肌内、静脉注射等使用的一种制剂。具有剂量准确,作用迅速,给药方便、药物不受消化液和食物的影响,能直接进入人体组织等优点,如柴胡注射液、复方丹参注射液等。

除上述介绍的几种常用剂型外,还有海绵剂、油剂、气雾剂、栓剂、霜剂、胶囊剂、五官外科用制剂等新剂型,这些都是值得重视和进一步研究的。

5. 方剂的用法

方剂的用法包括煎法和服法。药剂煎服法的恰当与否,对疗效有一定的影响,应加注意。

5·1 煎　　法

煎法是指煎药方法。汤剂是临床常用剂型,历代医家对于汤剂的煎法,很为重视。如缪希雍说:"观夫茶味之美恶,饭味之甘馈,皆系于水火烹饪之得失,即可推矣。"徐灵胎《医学源流论》说:"煎药之法,最宜深讲,药之效不效,全在乎此。"

煎药用具 前人认为"银为上,磁者次之"。不主张用锡、铁锅煎煮。因有些药物用后会发生沉淀,降低溶解度,甚至会引起化学变化,产生副作用。目前则通用有盖的陶瓷砂锅,价廉而且不会发生化学变化。

煎药用水 前人常用流水、甘澜水(亦称劳水)、米泔水、酒水,以及麻沸汤渍等。现在煎药除处方有特殊规定外,用水以水质纯净为原则,如自来水、甜井水或蒸馏水等。用水量视药量大小而定,一般以漫过药物一寸左右为合宜。

煎药火候 前人有"武火""文火"之分,急火煎之谓"武火",慢火煎之谓"文火"。前人谓"急煎取其生而疏荡,久煎取其熟而停留"。一般先武后文,即开始用武火,煎沸后用文火,如《本草纲目》说:"先武后文,如法服之,未有不效者。"

煎药方法 煎药前,先将药物放入容器内,加冷水漫过药面,浸透后再煎者,则有效成分易于煎出。煮沸后改用微火,以免药液溢出及过快熬干。煎药时不宜频频打开锅盖,以尽量防止气味走失,减少挥发成分的外溢。对于解表药、清热药、芳香类药,宜武火急煎,以免药性挥发,药效降低,甚至改变;厚味滋补药,宜文火久煎,使药效尽出。又如乌头、附子、狼毒等毒性药,亦宜慢火久煎,可减低毒性。如药物煎糊后须弃去,不可加水再煎服。又有某些煎法比较特殊的药物(处方必须注明),现介绍如下:

① 先煎:介壳类、矿石类药物,因质坚而难煎出味,应打碎先煎,煮沸后约10~20分钟,再下其他药,如龟板、鳖甲、代赭石、石决明、生牡蛎、生龙骨、磁石、生石膏等。泥沙多的药物如灶心土、糯稻根等,以及质轻量大的植物药如芦根、茅根、夏枯草、竹茹等,亦宜先煎取汁澄清,然后以其药汁代水煎其他药。

② 后下:气味芳香的药,借其挥发油取效的,宜在一般药物即将煎好时下,煎四五分钟即可,以防其有效成分走散,如薄荷、砂仁、豆蔻等。

③ 包煎:为防止煎后药液混浊及减少对消化道、咽喉的不良刺激,如赤石脂、滑石、旋覆花等,要用薄布将药包好,再放入锅内煎煮。

④ 另炖或另煎:某些贵重药,为了尽量保存其有效成分,减少同时煎时被其他药物吸收,可另炖或另煎,如人参,应切成小片,放入加盖盅内,隔水炖两三个小时。又如贵重而又难以煎出气味的羚羊角、犀角等,应切成小薄片另煎两个小时取汁服,亦可用水磨汁或锉成细粉调服。

⑤ 溶化(烊化):胶质、黏性大而且易溶的药物,如阿胶、鹿角胶、蜂蜜、饴糖之类,用时应先单独加温溶化,再加入去渣的药液中微煮或趁热搅拌,使之溶解,以免同煎则易粘锅煮焦,且黏附他药,影响药效。

⑥ 冲服:散剂、丹剂、小丸、自然汁,以及某些芳香或贵重药物,需要冲服,如牛黄、麝香、沉香末、肉桂末、田三七、紫雪丹、六神丸、生藕汁等。

5·2 服 法

服药是否合法,对疗效也有一定影响。服法包括服药时间和服药方法。

服药时间 一般来说,宜在饭前约一小时服;对胃肠有刺激的药物宜在饭后服;滋腻补益药宜空腹服;治疟药物宜在发作前两小时服;安神药宜在睡前服;急病不拘时间;慢性病服丸、散、膏、酒者应定时服。另外,根据病情,有的可以一天数服;有的亦可以煎汤代茶,不拘时服。个别方剂有特殊服法,如鸡鸣散,在天明前空腹冷服,效果较好。

服药方法 一般是一剂分为二服,或分三服;病情紧急的一次顿服;同时还有根据需要,采取持续服药,以维持疗效。目前服药,一般一日一剂,分为头煎、二煎。如遇特殊情况,亦可一日连服两剂,以增强药力。

汤剂一般多用温服。服发汗解表药,除温服外,药后还须温覆避风,使遍身持续地微微有汗。热证用寒药,宜热服。但有时寒热错杂,相互格拒,可出现服药后呕吐的情况,如系真寒假热,则宜热药冷服;如系真热假寒,则宜寒药热服,也是一种反佐法。一般服药呕吐者,宜加入少许姜汁,或用鲜生姜擦舌,或嚼少许陈皮,然后再服汤药,或用冷服,少量频饮的方法。如遇昏迷病人,吞咽困难者,可用鼻饲法给药。

对于使用峻烈或毒性药,应审慎从事,宜先进小量,逐渐增加,有效即止,慎勿过量,以免发生中毒。此外,在治疗过程中,还应根据病情的需要和药物的性能来决定不同的服法。

附:古方药量考证

古方用药分量,尤其是唐代以前的方剂,从数字看,和现在相差很大,这是由于古代度量衡制度在各个历史时期有所不同。古称以黍、铢、两、斤计量,而无分名。到了晋代,则以十黍为一铢,六铢为一分,四分为一两,十六两为一斤(即以铢、分、两、斤计量)。

及至宋代,遂立两、钱、分、厘、毫之目,即十毫为一厘,十厘为一分,十分为一钱,十钱为一两,以十累计,积十六两为一斤。元、明以至清代,沿用宋制,很少变易,故宋、明、清之方,凡言分者,是分厘之分,不同于晋代二钱半为一分之分。清代之称量称为库平,后来通用市称。

古方容量,有斛、斗、升、合、勺之名,但其大小,历代亦多变易,考证亦有差异,例如李时珍认为"古之一两,今用一钱,古之一升,即今之二两半"。同时明代人之张景岳则认为"古之一两,为今之六钱,古之一升,为今之三合三勺"。兹引《药剂学》(南京药学院编,1960年版)历代衡量与秤的对照表,作为参考(见表5)。

表5 历代衡量与秤的对照表

时 代	古代用量	折合市制	古代容量	折合市制
秦 代	一两	0.516 5 市两	一升	0.34 市升
西 汉	一两	0.516 5 市两	一升	0.34 市升
新 莽	一两	0.445 5 市两	一升	0.20 市升
东 汉	一两	0.445 5 市两	一升	0.20 市升
魏 晋	一两	0.445 5 市两	一升	0.21 市升
北 周	一两	0.501 1 市两	一升	0.21 市升
隋 唐	一两	1.007 5 市两	一升	0.58 市升
宋 代	一两	1.193 6 市两	一升	0.66 市升
明 代	一两	1.193 6 市两	一升	1.07 市升
清 代	一两(库平)	1.194 市两	一升(营造)	1.035 5 市升

附注:上表古今衡量和度量的比较,仅系近似值。

至于古方有云"等分"者,非重量之分,是指各药斤两多少皆相等,大多用于丸、散剂,在汤、酒剂中较少应用。古代有刀圭、方寸匕、钱匕、一字等名称,大多用于散药。所谓方寸匕者,作匕正方一寸,抄散取不落为度;钱匕者,是以汉五铢钱抄取药末,亦以不落为度;半钱匕者,则为抄取一半;"一字"者,即以开元通宝钱币(币上有开元通宝四字)抄取药末,填去一字之量;至于刀圭者,乃十分方寸匕之一。其中一方寸匕药散约合五分,一钱匕药散约合三分,一字药散约合一分(草本药散要轻些)。另外,药有以类比法作药用量的,如一鸡子黄=一弹丸=40 桐子=80 粒大豆=160 小豆=480 大麻子=1 440 小麻子。

古今医家对古代方剂用量,虽曾做了很多考证,但至今仍未作出结论。但汉代和晋代的衡量肯定比现在为小,所以汉、晋时代医方的剂量数字都较大。对古方仍录其原来的用量,主要是作为理解古方的配伍意义、结构特点、变化原因,以及临证用药配伍比例的参考。在临床应用时,应当按近代中药学和参考近代各家医案所用剂量,并随地区、年龄、体质、气候及病情需要来决定。

根据我国国务院的指示,从 1979 年 1 月 1 日起,全国中医处方用药计量单位一律采用以"g"为单位的公制。兹附十六进制与会制计量单位换算率如下:

1 斤(16 两) = 0.5 kg = 500 g

1 市两 = 31.25 g

1 市钱 = 3.125 g

1 市分 = 0.312 5 g

1 市厘 = 0.031 25 g

(注:换算尾数可以舍去)

下篇 各 论

1. 解 表 剂

凡用解表药为主组成,具有发汗、解肌、透疹等作用,可以解除表证的方剂,统称解表剂。届"八法"中的"汗法"。

肌表是人体的藩篱,所以外感六淫伤人,一般都先出现表证。此时邪气轻浅,可用解表剂使外邪仍从肌表而出。所以《素问·阴阳应象大论》说:"其在皮者,汗而发之。"如果失时不治,或治不如法,六淫之邪不能及时从外解,必转而深入,变生他证。正如《素问·阴阳应象大论》说:"善治者,治皮毛,其次治肌肤,其次治筋脉,其次治六腑,其次治五脏,治五脏者,半死半生也。"由此可知,凡是外感六淫初起,及时地用解表剂治疗,使邪从外解,就能防止传变,早期治愈。所以,无论是风寒所伤,还是感受温热病邪,以及麻疹、疮疡、水肿、疟病、痢疾等初起之时,见恶寒、发热、头痛、身疼、苔白或黄、脉浮等表证时,都可以用解表剂治疗。

然而,外邪六淫有寒热之异,人体有虚实之别,或原有其他病证又感外邪等。所以,解表剂分为辛温解表、辛凉解表和扶正解表三大类,分别适用于表寒证、表热证和虚人感受外邪而致的表证。

解表剂多用辛散轻扬之品,不宜久煎,以免药性耗散,作用减弱。同时,凡服用解表剂后,宜避风寒,或增加衣被,以助汗出。但解表取汗,以遍身漐漐微汗为最佳。假使汗出不能遍身,或大汗淋漓,都不适宜。因汗出不彻,病邪不解;汗出太多,易耗伤气津,严重的还有导致亡阴亡阳之变。

临证使用解表剂,必须是外邪所致的表证。如果表邪未尽,又出现里证,需考虑先解表,后治里,或表里双解的方剂;如病邪已经入里,或麻疹已透,疮疡已溃,虚证水肿,吐泻失水等,均不宜用。

1·1 辛 温 解 表

辛温解表剂,适用于外感风寒表证,症见恶寒发热,头项强痛,肢体痠疼,口不渴,无汗或汗出而仍发热恶风寒,舌苔薄白,脉浮紧或浮缓等。常用辛温解表药如麻黄、桂枝、荆芥、防风、苏叶等为主组成方剂,代表方剂如麻黄汤、桂枝汤、小青龙汤、九味羌活汤。

麻 黄 汤
《伤寒论》

【组成】 麻黄去节,三两(6g)　桂枝二两(4g)　杏仁去皮尖,七十个(9g)　甘草炙,一两(3g)

【用法】 上四味,以水九升,先煮麻黄减二升,去上沫,内诸药煮取二升半,去滓,温服八合,覆取微似汗,不须啜粥,余如桂枝法将息(现代用法:水煎服)。

【功用】 发汗解表,宣肺平喘。

【主治】 外感风寒。恶寒发热,头痛身疼,无汗而喘,舌苔薄白,脉浮紧。

【方解】 风寒伤人肌表,毛窍闭塞,肺气不宣,卫气不得外达,营气涩而不畅,所以外见恶寒发热、头痛、身疼、无汗、脉浮,内见喘逆。此时当发汗解表,宣肺平喘,使肺气宣,毛窍开,营卫通畅,汗出而在表之风寒得解,诸证悉除。麻黄味苦辛性温,为肺经专药,能发越人体阳气,有发汗解表、宣肺平喘的作用,所以是方中的君药,并用来作为方名。由于营涩卫郁,单用麻黄发汗,但解卫气之郁,所以又用温经散寒、透营达卫的桂枝为臣,加强发汗解表而散风寒,除身疼。本证之喘,是由肺气郁而上逆所致,麻、桂又都上行而散,所以再配降肺气、散风寒的杏仁为佐药,同麻黄一宣一降,增强解郁平喘之功。炙甘草既能调和宣降之麻、杏,又能缓和麻、桂相合的峻烈之性,使汗出不致过猛而伤耗正气,是使药而兼佐药之义。麻黄得桂枝,一发卫分之郁,一透营分之邪,所以柯琴评麻黄汤曰:"此为开表逐邪发汗之峻剂也。"正由于此,所以《伤寒论》中对"疮家""淋家""衄家""亡血家",以及伤寒表虚自汗,血虚而脉见"尺中迟",误下而见"身重心悸",等等,虽有表寒证,亦皆禁用本方。至于风热、温热所致的表证,或表寒证失治,邪郁化热,也非本方所宜。总之,如见发热、口渴、脉数、或病人气、血、津、液偏虚,或兼里热,虽有恶寒、发热、无汗、身疼、脉浮等症时,都不可用麻黄汤治疗。

【附方】 (1)麻黄加术汤(《金匮要略》)　即麻黄汤原方加白术四两(9g)。五味,以水九升,先煮麻黄,减二升,去上沫,内诸药,煮取二升半,去滓,温服八合,覆取微似汗。功用:发汗解表,散寒祛湿。主治:湿家身烦疼。

(2)麻杏苡甘汤(《金匮要略》)　麻黄去节,半两,汤泡　杏仁十个,去皮尖,炒　甘草一两,炙　薏苡仁半两　上锉,如麻豆大,每服四钱(12g)。以水一盏,煮八分,去滓温服,有微汗避风。功用:解表祛湿。主治:风湿一身尽疼,发热,日晡所剧者。

(3)大青龙汤(《伤寒论》)　麻黄去节,六两(12g)　桂枝二两(4g)　甘草炙,二两(5g)　杏仁去皮尖,四十粒(6g)　石膏如鸡子大,碎(12g)　生姜三两(9g)　大枣十二枚,擘(3枚)　以水九升,先煮麻黄减二升,去上沫,内诸药,煮取三升,去滓,温服一升,取微似汗。汗出多者,温粉扑之。一服汗者,停后服。若复服,汗多亡阳,遂虚,恶风烦躁,不得眠也(现代用法:水煎服)。功用:发汗解表,清热除烦。主治:外感风寒。发热恶寒,寒热俱重,脉浮紧,身疼痛,不汗出而烦躁。

(4)三拗汤(《太平惠民和剂局方》)　麻黄不去节　杏仁不去皮尖　甘草不炙,各等分　为粗末,每服五钱(15g),水一盏半,姜五片,同煎至一盏,去滓,通口服。以衣被盖覆睡,取微汗为度。功用:宣肺解表。主治:感冒风邪。鼻塞身重,语音不出,或伤风伤冷,头痛目眩,四肢拘倦,咳嗽痰多,胸满气短。

(5)华盖散(《太平惠民和剂局方》)　麻黄去根节　桑白皮蜜炙　紫苏子隔纸炒　杏仁去皮尖,炒　赤

茯苓去皮　陈皮去白,各一两　甘草炙,半两　上为末,每服二钱(9g),水一盏,煎至一分,去渣,食后温服。功用:宣肺解表,祛痰止咳。主治:肺感风寒。咳嗽上气,痰气不利,呀呷有声,脉浮数者。

麻黄加术汤与麻黄杏仁薏苡甘草汤(简称麻杏苡甘汤)均由麻黄汤加减而成,都是治疗外感寒湿的方剂。麻黄加术汤治疗"湿家身烦疼"是素体多湿,又受风寒,故用麻黄汤发汗解表、散寒祛湿而解除身体烦疼。但治湿不宜过发汗,所以加白术既可以健脾祛湿,又可以实肌表,使"微似汗"则风寒湿邪俱去。但必须身烦疼而有恶寒、发热、无汗者为宜,有汗者慎不可用。麻杏苡甘汤治"风湿,一身尽疼,发热日晡所剧者"。但不恶寒,或微恶风寒,是风湿所伤,所以用麻黄汤去桂枝,加渗湿之苡仁,服量也大大减少,故其发汗作用远不如麻黄加术汤。

大青龙汤虽也由麻黄汤加味组成,但麻黄用量增加一倍,故其发汗之力尤峻。这主要因为外见寒热俱甚而无汗,内有烦躁,是外寒更甚,毛窍闭塞,卫气郁极所致,急需开皮毛以发散风寒。但郁热而见烦躁,纯用辛温发汗,须防助热,所以加石膏清热除烦为佐。郁热烦躁必伤津液,所以除炙甘草用量也加一倍,并增姜、枣,既缓辛温峻散之力,又收甘寒生津之效,还可益气和中,调营卫助汗源,使汗出表解,寒热烦躁并除。此方发汗之力特强,所以方后明确指出:"取微似汗,汗出多者,温粉扑之,一服汗出者,停后服。"否则,汗(大)出亡阳遂虚,(则)恶风烦躁,不得眠也。《伤寒论》第三十八条也说:"若脉微弱,汗出恶风者,不可服之。服之则厥逆,筋惕肉𥇒,此为逆也。"此外,利用大青龙汤发汗解表兼清里热的作用,治疗溢饮而兼里热烦躁者,效果甚好。

三拗汤与华盖散虽以麻黄汤为基础加减而成,但都是重在宣散肺中风寒,所以主治皆有咳喘,而且减去桂枝。三拗汤所治是风寒所伤的轻证,华盖散所治是素体痰多,所以更加苏子、陈皮、炙桑皮、赤茯苓,降气祛痰,加强宣肺平喘的作用。

【文献摘录】

方论　李时珍:"麻黄乃肺经专药,故治肺病多用之。张仲景治伤寒无汗用麻黄,有汗用桂枝。历代名医解释,皆随文傅会,未有究其精微者。时珍常绎思之,似有一得,与昔人所解不同云。津液为汗,汗即血也。在营则为血,在卫则为汗。夫寒伤营,营血内涩,不能外通于卫,卫气闭固,津液不行,故无汗发热而憎寒。夫风伤卫,卫气外泄,不能内护于营,营气虚弱,津液不固,故有汗发热而恶风。然风寒之邪,皆由皮毛而入。皮毛者,肺之合也。肺主卫气,包罗一身,天之象也。是证虽属乎太阳,而肺实受邪气。其证时兼面赤怫郁,咳嗽有痰,喘而胸满诸证者,非肺病乎?盖皮毛外闭,则邪热内攻,而肺气膹郁。故用麻黄、甘草同桂枝,引出营分之邪,达之肌表,佐以杏仁泄肺而利气。"(《本草纲目》)

桂　枝　汤

《伤寒论》

【组成】　桂枝三两(9g)　芍药三两(9g)　甘草炙,二两(6g)　生姜切,三两(9g)　大枣十二枚,擘(3枚)

【用法】　上五味,㕮咀,以水七升,微火煮取三升,去滓,适寒温,服一升。服已须臾,啜热稀粥一升余,以助药力。温服令一时许,遍身漐漐微似有汗者益佳,不可令如水流漓,病必不除。若一服汗出病差,停后服,不必尽剂;若不汗,更服如前法;又不汗,后小促其间,半日许,令三服尽;若病重者,一日一夜服,周时观之,服一剂尽,病证犹在者,更作服;若汗不出,乃服至二三剂。禁生冷、黏滑、肉、面、五辛、酒酪、臭恶等物(现代用法:水煎服)。

【功用】 解肌发表,调和营卫。

【主治】 外感风寒。头痛发热,汗出恶风,鼻鸣干呕,苔白不渴,脉浮缓或浮弱者。

【方解】 风寒伤人肌表,原应恶寒发热而无汗,今汗自出而发热,恶风不解,且有鼻鸣、干呕,是腠理不固,卫气外泄,营阴不得内守,肺胃失和之故,所以是表虚证。究其病机,是风寒外感,卫强营弱,即《伤寒论》第五十三条所说:"以卫气不共营气谐和故尔。"风寒在表,当用辛温发散以解表,但本方证属表虚,腠理不固,且卫强营弱,所以既用桂枝为君药,解肌发表,散外感风寒;又用芍药为臣药,益阴敛营。桂、芍相合,一治卫强,一治营弱,合则调和营卫,是相须为用。生姜辛温,既助桂枝解肌,又能暖胃止呕。大枣甘平,既能益气补中,又能滋脾生津。姜、枣相合,还可以升腾脾胃生发之气而调和营卫,所以并为佐药。炙甘草之用有二:一为佐药,益气和中,合桂枝以解肌,合芍药以益阴;一为使药,调和诸药。所以本方虽只有五味药,但配伍严谨,散中有补,正如柯琴在《伤寒论附翼》中赞桂枝汤"为仲景群方之魁,乃滋阴和阳,调和营卫,解肌发汗之总方也"。

本方服法也极为讲究,首先是药煎成取汁,"适寒温"服,"服已须臾,啜热稀粥",借水谷之精气,充养中焦,不但易为酿汗,更可使外邪速去而不致复感。同时"温覆令一时许",即是避风助汗之意。待其"遍身漐漐,微似有汗者",是肺胃之气已和,津液得通,营卫和谐,腠理复固,所以说"益佳"。至于服后汗出病瘥,停后服;不效,再服,"乃服至二三剂";以及禁食生冷黏腻,酒肉臭恶等,尤其是"不可令如水流漓,病必不除",是服解表剂后应该注意的通则。

本方由于具有解肌发表、调和营卫的作用,又可以通过不同服法而突出其解肌发表或调和营卫的作用,所以尤怡《金匮心典》中引徐(彬)氏之说,"桂枝汤,外证得之,为解肌和营卫,内证得之,为化气和阴阳"。因此,本方不单可用于外感风寒的表虚证,对病后、产后、体弱而致营卫不和,证见时发热自汗出,兼有微恶风寒等,都可酌情使用。但对表实无汗,或表寒里热,不汗出而烦躁,以及温病初起,见发热口渴,咽痛脉数时,皆不宜使用。

【附方】 (1)桂枝加葛根汤(《伤寒论》) 葛根四两(12g) 桂枝二两(6g) 芍药二两(6g) 甘草二两,炙(5g) 生姜三两,切(9g) 大枣十二枚,擘(3枚) 上六味,以水八升,煮取三升,去滓,温服一升,覆取微似汗,不须啜粥,余如桂枝法将息及禁忌。功用:解肌舒筋。主治:太阳病。项背强几几,反汗出恶风。

(2)桂枝加厚朴杏子汤(《伤寒论》) 桂枝汤原方加厚朴二两,炙,去皮(6g) 杏仁五十枚,去皮尖(6g) 上七味,以水七升,微火煮取三升,去滓,温服一升,覆取微似汗。功用:解肌发表,下气平喘。主治:宿有喘病,又感风寒而见桂枝汤证者;或风寒表证误用下剂后,表证未解而微喘者。

桂枝加葛根汤证是外感风寒,太阳经气不舒,津液不能敷布,经脉失去濡养,所以项背强几几。但有汗出恶风,是表虚,所以用桂枝汤减少桂、芍用量,加葛根,取其解肌发表,生津舒筋之功。《伤寒论》,载本方,原有麻黄三两。林亿等校刊时对此专门作了解释,认为"今证云:汗出恶风,而方中有麻黄,恐非本意也"。并举治"太阳病,项背强几几,无汗恶风"的葛根汤对比,进一步说明本方不应有麻黄。林氏所言,信而有征。无论是从证,还是从方名来看,桂枝加葛根汤以不用麻黄为是。

桂枝加厚朴杏子汤，治外感风寒表证误用泻下剂后，表证未解，增见微喘者，是邪犹在表，里气上逆，所以加厚朴、杏仁，下气平喘。若平素有喘病，又见外感风寒的表虚证，也可用本方。

桂枝汤加减变化甚多，今仅举二方为例，一加葛根以治项背强几几，一加厚朴、杏子以治兼见之喘，总不离桂枝汤解肌发表、调和营卫的本义。读者若能抓住桂枝汤组成配伍与服法的实质所在，自不难举一反三。

【文献摘录】

方论　吴谦："凡风寒在表，脉浮弱自汗出者，皆属表虚，宜桂枝汤主之。名曰桂枝汤者，君以桂枝也。桂枝辛温，辛能散邪，温从阳而扶卫。芍药酸寒，酸能敛汗，寒走阴而益营。桂枝君芍药，是于发散中寓敛汗之意；芍药臣桂枝，是于固表中有微汗之道焉。生姜之辛，佐桂枝以解肌表；大枣之甘，佐芍药以和营里。甘草甘平，有安内攘外之能，用以调和中气，即以调和表里，且以调和诸药矣。以桂、芍之相须，姜、枣之相得，借甘草之调和阳表阴里，气卫血营，并行而不悖，是刚柔相济以为和也。而精义在服后须臾啜热稀粥以助药力。盖谷气内充，不但易为酿汗，更使已入之邪不得少留，将束之邪不得复入也。又妙在温覆令一时许，絷絷微似有汗，是授人以微汗之法。不可令如水流漓，病必不除，示人以不可过汗之意也。此方为仲景群方之冠，乃解肌发汗，调和营卫之第一方也。凡中风、伤寒、脉浮弱、汗自出而表不解者，皆得而主之。其他但见一、二证即是，不必悉具。"（《医宗金鉴·删补名医方论》）

九 味 羌 活 汤
《此事难知》引张元素方

【组成】　羌活一钱半(5g)　防风一钱半(5g)　苍术一钱半(5g)　细辛五分(1g)　川芎一钱(3g)　白芷一钱(3g)　生地黄一钱(3g)　黄芩一钱(3g)　甘草一钱(3g)

【用法】　上药㕮咀，水煎服。

【功用】　发汗祛湿，兼清里热。

【主治】　外感风寒湿邪。恶寒发热，肌表无汗，头痛项强，肢体痠楚疼痛，口苦而渴。

【方解】　本方主治证由外感风寒湿邪，内有蕴热所致。风寒湿邪束于肌表，皮毛闭塞，阳气不得外达，所以恶寒发热，无汗头痛。寒湿伤于经络，气血运行不畅，所以肢体痠楚疼痛。口苦微渴，是里有蕴热。但苔白、脉浮，是邪犹在表。治当解表为主，兼顾里热。方中羌活辛温芳香，上行发散，除在表之风寒湿邪最宜，所以用作君药。防风、苍术，发汗祛湿，助羌活解表，是为臣药。细辛、川芎、白芷，散风寒，宣湿痹，行气血，除头痛身疼，皆是佐药。黄芩泄气分之热，生地泄血分之热，亦为佐药，既治兼证之里热，又制辛温之燥。甘草调和诸药，是为使药。九药配伍，共成发汗祛湿兼清里热之剂。

本方系张元素所制，见于《此事难知》卷上，称为"易老解利（伤寒）法"。张氏鉴于麻黄汤治伤寒无汗表实，桂枝汤治伤风有汗表虚，禁律严谨，不得误投，"故立此法，使不犯三阳禁忌"。但究其实质，虽有黄芩、生地之寒，终是辛温燥烈、芳香化浊为主，所以对外感风寒挟湿者最宜。如无口苦而渴，但有舌苔白腻而厚，可减黄芩、生地，加枳壳、厚朴之类，增强行气化湿之效。原书方后亦云："已上九味，虽为一方，然亦不可执……当视其经络前后左右之不同，从其多少大小轻重之不一，增损用之，其效如神（此即是口传心授）。㕮咀，水煎服。若急汗热服，以羹粥投之。若缓汗温服而不同汤投之也。脉浮而不解者，先急而后缓。脉沉而不解者，先缓而后急。"即明示人以活法，临证时可参照症状，"增损用之"。《汤头歌诀》、《时方歌括》载本方皆依《寿世保元》(名羌活保元汤)加生姜、葱白同煎,总是加强通阳解表之意,亦可作为临证参考。

【附方】 大羌活汤(《此事难知》) 羌活 独活 防风 细辛 防己 黄芩 黄连 苍术 甘草炙 白术各三钱 知母 川芎 生地各一两 㕮咀,每服半两(15g),水二盏,煎至一盏半,去滓,得清药一大盏,热饮之;不解,再服三四盏解之亦可,病愈则止。若有余证,并依仲景随经法治之。功用:发散风寒,祛湿清热。主治:风寒湿邪表证兼有里热。头痛发热,恶寒,口干烦满而渴等证。

大羌活汤系李东垣所制,见于《此事难知》,主治表里两感,外寒里热之证。方中用羌活解太阳风寒,独活散少阴风寒,并为君药。而以防风、川芎、苍术、细辛为臣药,助羌、独散表里之邪,除寒热,解头痛。黄芩、黄连、知母、生地为佐药,清里热而滋阴液,则烦渴得平;防己利水祛湿,兼能引里热下行,亦为佐药;白术、甘草,益气健脾而和表里,使升者不峻,寒者不凝,则邪去而正不伤。甘草又有调和诸药之用,是佐药而兼使药之义。两感之证,古称难治,故东垣制本方治体实而受邪较浅者。综观全方,比九味羌活汤少白芷,多黄连、知母、防己、白术,其清热去湿之功较强,所以还是用于外感风寒湿邪而里热较重者为宜。

加味香苏散
《医学心悟》

【组成】 紫苏叶一钱五分(5g) 陈皮 香附各一钱二分(4g) 炙甘草七分(2.5g) 荆芥 秦艽 防风 蔓荆子各一钱(3g) 川芎五分(1.5g) 生姜三片

【用法】 上剉一剂,水煎,温服,微覆似汗。

【功用】 发汗解表。

【主治】 四时感冒。头痛项强,鼻塞流涕,身体疼痛,发热恶寒或恶风,无汗,舌苔薄白,脉浮。

【方解】 风寒之邪,四时皆有。若体质较弱,腠理疏松者,起居不慎,便感冒致病。但病邪轻浅者,不需峻剂,所以程锺龄制加味香苏散以代麻、桂二方,治疗上述表寒轻证,"药稳而效,亦医门之良法也"。本方用辛温芳香、发汗解表之苏叶、荆芥为君药,开腠理而散风寒。防风、秦艽,祛肌腠风湿而除身痛;蔓荆子升散除风而止头痛,并为臣药。香附理三焦之气,川芎行血中之气,陈皮舒肺脾之气,调和气血,助君、臣药解表散邪,并为佐药。甘草和中,生姜辛散,是佐使之品。如此配合,可使气血和而微汗出,风寒解而病自愈。所以不仅四时感冒者可服,妇女经期感冒风寒者亦可服。"若头脑痛甚者,加羌活八分(2.5g)、葱白二根",以加强发汗散寒、祛风止痛之功;若"喘嗽,加桔梗、前胡(各)一钱五分(各5g),杏仁七枚(3g)",以宣肺祛痰,止咳平喘;"鼻衄或吐血,本方去生姜,加生地、赤芍、丹参、丹皮各一钱五分(各5g)",以凉血而止吐衄;"咽喉肿痛,加桔梗、蒡子各一钱五分(各5g)",以利咽止痛。"若兼停食,胸膈痞闷,加山楂、麦芽、蒡子各一钱五分(各5g)",以消食除痞。若"妇人经水适来,加当归、丹参",以和血调经;"产后受风寒,加黑姜、当归,其散剂减去大半。若禀质极虚,不任发散者,更用补中兼散之法"。这些都可供临证参考。药轻力薄,对于身体壮实,感受风寒湿邪之表寒重证不合。至于原书加减法颇多,可供临证参考,不必拘为定法。

【附方】 (1)香苏散(《太平惠民和剂局方》) 香附炒,去毛 紫苏叶各四两 炙甘草一两 陈皮不去白,二两　为粗末,每服三钱(9g),水一盏,煎七分,去滓,不拘时,日三服。若作细末,只服二钱(6g),人盐点服。功用:理气解表。主治:四时瘟疫伤寒。

(2) 香苏葱豉汤(《通俗伤寒论》)　制香附钱半至二钱　新会皮钱半至二钱　鲜葱白二至三枚　紫苏钱半至三钱　清炙草六分至八分　淡香豉三钱至四钱　功用:发汗解表,调气安胎。主治:妊妇伤寒。

香苏散中香附与紫苏叶相配,既能发汗解表,又能行气和血。陈皮行气燥湿,甘草益气和中。四药相合,有芳香辟秽、理气解表之功,所以能治四时瘟疫伤寒。但药轻力小,对表寒重证无效。俞根初合香苏散与葱豉汤为一方,其发汗解表之力较香苏散为强,而苏叶又有理气安胎之功,所以治时行感冒、发热恶寒而无汗者,固然比香苏散好,用于妊妇感冒风寒者亦合,但总不如程氏加味香苏散发汗解表、理气解郁更为全面。

小 青 龙 汤
《伤寒论》

【组成】　麻黄去节,三两(9g)　芍药三两(9g)　细辛三两(3g)　干姜三两(3g)　甘草三两,炙(6g)　桂枝去皮,三两(6g)　半夏半升,洗(9g)　五味子半升(3g)

【用法】　上八味,以水一斗,先煮麻黄,减二升,去上沫,内诸药,煮取三升,去滓,温服一升。

【功用】　解表蠲饮,止咳平喘。

【主治】　风寒客表,水饮内停。恶寒发热,无汗,喘咳,痰多而稀,或痰饮咳喘,不得平卧,或身体疼重,头面四肢浮肿,舌苔白滑,脉浮者。

【方解】　素有水饮之人,脾肺之气必虚,今又外感风寒,水寒相搏,皮毛闭塞,肺气益困,输转不利,水饮蓄积于心下,上犯迫肺,肺寒气逆,所以恶寒发热,无汗,不渴,喘咳痰多,清稀而黏,不易咯出,胸闷,身体疼重,甚则水饮溢于肌肤而为浮肿,舌苔白滑而润,脉浮。此时,发汗解表则水饮不除,蠲化水饮则外邪不解,唯有发汗蠲饮,内外合治,才是正法。因此,本方用麻黄、桂枝为君药,发汗解表,除外寒而宣肺气。干姜、细辛为臣药,温肺化饮,兼助麻、桂解表。然而,肺气逆甚,纯用辛温发散,既恐耗伤肺气,又须防温燥伤津,所以配伍五味子敛气,芍药养血,并为佐制之用。半夏祛痰和胃而散结,亦为佐药。炙甘草益气和中,又能调和辛散酸收之间,是兼佐、使之用。八味相配,使风寒解,水饮去,肺气复舒,宣降有权,诸证自平。但本方总是辛散温化为主,必须确是水寒相搏于肺者,才可作用。至于原书方后加减诸法,各家说法不一,《医宗金鉴》方论中分析比较公允,现选录附后,临证时可以酌情选用。

【附方】　(1) 小青龙加石膏汤(《金匮要略》)　即小青龙汤加石膏二两(9g)。功用:解表蠲饮,兼除烦躁。主治:肺胀,心下有水气。欬而上气,烦躁而喘,脉浮者。

(2) 射干麻黄汤(《金匮要略》)　射干三两(6g)　麻黄四两(9g)　生姜四两(9g)　细辛三两(3g)　紫菀三两(6g)　款冬花三两(6g)　大枣七枚(3枚)　半夏半升(9g)　五味子半升(3g)　九味,以水一斗二升,先煮麻黄两沸,去上沫,内诸药煮取三升,分温三服。功用:宣肺祛痰,下气止咳。主治:咳而上气,喉中有水鸡声音。

小青龙加石膏汤证,由外邪与内饮相搏,兼有邪热所致,故用小青龙汤解表蠲饮,加小量石膏清邪热而除烦躁。射干麻黄汤证由痰饮郁结,肺气上逆,故用麻黄宣肺气,射干开痰结,姜、辛、半夏、紫菀、冬花除痰下气，五味子收肺气，大枣养脾胃，使痰去气顺，自然咳止而喉中水鸡声亦除。

原书于小青龙加石膏汤后特为注明："煮取三升，强人服一升，羸人减之，小儿服四合。"是示人以此方力猛，临证须视病人体质强弱而酌定剂量。由此推论，临证用小青龙汤，亦当审情酌量，不可贪功冒进大剂。

【文献摘录】

方论　吴谦："表实无汗，故合麻桂二方以解外。去大枣者，以其性泥也。去杏仁者，以其无喘也，有喘者加之。去生姜者，以有干姜也，若呕者仍用，佐干姜、细辛，极温极散，使寒与水俱从汗而解。佐半夏逐饮，以清不尽之饮。佐五味收肺气，以敛耗伤之气。若渴者，去半夏加花粉，避燥以生津也。若微利与噎，小便不利，少腹满，俱去麻黄，远表以就里也。加附子以去噎散寒，则噎可止。加茯苓以利水，则微利少腹满可除矣。"（《医宗金鉴·删补名医方论》）

1·2　辛凉解表

辛凉解表剂，适用于外感风热证，主要症状为发热，有汗，微恶风寒，头痛，口渴，咽痛，或咳嗽，舌苔薄白或兼微黄，脉浮数等。常用辛凉解表药为主组成方剂，如薄荷、牛蒡子、桑叶、菊花、葛根等。代表方剂如桑菊饮、银翘散、麻黄杏仁甘草石膏汤等。

桑　菊　饮
《温病条辨》

【组成】　桑叶二钱五分(7.5g)　菊花一钱(3g)　杏仁二钱(6g)　连翘一钱五分(5g)　薄荷八分(2.5g)　桔梗二钱(6g)　甘草生，八分(2.5g)　苇根二钱(6g)

【用法】　水二杯，煮取一杯，日二服。

【功用】　疏风清热，宣肺止咳。

【主治】　风温初起。但咳，身热不甚，口微渴。

【方解】　风温袭肺，肺失清肃，所以气逆而咳。受邪轻浅，所以身热不甚，口微渴。因此，治当辛以散风、凉以清肺为法。本方用桑叶清透肺络之热，菊花清散上焦风热，并作君药。臣以辛凉之薄荷，助桑、菊散上焦风热，桔梗、杏仁，一升一降，解肌肃肺以止咳。连翘清透膈上之热，苇根清热生津止渴，用作佐药。甘草调和诸药，是作使药之用。诸药配合，有疏风清热、宣肺止咳之功。但药轻力薄，若邪甚病重者，可仿原方加减法选药。如"二三日不解，气粗似喘"，是兼气分有热，可"加石膏、知母"；若"肺中热甚"，咳嗽较频，可"加黄芩"清肺止咳；口渴者"加花粉"清热生津。此外，若肺热咳甚伤络，咳痰夹血者，可加茅根、藕节、丹皮之类，凉血止血；若有痰黄稠，不易咯出者，可加瓜蒌皮、浙贝母之类，清化热痰。至于原书还有"入营""在血分"之加减法，相去已远，且另有治法，可置不议。

【文献摘录】

方论　吴瑭："此辛甘化风、辛凉微苦之方也。盖肺为清虚之脏，微苦则降，辛凉则平，立此方所以避辛温也。今世金用杏苏散，通治四时咳嗽，不知杏苏散辛温，只宜风寒，不宜风温，且有不分表里之弊……风温咳嗽，虽系小病，常见误用辛温重剂，销铄肺液，致久咳成劳者，不一而足。"（《温病条辨》）

银 翘 散
《温病条辨》

【组成】 连翘一两(9g) 银花一两(9g) 苦桔梗六钱(6g) 薄荷六钱(6g) 竹叶四钱(4g) 生甘草五钱(5g) 荆芥穗四钱(5g) 淡豆豉五钱(5g) 牛蒡子六钱(9g)

【用法】 共杵为散,每服六钱(9g),鲜苇根汤煎,香气大出,即取服,勿过煮。肺药取轻清,过煮则味厚而入中焦矣。病重者约二时一服,日三服,夜一服;轻者三时一服,日二服,夜一服;病不解者,作再服(现代用法:按原方配伍比例酌情增减,改作汤剂,水煎服;亦可制丸剂或散剂服用)。

【功用】 辛凉透表,清热解毒。

【主治】 温病初起。发热无汗,或有汗不畅,微恶风寒,头痛口渴,咳嗽咽痛,舌尖红,苔薄白或薄黄,脉浮数。

【方解】 温者,火之气也,自口鼻而入,内通于肺,所以说"温邪上受,首先犯肺"。肺与皮毛相合,所以温病初起,多见发热,头痛,微恶风寒,汗出不畅或无汗。肺受温热之邪,上熏口咽,故口渴、咽痛。肺失清肃,故咳嗽。治当辛凉解表,透邪泄肺,使热清毒解。吴氏宗《素问·至真要大论》"风淫于内,治以辛凉,佐以苦甘"之训,综合前人治温之意,用银花、连翘为君药,既有辛凉透邪清热之效,又具芳香辟秽解毒之功。臣药有二,一是薄荷、牛蒡子疏散风热,清利头目;二是辛温的荆芥穗、豆豉,助君药开皮毛而逐邪。桔梗宣肺利咽,甘草清热解毒,竹叶清上焦热,芦根清热生津,皆是佐使药。

本方特点有二:一是芳香辟秽,清热解毒;二是辛凉中配以小量辛温之品,且又温而不燥,既利于透邪,又不背辛凉之旨。方中豆豉因制法不同而有辛温辛凉之异,但吴氏于本方后有"衄者,去芥穗、豆豉"之明文。在银翘散去豆豉加细生地、丹皮、大青叶,倍元参汤的方论中又明确指出:"去豆豉,畏其温也。"(《温病条辨·上焦篇》第十六条)所以本方的豆豉还应作辛温为是。

本方用法中有"香气大出,即取服,勿过煮"。此说实为解表剂煎煮火候的通则。至于原书加减诸法,如"渴甚者,加花粉(清热生津);项肿咽痛者,加马勃、玄参(清热解毒);衄者,去荆芥、豆豉(因其辛温发散而动血),加白茅根三钱(9g)、侧柏炭三钱(9g)、栀子炭三钱(9g),清热凉血以止衄。咳者,加杏仁,利肺气;二三日病犹在肺,热渐入里,加细生地、麦冬,保津液;再不解,或小便短者,加知母、黄芩、栀子之苦寒,与麦、地之甘寒,合化阴气而治热淫所胜"。此皆银翘散证常见诸兼证之治法,体会其精神即可,不必拘执于一证一药。

银翘散与桑菊饮,都是治疗温病初起之辛凉解表剂,二方都有连翘、桔梗、甘草、薄荷、芦根等五味,但银翘散有银花、荆芥穗、豆豉、牛蒡子、竹叶解表清热之力强;桑菊饮有桑叶、菊花、杏仁,肃肺止咳之功大。所以银翘散为"辛凉平剂",桑菊饮为"辛凉轻剂"。

【附方】 银翘汤(《温病条辨》) 银花五钱(15g) 连翘三钱(9g) 竹叶二钱(5g) 生甘草一钱(3g) 麦冬四钱(12g) 细生地四钱(12g) 水煎服。功用:滋阴透表。主治:阳明温病。下后无汗脉浮者。

银翘汤为透表清热之轻剂。因下之后,积秽去,腑气通,余邪还表,但以气阴俱伤,未得外透,证见无汗脉浮,故仿银翘散意,"仍以银花、连翘解毒而轻宣表气"。配伍竹叶清上焦之热,生甘草益气清火,增入麦冬、细生地滋阴清热,使还表之邪,得汗而解。若下后虽无汗,但脉浮而洪,或不浮而数者不可用此方。

【文献摘录】

(1) 方论　吴瑭:"本方谨遵《内经》'风淫于内,治以辛凉,佐以苦甘;热淫于内,治以咸寒,佐以甘苦'之剂;又宗喻嘉言芳香逐秽之说,用东垣清心凉膈散,辛凉苦甘,病初起,且去入里之黄芩,勿犯中焦;加银花辛凉,芥穗芳香,散热解毒,牛蒡子辛平润肺,解热散结,除风利咽,皆手太阴药也……此方之妙,预护其虚,纯然清肃上焦,不犯中下,无开门揖盗之弊,有轻以去实之能,用之得法,自然奏效。"(《温病条辨》)

(2) 临床报道　① 用银翘散粗末治疗风热感冒1 150例,凡感受风温湿热、温疫、冬温等邪气所引起的病,症见微恶风寒、发热、自汗、头痛、口渴或不渴而咳、脉浮数、舌苔白,属风热型感冒者,均用本方治疗,一般一剂后热度降低,2～4天可以痊愈,平均2.7天。[《广东中医》(5):25,1962]

② 运用银翘散治疗温病范围的各种疾病的初期约100多例(其中包括急性支气管炎、肺炎、流感、百日咳、腮腺炎、麻疹、水痘、急性喉头炎等),其初期共同症状有发热、头痛、咳嗽,鼻塞流涕或口干、咽痛等,属外感温邪侵犯肺部,邪在卫分者,用本方治疗均取得满意效果。[《福建中医药》(5):16,1964]

麻黄杏仁甘草石膏汤
《伤寒论》

【组成】　麻黄四两,去节(5 g)　杏仁五十个,去皮尖(9 g)　甘草二两,炙(6 g)　石膏半升,碎、绵裹(18 g)

【用法】　以水七升,煮麻黄去上沫,内诸药,煮取二升,去滓,温服一升。

【功用】　辛凉宣泄,清肺平喘。

【主治】　外感风邪。身热不解,咳逆气急鼻痛,口渴,有汗或无汗,舌苔薄白或黄,脉滑而数者。

【方解】　本方主治证是由风热袭肺,或风寒郁而化热,壅遏于肺所致。肺中热盛,气逆津伤,所以有汗而身热不解,喘逆气急,甚则鼻翼煽动,口渴喜饮,脉滑而数。此时急当清泄肺热,自然热清气平而喘渴亦愈。所以方用麻黄为君,取其能宣肺而泄邪热,是"火郁发之"之义。但其性温,故配伍辛甘大寒之石膏为臣药,而且用量倍于麻黄,使宣肺而不助热,清肺而不留邪,肺气肃降有权,喘急可平,是相制为用。杏仁降肺气,用为佐药,助麻黄、石膏清肺平喘。炙甘草既能益气和中,又与石膏合而生津止渴,更能调和于寒温宣降之间,所以是佐使药。综观药虽四味,配伍严谨,用量亦经斟酌,尤其治肺热而用麻黄配石膏,是深得配伍变通灵活之妙,所以清泄肺热,疗效可靠。

本方出自《伤寒论》,原治太阳病,发汗未愈,风寒入里化热"汗出而喘者"。后世用于风寒化热,或风热所伤,但见肺中热盛,身热喘急,口渴脉数,无论有汗,无汗,便以本方加减治疗,服后辄效。因肺中热甚,蒸迫津液,固然有汗,若津液大伤,则汗少或无汗。此时当加重石膏用量,或加炙桑皮、芦根、知母之属。若无汗而见恶寒,是虽邪已入里化热,但在表之风寒未尽,或是风温而挟风寒所致,当酌加解表之品,如荆芥、薄荷、淡豆豉、牛蒡子之类,在用清泄肺热为主的同时,开其皮毛,使肺热得泄而愈。所以临证用本方,不必拘于"汗出而喘",但当细审无汗之故,或加清热生津之品,或加辛散解表之属,自然药证相当,应手而效。

【附方】　越婢汤(《金匮要略》)　麻黄六两(9 g)　石膏半斤(18 g)　生姜三两(9 g)　甘草二两(5 g)　大枣十五枚(5枚)　五味,以水六升,先煮麻黄,去上沫,内诸药,煮取三升,分温三服。功用:发汗利水。主治:风水恶风,一身悉肿,脉浮不渴,续自汗出,无大热。

越婢汤与麻杏甘石汤所治皆有汗,俱用麻黄配石膏,清肺泄邪。但本证有"一身悉肿",

是水在肌表,故增大麻黄用量,并配生姜,意在发泄肌表之水。不喘,故去杏仁。加大枣以滋脾,同生姜以调和营卫,此仲景精于遣药之又一范例。惟证中"不渴"后人多持疑义。从方中用石膏半斤来看,当以渴为妥。

【文献摘录】

方论 盛心如:"按仲师大论,于发汗后不可更行桂枝汤,汗出而喘,无大热者,麻杏甘石汤主之。柯韵伯于此则谓'无汗而喘,大热'。盖汗出而喘者,热壅于肺也;无汗而喘者,热闭于肺也,壅肺者,皮毛开,故表无大热。热闭于肺,则皮毛亦闭,故表热甚壮。是以不论有汗无汗,皆以麻杏甘石为主。盖以石膏清其里热;有汗者,得麻黄疏泄,而壅者亦宣;无汗者,得麻黄疏散,而闭者亦升;有杏仁以定喘,甘草以泻火,烦热乌有不解者乎。"(《中国医药汇海·方剂部》)

升麻葛根汤
《阎氏小儿方论》

【组成】 升麻(3g) 干葛细锉(3g) 芍药(6g) 甘草锉,炙(3g)各等分

【功用】 解肌透疹。

【主治】 麻疹初起未发,或发而不透,身热头痛。

【方解】 本方原治痘疹,今多用于麻疹初起。因麻疹由肺胃蕴热,又感时行之气而发,以外透为顺。若初起未发,或发而不透,必开其肌腠,疏其皮毛,助疹外透,邪有出路,自然热退病除。本方用升麻散阳明风邪,升胃中清阳,解毒透疹,是为君药。葛根轻扬发散,开腠理以发汗,升津液以除热,是为臣药。芍药和营泄热,甘草益气解毒,并为佐药,助升麻、葛根透疹,解毒清热。且芍药与甘草相合,能养阴和中,使汗出疹透而不伤气阴,所以宜于麻疹初起,疹尚未发,或虽发不能畅透者。若疹点透达顺畅者禁用。

【附方】 宣毒发表汤(《痘疹仁端录》) 升麻(3g) 葛根(3g) 前胡(5g) 杏仁(6g) 桔梗(3g) 枳壳(3g) 荆芥(3g) 防风(3g) 薄荷叶(3g) 木通(3g) 连翘(5g) 牛蒡子炒(5g) 淡竹叶(2g) 生甘草(2g) 水煎服。功用:解表透疹,止咳利咽。主治:麻疹初起,欲出不出。

本方由升麻葛根汤去芍药加味而成。方中荆、防、牛、薄,解肌清热,助升麻、葛根透疹除热;枳、桔、杏、前,理肺祛痰,畅肺气止咳;连翘清泄上焦之热,木通导热下行,竹叶清热除烦,甘草解毒和中。减去芍药是恐凉血敛阴而碍透疹。所以本方比升麻葛根汤宣肺开表、清热解毒之功更强,治麻疹欲出不出,身热无汗,咳嗽咽痛,烦渴尿赤者尤宜。

竹叶柳蒡汤
《先醒斋医学广笔记》

【组成】 西河柳五钱(6g) 荆芥穗一钱(4.5g) 干葛一钱五分(4.5g) 蝉蜕一钱(3g) 薄荷一钱(3g) 炒牛蒡一钱五分(4.5g) 知母蜜炙,一钱(3g) 玄参二钱(6g) 甘草一钱(3g) 麦冬去心,三钱(9g) 淡竹叶三十片(1.5g) (甚者加石膏五钱 冬米一撮)

【用法】 水煎服。

【功用】 透疹解表,清泄肺胃。

【主治】 痧疹透发不出。喘嗽,烦闷躁乱,咽喉肿痛者。

【方解】 麻疹初起,若内热郁甚,外寒困束,必然腠理闭塞,疹不得透,高热无汗,或虽有小汗而不能遍体,旋即汗收,腠理复闭,热不得泄,肺因气逆,致生喘咳,烦闷躁乱,咽喉肿痛。

此时急须透疹。本方具有辛凉发散以解表、清泄肺胃以除热之功,可使疹点外透,蕴热得清,故用于治疗麻疹初起,疹点不得外透者。

西河柳入血分而发泄,善能透疹,故用作本方君药,但其性温,所以又用散风热而解毒的牛蒡子,清泄上焦烦热的竹叶,共作君药,为清解表里之纲。荆芥、干葛(即葛根),开腠理、疏皮毛,以助透疹;知母、元参,清烦热,生津液,以助治里,并为臣药。薄荷散风热,蝉退泄肺热,麦冬清热生津,甘草和中解毒,并为佐使之品。如此配合,清里而不碍解表,发散而不助里热,麻疹透而诸证得平,所以是透疹良方。若里热炽甚,可加石膏、冬米(即粳米),是合白虎汤于内,加强清热生津之功。

缪希雍主张,"痧疹乃肺胃热邪所致""痧疹不宜依证施治,惟当治本。本者,手太阴足阳明二经之邪热也"。西河柳便是缪氏治麻疹之主药,本方即缪氏治麻疹初起之常用者,并未冠方名,后人揣其意而加今名,遂沿用成习。

本方既能解肌透疹,又兼清热解毒,生津除烦,比升麻葛根汤更为全面。但方中主药西河柳发泄力强,用量不宜过大,疹点已透者更不可再用。

柴 葛 解 肌 汤
《伤寒六书》

【组成】 柴胡(6g) 干葛(9g) 甘草(3g) 黄芩(6g) 羌活(3g) 白芷(3g) 芍药(6g) 桔梗(3g) (原书无分量)

【用法】 水二盅,姜三片,枣二枚,《杀车槌法》加石膏一钱(5g),煎之热服。本证无汗恶寒甚者,去黄芩,加麻黄;冬月宜加,春宜少,夏月去之加苏叶。

【功用】 解肌清热。

【主治】 感冒风寒,郁而化热。恶寒渐轻,身热增盛,无汗头痛,目疼鼻干,心烦不眠,眼眶痛,脉浮微洪者。

【方解】 感冒风寒,邪在肌表,原应恶寒发热,无汗头痛,今恶寒渐轻,身热转盛,而且鼻干目眶痛,心烦不眠,脉浮微洪,是太阳经风寒未解,已渐次传入阳明经,所以兼见风寒郁于肌腠化热之证。此时,当以辛凉解肌为主,兼清郁热。本方用葛根、柴胡解肌清热为君药。羌活、白芷助柴、葛解肌表,并除诸痛。黄芩、石膏,清邪郁所化之热;桔梗宣肺气以助疏泄外邪;芍药、甘草合而和营泄热,皆是佐药。方中羌活入太阳经,葛根入阳明经,故不再用引经之使药。原书各药均未写用量,但石膏注明为一钱,可知邪初入阳明,热尚不甚,解肌又多辛凉之品,过量则不利于疏泄外邪,再从原书又特为注明:"本证无汗,恶寒甚者,去黄芩,加麻黄。冬月宜加,春宜少,夏月去之加苏叶。"可知黄芩用量亦不宜过大,免苦寒之性,有碍解肌疏邪。

【附方】 柴葛解肌汤(《医学心悟》) 柴胡一钱二分(6g) 葛根一钱五分(9g) 甘草五分(3g) 芍药一钱(6g) 黄芩一钱五分(6g) 知母一钱(5g) 生地二钱(9g) 丹皮一钱五分(3g) 贝母一钱(6g) 水煎服。心烦加淡竹叶十片;谵语加石膏三钱。功用:解肌清热。主治:春温夏热之病。发热头痛,与正伤寒同,但不恶寒而口渴,与正伤寒异耳,此方主之。

温热之邪,自里达表,故头痛、发热、口渴而不恶寒。所以只用柴胡、葛根解肌透邪,配伍知、芩、贝母以清气分之热,丹、地、芍药以除血分之热,甘草和中,使达表之邪得去,在里之热亦清。若心烦,加小量淡竹叶以清心除烦;见谵语,是里热盛,又当用石膏之大寒。

此方比陶氏柴葛解肌汤少羌、芷、桔梗,是因不恶寒无需多用升散发表之品,且羌、芷皆辛温香燥,见症已有口渴,或减去。再者,虽减去石膏,但多知、贝、丹、地,不仅清热,还能滋阴。若至谵语,则力有不逮,故又加入石膏。可知程氏方重在清里,陶氏方重在解肌,是二方同中之异。

【文献摘录】

方论 吴谦:"陶华制此以代葛根汤。不知葛根汤只是太阳、阳明药,而此方君柴胡,则是治少阳也;用之于太阳、阳明合病,不合也。若用之以治三阳合病,表里邪轻者,无不效也。仲景于三阳合病,用白虎汤主之者,因热甚也。日汗之则谵语遗尿,下之则额汗厥逆,正示人惟宜以和解立法,不可轻于汗下也。此方得之葛根、白芷,解阳明正病之邪,羌活解太阳不尽之邪,柴胡解少阳初入之邪。佐膏、芩治诸经热,而专意在清阳明。佐芍药敛诸散药而不令过汗,桔梗载诸药上行三阳,甘草和诸药通调表里。施于病在三阳,以意增减,未有不愈者也,若渴引饮者,倍石膏加栝楼根,以清热而生津也,若恶寒甚,无汗,减石膏、黄芩,加麻黄,春夏重加之,以发太阳之寒。若有汗者,加桂枝以解太阳之风,无不可也。"(《医宗金鉴·删补名医方论》)

葱豉桔梗汤
《通俗伤寒论》

【组成】 鲜葱白三枚至五枚 苦桔梗一钱至一钱半(5g) 焦栀子二钱至三钱(6g) 淡豆豉三钱至五钱(9g) 苏薄荷一钱至一钱半(4g) 青连翘一钱半至二钱(6g) 生甘草六分至八分(2g) 鲜淡竹叶三十片(3g)

【用法】 水煎服。

【功用】 疏风解表,清肺泄热。

【主治】 风温初起。头痛身热,微恶风寒,咳嗽,咽痛,口渴,舌尖红苔薄白,脉浮数。

【方解】 风温多发于春月与冬初气候晴暖之际。病初起时,邪多犯肺,故见头痛身热,微恶风寒,咳嗽,咽痛,口渴,舌苔薄白,脉象浮数。一般常用辛凉解表法治疗,使邪从肌表而解,诸证自除。俞根初以通阳发汗之葱豉汤与清泄上焦之桔梗散合为一方,减去黄芩一味,为辛凉解表剂的又一格局。方中葱白辛温通阳,合豆豉则发汗解表。更配清散风热之薄荷,宣肺解肌之桔梗,则肺气宣通,肌表疏利,外邪得散。然而咽痛、口渴,是肺中邪热上熏,故又以连翘除膈上之热,栀子泻心肺之热,生甘草合桔梗以利咽喉,淡竹叶合栀子以清泄胸中之热从小便而出。如此配合,使肺中风温之邪,既得辛散从外而解,又得清泄从下而去,自然诸证悉除。

然而,受邪有轻重,见症有多少,故俞氏于方后附加减用药法。"如咽阻喉痛者",是温热邪甚,"加紫金锭两粒磨冲、大青叶三钱(9g)",以清热解毒;"如咳甚痰多,加苦杏仁三钱(9g)、广橘红钱半(5g)",以祛痰止咳;"如胸痞,原方去甘草,加生枳壳二钱(6g)、白蔻末八分(2.5g)冲",以行气散痞,等等,皆可供临证参考。

本方与桑菊饮同为治疗风温初起者,但桑菊饮证受邪较轻,用药重在清肃肺气,本方主治证受邪轻重,故微发其汗以解肌,清泄邪热以肃肺。若风温初起,身热有汗者,不宜再用葱豉通阳发汗。

【附方】 (1)葱豉汤(《肘后方》) 葱白一握(3枚) 豉一升(6g) 以水三升,煮取一升,顿服取汗。不汗复更作,加葛根二两(6g)、升麻三两(6g),水五升,煎取二升,分再服,必得汗;若不汗,再加麻黄二两。功用:通阳发汗。主治:外感初起。恶寒发热、无汗,头痛鼻塞等证。

(2) 活人葱豉汤（《类证活人书》）　豆豉二大合(6g)　葱白十五茎(3枚)　麻黄四分(3g)去节　干葛八分(6g)　以水二升，先煮麻黄六七沸，掠去白沫，干葛煎二十余沸，下豉煎取八大合，去滓，分二次温服。如人行五六里，服讫良久，煮葱豉汤粥热吃，即取汗。功用：发汗解表。主治：伤寒一二日。头项腰背痛，恶寒脉紧无汗者。

葛洪鉴于"伤寒有数种，庸人卒不能分别者，今取一药兼疗之"，故制葱豉汤，作用平和，温而不燥，汗而不峻，所以费伯雄说："本方解表通阳，最为妥善。"后世或加辛温之品，如活人葱豉汤，发汗解表之力更强，主治表寒证；或加辛凉苦寒之品，如葱豉桔梗汤，解表清热，以治温热初起之表热证，充分体现了遣药组方的灵活性。

1·3　扶　正　解　表

扶正解表剂，适用于体质素虚又感外邪而致的表证。此时既要解表，又虑正虚，所以常用补益或助阳药与解表药配合组成方剂，使表证得解，正虚不受影响，代表方剂如败毒散、再造散、葱白七味饮、加减葳蕤汤。

败　毒　散
《小儿药证直诀》

【组成】　柴胡洗,去芦　前胡　川芎　枳壳　羌活　独活　茯苓　桔梗炒　人参各一两　甘草半两

【用法】　上为末，每服二钱(6g)，入生姜、薄荷煎(现代用法：按原方比例酌定用量，作汤剂，水煎服)。

【功用】　发汗解表，散风祛湿。

【主治】　感冒风寒湿邪。憎寒壮热，头项强痛，肢体痠痛，无汗，鼻塞声重，咳嗽有痰，胸膈痞满，舌苔白腻，脉浮濡，或浮数而重取无力。

【方解】　虚人而感风寒湿邪，邪正交争于肌腠之间，正虚不能祛邪外出，故憎寒壮热而无汗，头项强痛，肢体痠痛。风寒犯肺，肺气不宣，故鼻塞声重，咳嗽有痰；胸膈痞闷，舌苔白腻，脉浮而濡，正是风寒兼湿之证。所以治当益气解表，散寒祛湿。方中羌活、独活并以为君，辛温发散，通治一身上下之风寒湿邪。川芎行血祛风，柴胡辛散解肌，并为臣药，助羌活、独活祛外邪，止疼痛。枳壳降气，桔梗开肺，前胡祛痰，茯苓渗湿，并为佐药，利肺气，除痰湿，止咳嗽。甘草调和诸药。兼以益气和中；生姜、薄荷，发散风寒，皆是佐使之品。配以小量人参补气，使正气足则鼓邪外出，一汗而风寒湿皆去，亦是佐药之义。

本方原为小儿而设，因小儿元气未充，故用小量人参，补其元气，正如《医方考》曰："培其正气，败其邪毒，故曰败毒。"后世推广用于年老、产后、大病后尚未复元，以及素体虚弱而感风寒湿邪，见表寒证者，往往多效。喻昌也认为："人受外感之邪，必先汗以驱之。惟元气大旺者，外邪始乘药势而出。若元气素弱之人，药虽外行，气从中馁，轻者半出不出，留连为困，重者随气缩入，发热无休……所以虚弱之体，必用人参三、五、七分，入表药中少助元气，以为驱邪之主，使邪气得药，一涌而出，全非补养虚弱之意也。"(《寓意草》)喻氏不仅常用本方治时疫初起，并用治外邪陷里而成痢疾者，使陷里之邪，还从表出而愈，称为"逆流挽舟"之法。但本方多辛温香燥之品，若是暑温、湿热蒸迫肠中而成痢疾者，切不可误用。若非

外感风寒湿邪,寒热无汗者,亦不宜服。

【附方】 (1) 荆防败毒散(《摄生众妙方》) 羌活 独活 柴胡 前胡 枳壳 茯苓 荆芥 防风桔梗 川芎各一钱五分(5g) 甘草五分(3g) 水煎服。功用:发汗解表,消疮止痛。主治:疮肿初起。红肿疼痛,恶寒发热,无汗不渴,舌苔薄白,脉浮数者。

(2) 仓廪散(《普济方》) 人参 茯苓 甘草 前胡 川芎 羌活 独活 桔梗 枳壳 前胡 陈仓米各等分 罗匀,加生姜、薄荷煎,热服。功用:益气解表,败毒止呕。主治:噤口痢。毒气冲心,有热呕吐。

(3) 参苏饮(《太平惠民和剂局方》) 人参 苏叶 葛根 前胡 半夏姜汁妙 茯苓各七钱半 陈皮 甘草 桔梗 枳壳麸炒 木香各五钱 咬咀,每服四钱(12g),水半盏,姜七片,枣一个,煎六分,去滓,微温服,不拘时(现代用法:按原方比例酌减,加姜三片,枣三枚,水煎服)。功用:益气解表,祛痰止咳。主治:外感风寒,内有痰饮,恶寒发热,头痛鼻塞,咳嗽痰多,胸膈满闷,苔白脉浮等症。

败毒散原有发散风寒、疏导经络、行气和血之功,能治风寒湿邪郁于肌腠,发为疮疡,初起而脓未成,外见寒热无汗者。今减去人参,加荆芥、防风,不用生姜、薄荷,更名荆防败毒散,其开肌腠、祛风寒之功更强,所以体实之人而见败毒散证者,用之尤合,并治疮疡初起而有寒热无汗者。

痢疾噤口,是毒重而胃气虚,所以用败毒散败其毒,加陈仓米养胃气,祛湿热,且无壅滞之弊,即仓廪散。但噤口痢有因暑热疫毒所致者,不可误用。

参苏饮有苏叶、葛根、半夏、陈皮、木香,却无羌、独、芎、柴,亦不加薄荷,而是姜枣同用,所以温而不燥,重在扶正解表,散风寒而和营卫,除痰饮而止咳满,作用比较温和。宜于老幼体弱之人,外感风寒,内有痰湿之病证。

【文献摘录】

方论 赵羽皇:"东南地土卑湿,凡患感冒,辄以伤寒二字混称。不知伤者,正气伤于中,寒者,寒气客于外,未有外感而内不伤者也。仲景医门之圣,立方高出千古。其言冬时严寒,万类深藏,君子固密,不伤于寒。触冒之者,乃名伤寒,以失于固密而然。可见人之伤寒,悉由元气不固,腠理之不密也。昔人常言伤寒为汗病,则汗法其首重矣。然汗之发也,其出自阳,其源自阴。故阳气虚,则营卫不和而汗不能作;阴气弱,则津液枯涸而汗不能滋。但攻其外,不固其内可乎?表汗无如败毒散、羌活汤。其药如二活、二胡、芎、苍、辛、芷,群队辛温,非不发散,若无人参、生地之大力者君乎其中,则形气素虚者,必至亡阳;血虚挟热者,必致亡阴,而成痼疾矣。是败毒散之人参,与冲和汤之生地,人谓其补益之法,我知其托里之法。盖补中兼发,邪气不致于流连;发中带补,真元不至于耗散,施之于东南地卑气暖之乡,最为相宜,此古人制方之义。然形气俱实,或内热炽盛,则更当以河间法为是也。"(《医宗金鉴·删补名医方论》)

再 造 散
《伤寒六书》

【组成】 黄芪(6g) 人参(3g) 桂枝(3g) 甘草(1.5g) 熟附(3g) 细辛(2g) 羌活(3g) 防风(3g) 川芎(3g) 煨生姜(3g) (原书无用量)

【用法】 水二盅,煎至一盅,温服。

【功用】 助阳益气,发汗解表。

【主治】 阳气虚弱。感冒风寒,头痛身热恶寒,热轻寒重,无汗肢冷,倦怠嗜卧,面色苍白,语言低微,舌淡苔白,脉沉无力,或浮大无力等证。

【方解】 身热恶寒,热轻寒重,无汗头痛,是外感风寒,邪在肌表。肢冷嗜卧,神疲懒言,面色苍白,是素体阳虚,又受风寒,阳气益馁,所以脉沉细无力,此时,若纯用辛温大剂,亦难得汗出表解,或虽得汗而阳随汗脱。陶节庵称此为"无阳证",并说:"庸医不识,不论时令,遂以麻黄重药,劫取其汗,误人死者多矣。"

本方用黄芪、人参为君药,补元气,固肌表,既助药势以鼓邪外出,又可预防阳随汗脱。更用熟附、桂枝、细辛,助阳散寒以解表邪,是为臣药。羌活、川芎、防风为佐药,以加强解表散寒;赤芍凉血散血,制附、桂、羌、辛之辛热温燥而不碍汗;甘草甘缓,使汗出不猛而邪尽出,是佐助而又有佐制之意。煨姜温胃,大枣滋脾,合以升腾脾胃生发之气,调和营卫而助汗出,是佐使之品。如此配伍,扶正而不留邪,发汗而不伤正,相辅相成,以免顾此失彼,变生不测。

陶氏制本方,配伍周密,选药尤其精细。意在助阳发汗,故仿效麻黄附子细辛汤法,却又不用发越阳气之麻黄,而用桂枝汤加羌、防、川芎,于发汗中兼和营卫。甚至生姜亦须煨过,使其专事温胃。赤芍用炒,使其凉血制燥而不碍汗。这些都是精细入微之处,确是陶氏用心处,不可疏漏。

【附方】 (1)麻黄附子细辛汤(《伤寒论》) 麻黄二两,去节(5g) 附子一枚,炮,去皮,破八片(3g) 细辛二两(3g) 三味,以水一斗,先煮麻黄减二升,去上沫,内诸药,煮取三升,去滓,温服一升,日三服。功用:助阳解表。主治:少阴病始得之,反发热,脉沉者。

(2)麻黄附子甘草汤(《伤寒论》) 麻黄二两,去节(5g) 甘草二两,炙(5g) 附子一枚,炮,去皮,破八片(3g) 用法同附方(1)。功用:助阳益气,发汗利尿。主治:少阴病。恶寒身疼,无汗,微发热,脉沉微者,或水病身面浮肿,气短,小便不利,脉沉而小。

上二方,皆治太少两感于寒,一有细辛,治"少阴病,始得之,反发热,脉沉者";一用炙甘草,治"少阴病,得之二三日……以二三日无(里)证,故微发汗也"。其着眼处,只在"始得之",邪入不深,正气虽虚不甚,可以汗解,而"得之二三日",虽无里证,但邪不解,正气已伤,所以一用麻、附配细辛,助阳发汗,使表里之邪速解;一用麻、附配甘草,益气助阳而微发汗,使表里之邪缓解。此正是病有轻重,治有缓急之义。至于再造散与上二方相比,无论从见证,还是从方药来看,温阳益气之功更著,所以阳气素虚而又感外寒者,用之尤合。

葱白七味饮
《外台秘要》

【组成】 葱白连根切,一升(9g) 干葛切,六合(9g) 新豉一合(6g) 生姜切,二合(6g) 生麦门冬去心,六合(9g) 干地黄六合(9g) 劳水八升,以杓扬之一千遍

【用法】 上药用劳水煎之三分减二,去滓,分温三服。相去行八九里,如觉欲汗,渐渐复之。忌芜荑(现代用法:水煎温服)。

【功用】 养血解表。

【主治】 病后阴血亏虚,调摄不慎,感受外邪。或失血(吐血、便血、咳血、衄血)之后,复感冒风寒,头痛身热,微寒无汗。

【方解】 外邪在表而无汗者,当发汗解表。然而汗血同源,《灵枢·营卫生会》有"夺血者无汗,夺汗者无血"之戒,仲景亦有"亡血忌汗"与"尺中(脉)迟者,不可发汗"的禁例。今

病者血虚,又有表证,不汗则邪终不解,汗之又恐无汗或汗出而重伤阴血,变生他证,所以养血以资汗源,发表以解外邪,两者配合,标本兼顾,方可药后汗出而表解,庶免"虚虚、实实"之弊。本方既有葱白、豆豉、葛根、生姜之发汗解表,又有干地黄、麦门冬之养血滋阴,更用味甘体轻之劳水以养脾胃,使汗出表解而血不伤。服法中有服药后"相去行八九里,如觉欲汗,渐渐复之"是恐温复过早,汗出过多之意。慎重如此,须细加体会。

本方在临证应用时,可根据病情,适当加减,如恶寒较重,可酌加苏叶、荆芥;身热较盛,可酌加银花、连翘或黄芩;出血未止,可酌加阿胶珠、藕节、茅根、白及之类;胃纳不佳,可加陈皮理气健胃,使药证尽合。

加减葳蕤汤
《通俗伤寒论》

【组成】 生葳蕤二钱至三钱(9g) 生葱白二枚至三钱(6g) 桔梗一钱至一钱半(5g) 东白薇五分至一钱(3g) 淡豆豉三钱至四钱(9g) 苏薄荷一钱至一钱半(5g) 炙草五分(1.5g) 红枣二枚

【用法】 水煎,分温再服。

【功用】 滋阴清热,发汗解表。

【主治】 素体阴虚,感受外邪。头痛身热,微恶风寒,无汗或有汗不多,舌赤脉数,咳嗽心烦,口渴,咽干等症。

【方解】 阴虚者,易生内热,今感风热外邪,头痛身热而微恶风寒,咳嗽咽干而痰稠难出,以及心烦口渴,是正常见症。但舌赤脉数,是素体阴虚而有内热之症。《温病条辨·汗论》云:"汗之为物,以阳气为运用,以阴精为材料……其有阳气有余,阴精不足,又为温热升发之气所烁,而汗自出,或不出者,必用辛凉以止其自出之汗,用甘凉甘润培养其阴精为材料,以为正汗之地。"本方证为无汗或有汗不多,所以首用甘平柔润之葳蕤(即玉竹),滋阴益液而资汗源,润肺燥。配以葱白、豆豉、薄荷、桔梗解表宣肺,止咳利咽,为臣药。白薇凉血清热而除烦渴为佐。甘草、红枣甘润滋脾,亦为佐药。互相配合,使滋阴清热而不碍解表,发汗解表而不伤阴气,故适用于阴虚而有风热表证,以及冬温初起,咳嗽咽干,痰不易出者。

本方系从《备急千金要方·卷九》葳蕤汤加减而来。二方皆有葳蕤、白薇、甘草,而千金葳蕤汤用麻黄、独活、川芎、青木香、杏仁、石膏,是发表清里,气血并治的重剂;本方却配伍葱、豉、薄、桔、红枣,遂一变而为解肌清热,兼有养阴之功的轻剂,名虽近似,功用迥异,不可混淆。

【附方】 葳蕤汤(《备急千金要方》) 葳蕤 白薇 麻黄 独活 杏仁 川芎 甘草 青木香各二两 石膏三两 㕮咀,以水八升,煮三升,去滓,分三服,取汗。若一寒一热,加朴硝一分,大黄三两下之。如无木香,可用麝香一分。功用:疏风解表,清热养阴。主治:风温之病,脉阴阳俱浮。汗出体重,其息必喘,其形状不仁,嘿嘿不欲眠,下之则小便难,发其汗必谵语,加烧针则耳聋难言,但吐下之则遗矢便利。如此疾者,葳蕤汤主之。

小 结

解表剂主要用于治疗外感六淫所致的表证。选方十六首,分别归纳为三大类。

（1）**辛温解表** 麻黄汤中麻桂并用，发汗之力较强，并善宣肺平喘。为辛温发汗之重剂，适用于外感风寒，恶寒发热而无汗喘咳之表实证；桂枝汤中桂芍并用，发汗解表不如麻黄汤，但有调和营卫之功，适用于外感风寒，发热有汗而恶风之表虚证；九味羌活汤辛温发汗，兼清里热，适用于外感风寒挟湿，恶寒发热，无汗身痛，兼有口苦微渴者；加味香苏散为辛温发汗之缓剂，适用于四时感冒，恶寒发热不甚而无汗之表证；小青龙汤发汗解表以除风寒而宣肺气，温化水饮以蠲寒饮而平咳喘，适用于素有停饮又感风寒之咳喘痰多不易出者。

（2）**辛凉解表** 桑菊饮、银翘散均为治疗风热表证常用方剂，但桑菊饮解表力小，重在疏肺，适用于风热袭肺，咳而微发热者；银翘散解表力大，且能清热解毒，适用于温热初起，热重寒轻，咳嗽咽痛，口渴等症；麻黄杏仁甘草石膏汤为辛凉重剂，清泄肺热之功尤著，无论热壅于肺还是热闭于肺的身热喘咳，均可适用，但须注意发热轻重与汗之有无而酌定麻黄与石膏的用量；柴葛解肌汤辛凉解肌，兼清里热，适用于风寒渐化为热，初犯阳明经或三阳合病者；葱豉桔梗汤解肌清里，适用于风温初起，肺气失宣，身热而微恶风寒，咽痛口渴较甚者；升麻葛根汤升阳解肌而透疹，宜于麻疹欲出不出而身热无汗者；竹叶柳蒡汤透疹解毒，清泄肺胃，专用于麻疹初起不得出，肺胃热甚之证。

（3）**扶正解表** 败毒散益气解表，适用于体虚而感风寒湿邪之表证，时行感冒易见表寒证者亦可用，再造散助阳益气，辛温发汗，适用于阳气虚弱而见表寒证，非汗不解者；葱白七味饮养血解表，适用于素体血虚，感受风寒而见表寒证者，加减葳蕤汤养阴解表，适用于阴虚之人又受风热之表热证。

复习思考题

（1）试述解表剂的含义、适用范围、使用注意，以及为何要分辛温解表、辛凉解表、扶正解表三大类的道理。

（2）试分析麻黄汤与桂枝汤的组成、功用、主治方面的异同点。

（3）小青龙汤中为何用芍药、五味子？其配伍意义如何？

（4）试分析桑菊饮与银翘散的组成、功用、主治方面的异同点。

（5）麻黄杏仁甘草石膏汤的功效和主治有何特点？为什么有汗、无汗都可用？如何变化其配伍用量？

（6）败毒散为何用人参？配伍时应如何掌握用量？其主治证候与加减变化有哪些？怎样理解？

2. 泻 下 剂

凡以泻下药为主组成，具有通导大便、排除肠胃积滞、荡涤实热，或攻逐水饮、寒积等作用，以治里实证的方剂，统称泻下剂。属"下法"的范畴。

由于里实证的病因不同，有热结、寒结、燥结和水结的区别。同时，人体素质又有虚实的差异，因此，立法用药亦随之不同。根据泻下剂的不同作用，相应地分为寒下、温下、润下、逐水和攻补兼施五类。另外，里实证的病情有轻重，病程有长短，在具体方法上又有峻下与缓下之分。

泻下剂是为里实证而设。若表证未解,里实已成,则需衡量表里轻重,采用先表后里,或表里双解之法(见 7 表里双解剂)。对于老年体虚、新产血亏、病后津伤,以及亡血家等,虽有大便秘结之症,亦不可专事攻下,一般地说,应根据虚实缓急,或先予攻下,兼顾其虚,或攻补兼施,虚实兼顾。峻下之剂,孕妇慎用。另外,泻下剂大都易于耗损胃气,得效即止,慎勿过剂;而且要注意饮食,对油腻及不易消化的食物,不宜早进,以防重伤胃气。

2·1 寒 下

寒下剂,适用于里热与积滞互结之实证。症见大便秘结、腹部或满或胀或痛,甚或潮热、苔黄、脉实等。本类方剂以攻下积滞、荡涤实热为目的,常用寒下药如大黄、芒硝等为主组成方剂,代表方如大承气汤、大陷胸汤。

大 承 气 汤
《伤寒论》

【组成】 大黄四两,酒洗(12 g) 厚朴八两,去皮,炙(15 g) 枳实五枚(12 g) 芒硝三合(9 g)

【用法】 以水一斗,先煮二物,取五升,去滓,内大黄,更煮取二升,去滓,内芒硝,更上微火一、两沸,分温再服。得下,余勿服(现代用法:水煎,大黄后下,芒硝溶服)。

【功用】 峻下热结。

【主治】 (1)阳明腑实证。大便不通,频转矢气,脘腹痞满,腹痛拒按,按之硬,甚或潮热谵语,手足濈然汗出,舌苔黄燥起刺,或焦黑燥裂,脉沉实。(2)热结旁流。下利清水,色纯青,脐腹疼痛,按之坚硬有块,口舌干燥,脉滑实。(3)里热实证之热厥、痉病或发狂等。

【方解】 本方为寒下的重要方剂。在《伤寒论》中所治证候凡十九条,治疗范围广泛,但以伤寒邪传阳明之腑,入里化热,与肠中燥屎相结而成之里热实证为主治重点。由于实热与积滞互结,浊气填塞,腑气不通,故大便秘结,频转矢气,脘腹痞满疼痛;里热消灼津液,糟粕结聚,燥粪积于肠中,故腹痛硬满而拒按;邪热盛于里,上扰心神,故见谵语;四肢禀气于阳明,阳明里热炽盛,蒸迫津液外泄,则手足濈然汗出;热盛伤津,燥实内结,故见舌苔黄燥,甚或焦黑起刺,脉沉实。"热结旁流",是因里热炽盛,燥屎结于肠中不得出,但自利清水,色青而臭秽不可闻,并见脐腹部疼痛,按之坚硬有块;热灼津液,阴精大伤,不能上承,故口燥咽干,舌苔焦黄燥裂。若实热积滞闭阻于内,阳气受遏,不得达于四肢,则可见热厥之证;热盛于里,阴液大伤,筋脉失养,又可出现抽搐,甚至胸满口噤,卧不著席,脚挛急之痉病;如邪热内扰,则见神昏,甚至发狂。

上述诸证,症状虽异,病机则同,皆由实热积滞内结肠胃,热盛而津液大伤所致。此时宜急下实热燥结,以存阴救阴,即"釜底抽薪,急下存阴"之法。方中大黄泻热通便,荡涤肠胃,为君药;芒硝助大黄泻热通便,并能软坚润燥,为臣药,二药相须为用,峻下热结之力甚强;积滞内阻,则腑气不通,故以厚朴、枳实行气散结,消痞除满,并助硝、黄推荡积滞以加速热结之排泄,共为佐使。

使用本方时,应以痞(心下闷塞坚硬)、满(胸胁脘腹胀满)、燥(肠有燥粪,干结不下)、实

(腹中硬满,痛而拒按,大便不通或下利清水而腹中硬满不减)四证及苔黄、脉实为依据。正如张秉成说:"此方须上中下三焦痞满燥实全见者,方可用之。"①吴瑭亦说:"承气非可轻尝之品……舌苔老黄,甚则黑有芒刺,脉体沉实,的系燥结痞满,方可用之。"②同时,本方煎煮方法亦应注意,原书是先煮枳、朴,后下大黄,最后下芒硝。因硝、黄煎煮时间短,可以增强泻下作用。

本方以承气命名,取其有泻热结,承顺胃气之下行,可使塞者通,闭者畅之意。正如吴瑭所说:"承气者,胃气也。盖胃之为腑,体阳而用阴,若在无病时,本系自然下降,今为邪气蟠踞于中,阻其下降之气,胃虽自欲下降而不能,非药力助之不可,故承气汤通胃结,救胃阴,仍系承胃腑本来下降之气……故汤名承气。"③即指此而言。

【附方】 (1)小承气汤(《伤寒论》) 大黄四两,酒洗(12g) 厚朴二两,去皮,炙(6g) 枳实三枚大者,炙(9g) 以水四升,煮取一升二合,去滓,分温二服。初服汤当更衣,不尔者,尽饮之。若更衣者,勿服之。功用:轻下热结。主治:阳明腑实证。谵语,潮热,大便秘结,胸腹痞满,舌苔老黄,脉滑而疾;痢疾初起,腹中胀痛,或脘腹胀满,里急后重者,亦可用之。

(2)调胃承气汤(《伤寒论》) 大黄四两,去皮,清酒洗(12g) 甘草二两,炙(6g) 芒硝半升(12g)以水三升,煮二物至一升,去滓,内芒硝,更上微火一、两沸,温顿服之,以调胃气。功用:缓下热结。主治:阳明病胃肠燥热。大便不通,口渴心烦,蒸蒸发热,或腹中胀满,或为谵语,舌苔正黄,脉滑数;以及肠胃热盛而致发斑吐衄,口齿咽喉肿痛等,亦可治疗。

(3)复方大承气汤(《中西医结合治疗急腹症》) 厚朴15~30g 炒莱菔子15~30g 枳实15g 桃仁9g 赤芍15g 大黄15g(后下) 芒硝9~15g(冲服) 水煎服。最好用胃管注入,经2~3小时后,可再用本方灌肠,以加强攻下之力量,有助于梗阻之解除。功用:通里攻下,行气活血。主治:单纯性肠梗阻,属于阳明腑实而气胀较明显者。

三承气汤均用大黄以荡涤肠胃积热。大承气汤硝、黄后下,且加枳、朴以行气,故攻下之力较峻猛,主治痞、满、燥、实俱备之阳明热结重证;小承气汤不用芒硝,且三味同煎,枳、朴用量亦减,故泻热攻下之力较轻,主治痞、满、实而不燥之阳明热结轻证;调胃承气汤不用枳、朴,虽后纳芒硝,而大黄与甘草煎,故泻热攻下之力较上两方缓和,主治阳明热结,燥实在下,而无痞满之证。

复方大承气汤由大承气加味而成,重用厚朴、炒莱菔子,下气除胀;更配枳壳、大黄、芒硝,荡涤积滞而除梗阻;桃仁、赤芍,活血化瘀,兼能润肠,既助诸药泻结,又可防止梗阻导致局部血瘀可能引起的组织坏死,所以对于急性肠梗阻而气胀较重者,有一定疗效。

【文献摘录】

方论 吴谦:"诸热积结于里而成痞满燥实者,均以大承气汤下之也。满者,胸胁满急膜胀,故用厚朴以消气壅;痞者,心下痞塞硬坚,故用枳实以破气结;燥者,肠中燥屎干结,故用芒硝润燥软坚;实者,腹痛大便不通,故用大黄攻积泻热。然必审四证之轻重,四药之多少,适其宜,始可与之。若邪重剂轻,则邪气不服;邪轻剂重,则正气转伤,不可不慎也。"(《医宗金鉴》)

---

① 《成方便读》P.23,1958年,上海科学技术出版社
② 《温病条辨》P.60,1978年,人民卫生出版社
③ 《增补评注温病条辨》卷2,P.5,1958年,上海卫生出版社

大陷胸汤
《伤寒论》

【组成】 大黄去皮,六两(10 g) 芒硝一升(10 g) 甘遂一钱匕(1 g)

【用法】 上三味,以水六升,先煮大黄,取二升,去滓,内芒硝,煮一、两沸,内甘遂末,温服一升,得快利,止后服。(现代用法:水煎,溶芒硝,冲甘遂末服。)

【功用】 泻热逐水。

【主治】 结胸证。从心下至少腹硬满而痛不可近,大便秘结,日晡小有潮热,或短气躁烦,舌上燥而渴,脉沉紧,按之有力。

【方解】 结胸证乃由邪热与内蕴之水饮结于胸中所致。水热互结,气不得通,轻则但见心下硬满而痛,甚则从心下至少腹硬满而痛不可近,日晡所小有潮热,还可见短气烦躁。邪热在胸,与水饮互结,津液不能敷布,故上则见舌燥口渴,下则致肠燥而大便秘结。脉沉紧,按之有力,是邪盛于里而正不虚之证,故可以泻热逐水立法,急泻其实。方中以甘遂逐水饮,并能泄热散结。大黄、芒硝荡涤肠胃,泻结泄热,而且还能润燥软坚,配合甘遂以逐水饮,泻实热,使结于胸中之水热从大便而去,则诸证自愈。本方力专效宏,为泻热逐水散结之峻剂,中病即止,故原书用法指出"得快利,止后服",以免过剂伤正。此外,如平素虚弱,或病后不任攻伐者,禁用本方。

本方与大承气汤虽同为寒下峻剂,都用大黄、芒硝以泻热攻下,但二方主治证之病因、病位不同,故其配伍及煎煮法皆有差异。尤在泾曾说:"大陷胸与大承气,其用有心下胃中之分。以愚观之,仲景所云心下者,正胃之谓,所云胃中者,正大小肠之谓也。胃为都会,水谷并居,清浊未分,邪气入之,夹痰杂食,相结不解,则成结胸。大小肠者,精华已去,糟粕独居,邪气入之,但与秽物结成燥粪而已。大承气专主肠中燥粪,大陷胸并主心下水食;燥粪在肠,必借推逐之力,故须枳、朴,水饮在胃,必兼破饮之长,故用甘遂。且大承气先煮枳、朴,而后纳大黄,大陷胸先煮大黄而后内诸药。夫治上者制宜缓,治下者制宜急,而大黄生则行速,熟则行迟,盖即一物,而其用又不同如此。"①这种结合实际的分析,对临床运用颇多启发。

【附方】 大陷胸丸(《伤寒论》) 大黄半斤(250 g) 葶苈子半升,熬(175 g) 芒硝半升(175 g) 杏仁半升,去皮尖,熬黑(175 g) 上四味,捣筛二味,内杏仁、芒硝合研如脂,和散,取如弹丸一枚,别捣甘遂末一钱匕、白蜜二合,水二升,煮取一升,温顿服之,一宿乃下。如不下,更服,取下为效(现代用法:上药为末,再入甘遂30 g、白蜜250 g,为丸,每服5～10 g,温开水送服)。功用:泻热逐水。主治:结胸证。胸中硬满而痛,项强加柔痉状者。

本方即大陷胸汤加葶苈子、杏仁、白蜜而成,虽与大陷胸汤同属泻热逐水之剂,均治水热互结之结胸实证。但大陷胸汤证以从心下至少腹硬满而痛不可近、大便秘结为主,以急泻其实为用;大陷胸丸证则以胸中硬满而痛、项强如柔痉状为主,且方内有葶苈、杏仁以泻肺,又有白蜜之甘缓,制丸煮服,是以峻药缓攻为用。

【文献摘录】

方论 张秉成:"治太阳表邪不解,而反下之,热陷于里。其人素有水饮停胸,以致水热互结心下,满而硬痛,手不可近,不大便,舌上燥而渴,成结胸胃实之证。以甘遂之行水直达所结之处,而破其澼囊,大黄荡

---

① 《伤寒贯珠集》P.48,1978年,上海科学技术出版社

涤邪热,芒硝咸润软坚,三者皆峻下之品,非表邪尽除,内有水热互结者,不可用之。"(《成方便读》)

2·2 温　　下

温下剂,适用于因寒成结之里实证,症见大便秘结,脘腹胀满,腹痛喜温,手足不温,甚或厥冷,脉沉紧等。寒凝者非温不散,积滞者非下不除,故用本类方剂以温散寒结,下其里实。常用泻下药配伍温里药组成方剂,代表方如大黄附子汤、温脾汤;若暴病邪盛,寒实壅积,又当以辛热峻下药巴豆为主,猛攻急下,代表方如三物备急丸。

大黄附子汤
《金匮要略》

【组成】　大黄三两(9 g)　附子三枚,炮(9 g)　细辛二两(3 g)

【用法】　以水五升,煮取二升,分温三服。若强人煮取二升半,分温三服。服后如人行四五里,进一服(现代用法:水煎服)。

【功用】　温阳散寒,泻结行滞。

【主治】　寒积里实。腹痛便秘,胁下偏痛,发热,手足厥逆,舌苔白腻,脉紧弦。

【方解】　阳气不足,脾胃虚寒,运化失健,久而成寒积,腑气不通,故为腹痛,大便秘结。若虚寒之气从下上逆,则为胁下偏痛。阳气不能达于四肢,故手足厥冷。积滞在肠胃,故可见发热。舌苔白腻,脉象紧弦,是寒实之征。治当温阳祛寒以散结,通便行滞以除积。故方中用附子之辛热,温阳以祛寒;佐以细辛,除寒以散结;更借大黄之荡涤肠胃,泻除积滞;则积寒散,大便行,里实除,腑气通,腹痛、发热、肢厥悉平。

仲景治寒邪深伏阴分,常用附子与细辛相配,如治少阴病,始得之,反发热,附子、细辛与麻黄同用,而成温经散寒之剂。本方所治之积,非泻不能去,而积之属寒者,又非温不能化,遂用大黄与附子、细辛相配,变苦寒为温下,尤其是方中附子用至三枚,远比麻黄附子细辛汤为大,而大黄仅三两,又较承气辈为小,此中轻重,大有深意,不可不知。

温脾汤
《备急千金要方》

【组成】　大黄四两(12 g)　附子大者一枚(9 g)　干姜二两(6 g)　人参二两(9 g)　甘草二两(3 g)

【用法】　上五味,㕮咀,以水八升,煮取二升半,分三服。临熟下大黄(现代用法:大黄后下,水煎服)。

【功用】　温补脾阳,攻下冷积。

【主治】　脾阳不足。冷积便秘,或久利赤白,腹痛,手足不温,脉沉弦。

【方解】　脾阳不足,寒从中生,喜食生冷,致冷积内停,阻于肠间,故见大便秘结;若寒湿久留,冷积不化,又可导致脾气虚弱,而见下利赤白不止;不通则痛,腹痛而手足不温,脉沉弦,皆为中气虚寒、冷积内停之象。此时单纯温补脾阳,虽可祛里寒但积滞难去,单纯予以攻下则更伤中阳,寒积也未必得去,故方中用附子与干姜温阳祛寒;人参合甘草益气补脾,大黄荡涤积滞。诸药协力,使寒邪去,积滞行,脾阳复,则诸证可愈。从本方组成来看,实即大黄附子汤去细辛,加干姜、人参、甘草而成,亦即四逆汤加人参、大黄,皆以大剂温热药为主,故同属温下之剂。但本方兼能益气,宜于久利气虚之证,大黄附子汤宜于气不虚而冷积较甚之证。

考温脾汤另有三方,药味稍有出入,但立法、主治略同。一方见《千金方》十五卷"冷痢门",比本方多桂心而无甘草,虽主治略同,但宜于寒证较重而兼见冲逆的证候;一方见《千金方》十三卷"心腹痛门",即本方加当归、芒硝,泻积之力较强,主治寒积便秘,"腹痛,脐下绞结,绕脐不止"者;此外,《本事方》亦有温脾汤,方用附子　干姜　桂心　甘草　厚朴各二两　大黄四钱,亦即本方去参加桂心、厚朴。主治"痼冷在肠胃间,连年腹痛泄泻,休作无时"。此方与《千金方》温脾汤虽同属温下剂,但《千金方》所治之下痢赤白,积滞较甚,故重用大黄以攻下积滞,"心腹痛门"方更有芒硝为助。同时又因痢久脾胃虚寒,阳气衰微,故用参、草、姜、附以温补脾阳。《本事方》所治为冷积泄泻,寒重积轻,故重用温中,虽用大黄攻下,只占总量二十六分之一。同一大黄,因配伍与药量都不同,作用也就各有侧重,可见遣药组方中选择配伍、酌定用量,皆须与证法切合,才能不犯实实虚虚之诫。

三 物 备 急 丸
《金匮要略》

【组成】　大黄一两(30 g)　干姜一两(30 g)　巴豆一两,去皮心,熬,外研如脂(30 g)

【用法】　先捣大黄、干姜为末,研巴豆内中,合治一千杵,用为散,蜜和丸亦佳,密器中贮之,勿令泄。用时以暖水,苦酒服大豆许三四丸,或不下,捧头起,灌令下咽,须臾当差;如未差,更与三丸,当腹中鸣,即吐下便差;若口噤,亦须折齿灌之(现代用法:上药共为散,成人每服0.6~1.5 g,小儿酌减,用米汤或温开水送下;若口噤不开者,可用鼻饲法给药)。

【功用】　攻逐寒积。

【主治】　寒实冷积。卒然心腹胀痛,痛如锥刺,气急口噤,大便不通。

【方解】　本方专为寒实冷积,暴急发病而设。冷食积滞阻结肠胃,致使气机痞塞,故为心腹胀痛,或痛如锥刺,大便不通;甚则气机逆乱,可见脘腹胀满高起,气急面青口噤,或昏仆不省人事等危急证候。此时非用大辛大热之品,不能开结散寒,非用急攻峻下之品,不能去其实,故方用巴豆辛热峻下、开结通闭为君药;干姜辛温,助巴豆以祛寒开结,并顾脾阳,是为臣药;大黄苦寒,荡涤肠胃,推陈致新,且能监制巴豆辛热之毒,为佐使药。三药配合,力猛效捷,为急下寒积之峻剂。

本方重点在于攻除冷积,服后或吐或泻,务使邪去正安,所以方后云:"当腹中鸣,吐下便差。若口噤,亦须折齿灌之。"

本方巴豆大辛大热,力猛毒剧,孕妇、年老体虚者,以及温暑热邪所致的暴急腹痛,均不能使用。如服后泻下不止,可喝冷粥止之。

方名之意,是因虽三药制为丸剂,但力猛效捷,可备寒实急证之用,故名三物备急丸。正如汪昂所说:"三药峻厉,非急莫施,故曰备急。"[①]

【附方】　白散(《伤寒论》)　桔梗三分　巴豆一分,去皮心,熬黑,研如脂　贝母三分　三味为散,内巴豆,更于白中杵之,以白饮和服,强人半钱匕,羸者减之。病在膈上必吐,在膈下必利,不利,进热粥一杯,利过不止,进冷粥一杯(现代用法:为散,每服0.5 g,温开水调服)。功用:

[①] 《医方集解》P.70,1979年,上海科学技术出版社

温下逐水,化痰散结。主治:寒与痰水互结所致的寒实结胸证。本方原书名白散,后世医家改称为三物白散,以方中三物其色皆白,共为散剂,故名。本方峻下攻积之力不及三物备急丸,但长于化痰散结。

【文献摘录】

方论 柯琴:"大便不通,当分阳结阴结。阳结有承气,更衣之剂,阴结又制备急、白散之方。《金匮》用此治中恶,可知寒邪卒中者宜之,若用于温暑热邪,速其死矣。是方允为阴结者立,干姜散中焦寒邪,巴豆逐肠胃冷积,大黄通地道,又能解巴豆毒,是有制之师也。然白散治寒结在胸,故用桔梗佐巴豆,用吐下两解法。此则治寒结肠胃,故用大黄佐姜、巴,以直攻其寒。"(《医宗金鉴·删补名医方论》)

2·3 润 下

润下剂,适用于肠燥便秘之证,能润燥滑肠,促使大便排出。若肠燥便秘因于热邪伤津,或素体火盛,肠胃干燥所致者,常用润下药如火麻仁、杏仁等与寒下药大黄等组成方剂,代表方如麻子仁丸;因于肾阳不足,或病后肾虚,关门不利所致者,常用温补肾阳、润肠通便药如肉苁蓉、当归等组成方剂,代表方如济川煎。

麻 子 仁 丸
《伤寒论》

【组成】 麻子仁二升(500 g) 芍药半斤(250 g) 枳实炙,半斤(250 g) 大黄去皮,一斤(500 g) 厚朴炙,去皮,一尺(250 g) 杏仁去皮尖,熬,别作脂一升(250 g)

【用法】 上六味,蜜和丸,如梧桐子大,饮服十丸,日三服,渐加,以知为度(现代用法:上药为末,炼蜜为丸,每次9 g,每日1~2次,温开水送服。亦可按原方用量比例酌减,改汤剂煎服)。

【功用】 润肠泄热,行气通便。

【主治】 肠胃燥热,津液不足。大便干结,小便频数。

【方解】 本方治证乃由胃有燥热,脾津不足所致。脾主为胃行其津液,今胃中燥热,脾受约束,津液不得四布,但输膀胱,而致小便频数,肠失濡润,故见大便干结。此时治法亦应以润肠通便为主,兼以泄热行气。因而方中用火麻仁润肠通便为君药;大黄通便泄热,杏仁降气润肠,白芍养阴和里,共为臣药;枳实、厚朴下气破结,加强降泄通便之力,蜂蜜能润燥滑肠,共为佐使药。诸药合而为丸,具有润肠泄热、行气通便之功。

本方即小承气汤加火麻仁、杏仁、白芍、蜂蜜组成,虽亦用小承气汤泻肠胃之燥热积滞,但实际服量较小;更取质润多脂之火麻仁、杏仁、白芍、蜂蜜,一则益阴增液以润肠通便,使腑气通,津液行;二则甘润可减缓小承气汤攻伐之力,使下而不伤正,而且原方只服十丸,以次渐加,都说明本方意在润肠通便,仍属缓下之剂。对于肠中燥有积滞的便秘最为适合;老人与产后肠燥便秘,以及习惯性便秘亦可服用。如属纯由血少津亏引起的便秘,则不宜使用;孕妇忌用。

本方又名脾约麻仁丸、脾约丸。名曰脾约,是取其能治脾约证之意。

【附方】 (1)润肠丸(《脾胃论》) 大黄去皮 当归梢 羌活以上各五钱(各15 g) 桃仁汤浸去皮尖,一两(30 g) 麻仁去皮取仁,一两二钱五分(37.5 g) 除麻仁另研如泥外,捣细,炼蜜和丸,如梧桐子大,每服五十丸,空心服,白汤送下(现代用法:上药为末,炼蜜为丸,每服12g,空腹温开水送服)。功用:润肠通便,活血祛风。主治:饮食劳倦,大便秘结。或干燥秘结不通,全不思食,以及风结、血结等证。

(2) 五仁丸(《世医得效方》) 桃仁半两(15g) 杏仁炒,去皮尖,一两(30g) 柏子仁一钱二分五厘(3.75g) 郁李仁炒,一钱(3g) 松子仁一钱(3g) 陈皮四两,另研末(120g) 研为膏,再入陈皮末研匀,炼蜜为丸,如梧桐子大,每服五十丸,空心时米饮送下(现代用法:上药为末,炼蜜为丸,每服12g,空腹时温开水送下)。功用:润肠通便。主治:津枯肠燥。大便艰难。以及年老或产后血虚便秘。

润肠丸、五仁丸和麻子仁丸都是润肠通便之剂,但润肠丸是以润肠药配合活血祛风药组成,主治风热入大肠与血燥而结所致的肠燥便秘;五仁丸多用富含油脂的果仁组成,以润燥滑肠为主,专用于津液不足之便秘;麻子仁丸即是以润肠药配伍小承气汤组成,润下之中兼能泄热导滞,专用于津液不足而兼肠胃燥热之便秘。

【文献摘录】

方论 成无己:"约者结约之约,又约束之约也。《内经》曰:饮入于胃,游溢精气,上输于脾,脾气散精,上归于肺,通调水道,下输膀胱,水精四布,五经并行。是脾主为胃行其津液者也。今胃强脾弱,约束津液,不得四布,但输膀胱,致小便数而大便硬,故曰其脾为约。麻仁味甘平,杏仁味甘温。《内经》曰:脾欲缓,急食甘以缓之。麻仁,杏仁,润物也,本草曰:润可去枯,脾胃干燥,必以甘润之物为之主,是以麻仁为君,杏仁为臣。枳实味苦寒,厚朴味苦温。润燥者必以甘,甘以润之;破结者必以苦,苦以泄之。枳实、厚朴为佐,以散脾之结约。芍药味酸微寒,大黄味苦寒,酸苦涌泄为阴,芍药、大黄为使,以下脾之结燥。肠润结化,津液还入胃中,则大便利,小便少而愈矣。"(《伤寒明理论》)

济 川 煎
《景岳全书》

【组成】 当归三至五钱(9~15g) 牛膝二钱(6g) 肉苁蓉酒洗去咸,二至三钱(6~9g) 泽泻一钱半(4.5g) 升麻五分至七分或一钱(1.5~2.1g或3g) 枳壳一钱,虚甚者不必用(3g)

【用法】 水一盅半,煎七分,食前服。

【功用】 温肾益精,润肠通便。

【主治】 老年肾虚。大便秘结,小便清长,头目眩晕,腰膝酸软。

【方解】 肾主五液,开窍于二阴而司二便,肾阳虚弱,则下元不温,气化无力,五液失所主,摄纳失司,开合失常,故小便清长而见大便秘结。腰为肾之府,肾虚则腰膝酸软。治宜温肾养精,润肠通便。方中用肉苁蓉温肾益精,暖腰润肠,是为君药。当归养血和血,润肠通便,牛膝补肾强腰,性善下行,共为臣药。枳壳下气宽肠而助通便,泽泻渗利小便而泄肾浊,共为佐药。尤妙在稍加升麻以升清阳,清阳升则浊阴自降,配合诸药,以加强通便之效,为使药。

原书认为:"凡病涉虚损而大便秘结不通,则硝、黄攻击等剂必不可用。若势有不得不通者,宜此主之,此用通于补之剂也。"方后又有加减法云:"如气虚者,但加人参无碍;如有火加黄芩;若肾虚加熟地。""虚甚者,枳壳不必用。"皆可供临证应用时参考。总之,本方在温补之中,寓有通便之功,故名济川煎。济,相助也,益也;川,一作水之所聚,此处指肾,一指尾窍,此处指后阴。顾名思义,便可知本方旨在温肾益精,以润肠通便,故对年老肾虚而大便秘结者,颇为适用。

2·4 逐　　水

逐水剂,适用于水饮壅盛于里之实证。本类方剂具有攻逐水饮的作用,能使体内积水通过大小便排出,从而达到消除积水肿胀的目的。常用峻泻逐水药如芫花、甘遂、大戟、牵牛子等为主组成方剂,代表方如十枣汤、舟车丸。本类方剂多有毒性,逐水之力峻猛,虚人慎用。

十 枣 汤
《伤寒论》

【组成】　芫花_熬　甘遂　大戟_{各等分}

【用法】　三味等分,各别捣为散,以水一升半,先煮大枣肥者十枚,取八合去滓,内药末。强人服一钱匕,羸人服半钱,温服之,平旦服。若下后病不除者,明日更服,加半钱,得快下利后,糜粥自养(现代用法:上三味等分为末,或装入胶囊,每服0.5~1g,每日一次,以大枣十枚煎汤送服,清晨空腹服。得快下利后,糜粥自养)。

【功用】　攻逐水饮。

【主治】　(1)悬饮。咳唾胸胁引痛,心下痞硬,干呕短气,头痛目眩,或胸背掣痛不得息,脉沉弦。(2)实水。一身悉肿,尤以身半以下为重,腹胀喘满,二便不利等。

【方解】　本方所治诸证皆由水饮壅盛于里所致。水停胸胁,气机受阻,故胸胁作痛;水饮上迫于肺,肺气不利,故咳唾短气,引胸胁疼痛,甚或胸背掣痛不得息。饮为阴邪,随气流行,停于心下,气结于中,故心下痞硬;水气犯胃,胃失和降,故见干呕;饮邪上扰清阳,故头痛目眩;脉沉主里,弦主饮主痛,今饮邪结聚,胸胁疼痛,故脉沉弦;水饮之邪,停留于脘腹,气机阻滞,故水肿腹胀。以上诸证,皆水饮壅盛,随气攻窜,上下充斥,内外泛溢所致。治疗时非一般化饮渗利之品所能胜任,当以峻剂攻逐。本方中甘遂善行经隧水湿,大戟善泄脏腑水湿,芫花善消胸胁伏饮痰癖,三药峻烈,各有专攻,合而用之,其逐水饮、除积聚、消肿满之功甚著,经隧脏腑胸胁积水皆能攻逐。由于三药皆有毒,易伤正气,故以大枣之甘,益气护胃,并能缓和诸药之峻烈及其毒性,使下不伤正。

此方在《圣济总录·痰饮门》又名三圣散。《丹溪心法》将本方改为丸剂,名十枣丸,在服用时较为方便,是"治之以峻,行之以缓"之法。

本方为攻逐水饮之峻剂,如服后虽泻不爽、水饮未尽去者,次日渐加再服,总以快利为度。如患者体虚邪实,又非攻不可者,可用本方与健脾补益剂交替使用,或先攻后补,或先补后攻。

【附方】　控涎丹(《三因方》)　甘遂_{去心}　大戟_{去皮}　白芥子_{等分}　上药为末,糊丸桐子大,食后临卧,淡姜汤下五、七至十丸;如痰猛气实,加数丸不妨(现代用法:为细末,水丸如绿豆大,每服1~3g,食后临卧,温开水送服)。功用:祛痰逐饮。主治:痰涎伏在胸膈上下,忽然胸背、颈项、腰胯隐痛不可忍,筋骨牵引钓痛,走易不定,或手足冷痹,或令头痛不可忍,或神志昏倦多睡,或饮食无味,痰唾稠黏,夜间喉中痰鸣,多流涎唾等症。

本方又名妙应丸、子龙丸,与十枣汤都有攻逐水饮之功,用治水饮内停之证。但本方乃十枣汤中去芫花、大枣,加白芥子组成。白芥子辛温,善治皮里膜外、胸膈间之痰涎,与甘遂、大戟合用,则擅长于祛痰逐饮,且改丸剂应用,其力较缓,用治痰涎水饮停于胸膈,而见胸胁隐痛、舌苔黏腻、脉弦滑者；十枣汤则专以泻水逐饮为用，主治水饮停于胸腹，而见胸胁疼痛、舌苔白滑、脉沉弦，以及水肿腹胀实证。

【文献摘录】

方论　汪昂："芫花、大戟，性辛苦以逐水饮，甘遂苦寒，能直达水气所结之外，以攻决为用，三药过峻，故用大枣之甘以缓之，益土所以胜水，使邪从二便而出也。"(《医方集解》)

舟　车　丸
《景岳全书》

【组成】　黑丑研末,四两(120 g)　甘遂面裹煨　芫花　大戟俱醋炒,各一两(各30 g)　大黄二两(60 g)　青皮　陈皮　木香　槟榔各五钱(各15 g)　轻粉一钱(3 g)

【用法】　共为末，水糊丸如小豆大，空心温水下，初服五丸，日三服，以快利为度（现代用法：研末为丸，每服3~6 g，每日一次，清晨空腹温开水送下）。

【功用】　行气逐水。

【主治】　水热内壅，气机阻滞。水肿水胀，口渴，气粗，腹坚，大小便秘，脉沉数有力。

【方解】　本方治水热内壅，气机阻滞所致之水肿水胀。水湿内停，郁久化热，壅积于脘腹经隧，肠胃气阻，故水肿水胀，二便俱闭；水热湿浊之邪无从走泄，内壅益甚，气逆不下，津液不布，故见胀满而口渴，气粗，腹部按之坚。脉沉数有力，是水热壅积于里，而正气不虚。此时邪盛势急，形气俱实，当急予攻逐峻剂，使水去肿消。故方中取甘遂、芫花、大戟攻逐胸胁脘腹经隧之水，为君药；大黄、黑丑荡涤胃肠，泻水泄热，为臣药；君臣药相辅相成，使水热之邪从二便分消而去。但水停气亦阻，气机不行，又可致水湿不去，故以青皮疏肝气而破结，陈皮行肺脾之气而畅胸膈，槟榔下气利水而破坚，木香疏利三焦而导滞，使气畅水行则肿胀可消；更加轻粉，取其走而不守，逐水通便，协助诸药，分消下泄，均为佐使药。诸药合用，共成峻下逐水、行气破结之功。

本方是在十枣汤的基础上加味而成，攻逐水饮之力极峻，能使水热壅实之邪，从二便畅行而出，故名舟车丸。体虚及孕妇禁用，非形气俱实者亦不可轻投。服药后水肿胀满未尽，病人体质强壮者，次日或隔日按原量，或稍减量再服，但方中轻粉、芫花、大戟、甘遂等药毒性剧烈，须注意用量，不宜久服。

【文献摘录】

方论　张秉成："此方用牵牛泻气分，大黄泻血分，协同大戟、甘遂、芫花三味大剂攻水者，水陆并行；再以青皮、陈皮、木香通利诸气，为之先导；而以轻粉之无窍不入者助之。故无坚不破，无水不行，宜乎有舟车之名。然非形气俱实者，不可轻投。"(《成方便读》)

疏　凿　饮　子
《济生方》

【组成】　泽泻(12 g)　赤小豆炒(15 g)　商陆(6 g)　羌活(9 g)　大腹皮(15 g)　椒目(9 g)　木通(12 g)　秦艽去芦(9 g)　槟榔(9 g)　茯苓皮(30 g)

【用法】　等分，㕮咀，每服四钱，水一盏半，生姜五片，煎至七分，去滓，温服，不拘时候（现代用法：按证酌量，改汤剂，加姜五片，水煎服）。

【功用】　泻下逐水，疏风发表。

【主治】 水湿壅盛。遍身水肿,喘呼口渴,二便不利。

【方解】 本方治证乃水湿泛溢表里所致,故见遍身皆肿。水壅于里,三焦气机闭阻,故见二便不通;上迫于肺,肺气不利,则为喘呼气粗。水壅气结,津液不布,故见口渴。治宜表里分消之法。故方中用商陆泻下逐水,以通利二便,配合槟榔、大腹皮行气导水,茯苓皮、泽泻、木通、椒目、赤小豆利水祛湿,使在里之水从二便而去。羌活、秦艽、生姜善走皮肤,疏风发表,使在表之水从肌肤而泄。诸药合用,疏表攻里,内消外散,有如疏江凿河,使壅盛于表里之水湿迅速分消,故得疏凿之名。

【文献摘录】

方论 汪昂:"外而一身尽肿,内而口渴便秘,是上下表里俱病也。羌活、秦艽解表疏风,使湿以风胜,邪由汗出,而升之于上;腹皮、苓皮、姜皮辛散淡渗,所以行水于皮肤;商陆、槟榔、椒目、赤豆去胀攻坚,所以行水于腹里;木通泻心肺之水,达于小肠;泽泻泻脾肾之水,通于膀胱。上下内外分消其势,亦犹夏禹疏江凿河之意也。"(《医方集解》)

2·5 攻补兼施

攻补兼施剂,适用于里实正虚而大便秘结者。此时不攻则不能去其实,攻实则正气更虚;不补则无以救其虚,补虚则里实愈壅,唯有用攻补兼施之剂,使攻不伤正,补不助邪,才为两全之策。如属里实便秘而兼气血两虚、阴液大亏者,常用泻下药如大黄、芒硝等与补气血、养阴液药如人参、当归、生地、玄参等组成方剂,代表方如新加黄龙汤、增液承气汤。

新加黄龙汤
《温病条辨》

【组成】 细生地五钱(15 g) 生甘草二钱(6 g) 人参一钱五分(4.5 g)另煎 生大黄三钱(9 g) 芒硝一钱(3 g) 玄参五钱(15 g) 麦冬五钱,连心(15 g) 当归一钱五分(4.5 g) 海参二条,洗(二条) 姜汁六匙(六匙)

【用法】 以水八杯,煮取三杯。先用一杯,冲参汁五分,姜汁二匙,顿服之。如腹中有响声,或转矢气者,为欲便也,候一二时不便,再如前法服一杯;候二十四刻不便,再服第三杯。如服一杯,即得便,止后服,酌服益胃汤(沙参 麦冬 冰糖 细生地 玉竹)一剂。余参或可加入。

【功用】 滋阴益气,泻结泄热。

【主治】 热结里实,气阴不足。大便秘结,腹中胀满而硬,神疲少气,口干咽燥,唇裂舌焦,苔焦黄或焦黑燥裂。

【方解】 本方原治阳明温病,应下失下,气阴大伤,正虚不能运药以致下之不通者。阳明温病,热结于腑,腑气不通,故见便秘腹胀、苔黄等症;热结于腑,不仅阴血将竭,亦且精气大虚,故见神疲少气、口干咽燥、唇裂舌焦、舌苔焦黄,甚至焦黑干裂,虽用承气辈攻下,亦不得通。此时唯有泻热通便与滋阴益气并行为治,或可一战成功。方中大黄、芒硝泻热通便、软坚润燥;玄参、生地、麦冬、海参滋阴增液;人参、甘草、当归补气益血。使正气得运,阴血得复,则药力得行,大便可通,邪热自平。

温热之邪,最易伤阴,况又热结阳明,应下而失下,气阴大伤,下之不通,势极危急,故以硝、黄以大量滋阴益气药合用,不仅助正气以行药力,而且救将竭之阴液。尤其是加姜汁冲服,既可防呕逆拒药,更借姜以振胃气,不可单纯理解为反佐之意。

【附方】 黄龙汤(《伤寒六书》) 大黄(12 g) 芒硝(9 g) 枳实(9 g) 厚朴(12 g) 甘草(3 g) 人参(6 g) 当归(9 g)(原书不著分量) 水二盅,姜三片、枣子二枚,煎之后,再加桔梗一撮,热服为度(现代用法:上药加桔梗 3 g 生姜三片 大枣二枚 水煎服)。功用:泻热通便,补气益血。主治:里热实证而见气血虚弱。症见下利清水,或大便秘结,脘腹胀满,硬痛拒按,身热口渴,谵语,甚或循衣撮空,神昏肢厥,口舌干燥,舌苔焦黄或焦黑,神倦少气,脉虚。

上述二方均能泻结泄热,补气益血。但黄龙汤用大承气汤泻下热结,攻下之力较猛,主治里实较甚而兼气血不足者;新加黄龙汤则用调胃承气汤泻下热结,攻下之力虽较缓,但能养阴增液,益气扶正之力较强,主治热结里实,正气虚而阴血大亏者。一偏于攻下泄热,一长于滋阴扶正,宜区别使用。

【文献摘录】

方论 吴瑭:"旧方(编者注:指黄龙汤)用大承气加参、地、当归,须知正气久耗,而大便不下者,阴阳俱惫,尤重阴液消亡,不得再用枳、朴伤气而耗液,故改用调胃承气。取甘草之缓急,合人参补正,微点姜汁,宣通胃气,代枳、朴之用;合人参最宣胃气;加麦、地、玄参,保津液之难保,而又去血结之积聚;姜汁为宣气分之用;当归为宣血中气分之用;再加海参者,海参咸能化坚,甘能补正,按海参之液,数倍于其身,其能补液可知,且蠕动之物,能走络中血分,病久者必入络,故以之为使也。"(《温病条辨》)

增液承气汤
《温病条辨》

【组成】 玄参一两(30 g) 麦冬八钱,连心(25 g) 细生地八钱(25 g) 大黄三钱(9 g) 芒硝一钱五分(5 g)

【用法】 水八杯,煮取二杯,先取一杯,不知,再服。

【功用】 滋阴增液,泄热通便。

【主治】 阳明温病,热结阴亏。燥屎不行,下之不通者。

【方解】 温病热结阳明胃肠,津液受邪热灼耗,大便燥结不得行。燥屎不下,邪热愈盛,津液渐竭,致燥屎在肠中,虽下之亦不通,即吴鞠通所说:"津液不足,无水舟停"之意。法当甘凉濡润,以滋阴清热,咸寒润降,以软坚泄下,使阴液来复,燥屎得下,则热结可除,津液得复,自然邪去正安。方中玄参、生地、麦冬(即增液汤,见 15. 治燥剂),能滋阴增液,润燥滑肠;配合芒硝、大黄(即调胃承气汤去甘草)软坚润燥,泄热通下,合成攻补兼施,是"增水行舟"之法。

《温病条辨》指出,阳明温病,大便不通,如属津液枯竭,水不足以行舟而燥结不下者,可间服增液汤以增其津液。若再不下,是燥结太甚,宜予增液承气汤缓缓服之。说明热结阴亏、燥屎不行之证,有虚实夹杂者,使用下法,宜加审别。

本方主要用于热结阴亏的便秘证。若痔疮日久,大便燥结不通,属于阴虚血少、肠中燥热者,亦可应用。

【附方】 承气养营汤(《瘟疫论》) 知母(9 g) 当归(6 g) 生地黄(12 g) 大黄(12) 枳实(9 g) 厚朴(9 g) 白芍(15 g)(原书未著分量) 水煎服。功用:泄热通便,滋阴润燥。主治:数下亡阴。唇燥口裂,咽干渴饮,身热不解,腹硬满而痛,大便不通者。

本方与增液承气汤均能滋阴泻结,泄热通便。但本方乃小承气汤合四物汤(见8.补益剂),去川芎之辛燥,加知母之苦寒滋阴而成,是攻下兼以滋阴养血之剂;增液承气汤则由调胃承气汤去甘草合增液汤而成,滋阴增液之力尤强。二方各有特点,宜加区别运用。

小　　结

泻下剂共选方12首。按其功效不同,可分为寒下、温下、润下、逐水和攻补兼施五类。

(1) 寒下　大承气汤、大陷胸汤均能泻下热结。但前者以峻下热结而通便为主,为治疗胃肠实热积滞而致之大便燥结的主要方剂;大陷胸汤则以泻结逐水为主,是治疗水热互结之结胸证,从心下至少腹硬满而痛的主要方剂。

(2) 温下　大黄附子汤、温脾汤和三物备急丸均能泻下寒积。但大黄附子汤并能温经散寒,主治素体阳虚,寒实内结所致的便秘;温脾汤并能温补脾阳,主治脾阳不足,冷积内阻之便秘,或久痢赤白者;三物备急丸则专于峻下寒积,攻逐力大,为治疗寒实冷结内停、卒然心腹胀痛、二便不通之急救方剂。

(3) 润下　麻子仁丸、济川煎均能润肠通便。前者并能泻下热结,主要用治胃肠燥热、大便秘结之证;后者并能温肾益精,主治肾虚精血亏少所致的大便不通。

(4) 逐水　十枣汤、舟车丸和疏凿饮子均能泻下逐水。但十枣汤逐水之中兼有培土扶正作用,主治水肿腹胀实证以及悬饮;舟车丸逐水之中并能行气,逐水攻下之力较猛,主要用治水肿而见大腹肿满为主之证;疏凿饮子逐水之力较缓,并能疏风发表,以治水湿泛溢表里,遍身浮肿为主。

(5) 攻补兼施　新加黄龙汤、增液承气汤均能泻热通便,兼以扶正。但前者攻下之中有补气益血、滋阴增液作用,主治阳明腑实,正气已虚而阴血大伤者;后者攻下之中有滋阴增液作用,主治阳明热结,燥实难下而阴液大伤之证。

复习思考题

(1) 试结合大承气汤的主治证候,分析其药物组成意义。
(2) 麻子仁丸和新加黄龙汤如何区别使用？试结合其药物组成加以分析。
(3) 试分析大黄在大承气汤、大陷胸汤、大黄附子汤、温脾汤、三物备急丸、麻子仁丸和舟车丸中的配伍意义。

3. 和　解　剂

凡是采用调和的方法,以解除少阳半表半里之邪、肝脾功能失调、上下寒热互结者,统称和解剂,属于"八法"中"和"法的范畴。

和解剂原为治疗足少阳胆经病证而设。然而,胆附于肝,表里关系至为密切,无论肝胆受邪,或本身功能失调,常相互影响,并往往累及脾胃,故肝脾之间失调,上下寒热互结而气机升降失常者,皆可用和解剂治疗,本剂除和解少阳外,还有调和肝脾、调和肠胃两类。此外,前人以"疟不离少阳",多将治疟方剂列入和解剂中,但疟疾有多种证候,治法与方剂也不是和解所能赅括,所以本章不再专列治疟一类。

和解剂虽然比较平稳,但终究是祛除客邪,调其偏盛的方剂。若邪不在半表半里,或虚实各有所急,误用和解剂后,轻者贻误病情,迁延难愈,甚至引邪入里,或变生他证。所以切不可因其平稳而用于病证疑似之际。

3·1 和解少阳

和解少阳剂适用于邪在足少阳胆经,症见往来寒热,胸胁苦满,心烦喜呕,默默不欲饮食,以及口苦,咽干,目眩等。由于邪在少阳半表半里之间,既要透解半表之邪,又要清泄半里之邪,还要防邪深入,所以常用柴胡或青蒿与黄芩相配为主,佐以益气扶正或行气分利之品,使邪尽去而无后患,代表方如小柴胡汤、蒿芩清胆汤等。

小 柴 胡 汤
《伤寒论》

【组成】 柴胡半斤(12 g) 黄芩三两(9 g) 人参三两(6 g) 半夏洗,半升(9 g) 甘草炙(5 g) 生姜切,三两(9 g) 大枣擘,十二枚(4枚)

【用法】 上七味,以水一斗二升,煮取六升,去滓,再煎,取三升,温服一升,日三服(现代用法:水煎二次,分二次温服)。

【功用】 和解少阳。

【主治】 (1)伤寒少阳证。往来寒热,胸胁苦满,嘿嘿不欲饮食,心烦喜呕,口苦,咽干,目眩,舌苔薄白,脉弦者。(2)妇人伤寒,热入血室,以及疟疾、黄疸与内伤杂病而见少阳证者。

【方解】 本方为和解少阳之主方。少阳为三阳之枢,一旦邪犯少阳,徘徊于半表半里之间,外与阳争而为寒,内与阴争而为热,故往来寒热。少阳经脉起于目锐眦,下耳后,入耳中,其支者,会缺盆,下胸中,贯膈循胁,络肝属胆,故邪在少阳,经气不利,少阳相火郁而为热,所以口苦,咽干,目眩而胸胁苦满。胆热犯胃,胃失和降,故见心烦喜呕,嘿嘿不欲饮食。舌苔薄白,是邪尚未入里化热之征,脉弦是少阳经气郁而不得疏泄之故。本方之柴胡为少阳专药,轻清升散,疏邪透表,故为君药。黄芩苦寒,善清少阳相火,故为臣药,配合柴胡,一散一清,共解少阳之邪。半夏和胃降逆,散结消痞,为佐药,为助君臣药攻邪之用。人参、甘草为佐,生姜、大枣为使,益胃气,生津液,和营卫,既扶正以助祛邪,又实里而防邪入。如此配合,以祛邪为主,兼顾正气,以少阳为主,兼和胃气,故可使"上焦得通,津液得下,胃气因和,身濈然汗出而解"(《伤寒论》)。或治不如法,小柴胡汤证仍在者,服小柴胡汤后,"必蒸蒸而振,却发热汗出而解"。

少阳病,邪在半表半里之间,未有定处,往来无常,故其见证多少不一,所以《伤寒论》第101条云:"伤寒中风,有柴胡证,但见一证便是,不必悉具。"然而,总以寒热往来,苔白脉弦为主。此外,若"胸中烦而不呕者",是热聚于胸而气不逆,可"去半夏、人参,加栝楼实一枚(18 g)",开结散热以除烦;"若渴",是热伤津液,可"去半夏,加入参合前成四两半(8 g)、栝蒌根四两(12 g)",清热生津以解渴;"若腹中痛者",是胆病及肝,肝郁乘脾之故,可"去黄芩,加芍药三两(9 g)",泄木安土以止痛;"若胁下痞硬",是经气郁而津聚为痰,可"去大枣,加牡蛎四两(12 g)",化痰软坚以消痞;"若心下悸,小便不利者",是水气凌心,可"去黄芩,加茯苓四两(12 g)",淡渗去水以定悸;"若不渴,外有微热者",是兼表邪,可"去人参,加桂枝三两(6 g),温覆取微汗",解肌发表而不留邪;"若咳者",是肺寒气逆,可"去人参、大枣、生姜,加五味子半升(3 g)、干姜二两(3 g)",温肺散寒以止咳。以上皆原书加减法,可供临证时参考。至于热入血室、疟疾、黄疸,以及内伤杂病,而见往来寒热、胸胁苦满、心烦喜呕、苔白脉弦等小柴胡汤证时,亦可用小柴胡汤加减为治。

【附方】 柴胡枳桔汤(《重订通俗伤寒论》) 川柴胡一钱至一钱半(4 g) 枳壳钱半(4.5 g) 姜半夏一钱半(4.5 g) 鲜生姜一钱(3 g) 青子芩一钱至一钱半(4 g) 桔梗一钱(3 g) 新会皮钱半(4.5 g) 雨前茶一钱(3 g) 功用:和解透表,畅利胸膈。主治:往来寒热。两头角痛,耳聋目眩,胸胁满痛,舌苔白滑,脉右弦滑,左弦而浮大。

小柴胡汤原就有若干加减法,后世据以加减化裁者更多,今选柴胡枳桔汤为例,意在说明参、草、大枣等益气匡正之品,并非和解少阳必用之药。原书谓本证系"邪郁腠理,逆于上焦,少阳经病偏于半表证也,法当和解兼表,柴胡枳桔汤主之"。证既偏于半表,治当促邪外透为合,故加枳、桔、陈皮,畅胸膈之气,开发上焦。去枣留姜,亦是用其辛散之功,助柴胡透邪。雨前茶(绿茶)清热降火,利水去痰,助黄芩清泄邪热。如此配合,使少阳经证偏于半表者,得外透而解,升降复而三焦通畅,自然诸证悉除。

【文献摘录】

方论 程应旄曰:"方以小柴胡名者,配乎少阳取义,至于制方之旨及加减法,则云'上焦得通,津液得下,胃气因和'尽之矣。何则?少阳脉循胁肋,在腹背阴阳两岐间,在表之邪欲入里为里气所拒,故寒往而热来,表里相拒,而留于岐分,故胸胁苦满,神识以拒而昏困,故嘿嘿;木受郁则妨土,故不欲食;胆为阳木而居清道,为邪所郁,火无从泄,逼炎心分,故心烦;清气郁而为浊,则成痰滞,故喜呕;呕则木火两舒,故喜之也。此则少阳定有之证。其余或之云者,以少阳在人身为游部,凡表里经络之罅,皆能随其虚而见之,不定之邪也,据证皆是太阳经中所有者,特以五六日上见,故属之少阳。半表半里兼而有之,方是小柴胡证。

方中柴胡以疏木,使半表之邪得从外宣;黄芩清火,使半里之邪得从内彻;半夏能开结痰,豁浊气以还清;人参能补久虚,滋肺金以融木;甘草和之,而更加姜枣助少阳生发之气,使邪无内向也。至若迫而不呕者,火成燥实而逼胸,故去人参、半夏,加栝蒌实。渴者燥已耗液而逼肺,故去半夏,加栝蒌根。腹中痛,木气散入土中,胃阳受困,故去黄芩以安土,加芍药以戢木。胁下痞硬者,邪既留则木气实,故去大枣之甘而缓,加牡蛎之咸而耎也。心下悸,小便不利者,土被侵则木气逆,故去黄芩之苦而伐,加茯苓之淡而渗也。不渴身有微热者,半表之寒尚滞于肌,故去人参加桂枝以解之。咳者半表之寒凑于肺,故去参加五味子,易生姜为干姜以温之;虽肺寒不减黄芩,恐木寡畏也。总之邪在少阳,是表寒里热两郁不得升之故,小柴胡之治,所谓升降浮沉,则顺之也。"(《名医方论》)

蒿芩清胆汤
《重订通俗伤寒论》

【组成】 青蒿钱半至二钱(6 g) 淡竹茹三钱(9 g) 仙半夏钱半(5 g) 赤茯苓三钱(9 g) 黄芩钱半至三钱(6 g) 生枳壳钱半(5 g) 陈广皮钱半(5 g) 碧玉散(滑石 甘草 青黛)包三钱(9 g)

【用法】 水煎服。

【功用】 清胆利湿,和胃化痰。

【主治】 寒热如疟,寒轻热重。口苦胸闷,吐酸苦水,或呕黄涎而黏,甚则干呕呃逆,胸胁胀疼,舌红苔白,间现杂色,脉数而右滑左弦者。

【方解】 《灵枢·四时气篇》曰:"邪在胆,逆在胃,胆液泄则口苦。胃气逆则呕苦。"今寒热如疟,寒轻热重,口苦膈闷,胸胁胀疼,是少阳热盛之征。胆热犯胃,胃气上逆,故吐酸苦水,或呕黄涎而黏,干呕呃逆。苔白间现杂色,脉兼滑象,是胆胃俱病,气化不行,痰湿中阻所致。故治当清胆热为主,兼以降逆和胃化痰利湿。

本方首用苦寒芬芳之青蒿,清透少阳邪热;黄芩苦寒,清泄胆腑邪热,并为君药。竹茹、半夏清化痰热,陈皮、枳壳宽胸畅膈,和胃降逆,并为臣药。赤茯苓、碧玉散清利湿热,导邪从小便而出,作为佐药。如此配合,便少阳邪热得清,胃中逆气得平,痰化湿除,气机宣畅,则诸证自愈。

暑湿成疟,热重于湿者,亦可用本方治疗,即王士雄所云"风寒之疟可以升散,暑湿之疟必须清解"之意。若湿热弥漫气分,热重于湿,气机不畅,小便黄少者,亦可用本方加减治疗。

【文献摘录】

方论 何秀山:"足少阳胆与手少阳三焦合为一经。其气化一寄于胆中以化水谷,一发于三焦以行腠理。若受湿遏热郁,则三焦之气机不畅,胆中之相火乃炽,故以蒿、芩、竹茹为君,以清泄胆火;胆火炽,必犯胃而液郁为痰,故臣以枳壳、二陈,和胃化痰;然必下焦之气机通畅,斯胆中之相火清和,故又佐以碧玉,引相火下泄;使以赤苓,俾湿热下出,均从膀胱而去。此为和解胆经之良方,凡胸痞作呕,寒热如疟者,投无不效。"(《重订通俗伤寒论》)

柴 胡 达 原 饮
《重订通俗伤寒论》

【组成】 柴胡钱半(5g) 生枳壳钱半(5g) 川朴钱半(5g) 青皮钱半(5g) 炙草七分(2g) 黄芩钱半(5g) 苦桔梗一钱(3g) 草果六分(2g) 槟榔二钱(6g) 荷叶梗五寸(10~15g)

【用法】 水煎服。

【功用】 宣湿化痰,透达膜原。

【主治】 痰湿阻于膜原。胸膈痞满,心烦懊𢙐,头眩口腻,咳痰不爽,间日发疟,舌苔厚腻如积粉,扪之糙涩,脉弦而滑。

【方解】 膜原外通肌腠,内近肠胃,为三焦之门户,居一身半表半里之处。今湿温之邪从口鼻而入,踞于膜原,聚而为痰,则表里不和,三焦气不通利,故胸膈痞满,心烦懊𢙐,头眩口腻,间日发疟。舌苔厚腻如积粉,扪之糙涩,是湿郁热伏在里。脉弦而滑,为湿热痰浊在半表半里之象。故治当宣湿化浊,透达膜原为法。本方以柴胡领邪外透;以黄芩清泄郁热,共为君药。枳壳、桔梗,一升一降,开发上焦之气;厚朴、草果辛烈辟秽,燥湿化痰,宣畅中焦之气;青皮、槟榔下气破结,消痰化积,疏利下焦之气,共作臣佐之用。荷梗味苦而有清芬之气,善能通气宽胸;炙甘草益气和中,调和诸药,俱为使药。全方十味,透表清里,和解三焦,使湿化热清,积痰得去,膜原之邪得除。

【附方】 (1)达原饮(《温疫论》) 槟榔二钱(6g) 厚朴一钱(3g) 草果五分(1.5g) 知母一钱(3g) 芍药一钱(3g) 黄芩一钱(3g) 甘草五分(1.5g) 用水二盅,煎八分,午后温服。功用:开达膜原,辟秽化浊。主治:温疫或疟疾,邪伏膜原。憎寒壮热,或一日三次,或一日一次,发无定时,胸闷呕噁,头痛烦躁,脉弦数,舌苔垢腻。

(2)清脾饮(《济生方》) 青皮去白 厚朴姜汁炒 白术 草果仁 柴胡去芦 茯苓 黄芩

半夏汤泡七次 甘草炙,各等分 㕮咀,每服四钱,水一盏半,姜五片,煎至七分,去滓温服。功用:燥湿化痰,泄热清脾。主治:疟疾热多寒少,口苦嗌干,小便赤涩,脉来弦数。

达原饮为吴又可创制。吴氏认为:"伤寒与中暑,感天地之常气。疫者,感天地之厉气……邪自口鼻而入,则其所客,内不在脏腑,外不在经络,舍于伏脊之内,去表不远,附近于胃,乃表里之分界,是谓半表半里,即《内经·疟论》所谓'横连募原'者也。""其热淫之气,浮越于某经,即能现某经之证"。当其初起,"伏邪未溃",虽汗下无功,必须"直达其巢穴,使邪气溃散,速离募原"。所以用槟、朴、草果协力以破结逐邪,知母滋阴,芍药和血,既防辛燥,又增清热之力,更用黄芩清泄里热,甘草和中解毒,共成达原溃邪之功。"如胁痛耳聋,寒热,呕而口苦,此邪热溢于少阳经也,本方加柴胡一钱(3 g);如腰背项痛,此邪热溢于太阳经也,本方加羌活一钱(3 g);如目痛,眉棱骨痛,眼眶痛,鼻干不眠,此邪热溢于阳明经也,本方加葛根一钱(3 g)。"

清脾饮亦治痰湿阻结膜原成疟,热多寒少者。痰湿之根源在脾,本方燥湿除痰,故名清脾。方药与达原饮、柴胡达原饮大同小异,差异处亦正是各方特点所在。如达原饮药多燥烈,虽有知、芍,但热盛者不宜;清脾饮虽较平和,但破结达邪之力略逊一筹。柴胡达原饮则集二方之长,既无知、芍之滋腻,又不用术、苓之健脾渗湿,却有破结辟秽,通畅三焦而透邪之功。然而柴胡达原饮终以燥湿化痰为主,故湿遏热伏,湿重于热者为宜,是与蒿芩清胆汤治热重于湿者有别之处,不可不知。

【文献摘录】

方论 何秀山:"《内经》言'邪气内薄五脏,横连膜原'。膜者,横膈之膜,原者,空隙之处,处通肌腠,内近胃腑,即三焦之关键,为内外交界之地,实一身之半表半里也。凡外邪每由膜原入内,内邪每由膜原达外。此吴又可治疫邪初犯膜原,所以有达原饮之作也。今俞氏以柴、芩为君者,以柴胡疏达膜原之气机,黄芩苦泄膜原之郁火也。臣以枳、桔开上,朴、果疏中,青、槟达下,以开达三焦之气机,使膜原伏邪,从三焦而外达肌腠也。佐以荷梗透之,使以甘草和之。虽云达原,实为和解三焦之良方。较之吴氏原方,奏功尤捷。然必湿重于热,痰阻膜原,始为适宜。若湿已开,热已透,相火炽盛,再投此剂,反助相火愈炽,适劫胆汁而烁肝阴,酿成火旺生风,痉厥兼臻之变矣。用此方者其审慎之。"(《通俗伤寒论》)

3.2 调 和 肝 脾

调和肝脾剂,适用于肝气郁结,横犯脾胃,或脾虚不运,影响肝不疏泄,而致胸闷胁痛,脘腹胀痛,不思饮食,大便泄泻,甚则寒热往来等肝脾不和证。常用理气疏肝,或养血和血药如柴胡、枳壳、陈皮、当归、白芍、香附等,与健脾助运药如白术、甘草、茯苓等配伍组成,代表方如四逆散、逍遥散、痛泻要方等。

四 逆 散
《伤寒论》

【组成】 甘草炙(6 g) 枳实破,水渍,炙干(6 g) 柴胡(6 g) 芍药(9 g)

【用法】 四味各十分,捣筛,白饮和服方寸匕,日三服(现代用法:作汤剂,水煎服)。

【功用】 透邪解郁,疏肝理脾。

【主治】 少阴病,四逆之证。或咳,或悸,或小便不利,或腹中痛,或泄利下重。

【方解】 本方主证为"少阴病,四逆",故以四逆散为名。四逆,即手足不温也,与四肢厥逆有别,由阳气不得至于四肢之故。《伤寒论》对本方证虽未明言寒热,但有"少阴病"。可知有"但欲寐",无心烦;而其临证相应之加减用法,除茯苓外,皆是温热之品,可知非少阴热证。然而又无恶寒踡卧,呕吐下利,方中又不用姜、附,可知亦非治虚寒之证。《素问·阴阳应象大论》曰:"清阳实四肢。"而四肢为脾所主。故知此证由脾气素虚,又因外邪传入少阴而抑遏阳气不得至于四肢,故为四逆。阳郁不伸,虽能生热,却无明显之热证,所以当平调兼顾为治。本方用炙甘草甘温益气以健脾,柴胡透邪升阳以舒郁,枳实下气破结,与柴胡合而升降调气;芍药益阴养血,与柴胡合而疏肝理脾,四味互配,使邪去郁解,气血调畅,清阳得伸,四逆自愈。至于"咳者,加五味子、干姜各五分",温肺散寒以止咳;"悸者,加桂枝五分",温阳制水以定悸;"小便不利者,加茯苓五分",淡渗健脾以利水;"腹中痛者,加附子一枚,炮令坼",温中散寒以止痛;"泄利下重者,先以水五升,煮薤白三升,煮取三升,去滓,以散三方寸匕,内汤中,煮取一升半,分温再服",以温中散结而除下重,以及后世用本方加减以治肝郁而见四肢厥逆,或肝脾不和而致脘腹胁肋诸痛和小儿发热肢厥者,均是变化为用,即"师其法而不泥其方",不可与立方本旨相混。

【附方】 (1)枳实芍药散(《金匮要略》) 枳实烧令黑,勿太过 芍药等分 二味,杵为散,服方寸匕,日三服。功用:行气和血。主治:产后腹痛,烦满不得卧者,并主痈肿,以麦粥下之。

(2)柴胡疏肝散(《景岳全书》) 陈皮醋炒 柴胡各二钱(6g) 川芎 香附 枳壳麸炒 芍药各一钱半(4.5g) 甘草炙,五分(1.5g) 水一盏半,煎八分,食前服。功用:疏肝行气,和血止痛。主治:胁肋疼痛,寒热往来。

产后腹痛,并有烦满不得卧,是气结血凝,郁而生热所致。证属里实,人在产后,治宜兼顾,故用枳实烧令黑,破气不致太过,合芍药和血,则气结散而血亦行,郁既解而热亦消,故腹痛烦满皆除。其主痈肿者,仍是行气和血之功,加用麦粥,取其益胃气而能凉血,既护产后之虚,又助枳、芍消痈肿。四逆散比枳实芍药散多炙甘草、柴胡,俱用等分,服量亦同,彼此互参,则四逆之义益明。

柴胡疏肝散证是肝气郁结,不得疏泄,气郁导致血滞,故胁肋疼痛,寒热往来,方用四逆散去枳实,加陈皮、枳壳、川芎、香附,增强行气疏肝、和血止痛之效,故服后肝气条达,血脉通畅,营卫自和,痛止而寒热亦除。但本方虽由四逆散加味,而各药用量已变,尤其炙甘草之量大减,是着眼点已变,不可不知。

【文献摘录】

方论 汪昂:"此足少阴药也。伤寒以阳为主,若阳邪传里而成四逆,有阴进之象,又不敢以苦寒下之,恐伤其阳。《经》曰:诸四逆不可下也。故用枳实泄结热,甘草调逆气,柴胡散阳邪,芍药收元阴,用辛苦酸寒之药以和解之,则阳气敷布于四末矣,此与少阳之用小柴胡意同。有兼证者,视加法为治。"(《医方集解》)

逍 遥 散
《太平惠民和剂局方》

【组成】 柴胡去苗 当归去苗,微炒 白芍 白术 茯苓去皮,白者,各一两 甘草微炙赤,五钱

【用法】 上为粗末,每服二钱(6~9g),水一大盏,烧生姜一块切破,薄荷少许,同煎至七分,去滓热服,不拘时候(现代用法:参照原方比例,酌定用量,作汤剂煎服。亦有丸剂,每

日二次,每次6~9 g)。

【功用】 疏肝解郁,健脾和营。

【主治】 肝郁血虚,而致两胁作痛,寒热往来,头痛目眩,口燥咽干,神疲食少,月经不调,乳房作胀,脉弦而虚者。

【方解】 逍遥散为肝郁血虚,脾失健运之证而设。肝为藏血之脏,性喜条达而主疏泄,体阴用阳。若七情郁结,肝失条达,或阴血暗耗,或生化之源不足,肝体失养,皆可使肝气横逆,胁痛,寒热,头痛,目眩等证随之而起。"神者,水谷之精气也。"(《灵枢·平人绝谷篇》)神疲食少,是脾虚运化无力之故。脾虚气弱则统血无权,肝郁血虚则疏泄不利,所以月经不调,乳房胀痛。此时疏肝解郁,固然是当务之急,而养血柔肝,亦是不可偏废之法。本方既有柴胡疏肝解郁,又有当归、白芍养血柔肝。尤其当归之芳香可以行气,味甘可以缓急,更是肝郁血虚之要药。白术、茯苓健脾去湿,使运化有权,气血有源,炙甘草益气补中,缓肝之急,虽为佐使之品,却有襄赞之功。生姜烧过,温胃和中之力益专,薄荷少许,助柴胡散肝郁而生之热。如此配伍,既补肝体,又助肝用,气血兼顾,肝脾并治,立法全面,用药周到,故为调和肝脾之名方。

【附方】 （1）加味逍遥散(《内科摘要》) 逍遥散加丹皮、栀子各一钱(3 g)。水煎服。功用:疏肝健脾,和血调经。主治:肝脾血虚,化火生热。或烦躁易怒,或自汗盗汗,或头痛目涩,或颊赤口干,或月经不调,少腹作痛,或小腹胀坠,小便涩痛等。

（2）黑逍遥散(《医略六书·女科指要》) 逍遥散加生地或熟地 功用:疏肝,健脾,养血,调经。主治:肝脾血虚。临经腹痛,脉弦虚。

血虚固可生热,肝郁亦能化火。加味逍遥散所治既有肝郁,又有血虚,化火生热,所以增见诸证。此时单用逍遥散治疗,已不足平其火热,所以加丹皮泻血中伏火,栀子泻三焦之火,导热下行,兼利水道,二药皆入营血,故治血虚有热之月经不调。黑逍遥散即逍遥散加地黄,治逍遥散证而血虚较甚者。若血虚而生内热者,加生地黄,血虚者,加熟地黄。此中并无深意,临证当灵活,不必拘泥。

【文献摘录】

方论 张秉成:"夫肝属木,乃生气所寓,为藏血之地,其性刚介,而喜条达,必须水以涵之,土以培之,然后得遂其生长之意。若七情内伤,或六淫外束,犯之则木郁而病变多矣。此方以当归、白芍之养血,以涵其肝;苓、术、甘草之补土,以培其本;柴胡、薄荷、煨生姜俱系辛散气升之物,以顺肝之性,而使之不郁。如是则六淫七情之邪皆治,而前证岂有不愈者哉。本方加丹皮、黑山栀各一钱,名加味逍遥散。治怒气伤肝,血少化火之证。故以丹皮之能入肝胆血分者,以清泄其火邪,黑山栀亦入营分,能引上焦心肺之热,屈曲下行,合于前方中自能解郁散火,火退则诸病皆愈耳。"(《成方便读》)

痛泻要方(原名白术芍药散)
《景岳全书》引刘草窗方

【组成】 白术土炒,三两(90 g) 白芍炒,二两(60 g) 陈皮炒,一两半(45 g) 防风二两(60 g)

【用法】 或煎,或丸,或散皆可用。久泻者加炒升麻六钱(18 g)(现代用法:参照原方比例,酌定用量,作汤剂煎服)。

【功用】 补脾泻肝。

【主治】 肠鸣腹痛,大便泄泻,泻后仍腹痛,舌苔薄白,脉两关不调,弦而缓。

【方解】 腹痛泄泻之证成因复杂,治法亦多。本方所治,是由土虚木乘,脾受肝制,升降失常而致。吴鹤皋云:"泻责之脾,痛责之肝,肝责之实,脾责之虚,脾虚肝实,故令痛泻。"方用白术燥湿健脾,白芍养血泻肝,陈皮理气醒脾,防风散肝舒脾。四药相配,可以补脾土而泻肝木,调气机以止痛泻。若久泻者,脾气益虚,清阳陷下,故加升麻以升清阳而增止泻之功。

本方原名白术芍药散,张景岳称为"治痛泻要方",故有今名。临床用此,必以腹痛泄泻,泻后痛不止为据。

3·3 调 和 肠 胃

调和肠胃剂,适用于邪犯肠胃,寒热夹杂,升降失常,而致心下痞满、恶心呕吐、脘腹胀痛、肠鸣下利等症。常用干姜、黄芩、黄连、半夏等辛开苦降为主,配以人参、甘草补气和中组成方剂。代表方如半夏泻心汤。

半 夏 泻 心 汤
《伤寒论》

【组成】 半夏半升,洗(9g)　黄芩(6g)　干姜(6g)　人参(6g)　甘草炙,各三两(6g)　黄连一两(3g)　大枣十二枚,擘(4枚)

【用法】 上七味,以水一斗,煮取六升,去滓再煎,取三升,温服一升,日三服(现代用法:水煎取汁,分二次服)。

【功用】 和胃降逆,开结除痞。

【主治】 胃气不和。心下痞满不痛,干呕或呕吐,肠鸣下利,舌苔薄黄而腻,脉弦数。

【方解】 本方原治小柴胡汤证误用下剂,损伤中阳,外邪乘机而入,寒热互结,而成心下痞。所谓心下,便是胃脘。痞,即气不升降,满而不痛,按之濡,《伤寒论》所谓"按之自濡,但气痞耳"。寒热互结,气不升降,所以上为干呕或呕吐,下为腹痛肠鸣而下利。如此者,当除其寒热,复其升降,补其脾胃为法。本方用黄连、黄芩之苦寒降泄除其热,干姜、半夏之辛温开结散其寒,参、草、大枣之甘温益气补其虚。七味相配,寒热并用,苦降辛开,补气和中,自然邪去正复,气得升降,诸证悉平。

本方即小柴胡汤去柴胡、生姜,加黄连、干姜,更名半夏泻心汤,始见于《伤寒论》治小柴胡汤证误下成痞者,但《金匮要略·呕吐哕下利病篇》亦用治"呕而肠鸣,心下痞者"。可知本方着重在调和肠胃。后世师其法,凡脾胃虚弱,客邪乘虚而入,寒热杂错,升降失调,清浊混淆而致肠胃不和,脘腹胀痛,呕吐泄泻者,多用本方加减治疗。

【附方】 (1)生姜泻心汤(《伤寒论》)　即半夏泻心汤减干姜二两,加生姜四两(12g)。功用:和胃消痞,散结除水。主治:水热互结。心下痞鞕,干噫食臭,腹中雷鸣,下利等证。

(2)甘草泻心汤(《伤寒论》)　即半夏泻心汤加甘草一两[共四两(9g),一方无人参]。功用:益气和胃,消痞止呕。主治:胃气虚弱、腹中雷鸣下利,水谷不化,心下痞鞕而满,干呕心烦不得安等证。

(3)黄连汤(《伤寒论》)　黄连三两(5g)　甘草炙,三两(6g)　干姜三两(5g)　桂枝三两(5g)　人参二两(3g)　半夏半升,洗(9g)　大枣十二枚,擘(4枚)　功用:平调寒热,和胃降逆。主治:胸中有热,胃中有寒。胸中烦闷,欲呕吐,腹中痛,或肠鸣泄泻,舌苔白滑,脉弦。

生姜泻心汤证由脾胃气虚,水气内停,与入里之邪互结而致,故不仅心下痞硬,肠鸣下利,而且干噫食臭,腹中雷鸣。《灵枢·口问》曰:"寒气客于胃,厥逆从下上散,复出于胃,故为噫。"《灵枢·百病始生》又曰:"虚邪之中人也……留而不去,传舍于肠胃。在肠胃之时,贲响腹胀,多寒则肠鸣飧泄,食不化。"所以用半夏泻心汤减少干姜用量,加入生姜四两,温胃止呕而散水气,则水寒散,邪热去,脾胃复健,下利止而干噫除。

甘草泻心汤证于痞、呕、下利外,更见"水谷不化,心烦不得安",是"胃中虚,客气上逆",所以加重甘草补虚缓急,使邪去胃虚得复,逆气自平,则痞满除,干呕下利止,心烦亦解。

黄连汤即小柴胡汤去柴胡、黄芩、生姜,用桂枝、黄连、干姜而成,与半夏泻心汤亦只是黄芩易桂枝,黄连加至三两而已,但主治便有不同。本方用黄连泻胸中之热,干姜、桂枝散胃中之寒,半夏降逆和胃以止呕,参、草、大枣益气补虚以和中,使寒热去,上下和,自然胸中烦闷得解,呕平痛除而泄泻亦止。

综上诸方,或一味之差,或药量有异,虽苦降辛开,调治寒热之旨不变,而方治却各自有所侧重。正如王旭高云:"半夏泻心汤治寒热交结之痞,故苦辛平等。生姜泻心汤治水与热结之痞,故重用生姜以散水气。甘草泻心汤治胃虚痞结之证,故加重甘草以补中气而痞自除。""至于丹田胸中之邪,则在上下而不在表里,即变柴胡汤为黄连汤……亦从中而和之法。"可见方随法变,药因证异,有的放矢,灵活而不离辨证论治的原则,才能应手而效。

小　　结

和解剂共选方7首,按功用分为和解少阳、调和肝脾、调和肠胃三类。

(1)和解少阳　小柴胡汤为和解少阳主方,主治风寒犯少阳,而致寒热往来,胸胁苦满,心烦喜呕,默默不欲饮食等证。蒿芩清胆汤清胆利湿,和胃化痰,主治温暑之邪犯少阳,兼有痰湿中阻,热重于湿,见症以热重寒轻、胸膈胀闷、呕吐酸苦,或吐黄涎而黏等为主。柴胡达原饮宣湿化痰,透达膜原,主治湿痰蟠踞膜原,间日作疟,寒多热少,胸膈满闷,心烦懊㶸,舌苔厚如积粉等湿重于热者。

(2)调和肝脾　四逆散有透邪解郁,理脾伸阳之功,主治阳气内郁,而致四肢逆,手足寒,或脘腹疼痛,或泄利下重等证。逍遥散养血疏肝,健脾和营,主治肝郁血虚,脾不健运,而致两胁作痛,寒热往来,头痛目眩,口燥咽干,食少神疲,以及月经不调、乳房胀痛诸症。痛泻要方主治脾受肝邪,大便泻泄,泻心腹痛,泻后痛犹不解之证;久泻不已,更加升麻,以升下陷之清阳而止泻泄。

(3)调和肠胃　半夏泻心汤和胃降逆,开结除痞,主治肠胃之间寒热杂错,虚实互见,遂致心下痞,上为呕吐,下为肠鸣下利者,故用苦降辛开,寒热并治,使邪去痞消,呕利均止。若内有水气,更见干噫食臭、腹中雷鸣者,加生姜。若胃气虚甚,而有水谷不化、干呕心烦不安者,当加重炙甘草以益气补虚。

总之,和解剂组方用药虽比较平和,且常与扶正之品相配,但终是祛邪之剂。尤其如小柴胡汤,若邪不在少阳者,不宜误用。

复习思考题

(1)比较小柴胡汤、蒿芩清胆汤与柴胡达原饮的组成意义及其主治证的异同点。

(2) 比较逍遥散与痛泻要方的组成意义及其主治证的异同点。
(3) 试分析半夏泻心汤的组成意义及主治证的病机

4. 清 热 剂

凡以清热药为主组成,具有清热、泻火、凉血、解毒、滋阴透热等作用的方剂,统称清热剂。属于"八法"中的"清法"。

温、热、火三者,一般有温盛为热、热极似火的区别,实际是程度不同,其属性则一,故此三者统属里热证。《素问·至真要大论》"热者寒之""温者清之"的治疗原则,对由温、热、火所致的里热证皆可适用。其中由于里热证有在气分、血分、脏腑等不同,故而治疗里热证的清热剂,又相应分为清气分热、清营凉血、清热解毒、气血两清、清脏腑热、清虚热等六类。

清热剂的应用原则,一般在表证已解,里热正盛,或里热虽盛尚未结实的情况下使用。如邪热在表,当先解表;里热成实,则宜攻下;表未解,里已热,又宜表里双解,热在气而治血,则将引邪深入;热在血而治气,则血热难平。总之,应用清热剂,必须分清主次,区别对待,方能准确中病。

运用清热剂还应注意:一是辨别热证的虚实,分清在脏、在腑;二是辨别热证真假,以及屡用清热之剂而热不退的真阴不足之证;三是注意苦寒、滋阴药久服每易败胃或内伤中阳,必要时,必须配用醒胃、和胃之品,以使祛病而不伤阳、碍胃;四是清热剂在遣方选药方面,有些配伍属于"反佐"法,这种配伍的药量,它和用作君药或一般常规用量的比例,应有严格区别,因为用清热寒凉药为主治疗热证,加用热药,只是为了消除寒热格拒的现象,不是以热治热,故用量宜轻、宜少;若是用量主次不分,便有失"反佐"原意。

4·1 清 气 分 热

清气分热的方剂,具有清热除烦,生津止渴的作用,适用于热在气分,热盛津伤,或气阴两伤之证。主症见有壮热烦渴、大汗、恶热、脉洪大等;或热病后气分余热未清,气阴皆伤,症见身热多汗,心胸烦闷,口干舌红等。本类方剂的组合,前者常用辛甘大寒的石膏与苦寒滋润的知母等为主。配伍成具有清热生津,除烦止渴作用的方剂,代表方如白虎汤;后者除用石膏清热之外,并用清热除烦的竹叶,与益气、养阴的人参、麦冬等为主,配伍成具有清热生津,气、阴兼补作用的方剂,代表方如竹叶石膏汤。

白 虎 汤
《伤寒论》

【组成】 石膏一斤,碎(30g)　知母六两(9g)　甘草二两,炙(3g)　粳米六合(9g)

【用法】 上四味,以水一斗,煮米熟,汤成去滓,温服一升,日三服(现代用法:水煎至米熟汤成,去滓温服)。

【功用】 清热生津。

【主治】 阳明气分热盛。壮热面赤,烦渴引饮,汗出恶热,脉洪大有力,或滑数。

【方解】 本方主治阳明气分热盛之证。凡伤寒化热传阳明之经,温病邪传气分,皆能出现本证。邪从内传,里热正盛,故见壮热不恶寒;热灼津伤,乃见烦渴引饮,热蒸外越,故热汗自出;脉洪大有力或滑数,皆为热盛于经所致。本方用石膏为君,取其辛甘大寒,以制阳明(气分)内盛之热。以知母苦寒质润为臣,一以助石膏清肺胃之热;一以借苦寒润燥以滋阴。用甘草、粳米,既能益胃护津,又可防止大寒伤中之偏,共为佐使。四药共用,具有清热生津之功,使其热清烦除,津生渴止,由邪热内盛所致诸证皆可相应顿挫。本方在《伤寒论》是用治阳明热证的主方;在温病学范围是用治气分热证的代表方。两类疾病,均属里热证,对石膏用量皆主张偏重,方能生效。

后世以本方为主,随证加减而定有大同小异的方名,如白虎加苍术汤之类;近代在辨证辨病结合中,从异病同治方面以本方为主加减使用的也很多。综上可知,本方在运用过程中,历代皆有发展,适用范围也在逐步扩大,所以在运用本方时,必须知常知变,全面了解与掌握。

使用本方应该注意:一是表证未解的无汗发热,口不渴;二是脉见浮细或沉者;三是血虚发热,脉洪不胜重按;四是真寒假热的阴盛格阳证等均不可误投。

本方适应证一般以"四大"(即大热、大汗、大渴、脉洪大)曲型症状为依据,但在实际使用中遇有脉数有力,高热、大汗、烦渴者即可使用。

【附方】 (1)白虎加人参汤(《伤寒论》) 知母六两(9g) 石膏一斤,碎,绵裹(30g) 甘草二两,炙(3g) 粳米六合(9g) 人参三两(10g) 上五味,以水一斗,煮米熟,汤成去滓,温服一升,日三服。功用:清热,益气,生津。主治:白虎汤证。但汗多而脉大无力,具有津气皆伤之证;以及暑病见有津气两伤,症见汗出背微恶寒,身热而渴等症。

(2)白虎加桂枝汤(《金匮要略》) 知母六两(9g) 甘草二两,炙(3g) 石膏一斤(30g) 粳米二合(6g) 桂枝三两,去皮(5~9g) 为粗末,每用五钱,水一盏半,煎至八分,去滓温服,汗出愈。功用:清热、通络、和营卫。主治:温疟,其脉如平,身无寒但热,骨节疼烦,时呕。风湿热痹,症见壮热,气粗烦燥,关节肿痛,口渴苔白,脉弦数。

(3)白虎加苍术汤(《类证活人书》) 知母六两(9g) 甘草二两,炙(3g) 石膏一斤(30g) 苍术粳米各三两(各9g) 剉如麻豆大,每服五钱,水一盏半,煎至八九分,去滓,取六分清汁,温服(现代用法:水煎服。用量按原方比例酌情增减)。功用:清热祛湿。主治:湿温病。身热胸痞,汗多,舌红苔白腻等。近年来用治风湿热等病。

白虎加人参汤是清热与益气生津并用的方剂。壮火可以食气,热盛可以伤津,所以清热与益气生津并用;暑热每多伤气,大汗易伤阴津,故本方对暑温热盛津伤之证,亦可使用。白虎加桂枝汤,是清热、和营卫、平冲逆,兼以通络的方剂。用治白虎汤证兼有温疟症状,或风湿热痹之证。白虎加苍术汤是清热与燥湿并用之方,用治白虎汤证兼见湿温病的胸痞、苔白腻之证。

【文献摘录】

方论 柯琴:"阳明邪从热化,故不恶寒而恶热;热蒸外越,故热汗自出;热烁胃中,故渴欲饮水;邪盛而实,故脉滑,然犹在经,故兼浮也。盖阳明属胃,外主肌肉,虽有热而未成实,终非苦寒之味所能治也。石膏辛寒,辛能解肌热,寒能胜胃火,寒性沉降,辛能走外,两擅内外之能,故以为君。知母苦润,苦以泻火,润以滋燥,故以为臣。用甘草、粳米调和于中宫,且能土中泻火,作甘稼穑,寒剂得之缓其寒,苦药得之平其苦,使沉降之性,皆得留连于味也,得二味为佐,庶大寒之品无伤损脾胃之虑也。煮汤入胃,输脾归肺,水精四布,大烦大渴可除矣。"(《医宗金鉴·删补名医方论》)

竹叶石膏汤
《伤寒论》

【组成】 竹叶二把(15 g) 石膏一斤(30 g) 半夏半升,洗(9 g) 麦门冬一升,去心(15 g) 人参二两(5 g) 甘草二两(3 g) 粳米半升(15 g)

【用法】 上七味,以水一斗,煮取六升,去渣,内粳米,煮米熟,汤成去米,温服一升,日三服。

【功用】 清热生津,益气和胃。

【主治】 伤寒、温热、暑病之后,余热未清,气津两伤。身热多汗,心胸烦闷,气逆欲呕,口干喜饮,或虚烦不寐,脉虚数,舌红苔少。

【方解】 本方所治病证,一般是热病之后,余热留恋未清,故见心胸烦闷,低热有汗不解;气、津、阴液渐耗,故有口干,舌红苔少之证;胃失和降,乃致气逆欲呕。本方以竹叶、石膏清热除烦为君;人参益气,麦冬养阴生津为臣;半夏降逆止呕为佐,甘草、粳米和中养胃。共以收清热生津、益气和胃之功。使热祛烦除,气津两复,胃气和调,诸症相继消失。

本方即白虎汤去知母,加人参、麦冬益气滋阴,竹叶、半夏和胃除烦,正如《医宗金鉴》所说:"以大寒之剂,易为清补之方。"

本方在原书用治于"伤寒解后,虚羸少气"之证。在实际运用中,凡于热病过程,见有气阴两伤、身热有汗不退、胃失和降等皆可使用。

【文献摘录】

方论 汪昂:"此手太阴足阳明药也。竹叶、石膏之辛寒以散余热;人参、甘草、麦冬、粳米之甘平以益肺安胃,补虚生津;半夏之辛温以豁痰止呕,故去热而不损其真,导逆而能益其气也。"(《医方集解》)

4·2 清营凉血

清营凉血的方剂,具有清营透热、凉血散瘀、清热解毒的作用,适用于邪热传营,热入血分诸证。入营之证见有身热夜甚,神烦少寐,时有谵语,或外布隐隐斑疹等;入血之证见有出血、发斑、如狂、谵语、舌绛起刺等。本类方剂的组合,入营、入血均用犀角、生地以清营凉血为主,其中由于入营邪热多由气分传来,故配用银花、连翘、竹叶促其透热转气。入血邪热每多迫血妄行而致出血、发斑;而且络伤血溢每易留瘀;热与血结亦可成瘀,故配用丹皮、芍药等,既能散瘀,又能凉血,以止血而不留瘀。清营的代表方为清营汤;凉血的代表方如犀角地黄汤。

清营汤
《温病条辨》

【组成】 犀角三钱(2 g) 生地黄五钱(15 g) 元参三钱(9 g) 竹叶心一钱(3 g) 麦冬三钱(9 g) 丹参二钱(6 g) 黄连一钱五分(5 g) 银花三钱(9 g) 连翘二钱,连心(6 g)

【用法】 上药水八杯,煮取三杯,日三服。

【功用】 清营透热,养阴活血。

【主治】 邪热传营。身热夜甚,神烦少寐,时有谵语,目常喜开或喜闭,口渴或不渴,或斑疹隐隐,脉数,舌绛而干。

【方解】 本方为治邪热内传营阴之证。身热交阴则剧,神烦少寐,时有谵语,是为热扰心营,神明欲乱之征。目喜开、闭不一,皆为火热欲从外泄,阴阳不相既济所致。口渴或不渴,舌绛而干与斑疹隐隐等,前者是为营热阴伤,后者是为入营而未及血。故方用犀角咸寒、生地甘寒以清营凉血为君,是属于《素问·至真要大论》的"热淫于内,治以咸寒,佐以苦甘"的配伍方法。元参、麦冬配生地以养阴清热为臣。佐以银花、连翘、黄连、竹叶清热解毒以透邪热,使入营之邪促其透出气分而解。叶天士有谓:"入营犹可透热转气",即本方配伍大意。本证热与瘀结而为瘀热,故配丹参活血以消瘀热。清营、养阴、活血相配,共收清营透热,活血消瘀之功。

【附方】 清宫汤(《温病条辨》) 元参心三钱(9g) 莲子心五分(2g) 竹叶卷心二钱(6g) 连翘心二钱(6g) 犀角尖二钱,磨冲(2~5g) 连心麦冬三钱(9g) 水煎服。功用:清心解毒,养阴生津。主治:温病误汗,液伤邪陷,心胞受邪。症见发热,神昏谵语等。

犀角地黄汤
《备急千金要方》

【组成】 犀角一两(1.5~3g) 生地黄八两(30g) 芍药三两(12g) 牡丹皮二两(9g)

【用法】 上药四味㕮咀,以水九升,煮取三升,分三服(现代用法:水煎,犀角磨汁和服)。

【功用】 清热解毒,凉血散瘀。

【主治】 (1)热伤血络。吐血,衄血,便血,溲血等。(2)蓄血留瘀。善忘如狂,漱水不欲咽,胸中烦痛,自觉腹满,大便色黑易解等。(3)热扰心营。昏狂谵语,斑色紫黑,舌绛起刺。

【方解】 本方主治诸症,有因热伤血络,迫血妄行者,阳络伤则血从上溢而为吐血、衄血;阴络伤则血从下溢而为便血、溲血;外溢肌肤,则见发斑成片,热甚则斑色紫黑。有因离经之血留而为瘀者,乃见漱水不欲咽,胸中烦痛,大便色黑而易解。故本方以犀角清心、凉血、解毒为主;配生地一以凉血止血,一以养阴清热。芍药、丹皮既能凉血,又能散瘀。本方配伍特点是凉血与活血散瘀并用,正如叶天士所说:"入血就恐耗血动血,直须凉血散血。"方用散血的意义,一是离经之血残留;更有热与血结成瘀,故有此配伍方法。

本方后注:"喜忘如狂者,加大黄、黄芩。"热与血结留蓄下焦,故加用苦寒清泄里热,所谓"甚者先平",使其瘀热速消。

清营汤与本方相比,前者是在清热凉血中伍以清气之品,以使入营之热转从气分透解,适用于邪初入营尚未动血之证;本方着重清热解毒,凉血散瘀,是用治热动血分之证。主证不同,邪留浅深有别,这是两者的不同之点。

【文献摘录】

方论 吴谦等:"吐血之因有三:曰劳伤,曰努伤,曰热伤。劳伤以理损为主;努损以去瘀为主;热伤以清热为主。热伤阳络则吐衄,热伤阴络则下血,是汤治热伤也。故用犀角清心去火之本,生地凉血以生新血,白芍敛血止血妄行,丹皮破血以逐其瘀。此方虽曰清火,而实滋阴;虽曰止血,而实去瘀,瘀去新生,阴滋火熄,可为探本穷源之法也。"(《医宗金鉴·删补名医方论》)

4·3 清热解毒

清热解毒的方剂,具有清热、泻火、解毒的作用,适用于三焦火毒热盛;以及上中二焦邪郁生热,胸膈热聚;或风热疫毒发于头面等证。三焦火毒热盛,主症见有烦热、错语、吐衄、发斑及外科的痈疽疔毒等;胸膈热聚,主症见有身热面赤,胸膈烦热,口舌生疮,便秘溲赤等;疫毒发于头面,症见头面红肿焮痛,咽喉不利等。本类方剂组成,常以黄芩、黄连、栀子、连翘、黄柏等泻火清热以解热毒为主。如热聚胸膈,便秘溲赤,可配伍硝、黄通利以导热下行;亦可单配大黄,泄热以助解毒;由风热疫毒发于头面红肿者,可在清热解毒药中配用辛凉疏散之品,如牛蒡子、薄荷、僵蚕等,从肌表疏利以分消热毒。代表方有以泻火解毒为主的,如黄连解毒汤;有以通利导热下行的,如凉膈散;有以辛凉疏散配合清热解毒的,如普济消毒饮。

此外,清热解毒的一类方剂,还包括"痈疡剂"中具有清热解毒作用的若干成方,由于侧重治疗热毒痈疡,故划入该章。但从方剂功用分类,仍应隶属清热解毒范围。

黄连解毒汤
《外台秘要》引崔氏方

【组成】 黄连三两(3~9 g) 黄芩 黄柏各二两(各6 g) 栀子十四枚,擘(9 g)

【用法】 上四味切,以水六升,煮取二升,分二服。

【功用】 泻火解毒。

【主治】 一切实热火毒,三焦热盛之证。大热烦躁,口燥咽干,错语,不眠;或热病吐血、衄血;或热甚发斑,身热下痢,湿热黄疸;外科痈疽疔毒,小便黄赤,舌红苔黄,脉数有力。

【方解】 本方是用治火热毒盛,充斥三焦的常用方。烦热、错语,是由火毒内盛,表里皆热,神明被其干扰所致。吐衄、发斑,前者是因血为热迫,随火上逆;后者是因热伤络脉,外溢肌肤。瘀热蒸熏外越,则为黄疸。痈肿疔毒,多为热壅肌肉所致。综上辨析,本方治证虽多,其病因则一,多由内火热毒炽盛,充斥三焦。故方用黄连泻心火为君,兼泻中焦之火;黄芩清肺热,泻上焦之火为臣;黄柏泻下焦之火,栀子通泻三焦之火,导热下行,合为佐使。共以收泻火清热解毒之功。凡因于火毒上逆,外越而生诸证,通过泻火泄热之剂,其火毒下降,则诸症自平。

本方在临床运用,若便秘者可加大黄以泻下实热。吐血、衄血、发斑可加生地、元参、丹皮,以凉血化斑、清热止血。瘀热发黄,加茵陈、大黄,以加强清热解毒、祛湿退黄之功。

本方适应证对"错语"的鉴别,《外台秘要》说:"胃中有燥粪,令人错语;正热盛亦令人错语。若便秘而错语者,宜服承气汤;通利而错语者,宜服下四味黄连除热汤(即黄连解毒汤)。"可见本方是为热盛而用泻火解热毒,非用通下以泻实热者可比。

本方为大苦大寒之剂,以清亢甚之火为主,但久服易伤脾胃,非壮实体质皆非所宜。

本方出自崔氏方,录自《外台秘要》,但在《肘后备急方》治伤寒时气温病门载此方,未出方名①;《景岳全书》易名解毒汤②;《宣明论方》将本方药品为末,水泛为丸,称之为大金花

---

① 《肘后备急方》P.32,1957年,人民卫生出版社
② 《景岳全书》P.1171,1958年,上海卫生出版社

丸①；《温热经纬》名栀子金花汤②。后世对本方在药味组成，主治范围是逐步发展的。现代常用本方治疗热毒炽盛型的感染性炎症。

【附方】 泻心汤（《金匮要略》） 大黄二两(6g) 黄连一两(3g) 黄芩一两(9g) 上三味，以水三升，煮取一升顿服之。功用：泻火解毒，燥湿泄痞。主治：邪火内炽，迫血妄行，症见吐血、衄血等；或湿热内蕴而成黄疸，见有胸痞烦热；或积热上冲而致目赤且肿，口舌生疮；或外科疮疡，见有心胸烦热，大便干结等。

本方与黄连解毒汤同为泻火解毒之方。其不同点在于本方有大黄加强泻火泄热之功，所谓"以泻代清"；黄连解毒汤是泻火以解热毒，侧重于导泻三焦火热下行，而无泻下作用。

【文献摘录】

方论 张秉成：黄连解毒汤"治一切火邪，表里俱盛，狂躁烦心，口燥咽干，大热干呕，错语不眠，吐血、衄血，热盛发斑等证。汪讱庵曰：毒者，即火邪之盛也。邪入于阳则狂，心为热所扰则烦，躁则烦之盛也；口燥咽干，火盛津枯；干呕者，热毒上冲也；错语者，热毒昏其神也；不眠者，热盛而阴不静也。至于吐衄、发斑等证，热攻入胃，逼血妄行也。此皆六淫火邪，充斥上下表里，有实无虚之证，故治法非缓剂可以了事者。黄芩清上焦之火，黄连清中焦之火，黄柏清下焦之火，栀子泻三焦之火，从心肺之分，屈曲下行，小肠膀胱而出。盖四味皆大苦大寒之药，清其亢甚之火，而救其欲绝之水也，然非实热，不可轻投耳"。（《成方便读》）

凉 膈 散
《太平惠民和剂局方》

【组成】 川大黄 朴硝 甘草燻，各二十两（各600g） 栀子仁 薄荷去梗 黄芩各十两（各300g） 连翘二斤半(1.25kg)

【用法】 上药为粗末，每服二钱，水一盏，入竹叶七片，蜜少许，煎至七分，去滓，食后温服；小儿可服半钱，更随岁数加减服之。得利下，住服（现代用法：上药共为粗末，每服6～12g，加竹叶3g，蜜少许，水煎服，亦可作汤剂煎服）。

【功用】 泻火通便，清上泄下。

【主治】 上中二焦邪郁生热，胸膈热聚，症见身热口渴，面赤唇焦，胸膈烦热，口舌生疮，或咽痛吐衄，便秘溲赤，或大便不畅，舌红苔黄，脉滑数。

【方解】 本方是用治上中焦邪郁生热之证。热聚胸膈，津液耗伤，故症见身热、口渴，胸膈烦热。燥热不从下泄，化火上冲，因有面赤唇焦，口舌生疮，咽痛，吐衄等症。方中重用连翘，以清热解毒为主；配黄芩以清心胸郁热；栀子通泻三焦之火，引火下行；薄荷、竹叶外疏内清；用芒硝、大黄荡涤胸膈邪热，导泻下行；配以白蜜、甘草，既能缓和硝、黄峻泻之功，又可助硝、黄以推导之力。综上配伍大意，清上与泻下并行，但泻下是为清泄胸膈郁热而设，所谓"以泻代清"，其意在此。

【文献摘录】

方论 张秉成："若火之散漫者，或在里，或在表，皆可清之散之而愈。如挟有形之物，结而不散者，非去其结，则病终不瘥。故以大黄、芒硝之荡涤下行者，去其结而逐其热，然恐结邪虽去，尚有浮游之火，散漫上中，故以黄芩、薄荷、竹叶清彻上中之火；连翘解散经络中之余火；栀子自上而下，引火邪屈曲下行，如是则

---

① 《宣明论方》卷4，P.2，1909年，上海千顷堂石印
② 《温热经纬》P.130，1956年，人民卫生出版社

有形无形上下表里诸邪,悉从解散。用生甘草、生蜜者,病在膈,甘以缓之也。"(《成方便读》)

普济消毒饮
《东垣试效方》

【组成】 黄芩酒炒 黄连酒炒,各五钱(各15g) 陈皮去白 甘草生用 玄参 柴胡 桔梗各二钱(各6g) 连翘 板蓝根 马勃 牛蒡子 薄荷各一钱(各3g) 僵蚕 升麻各七分(各2g)

【用法】 上方为末,汤调,时时服之,或蜜拌为丸,嚼化。亦有加大黄治便秘者,或酒浸,或煨用(现代用法:按原方比例酌减,水煎服)。

【功能】 疏风散邪,清热解毒。

【主治】 大头瘟。风热疫毒之邪,壅于上焦,发于头面,恶寒发热,头面红肿焮痛,目不能开,咽喉不利,舌燥口渴,舌红苔黄,脉数有力。

【方解】 本方原书主治"大头天行",为感受风热疫毒之邪发于头面,故头,目焮热肿痛,开合不利。风热上壅,发于肌表则为寒热,发于肺胃则为咽喉不利、舌燥、口干。故方以酒炒芩、连清降发于头面热毒为君;牛蒡子、连翘、薄荷、僵蚕辛凉疏散头面风热为臣;玄参、马勃、板蓝根有加强清热解毒之功,配甘草、桔梗、玄参以清利咽喉,玄参并有防止伤阴的作用,陈皮理气疏壅,以散邪热郁结。方中配升麻、柴胡,是用其疏散风热之功,即"火郁发之"之意。芩、连得升麻、柴胡可引药上行,以清头面热毒;升、柴配芩、连可防其升发太过,两者相反相成,共收疏散风热、清热解毒之功。

本方出自《东垣试效方》录自《普济方》,原名普济消毒饮子,简称普济消毒饮,主治相同,药物略有变动,即在本方去薄荷加人参①②。现代常用治流行性腮腺炎、颜面丹毒等。

【文献摘录】

方论 汪昂:"此手太阴、少阴、足少阳、阳明药也。芩、连苦寒,泻心肺之热为君;玄参苦寒,桔红苦辛,甘草甘寒,泻火补气为臣;连翘、薄荷、鼠粘辛苦而平,蓝根甘寒,马勃、僵蚕苦平,散肿消毒定喘为佐;升麻、柴胡苦平,行少阳、阳明二经之阳气不得伸。桔梗辛温为舟楫,不令下行,为载也。"(《医方集解》)

4·4 气 血 两 清

气血两清的方剂,具有清气凉血、泻火解毒作用,适用于疫毒或热毒充斥内外,气分、血分均受干扰之证。症见以大热烦渴为主的气分热盛;以吐衄,发斑为主的血热妄行;以神昏谵语为主的热毒内陷等,共成"气血两燔"之证。故药用石膏、知母为主以清气;犀角、生地为主以凉血解毒;"三黄"泻火解毒为主以清热解毒。代表方如清瘟败毒饮。

清瘟败毒饮
《疫疹一得》

【组成】 生石膏大剂六两至八两(180~240 g);中剂二两至四两(60~120 g);小剂八钱至一两二钱(24~36 g) 小生地大剂六钱至一两(18~30 g);中剂三钱至五钱(9~15 g);小剂二钱至四钱(6~12 g) 乌犀角大剂六钱至八钱

---

① 《普济方》卷151,P.1598,1959年,人民卫生出版社
② 《外科理例》P.65,1957年,上海商务印书馆

(18~24 g)；中剂三钱至五钱(9~15 g)；小剂二钱至四钱(6~12 g) 真川连大剂四钱至六钱(12~18 g)；中剂二钱至四钱(6~12 g)；小剂一钱至一钱半(3~4.5 g) 栀子 桔梗 黄芩 知母 赤芍 玄参 连翘 甘草 丹皮 鲜竹叶(以上十味,原书无用量)

【用法】 先煎石膏数十沸,后下诸药。犀角磨汁和服。

【功用】 清热解毒,凉血泻火。

【主治】 瘟疫热毒,充斥内外,气血两燔。大热渴饮,头痛如劈,干呕狂躁,谵语神糊,视物昏瞀,或发斑疹,或吐血、衄血,四肢或抽搐,或厥逆,脉沉数,或沉细而数,或浮大而数,舌绛唇焦。

【方解】 本方主治热毒充斥,气血两燔之证。由于热毒化火,火盛伤津,故见大热烦渴,舌绛唇焦,热毒上攻清窍,内扰神明,乃致头痛如劈,谵语神糊,热迫血燔,故有发斑、吐衄；热厥俱深,发为肢厥。所以本方重在大清阳明气分疫热,重用石膏配知母、甘草,是取法白虎汤,意在清热保津；黄连、黄芩、栀子共用,是仿黄连解毒汤方义,意在通泻三焦火热。犀角、生地、赤芍、丹皮相配,即犀角地黄汤的成方,是为清热解毒,凉血散瘀而设,配清气法以治气血两燔之证。再配连翘、元参"解散浮游之火"；桔梗、竹叶取其"载药上行"。余师愚说："此大寒解毒之剂,故重用石膏,先平甚者,而诸经之火,自无不安矣。"可知本方虽合三方而成,但以白虎汤大清阳明经热为主,配以泻火、凉血,相辅而成,共奏清瘟败毒之功。

现代对乙型脑炎、流行性脑脊髓膜炎、出血热等出现热毒炽盛证候时,常用本方加减治疗。

【附方】 （1）神犀丹(《温热经纬》引叶天士方) 乌犀角尖(磨汁) 石菖蒲 黄芩各六两(180 g) 真怀生地绞汁 银花各一斤(各500 g) 金汁 连翘各十两(300 g) 板蓝根九两(270 g) 香豉八两(240 g) 元参七两(210 g) 花粉 紫草各四两(120 g) 各生晒研细,以犀角、地黄汁、金汁和捣为丸,每重一钱(3 g),凉开水化服。日二次。小儿减半。功用：清热开窍,凉血解毒。主治：温热暑疫,邪入营血,热深毒重,耗液伤阴。症见高热昏谵,斑疹色紫,口咽糜烂,目赤烦躁,舌紫绛等。

（2）化斑汤(《温病条辨》) 石膏一两(30 g) 知母四钱(12 g) 生甘草三钱(10 g) 玄参三钱(10 g) 犀角二钱,磨冲(2~6 g) 白粳米一合(9 g) 水八杯,煮取三杯,日三服。滓再煮一盅,夜一服。功用：清气凉血。主治：气血均热。症见发热,或身热夜甚,外透斑疹,色赤,口渴,或不渴,脉数等。

清瘟败毒饮、神犀丹、化斑汤同具清热凉血之功,不同点在于：清瘟败毒饮用治热毒充斥、气血两燔之证,故用大剂辛寒以清阳明经热；并用泻火、凉血以使气血两清。神犀丹用治邪入营血、热深毒重之证,故以清热解毒为主,并用凉血开窍,以使毒解神清。化斑汤是用治气血均热、发热、发斑之证,本方是以清气凉血为主,较之清瘟败毒饮在清气凉血解毒方面力有不足。

【文献摘录】

方论 余师愚："疫症初起,发热恶寒,头痛如劈,烦躁谵妄,身热肢冷,舌刺唇焦,上呕下泄,六脉沉细而数,即用大剂；沉数而用中剂；虚大而数者即用小剂……此十二经泻火之药也。斑疹出于胃,亦诸经之火有以助之。重用石膏,直入胃经,使其敷布于十二经,退其淫热。佐以黄连、犀角、黄芩泄心肺之火于上焦。丹皮、栀子、赤芍泄肝之火。连翘、元参散浮游之火。生地、知母抑阳扶阴,泄其亢甚之火,而救欲绝之水。桔梗、竹叶载药上行,使以甘草和胃也。"(《疫疹一得》)

4·5 清脏腑热

清脏腑热的方剂,具有清解脏腑、经络邪热的作用,适用于不同脏腑邪热偏盛,而产生不同的火热证候。因此本类方剂是各按所属脏腑火热证候不同,分别使用不同的清热方药。如心经热盛用黄连、栀子、莲心、木通等以泻火清心;肝胆实火,用龙胆草、夏枯草、青黛等泻火清肝,肺中有热,用黄芩、桑白皮、石膏、知母等清肺泄热;热在脾胃,一用防风与石膏、栀子升降并用,以升散脾胃积热,一用黄连与升麻、生地等以清胃凉血;如属胃热阴虚,用石膏与熟地、麦冬以清胃滋阴;热在肠府,用白头翁、黄连、黄柏等清肠以解热毒;如有气滞血瘀,配归、芍、木香、槟榔以行气和血。其代表方,清心经热如导赤散;泻肝胆实火如龙胆泻肝汤;清肺热如泻白散;脾胃有热用泻黄散、清胃散;胃热阴虚用玉女煎;肠府湿热用白头翁汤、芍药汤。

此外,还有些清泻脏腑内热作用的方剂,如清心热的清心莲子饮;泻肝火的当归龙荟丸、泻青丸;泻肺行水的葶苈大枣泻肺汤;清肠中热利的黄芩汤等都是属于这一类,应从举一反三,联系理解。

导 赤 散
《小儿药证直诀》

【组成】 生地黄 木通 生甘草梢 各等分

【用法】 上药为末,每服三钱(10 g),水一盏,入竹叶同煎至五分,食后温服(现代用法:作汤剂,水煎服,用量按原方比例酌情增减)。

【功用】 清心养阴,利水通淋。

【主治】 心经热盛。心胸烦热,口渴面赤,意欲饮冷,以及口舌生疮。或心热移于小肠,症见小溲赤涩刺痛。

【方解】 本方是用治心经与小肠有热之证。心胸烦热,口渴面赤,口舌生疮等皆为心火循经上炎之象。心与小肠相表里,心热下移小肠,泌别失职,乃见小溲赤涩且痛等。故方用生地凉血滋阴以制心火,木通上清心经之热,下则清利小肠,利水通淋。生甘草清热解毒,调和诸药,用"梢",古有"直达"茎中止淋痛之说。竹叶清心除烦。全方配伍大意,为清心与养阴两顾,利水并导热下行,共收清心养阴、利水通淋之效。

本方主治诸证,在《小儿药证直诀》原治"小儿心热",末言及"心移热于小肠",至《奇效良方》扩大了运用范围用治小便赤涩淋痛等。《删补名医方论》说:"赤色属心,导赤者,导心经之热从小肠而出……"故名"导赤散"。可见本方理论与运用,皆是逐步发展而成。

原方组成之后云:"一方不用甘草,用黄芩",是为加强清心降火而设。

【附方】 清心莲子饮(《太平惠民和剂局方》) 黄芩 麦门冬去心 地骨皮 车前子 甘草炙,各半两(各15 g) 石莲肉去心 白茯苓 黄芪蜜炙 人参各七钱半(各22 g) 锉末,每服三钱(10 g),水一盏半,煎取八分,去滓,水中沉冷,空心食前服(现代用法:亦可作煎剂服,用量按原方比例酌减)。功用:益气阴,清心火,止淋浊。主治:心火偏旺,气阴两虚,湿热下注。症见遗精淋浊,血崩带下,遇劳则发;或肾阴不足,口舌干燥,烦躁发热。

【文献摘录】

方论　吴谦等："以心与小肠为表里也。然所见口糜生疮,小便赤黄,茎中作痛,热淋下利等证,皆心移热于小肠之证,故不用黄连直泻其心,而用生地滋肾凉心,木通通利小肠,佐以甘草梢,取易泻最下之热,茎中之痛可除,心经之热可导也。此则水虚火不实者宜之,以利水而不伤阴,泻火而不伐胃也。若心经实热,须加黄连、竹叶,甚者更加大黄,亦釜底抽薪之法也。"(《医宗金鉴·删补名医方论》)

龙胆泻肝汤
见于《医方集解》

【组成】　龙胆草酒炒(6 g)　黄芩炒(9 g)　栀子酒炒(9 g)　泽泻(12 g)　木通(9 g)　车前子(9 g)　当归酒洗(3 g)　生地黄酒炒(9 g)　柴胡(6 g)　生甘草(6 g)

【用法】　作水剂煎服,根据病情轻重决定用药剂量。也有制成丸剂,每服6~9 g,日二次,温开水送下。

【功用】　泻肝胆实火,清下焦湿热。

【主治】　肝胆实火上扰。症见头痛目赤,胁痛口苦,耳聋、耳肿;或湿热下注,症见阴肿、阴痒,筋痿阴汗,小便淋浊,妇女湿热带下等。

【方解】　本方治证,是由肝胆实火,肝经湿热循经上扰下注所致。上扰则头巅、耳目作痛,或听力失聪;旁及两胁则为痛且呕苦;下注则循足厥阴经脉所络阴器而为肿痛、阴痒。湿热下注膀胱则为淋痛等症。故方用龙胆草大苦大寒,上泻肝胆实火,下清下焦湿热,为本方泻火除湿两擅其功的君药。黄芩、栀子具有苦寒泻火之功,在本方配伍龙胆草,为臣药。泽泻、木通、车前子清热利湿,使湿热从水道排除。肝主藏血,肝经有热,本易耗伤阴血,加用苦寒燥湿,再耗其阴,故用生地、当归滋阴养血,以使标本兼顾。方用柴胡,是为引诸药入肝胆而设,甘草有调和诸药之效。综观全方,是泻中有补,利中有滋,以使火降热清,湿浊分清,循经所发诸证乃可相应而愈。

本方药物多为苦寒之性,内服每易有伤脾胃,故对脾胃虚寒,或多服、久服皆非所宜。

本方之源,暂时尚难确定。有认为本方是"李东垣方",查《兰室秘藏》所载本方,是名同药异①;有人认为本方出自《局方》,但查《太平惠民和剂局方》未见该方记载;有认为本方出自《医宗金鉴》,但查《医宗多鉴》所载,方凡二见,一见于《外科心法要诀》,其方引自《外科正宗》;一见于《删补名医方论》②,其方引自《医方集解》。而在《医方集解》之后的诸家,多宗《医方集解》,故方源暂用"见于《医方集解》"。

本方在《校注妇人良方》中少柴胡一味。

【附方】　(1)泻青丸(《小儿药证直诀》)　当归去芦头,切,焙　龙脑(即龙胆草)焙　川芎　栀子仁　川大黄湿纸裹煨　羌活　防风去芦头,切,焙,各等分　上药为末,炼蜜和丸,鸡头大,每服半丸至一丸,竹叶煎汤,同砂糖,温开水化下(现代用法:上药研成药粉,用冷开水制小丸,每服6 g,日服两次,温开水送服,或竹叶汤送下,小儿酌减;亦可改为汤剂,用量按一般用量酌情增减)。功用:清肝泻火。主治:肝经郁火。目赤肿痛,烦躁易怒,不能安卧,尿赤便秘,脉洪实,以及小儿急惊,热盛抽搐等。

本方与龙胆泻肝汤虽同治肝经实火之证,但是龙胆泻肝汤泻火之力较强,而且能清利湿

---

① 《兰室秘藏》P.70,1957年,北京人民出版社
② 《删补名医方论》P.66,1957年,人民卫生出版社

热,适宜于肝火挟湿热者;本方则泻火之功较弱,但兼能疏散肝经郁火,适宜于肝火内郁之证。

(2) 当归龙荟丸(《丹溪心法》) 当归一两(30 g) 龙胆草五钱(15 g) 栀子 黄连 黄柏 黄芩各一两(各30 g) 芦荟 大黄各五钱(各15 g) 木香一钱五分(5 g) 麝香五分(1.5 g) (一方加青黛五钱) 上为末,炼蜜为丸,如小豆大,小儿如麻子大,生姜汤下,每服 20 丸(现代用法:为末,用水泛为丸,每次口服 6 g,一日二次,温开水送下)。功用:清泻肝胆实火。主治:肝胆实火。头晕目眩,神志不宁,谵语发狂,或大便秘结,小便赤涩。

龙胆泻肝汤、泻青丸、当归龙荟丸同用苦寒以泻肝经实火,其不同点在于,龙胆泻肝汤泻肝火并能清利湿热,且有补养肝血(即补肝)的功效,用治于肝火上炎、湿热下注之证;泻青丸泻肝火并能疏散肝胆郁火,用治于肝火内郁之证;当归龙荟丸是备用大苦大寒之剂,着重于直泻实火从二便分消,用治于肝经实火之证。

【文献摘录】

方论 吴谦等:"胁痛口苦,耳聋耳肿,乃胆经之为病也。筋痿阴湿,热痒阴肿,白浊溲血,乃肝经之为病也。故用龙胆草泻肝胆之火,以柴胡为肝使,以甘草缓肝急,佐以芩、栀、通、泽、车前辈大利前阴,使诸湿热有所以出也。然皆泻肝之品,若使病尽去,恐肝亦伤矣,故又加当归、生地补血以养肝,盖肝为藏血之脏,补血即所以补肝也。而妙在泻肝之剂反作补肝之药,寓有战胜抚绥之义矣。"(《医宗金鉴·删补名医方论》)

左 金 丸
《丹溪心法》

【组成】 黄连六两(180 g) 吴茱萸一两或半两(15~30 g)

【用法】 上药为末,水丸或蒸饼为丸,白汤下五十丸(现代用法:为末,水泛为丸,每服 2~3 g,开水吞服。亦作汤剂,用量按原方比例酌定)。

【功用】 清肝泻火,降逆止呕。

【主治】 肝火犯胃,症见胁肋胀痛,嘈杂吞酸,呕吐口苦,脘痞嗳气,舌红苔黄,脉弦数。

【方解】 本方证是肝郁化火所致。肝经自病则为两胁疼痛,犯胃则嘈杂吞酸,呕吐,口苦,脘痞嗳气等。《素问·至真要大论》说:"诸逆冲上,皆属于火。""诸呕吐酸,暴注下迫,皆属于热。"可见,本方证呕逆、吐酸等皆为火热上冲所致。肝火犯胃的呕吐吞酸,肝有火,胃也热,单用黄连苦寒治热,难以兼顾肝胃,故重用黄连,配少量吴萸(6∶1),意义在于以黄连苦寒泻火为主,少佐吴萸辛热,从热药反佐以制黄连之寒;且吴萸辛热,能入肝降逆,以使肝胃和调。前人对本方配伍意义,从五行的"母子"关系中用"实则泻其子"来解释,即肝木火旺,用泻心火(黄连)方法以平肝木,此说于理亦通。

本方在原书一名回令丸,《医方集解》又名萸连丸①。

【附方】 (1) 戊己丸(《太平惠民和剂局方》) 黄连 吴茱萸 白芍 上药三味,各五两(各 150 g)为末,面糊为丸。功用:疏肝和脾。主治:肝脾不和。胃痛吞酸,腹痛泄泻,运化不力,以及热泻、热痢等。

(2) 香连丸(原名大香连丸)(《和剂局方》) 黄连二十两(60 g),用吴茱萸十两(300 g)同炒令赤,去吴茱萸不用 木香四两八钱二分(130 g) 醋糊为丸,梧桐子大,每服二十丸,饭饮吞下。功用:清热,

---

① 《医方集解》P.223,1959 年,上海科学技术出版社

化湿,行气止痢。主治:湿热痢疾,胸膈痞闷。赤白痢下,腹痛里急。

【文献摘录】

方论 胡天锡:"左金丸独用黄连为君,从实则泻其子之法,以直折其上炎之势;吴茱萸从类相求,引热下行,并以辛燥开其肝郁,惩其扦格,故以为佐。然必本气实而土不虚者,庶可相宜。"(《医宗金鉴·删补名医方论》)

泻 白 散
《小儿药证直诀》

【组成】 地骨皮 桑白皮炒,各一两(各30 g) 甘草炙,一钱(3 g)(周学海复刻本曰:"聚珍本甘草作半两")

【用法】 上药挫散,入粳米一撮,水二小盏,煎七分,食前服。

【功用】 泻肺清热,止咳平喘。

【主治】 肺热咳嗽。甚则气急欲喘,皮肤蒸热,日晡尤甚,舌红苔黄,脉细数。

【方解】 本方主治肺有伏火郁热之证。肺主气,宜清肃下降,肺有郁热,则气逆不降而为咳喘;肺合皮毛,外主肌表,肺热则皮肤蒸热,此热不属外感,乃伏热渐伤阴分所致,故热以午后为甚。方用桑白皮泻肺以清郁热为主,辅以地骨皮泻肺中伏火,兼退虚热。炙甘草、粳米养胃和中以扶肺气,共为佐使。四药合用,共奏泻肺清热、止咳平喘之功。本方之特点,既不是清透肺中实热以治其标,也不是滋阴润肺以治其本,而是清泻肺中伏火以消郁热,对小儿"稚阴"素质具有标本兼顾之功。

本方在原书又名"泻肺散"。

【附方】 葶苈大枣泻肺汤(《金匮要略》) 葶苈子熬令色黄,捣丸如弹子大 大枣十二枚 上药先以水三升煮枣,取二升,去枣,内葶苈,煮取一升,顿服。功用:泻肺行水,下气平喘。主治:痰涎壅盛,咳喘胸满。

本方与泻白散均有泻肺作用,但泻白散是泻肺中伏热,本方是泻肺中痰水。

【文献摘录】

方论 王子接:"肺气本辛,以辛泻之,遂其欲也。遂其欲,当谓之补,而仍云泻者,有平肺之功焉。桑皮、甘草,其气俱薄,不燥不刚,虽泻而无伤于娇脏……《经》言:肺苦气上逆,急食苦以泻之。然肺虚气逆,又非大苦大寒,芩、柏辈所宜,故复以地骨皮之苦,泄阴火,退虚热,而平肺气。……使以粳米、甘草、缓桑、骨二皮于上,以清肺定喘。"(《绛雪园古方选注》)

清 胃 散
《兰室秘藏》

【组成】 生地黄(12 g) 当归身(6 g)各三分 牡丹皮半钱(9 g) 黄连六分,夏月倍之,大抵黄连临时增减无定(3~5 g) 升麻一钱(6 g)

【用法】 上药为末,都作一服,水一盏半,煎至七分,去滓,放冷服之(现代用法:作汤剂,水煎服,用量按原方比例酌情增减)。

【功用】 清胃凉血。

【主治】 胃有积热。牙痛牵引头脑,面颊发热,其齿恶热喜冷;或牙龈溃烂;或牙宣出血;或唇舌颊腮肿痛;或口气热臭,口舌干燥,舌红苔黄,脉滑大而数。

【方解】 本方治证,是由胃热循足阳明经脉上攻所致。牙痛牵龈面颊发热,唇舌、颊腮肿痛,牙龈腐烂等,皆是火热攻窜为害;胃为多气多血之府,胃热每致血分亦热,故易患牙宣出血;口中热臭干燥,均是胃热上冲。方中用黄连苦寒泻火为君,以清胃中积热,以生地凉血滋阴,丹皮凉血清热,共为臣,并佐当归养血和血;升麻散火解毒,与黄连相伍,使上炎之火得散,内郁之热得降,并为阳明引经药。五味配合,共具清胃与凉血之功,以使上攻火热从泻火而降,血热从甘凉滋润清除,于是循经外发诸症,各可因毒热内彻而解。如大便秘结,可酌加大黄以导热下行。

《医方集解》载本方有石膏,则清胃之功更加有力。

本方配伍,何药为君?前人认识不一,有说以生地"益阴凉血"为君(《删补名医方论》罗东逸);有说是借升麻"清火升散",在本方用量大为君(《血证论》唐容川);有说是以"黄连泻心火"为君(《医方集解》)。综上论述,以《医方集解》"黄连泻心火"为君较为确当,因为清胃散的功用,是以清胃为主,用"黄连泻心火"以清胃热,名实相符。

泻 黄 散
《小儿药证直诀》

【组成】 藿香叶七钱(21 g) 栀子仁一钱(6 g) 石膏五钱(15 g) 甘草三两(90 g) 防风四两,去芦,切,焙(120 g)

【用法】 上药锉,同蜜酒微炒香,为细末,每服一至二钱,水一盏,煎至五分,温服清汁无时(现代用法:水煎服,用量参考原方比例酌情增减)。

【功用】 泻脾胃伏火。

【主治】 脾胃伏火。口疮口臭,烦渴易饥,口燥唇干,舌红脉数,以及因脾热弄舌等。

【方解】 本方证是由脾胃伏火熏蒸于上所致。脾开窍于口,故见口疮口臭、口燥唇干等症。脾胃内有伏热,故有烦渴易饥,不时弄舌等表现。方中石膏辛寒以治其热,栀子苦寒以泻其火,共成清上彻下之功。脾胃伏火与胃中实火不同,仅用清降,难彻此中伏火积热,故方中重用防风,取其升散脾中伏火,也属"火郁发之"的治则;更与石膏、栀子同用,是清降与升散并进,使能清降不伤脾胃之阳,升散能解伏积之火。藿香芳香醒脾,一以振复脾胃气机,一以助防风升散脾胃伏火;以甘草泻火和中,用蜜、酒调服,皆有缓调中上,泻脾而不伤脾之意。正如王旭高所谓:"盖脾胃伏火,宜徐而泻却,非比实火当急泻也。"①本方配伍特点是:清泻与升发并用,配以醒脾和中以防泻脾所伤。对脾胃伏火之证,可称照顾周全。

本方与清胃散同有清胃作用,但本方是泻脾胃伏火,用治脾胃伏火诸证;清胃散是清胃凉血,用治胃中火热诸证。前者是清泻与升发并用,兼护脾胃;后者是以清胃凉血为主,兼以升散解毒。此为两方同中之异。

本方在原书又名"泻脾散"。

玉 女 煎
《景岳全书》

【组成】 石膏三至五钱(15~30 g) 熟地三至五钱或一两(9~30 g) 麦冬二钱(6 g) 知母 牛膝各

---
① 《王旭高医书六种》P.38,1979年,上海科学技术出版社

一钱半(各4.5 g)

【用法】 上药用水一盅半,煎七分,温服或冷服。

【功用】 清胃滋阴。

【主治】 胃热阴虚。烦热干渴,头痛,牙痛,牙龈出血,舌红苔黄且干。亦治消渴,消谷善饥等。

【方解】 本方治证,原书为"少阴不足,阳明有余",是由胃热阴伤所致。阳明之脉上行头面,胃热循经上攻,则见头痛;齿痛;热迫血溢,则牙龈出血;烦热干渴,舌红苔干,皆是热盛阴伤之象。此乃火盛阴虚相因为病,但以火盛为主。方用石膏辛甘大寒以清"阳明有余"之热,是为本方君药。熟地甘而微温,以补"少阴不足"之阴,用为臣药。二药相伍,是清火滋水并用。知母是用其苦寒质润,助石膏以清胃热,与白虎汤配伍方义雷同。麦冬养阴,助熟地以滋胃阴,均为佐药。牛膝滋补肾水,并可引热下行,可使因热伤血络的溢血停止,故为使药。诸药配合,共奏清胃滋肾之功。此为标本两顾之法,以使热彻阴存,变"有余"与"不足"而至平调向愈。

本方在原书认为:"若大便溏泄者,乃非所宜。"

【文献摘录】

方论 张秉成:"夫人之真阴充足,水火均平,决不致有火盛之病。若肺肾真阴不足,不能濡润于胃,胃汁干枯,一受火邪,则燎原之势而为似白虎之证矣。方中熟地、牛膝以滋肾水,麦冬以保肺金,知母上益肺阴,下滋肾水,能制阳明独胜之火。石膏甘寒质重,独入阳明,清胃中有余之热。虽然理虽如此,而其中熟地一味,若胃火炽盛者,尤宜酌用之。即虚火一证,亦改用生地为是。"(《成方便读》)

芍 药 汤
《保命集》

【组成】 芍药一两(15~20 g) 当归 黄连各半两(当归9 g 黄连5~9 g) 槟榔 木香 甘草炒,各二钱(各5 g) 大黄三钱(9 g) 黄芩半两(9 g) 官桂二钱半(2~5 g)

【用法】 上药咬咀,每服半两,水二盏,煎至一盏,食后温服。清(通圊)如血痢,则渐加大黄。

【功用】 调和气血,清热解毒。

【主治】 湿热痢。腹痛便脓血,赤白相兼,里急后重,肛门灼热,小便短赤,舌苔黄腻。

【方解】 本方证为湿热蓄积肠中,气滞失调,故见腹痛里急后重。气血瘀滞化为脓血,而为下痢赤白。湿热内迫下注,故见小便短赤,肛门灼热。本方治法,是以调和气血为主,兼以清热解毒。方中重用芍药,配当归调和营血,配甘草缓急止痛;黄连、黄芩苦寒燥湿以解肠中热毒。在本方中,大黄配芩、连则清中有泻,导热下行;配木香、槟榔能行气导滞,皆属"通因通用"之法。方中肉桂,配在苦寒药中是为"反佐",能防止苦寒伤阳,冰伏湿热之邪;配和血药则有加强行血之功。综上配伍,其"行血"与"调气"的配伍方法,是针对气血瘀滞的赤白痢而设置。原书有"《经》曰:泻而便脓血,气行而血止。行血则便脓自愈,调气则后重自除"。可见上列治法,其立意不在止痢,而在治其致痢之本,病本得到治疗,故其"便脓""后重"等症状即可相应而解。

本方组成特点:气血并治,兼以"通因通用",寒热共投,侧重于"热者寒之"。它和一般清热解毒以治湿热下痢之方,当有区别之处。

本方对细菌性痢疾、阿米巴痢疾、急性肠炎等见有湿热下痢证候者,常可使用。

【附方】 黄芩汤(《伤寒论》) 黄芩三两(9g) 芍药二两(9g) 甘草二两,炙(3g) 枣十二枚(4枚)用法:以水一斗,煮取三升,去滓,温服一升,日再,夜一服(现代用法:水煎服。用量按原方比例酌情增减)。功用:清热止利,和中止痛。主治:邪热入里。身热口苦,腹痛下利,或热痢腹痛,舌红苔黄,脉数。

【文献摘录】

方论 张秉成:"夫痢之为病,固有寒热之分,然热者多而寒者少,总不离邪滞蕴结,以致肠胃之气不宣,酿为脓血稠黏之属,虽有赤白之分,寒热之别,而初起治法皆可通因通用。故刘河间有云:行血则便脓自愈,调气则后重自除,二语足为治痢之大法。此方用大黄之荡涤邪滞,木香、槟榔之理气,当归、肉桂行血;病多因湿热而起,故用芩连之苦寒以燥湿清热;用芍药、甘草者,缓其急而和其脾。"(《成方便读》)

白 头 翁 汤
《伤寒论》

【组成】 白头翁二两(15g) 黄柏三两(12g) 黄连三两(4~6g) 秦皮三两(12g)

【用法】 上药四味,以水七升,煮取二升,去滓,温服一升。不愈再服一升。

【功用】 清热解毒,凉血止痢。

【主治】 热痢。腹痛,里急后重,肛门灼热,泻下脓血,赤多白少,渴欲饮水,舌红苔黄,脉弦数。

【方解】 本方证在原书为厥阴热利,有"热利下重"与"下利欲饮水者,里有热故也"(《伤寒论》)的记载。下痢腹痛,里急后重,肛门灼热,泻下脓血等,皆为热毒熏灼肠胃气血,化为脓血,故泻下赤痢;热毒积滞肠中,乃致气滞而为里急后重。方以白头翁清血分热毒为主药;黄连苦寒清湿热,厚肠胃,黄柏泻下焦湿热,二药共为清解凉血的辅佐药;秦皮性寒,味苦而涩,具有收涩止痢之功,与前药相配,清热解毒、凉血止痢之效俱备,以使热清毒解,痢止而后重自除。

本方现代常用于治急、慢性细菌性痢疾、阿米巴痢疾等病,见有热毒内盛、下痢脓血证候者。

本方与芍药汤同为治痢之方,但前者主治是以赤痢属热为主,乃因热毒深陷血分,治用清热解毒,凉血止痢,以使热清毒解,痢止而后重自除;后者是痢下赤白,属于湿热痢,肠腑气血瘀滞而成,故治投调和气血与清热解毒并进,取"通因通用"为主,以使"行血则便脓自愈,调气则后重自除"。两方主要区别在于:白头翁汤是清解中兼有涩止;芍药汤是通调中兼有清化。

【附方】 白头翁加甘草阿胶汤(《金匮要略》) 白头翁(15g) 甘草(3g) 阿胶(9g)各二两 秦皮(12g) 黄连(5~6g) 黄柏(12g)各三两 上药六味,以水七升,煮取二升半,内胶令消尽,分温三服(现代用法:水煎服,用量按原方比例酌情增减)。功用:清热解毒,养血滋阴。主治:产后血虚热痢。在临床使用,不局限于产后热痢,凡血虚痢久伤阴者,皆可适用。

【文献摘录】

方论 汪昂:"此足阳明、少阴、厥阴药也。白头翁苦寒,能入阳明血分,而凉血止澼;秦皮苦寒性涩,能凉肝益肾,而固下焦;黄连凉心清肝,黄柏泻火补水,并能燥湿止痢而厚肠,取寒能胜热,苦能坚肾,涩能断下……徐忠可:此主热利下重,乃热伤气,气下陷而重也,陷下则阴伤,阴伤则血热,虽后重而不用调气之药,病不在气耳。"(《医方集解》)

4·6 清 虚 热

清虚热的方剂,具有养阴透热、清热除蒸的作用。适用于热病后期,邪留未尽,阴液已伤,出现暮热朝凉,舌红少苔;或由肝肾阴虚,以致骨蒸潮热或久热不退的虚热证。本类方剂常以滋阴清热的鳖甲、知母、生地与清透伏热的青蒿、秦艽、柴胡、地骨皮等配合组方,代表方剂有青蒿鳖甲汤、秦艽鳖甲散、清骨散等。

青 蒿 鳖 甲 汤
《温病条辨》

【组成】 青蒿二钱(6 g) 鳖甲五钱(15 g) 细生地四钱(12 g) 知母二钱(6 g) 丹皮三钱(9 g)

【用法】 上药以水五杯,煮取二杯,日再服。

【功用】 养阴透热。

【主治】 温病后期,阴液耗伤,邪伏阴分。夜热早凉,热退无汗,舌红苔少,脉来细数。

【方解】 本方证为温病后期,阴虚邪伏。症见夜热早凉,是邪伏阴分,未能尽解;热退无汗,是津、阴不足,汗源难及肌表。故方用鳖甲滋阴退热,"入络搜邪"、青蒿芳香清热透络,引邪外出。生地甘凉滋阴,知母苦寒滋润与鳖甲、青蒿相配,共具养阴透热之功。丹皮配青蒿,内清血中伏热,外透阴伏之邪。综合全方配伍,吴瑭自释为:"此方有先入后出之妙,青蒿不能直入阴分,有鳖甲领之入也;鳖甲不能独出阳分,有青蒿领之出也。"①大意是阴虚邪伏之热,必须滋阴透邪并进,亦即标本兼顾之法,方能有效。

本方在《温病条辨》虽用治温病中阴虚邪伏的发热,但对原因不明的久热,以及慢性疾患出现消耗性发热等,凡发热兼见阴虚证候者,均可使用本方。

本方在《温病条辨》中焦篇,也有青蒿鳖甲汤,但药味与本方比较,有桑叶、花粉而无生地,治"脉左弦,暮热朝凉,汗解渴饮,少阳证偏于热重者"。② 二方的区别在于:本方是养阴之力较强,侧重透达伏阴之热;另一方是清热之力较重,兼透少阳气分之热。

秦 艽 鳖 甲 散
《卫生宝鉴》

【组成】 地骨皮 柴胡 鳖甲去裙,酥炙,用九肋者,各一两(30 g) 秦艽 知母 当归各半两(15 g)

【用法】 上药为粗末,每服五钱(15 g),水一盏,青蒿五叶,乌梅一个,煎至七分,去滓温服,空心临卧各一服(现代用法:水煎服,用量按原方比例酌情增减)。

【功用】 滋阴养血,清热除蒸。

【主治】 风劳病。骨蒸盗汗,肌肉消瘦,唇红颊赤,午后潮热,咳嗽困倦,脉象微数。

【方解】 风劳是由外受风邪,失治传里,耗损阴血,因虚而致劳热骨蒸。方用鳖甲、知母滋阴清热,当归补血和血,配秦艽、柴胡驱风邪能从外解;配地骨、青蒿清内热以治骨蒸。用乌梅酸涩,是为敛阴止汗而设,共收滋阴清热之功。使其热内清外透,阴血滋补有源,于是骨

---

① 《增补评注温病条辨》卷 3,P.13,1958 年,上海卫生出版社
② 《增补评注温病条辨》卷 2,P.108,1964 年,人民卫生出版社

蒸劳热可以渐消缓退。

清 骨 散
《证治准绳》

【组成】 银柴胡一钱五分(5 g) 胡黄连 秦艽 鳖甲醋炙 地骨皮 青蒿 知母各一钱(各3 g) 甘草五分(2 g)

【用法】 水二盅,煎八分,食远服(现代用法：水煎服)。

【功用】 清虚热,退骨蒸。

【主治】 阴虚内热,虚劳骨蒸。午后或夜间潮热,肢蒸心烦,嗌干盗汗,舌红少苔,脉象细数。

【方解】 本方治证是阴虚邪伏,真阴渐耗,故见潮热骨蒸,嗌干盗汗。本方立意,一为内清骨蒸之热;二为透伏热使从外解;三是滋肾填阴,以治阴虚之本。方中银柴胡善清虚劳骨蒸之热,而无苦泄之弊,是为主药。胡黄连、知母、地骨皮在本方,俱有入阴退虚火之功,以清骨蒸劳热,是属辅助药;青蒿、秦艽善透伏热,使从外解,配上述清热之品,亦可用治无汗骨蒸。佐鳖甲滋阴潜阳,并能引诸药入阴以清热,用少量甘草以调和诸药。全方配伍,重在清虚热而除骨蒸,配滋阴是为清源而设,以使源流两清,浅深共受其治。

本方在原书加减法：血虚甚加当归、芍药、生地;嗽多加阿胶、麦冬、五味子。

本方与青蒿鳖甲汤、秦艽鳖甲散同治阴虚发热。其不同点在于：本方侧重内清骨蒸之热,兼以滋阴透热;青蒿鳖甲汤以养阴透热为主,内清血中伏热,外透伏阴之邪;秦艽鳖甲散是以滋阴清热为主,兼以驱风和解,是为治风劳而设。

当 归 六 黄 汤
《兰室秘藏》

【组成】 当归 生地黄 熟地黄 黄芩 黄柏 黄连各等分 黄芪加一倍

【用法】 上药为粗末,每服五钱(15 g),水二盏,煎至一盏,食前服,小儿减半服之(现代用法：水煎服,用量按原方比例酌情增减)。

【功用】 滋阴泻火,固表止汗。

【主治】 阴虚有火,发热盗汗。面赤,心烦,口干唇燥,便结溲黄,舌红,脉数。

【方解】 本方用治阴虚有火而致发热盗汗的证候。内热熏蒸形成阳盛阴虚,营阴不守,卫外不固,故发热,盗汗;虚火上炎,故见面赤心烦;火耗阴津,乃见口干,唇燥,舌红,脉数。方中当归、生地、熟地取其育阴养血,培本以清内热,是为主药;"三黄"泻火除烦,清热坚阴,用为辅药;佐倍量黄芪,益气固表以止盗汗。综观全方配伍一是养血育阴与泻火彻热并进,以使阴固则水能制火,热清则耗阴无由;二是益气固表与育阴泻火相配,乃为内外兼顾之方,以使营阴内守,卫外固密,于是内热、外汗皆可相应而愈。故本方治证,既有别于阴虚或阳盛内热;也不同于气虚自汗。其立法遣方与单纯的滋阴清热、泻火清热、益气固表等均有不同之处。

小 结

清热剂共选常用方21首,按功用分为清气分热、清营凉血、清热解毒、气血两清、清脏腑热、清虚热六类。

(1) **清气分热** 白虎汤与竹叶石膏汤,俱为清气分热的代表方剂,但前者功用是清热生津,主治阳明(气分)热盛,症见壮热汗出,烦渴,脉洪大;后者功用是清热兼以益气养阴,降逆和胃。主治热病之后,气阴皆伤,余热未尽,症见身热多汗、心胸烦闷、气逆欲呕等。

(2) **清营凉血** 清营汤、犀角地黄汤同为清营凉血的代表方剂,但前者功用是清营透热,养阴活血,促其透热转气而解。主治邪初传营,症见身热夜甚、时有谵语、神烦少寐,或斑疹隐隐;后者功用是清热解毒,凉血散瘀,主治热已入血、迫血妄行,症见吐衄、发斑等。

(3) **清热解毒** 本类方剂,在本节共选代表性方剂3首(部分已划入"痈疮剂")。黄连解毒汤、凉膈散、普济消毒饮同有清热解毒作用,但三方各有特点。黄连解毒汤功用是以苦寒泻火解毒为主,主治三焦火毒热盛,症见烦热、错语、吐衄、发斑、痈疽疔毒等。凉膈散功用是泻火通便,清上泄下,主治热聚胸膈,症见身热面赤、胸膈烦热、口舌生疮、便秘溲赤等。普济消毒饮功用是疏风散邪,清热解毒,主治风热疫毒发于头面,症见头面红肿焮痛、咽喉不利等。

(4) **气血两清** 清瘟败毒饮功能清热凉血,泻火解毒,是用于气血两清的代表方剂,主治疫毒或热毒充斥内外,属于气血两燔之证,症见气分热盛、血热妄行、热毒内陷的各种表现。组成方剂的配伍方法,是清气、凉血、泻火解毒并进。

(5) **清脏腑热** 本类方剂,是按各脏腑邪热偏盛的证候不同,分别使用的。如导赤散的功用是清心凉血,利水通淋,主治心经与小肠有热,症见心胸烦热、口舌生疮,以及小便淋痛等。龙胆泻肝汤功用是泻肝胆实火,清下焦湿热,主治肝胆实火,上攻则见头痛、目赤、口苦,下注则见淋浊、带下、阴肿等。左金丸的功用是清肝泻火,降逆止呕,主治肝经郁火、肝胃不和的呕吐、口苦、嘈杂、吞酸等。泻白散的功用是泻肺清热,止咳平喘,主治肺热久郁,症见咳喘、蒸热等。清胃散的功用是清胃凉血,主治胃有积热,循经上攻,症见牙痛,或牙宣出血、颊腮肿痛等。泻黄散的功用是泻脾胃伏火,主治脾热弄舌、口疮、口臭等。玉女煎的功用是清胃滋阴,主治胃热阴虚的烦热、头痛、牙痛、牙衄等。芍药汤、白头翁汤的功用均有清热解毒作用,但前者是以调气和血为主,后者兼有凉血止痢之功;主治肠中湿热或热毒逗留,症见痢下赤白,或赤痢夹脓血、里急后重等。

(6) **清虚热** 青蒿鳖甲汤、秦艽鳖甲散、清骨散共有滋阴退热的功用,均能主治虚热。三方主要区别在于:青蒿鳖甲汤是养阴与透热并重,主治热病伤阴,邪伏阴分,症见夜热早凉、热退无汗等;秦艽鳖甲散、清骨散功用均兼有清热除蒸,主治阴虚盗汗,骨蒸劳热,症见骨蒸、盗汗、午后或夜间潮热等。但秦艽鳖甲散主治风劳,是为外邪传里伤阴之证,故方中配用驱风、和解之剂,以使邪由外透;清骨散主治虚劳骨蒸,故方以清虚热为主,兼以滋阴透热。另有当归六黄汤,功用是滋阴清热,固表止汗,主治阴虚有火,症见发热、盗汗、面赤心烦、舌红脉数等。本方虽治阴虚有火之证,但以阴虚为主,故属虚热范围。

复习思考题

(1) 清气、清营、凉血、气血两清的治法与适应证各有何区别及联系?

(2) 清瘟败毒饮的配伍、用量有何特点?本方治证的病因、病机与一般时病有何不同?与本方配伍、用量有何关系?

(3) 本教材范围内属于清热解毒的常用方有多少?在临床科目中一般可分为几类?

（4）龙胆泻肝汤、清胃散、泻黄散、玉女煎在适应证、治法、方药各有什么不同？
（5）芍药汤、黄芩汤、白头翁汤的证候与治法各有何特点？
（6）青蒿鳖甲汤、秦艽鳖甲散的药物组成各有什么不同？

5. 祛 暑 剂

凡以祛暑药为主组成，具有祛除暑邪的作用，用以治疗暑病的一类方剂，统称祛暑剂。

暑邪为六淫之一。李用粹说："暑之为气，在天为热，在地为火……故暑者，相火行令也。"①吴鞠通亦说："暑亦温之类，暑自温而来。"②所以，暑为夏季的主气，属温热或火热的范畴，凡夏天感受暑邪而发生的多种疾病，统称为暑病。正如《素问·热论》所说的"先夏至日者为病温，后夏至日者为病暑"。因此，前人亦有"暑本夏月之热病"的说法。

暑邪致病除有明显的季节性外，还因暑气通于心，暑热易伤气，故暑病一般发热较高，并见口渴、心烦、汗多等津气两伤之证。夏月气候比较潮湿，故暑病每多挟湿；至于夏暑炎热，人多喜纳凉饮冷，不避风露，故又易兼表寒。因此，根据上述暑病的不同特点，祛暑剂相应分为祛暑解表、祛暑清热、祛暑利湿和清暑益气四类。

由于暑病挟湿最为常见，故使用祛暑剂时，每多配伍祛湿之品，是为常法，但亦应注意其主次轻重。如暑重湿轻，则湿易从热化，祛湿之品不宜过于温燥，以免燥灼津液；如湿重暑轻，则暑为湿遏，祛暑又不宜过用甘寒，以免阴柔碍湿。

5·1 祛 暑 清 热

祛暑清热剂，适用于夏月感受暑热之病，见有身热心烦、汗多口渴等证。常用祛暑清热药如西瓜翠衣、银花、扁豆花、荷叶等为主组成方剂，代表方如清络饮。

清 络 饮
《温病条辨》

【组成】 鲜荷叶边二钱(6g) 鲜银花二钱(9g) 丝瓜皮二钱(6g) 西瓜翠衣(6g) 鲜扁豆花一枝(6g) 鲜竹叶心二钱(6g)

【用法】 以水二杯，煮取一杯，日二服。

【功用】 祛暑清热。

【主治】 暑热伤肺，邪在气分。身热口渴不甚，但头目不清，昏眩微胀，舌淡红、苔薄白等。

【方解】 本方原治暑温发汗后，余邪不解者，以及"凡暑伤肺经气分之轻证，皆可用之"。因其邪尚浅，病尚轻，故身热口渴不甚；舌淡红、苔薄白，亦为邪浅病轻之象。暑之伤气耗津者，原应甘寒，清热生津。但邪浅病轻者，"只以芳香轻药，清肺络中余邪足矣"。本方用鲜银花辛凉芳香，祛暑清热，与芳香清散之鲜扁豆花为君药。西瓜翠衣清热解暑，丝瓜络清

---
① 《证治汇补》P.32，1958年，上海卫生出版社
② 《温病条辨》P.10，1978年，人民卫生出版社

肺透络,并为臣药。鲜荷叶用边者,取其祛暑清热之中而有舒散之意;暑先入心,故又用鲜竹叶心清心而利水道,共为佐使药。方中药物多用鲜者,取其气味芳香,清解暑邪之效更优。故本方实为夏月暑伤肺经,身热口渴,头目不清,邪浅病轻之良剂,亦可用以代茶,预防暑病。假如手太阴暑温,但咳无痰,咳声清高者,原书在本方加入甘草(3g)、桔梗(6g)、甜杏仁(6g)、麦冬(9g),以清肺祛暑,养阴止咳。

本方轻清走上,专清肺络之邪,故名"清络饮"。

5·2 祛暑解表

祛暑解表剂,适用于暑气内伏,兼外感风寒,而见恶寒发热、无汗头痛、心烦口渴等症。常用祛暑药配解表药香薷为主组成方剂,代表方如新加香薷饮。

新加香薷饮
《温病条辨》

【组成】 香薷二钱(6g) 银花三钱(9g) 鲜扁豆花三钱(9g) 厚朴二钱(6g) 连翘二钱(9g)

【用法】 水五杯,煮取二杯,先服一杯,得汗,止后服,不汗再服,服尽不汗,再作服。

【功用】 祛暑解表,清热化湿。

【主治】 暑温初起,复感于寒。发热头痛,恶寒无汗,口渴面赤,胸闷不舒,舌苔白腻,脉浮而数者。

【方解】 本方由《局方》香薷散去扁豆,加银花、连翘、鲜扁豆花而成,为治疗受暑感寒之常用方剂。暑为火热之气,故夏月感受暑邪,则见发热头痛、口渴面赤、脉浮而数等症,甚者亦可有恶寒,所以《温病条辨》论暑温,有"形似伤寒"之说。但暑为阳热之邪,热则腠理开,津外泄,本应有汗,但因冒受风露,外感寒凉,腠理闭塞,所以恶寒无汗,而胸闷苔腻又皆为湿困之象,故治宜外解表寒,内清暑热,兼以化湿为法。方中首用辛温芳香之香薷发汗解表,祛暑化湿,以除寒热。配以鲜扁豆花、银花、连翘之辛凉芳香,取其清透上焦气分之暑热,以除热解渴。"湿为阴邪,非温不解",故又佐以辛温之厚朴,合香薷以化湿除满而解胸闷,去腻苔。本方之配伍是辛温与辛凉合用,使邪从外走,即原书所说"辛温复辛凉法"。

本方治暑夹寒邪,闭塞腠理,以"汗不出者"为使用要点。如纯属暑温为病,发热而有汗者,虽有恶寒,辛温解表的香薷亦不宜用;若无胸闷苔腻是不挟湿,厚朴亦非所宜。

【附方】 香薷散(《太平惠民和剂局方》) 香薷去土,一斤(15g) 白扁豆微炒,半斤(12g) 厚朴去粗皮,姜汁炙熟,半斤(12g) 上为粗末,每三钱,水一盏,入酒一分,煎七分,去渣,水中沉冷(现代用法:水煎服,或加酒少量同煎)。功用:祛暑解表,化湿和中。主治:夏月乘凉饮冷,外感于寒,内伤于湿,致恶寒发热,无汗头痛,头重身倦,胸闷泛恶,或腹痛吐泻,舌苔白腻,脉浮者。

新加香薷饮与本方同属祛暑方剂,两者均以辛温之香薷、厚朴祛暑解表、散寒化湿。但本方药性偏温,主治暑令感寒挟湿之证,必恶寒无汗才合,而新加香薷饮则药性偏凉,主治暑温兼湿,虽亦恶寒无汗,但有口渴面赤,是当有别。

【文献摘录】
方论 吴瑭:"手太阴暑温,如上条证,但汗不出者,新加香薷饮主之。证如上条,指形似伤寒,右脉洪大,左手反小,面赤口渴而言。但以汗不能自出,表实为异,故用香薷饮发暑邪之表也。按香薷辛温芳香,能由肺之经而达其络。鲜扁豆花,凡花皆散,取其芳香而散,且保肺液……夏日所生之物,多能解暑,惟扁豆花为最……厚朴苦温,能泄实满,厚朴皮也,虽走中焦,究竟肺主皮毛,以皮从皮,不为治上犯中,若黄连、甘草,纯然里药,暑病初起,且不必用,恐引邪深入,故易以连翘、银花,取其辛凉达肺经之表,纯从外走,不必走中也。温病最忌辛温,暑病不忌者,以暑必兼湿,湿为阴邪,非温不解,故此方香薷、厚朴用辛温,而余则佐以辛凉云。"(《温病条辨》)

5·3 祛暑利湿

祛暑利湿剂,适用于感冒挟湿,见有身热烦渴、胸脘痞闷、小便不利等症,治当清暑热利小便为法。即王节斋所说"治暑之法,清心利小便为最好"[①],使暑热湿邪从小便而出。常用滑石、茯苓、泽泻等药配伍组成方剂,代表方如六一散、桂苓甘露散。

六一散(原名益元散)
《伤寒直格》

【组成】 滑石六两(180 g)　甘草一两(30 g)

【用法】 为细末,每服三钱,蜜多("多",一作"少")许,温水调下,或无蜜亦可,每日三服;或欲冷饮者,新井泉调下亦得;解利发汗,煎葱白、豆豉汤下,每服一盏,葱白五寸、豆豉五十粒,煮取汁七分服(现代用法:为细末,每服9～18 g,包煎,或温开水调下,日 2～3 服;亦常加入其他方药中煎服)。

【功用】 祛暑利湿。

【主治】 感受暑湿。身热烦渴、小便不利,或泄泻。

【方解】 本方证乃暑邪挟湿所致。暑为阳邪而通于心,故伤于暑者,多见身热、心烦;暑热伤津,则见口渴;暑热伤气,湿阻于里,膀胱气化不利,故见小便不利,或为泄泻,治宜祛暑利湿为法。方中滑石质重体滑,味甘淡而性寒,能清热利小便,使三焦湿热从小便而出,以解除暑湿所致的心烦、口渴、小便不利诸症,用为君药。甘草生用,既能清热和中,又同滑石合成甘寒生津之用,使小便利而津液不伤,为佐使药。本方药虽二味,却具巧思,有清热而不留湿、利水又不伤正之妙,为治疗暑湿病的常用基础方。但本方究属药少力薄之剂,暑湿重者,还当同其他方药配合使用。若暑病不兼湿,或小便利者,亦非所宜。本方原名益元散,一名天水散,一名太白散。后人通称为六一散。沿用通称者,既取"天一生水,地六成之"之义,又含方药用量比例,以示区别于本方加朱砂之益元散。

【附方】 (1)益元散(《伤寒直格》)　即六一散加辰砂,灯芯汤调服。功用:清心祛暑,兼能安神。主治:暑湿证兼见心悸怔忡,失眠多梦。

(2)碧玉散(《伤寒直格》)　即六一散加青黛令如轻碧色。功用:祛暑清热。主治:暑湿证兼有肝胆郁热者。

(3)鸡苏散(《伤寒直格》)　即六一散加薄荷叶一分(7.5 g)。功用:疏风祛暑。主治:暑湿证兼见微恶风寒、头痛头胀、咳嗽不爽者。

【文献摘录】

方论　张秉成:"六一散……治伤暑感冒,表里俱热,烦躁口渴,小便不通,一切泻痢淋浊等证属于热

---

① 《增评伤暑全书下》P.14,1936 年,大东书局

者,此解肌行水,而为却暑之剂也。滑石气滑能解肌,质重能清降,寒能胜热,滑能通窍,淡能利水;加甘草者,和其中以缓滑石之寒滑,庶滑石之功,得以彻表彻里,使邪去而正不伤,故能治如上诸证耳。"(《成方便读》)

桂苓甘露饮
《宣明论方》

【组成】 茯苓 一两(30 g)　甘草 二两(6 g)　白术 炙,半两(12 g)　泽泻 一两(15 g)　官桂 去皮,二两(3 g)　石膏 二两(30 g)　寒水石 二两(30 g)　滑石 四两(30 g)　猪苓 半两(15 g)

【用法】 为末,每服三钱,温汤调,新汲水亦得,生姜汤尤良。小儿每服一钱,用如上法(现代用法:按原方用量比例酌减,改汤剂服)。

【功用】 祛暑清热,化气利湿。

【主治】 中暑受湿。发热头痛,烦渴引饮,小便不利,以及霍乱吐下。

【方解】 本方即六一散合五苓散(见祛湿剂)再加石膏、寒水石而成。主要用于既受暑热所伤,又有水湿内停之证。暑热伤人,故见发热头痛;热盛伤津,故见烦渴引饮;湿盛于里,阻滞气机,故见小便短少;暑湿俱盛,内伤脾胃,升降失司,清浊相干,则为"霍乱吐下"之证。治法上,既要清解暑热之邪,又要助膀胱气化而利小便。故方中用六一散祛暑利湿,配伍石膏、寒水石之大寒,以加强清解暑热之功,再用官桂助下焦气化,合猪苓、茯苓、泽泻以利水去湿,白术健脾,使升降之机得以恢复正常,则使暑消湿去,诸证自愈。

本方清暑利湿之力较大,对暑湿俱盛,证情较重者适用。

《儒门事亲》以本方去猪苓,减三石用量为一半,加人参、藿香各半两,葛根一两,木香一分,亦名桂苓甘露饮,主治伏暑烦渴,脉虚水逆,以及大人小儿暴注泻水不已。

【文献摘录】

方论　张秉成:"夫暑湿一证,有伤于表者,有伤于里者。在表者邪留经络,当因其轻而扬之;在里者邪留脏腑,非用重剂清热利湿,终归无济。石膏、寒水石,大寒质重,直清肺胃之热;滑石寒能清热,滑能利窍,外开肌表,内达州都;猪苓、茯苓、泽泻,导湿于下,从小便而出;然湿为阴邪,无阳则不能化,虽利湿而湿亦不能尽除,故用肉桂之辛热,以散阴邪;加白术扶土和中,安内攘外。此方用三石以清上焦,五苓以利下焦,甘草以合上下,亦治暑之大法耳。"(《成方便读》)

5·4　清暑益气

清暑益气剂,适用于暑热伤气,津液受灼,见有身热烦渴、倦怠少气、汗多脉虚等证。王孟英说:"暑伤气阴,以清暑热而益元气,无不应手取效"[1],即指此而言。常用清暑之品与益气养阴药如西洋参、人参、麦冬、石斛、五味子等为主组成方剂,代表方如王氏清暑益气汤、白虎加人参汤(见清热剂)。

清暑益气汤
《温热经纬》

【组成】 西洋参(5 g)　石斛(15 g)　麦冬(9 g)　黄连(3 g)　竹叶(6 g)　荷梗(15 g)　知母(6 g)

---
[1] 《温热经纬》P.103,1963 年,人民卫生出版社

甘草(3g) 粳米(15g) 西瓜翠衣(30g)（原书不著分量）

【用法】 水煎服（原方无用法）。

【功用】 清暑益气，养阴生津。

【主治】 中暑受热，气津两伤。身热汗多，心烦口渴，小便短赤，体倦少气，精神不振，脉虚数者。

【方解】 本方治证乃暑热耗伤气津所致。暑热内侵，故见身热心烦、尿赤脉数；热蒸于内，则腠理开而液外泄，故多汗；暑为阳邪，最易伤津耗气，加之汗多，津伤气耗更重，故见口渴喜饮、体倦少气、精神不振、脉虚等症。治法宜清暑益气，养阴生津。方中西洋参益气生津、养阴清热，合西瓜翠衣清热解暑，共为君药。荷梗助西瓜翠衣以清热解暑，石斛、麦冬助西洋参以养阴清热，共为臣药。知母、竹叶清热除烦；甘草、粳米益气养胃，共为佐使药。诸药合用，使暑热得清，气津得复，诸证自除。

方中黄连虽属苦寒，但易化燥伤津，如暑热不甚，而津大伤者，可酌情减去。再若兼挟湿邪者，麦冬、知母等滋腻阴柔之品，亦须注意酌减。

【附方】 清暑益气汤(《脾胃论》) 黄芪汗少，减五分(6g) 苍术泔浸，去皮(3g) 升麻(3g)以上各一钱 人参去芦(1.5g) 炒曲(3g) 橘皮(15g) 白术(3g)以上各五分 麦门冬去心(3g) 当归身(1g) 炙甘草(1g)以上各三分 青皮去白，二分半(1g) 黄柏酒洗，去皮，二分或三分(3g) 葛根二分(3g) 泽泻五分(3g) 五味子九枚(3g) 水煎服。功用：清暑益气，除湿健脾。主治：平素气虚，又受暑湿，致身热头痛，口渴自汗，四肢困倦，不思饮食，胸满身重，大便溏薄，小便短赤，苔腻脉虚者。

以上两方同名，均有清暑益气的作用，主治暑病兼气虚之证。但《温热经纬》之清暑益气汤于清暑益气之外，重在养阴生津，宜于暑热伤津耗气之证；《脾胃论》之清暑益气汤清暑生津之力较逊，但侧重健脾燥湿之功，用治元气本虚，伤于暑湿者。临床运用，应加区别。

小　　结

祛暑剂共选方剂5首。按其功用不同，分为祛暑清热、祛暑解表、祛暑利湿和清暑益气四类。

（1）祛暑清热　清络饮功用祛暑清热，用药轻清宣透，为治疗暑热伤肺，邪轻病浅的常用方剂。

（2）祛暑解表　新加香薷饮功用祛暑解表，清热化湿，为治疗暑温初起，兼感表寒的代表方剂。

（3）祛暑利湿　六一散与桂苓甘露饮两方，均有祛暑利湿之功，主治暑邪挟湿之证，但前者药少力轻，为治疗暑湿之常用基础方；后者药多力大，病情较重者为适宜。

（4）清暑益气　清暑益气汤是为暑伤气津而设，于清暑之中，配以益气生津之品，邪正两顾，尤洽病情。

复习思考题

（1）祛暑剂与清热剂如何区别使用？

（2）分别阐述清络饮与清暑益气汤的组成意义、功用及其主治证候。

6. 温 里 剂

凡以温热药为主组成,具有温里助阳、散寒通脉的作用,能除脏腑经络间寒邪,用于治疗阴寒在里的方剂,统称温里剂,属于"八法"中"温法"的范畴。

寒邪致病,有在表在里之分。表寒证当用辛温解表剂治疗,已在解表剂中做了论述,本剂专论里寒证的治法与方剂。

里寒证的成因,有因素体阳虚,寒从中生者;有因外寒直中三阴,深入脏腑者;有因表寒证治疗不当,寒邪乘虚入里者;有因服寒药太过,损伤阳气者。总之,不论外来之寒,还是内生之寒,治法皆以"寒者热之"为原则。但是,里寒证有轻重之别,所伤之处又各不尽相同,所以本剂又分温中祛寒、回阳救逆、温经散寒三大类。

《素问·生气通天论》曰:"阳气者,若天与日,失其所,则折寿而不彰。"寒邪为病,最易伤人阳气,所以本类方剂又多配伍温阳补气之品,使寒去病除而阳气得复。

本类方剂多由辛温燥热之品组成,在临证运用时,首先应注意辨清寒热真假。若误施于真热假寒证,祸不旋踵。其次应注意病人素体如有阴虚、失血之证,不可过剂,以免重伤其阴,寒去热生,或辛热之品劫阴动血。至于四时之寒热,地土方隅之高下,亦须作为药量大小之参考。总之,用温里剂治里寒证,须中病即止。若素体阳气虚弱,经温里剂治疗,里寒去而阳气仍虚者,可另谋温补之剂,待后补益剂中再论。

6·1 温 中 祛 寒

温中祛寒剂,主治中焦虚寒证。脾胃属土,位居中州,主运化而司升降。若脾胃阳气虚弱,又受外寒,则运化无权,升降失常,见脘腹胀痛,肢体倦怠,手足不温,或吞酸吐涎,恶心呕吐,或腹痛下利,不思饮食,口淡不渴,舌苔白滑,脉沉细或沉迟等证。常用干姜、吴茱萸、蜀椒、生姜等配伍补气健脾药组成方剂,代表方剂有理中丸、吴茱萸汤、小建中汤、大建中汤等。

理 中 丸
《伤寒论》

【组成】 人参(6 g) 干姜(5 g) 甘草炙(6 g) 白术(9 g)各三两

【用法】 上四味,捣筛,蜜和为丸,如鸡子黄许大,以沸汤数合和一丸,研碎,温服之。日三服,夜二服。腹中未热,益至三四丸,然不及汤。汤法,以四物依两数切,用水八升,煮取三升,去滓,温服一升,日三服。服汤后,如食顷,饮热粥一升许,微自温,勿发揭衣被(现代用法:蜜丸,一日二三次,每次9 g,开水送下;或按原方比例酌定用量作汤剂,水煎服)。

【功用】 温中祛寒,补气健脾。

【主治】 (1)中焦虚寒,自利不渴,呕吐腹痛,不欲饮食,以及霍乱等。(2)阳虚失血。(3)小儿慢惊,病后喜唾涎沫,以及胸痹等由中焦虚寒所致者。

【方解】 脾主运化而升清阳,胃主受纳而降浊阴。今中虚有寒,升降失职,故为吐利腹痛,不欲饮食。治当温中以祛寒,补气而健脾,助运化而复升降,则诸证自愈。

本方以辛热之干姜为君,温中焦脾胃而祛里寒。人参大补元气,助运化而正升降,为臣药。白术健脾燥湿;炙草益气和中,并为佐使之用。四药配合,中焦之寒得辛热而去,中焦之虚得甘温而复,清阳升而浊阴降,运化健而中焦治,故曰"理中"。正如程应旄曰:"理中者,实以燮理之功,予中焦之阳也。"所以,凡中气虚欠,暴受风寒,霍乱吐利交作,不欲饮水者,或饮食不节之脾胃虚寒证,亦可用本方治疗。

阳虚失血,无论吐衄或便血,但见面色㿠白,气短神疲,脉细或虚大少力,是阳气虚弱、血失所统、离经妄行之故,均可用本方治疗。若将干姜改为炮姜,加黄芪、当归、阿胶之类,其效更好。

小儿慢惊,总由先天不足,后天失调,或病中过服寒凉之品,或大病后调理不善,戕伤脾胃阳气所致。若形体羸瘦,手足不温,呕吐泄泻,神疲食少,舌淡苔白,脉细迟或沉细缓弱者,是纯属中焦虚寒,亦可用本方治疗。

病后喜唾涎沫,久久不已,是脾气虚寒,不能摄津,津上溢于口之故,不须大力,但用本方为丸服,自然徐徐收功。

胸痹由上焦阳气不足,阴寒之邪上乘,胸中之气痹而不通所致。若证属心中痞坚,气结在胸,见胸满而胁下有逆气上抢心,是中焦阳气亦虚,又有痰饮水寒之气上犯,不宜开破,可用本方温中祛寒,益气健脾,使中焦气旺,则上焦之气开发,逆气可平,胸痹可愈。

综观本方,虽治多病,究其实质,总不离中焦虚寒,故可以异病同治。但本方虽名为丸,亦常作汤服,原书方后便有丸剂力"不及汤"的明文,《金匮要略》治胸痹之人参汤即本方,故临证时应视病情需要而定。原书方后还有加减共八法,其中去术者三,加术者一,考其文义,不必拘为定法。而加桂以平下焦水寒之气上逆,加生姜以温胃止吐,加附子以散寒除满,加茯苓以利水定悸,加人参以补虚止腹痛,加干姜以除腹中寒痛,等等,皆可供临证参考。

【附方】 (1)附子理中丸(《阎氏小儿方论》) 人参去芦 白术剉 干姜炮 甘草炙,剉 黑附子炮,去皮脐,各一两 为细末,炼蜜和,一两作十丸。每服一丸,水一盏,化开,煎及七分,稍热服,食前。小儿分作三、二服,大小以意加减。功用:温阳祛寒,益气健脾。主治:脾胃虚寒,风冷相乘。心痛,霍乱吐利转筋。

(2)理中化痰丸(《明医杂著》) 人参 白术炒 干姜 甘草炙 茯苓 半夏姜制(原书无药量) 为末,(水泛丸)桐子大,每服四、五十丸,白滚汤下。功用:益气健脾,温化痰涎。主治:脾胃虚寒,痰涎内停。呕吐食少,或大便不实,饮食难化,咳唾痰涎。

(3)桂枝人参汤(《伤寒论》) 桂枝四两(6g) 甘草四两,炙(9g) 白术三两(9g) 人参三两(6g) 干姜三两(5g) 上五味,以水九升,先煮四味,取五升,内桂,更煮,取三升,去滓,温服一升,日再夜一服。功用:温里解表,益气消痞。主治:太阳病,外证未除而数下之,遂协热下利。利下不止,心下痞鞕,表里不解。

附子理中丸比理中丸多一味辛大热之附子,其温中散寒之力更甚,正如程应旄所说:"若水寒互胜,即当脾肾双补,加以附子,则命门益,土母温矣。"所以用于脾胃虚寒,又受风冷所致的心(胃)痛,霍乱吐利转筋更合。

脾虚则水湿难化,常聚生痰涎,所以健脾化湿是治生痰之源的方法之一。今脾胃虚寒,咳唾痰涎,故用理中丸加制半夏降逆和胃,燥湿化痰,茯苓渗湿健脾,名曰理中化痰丸,亦即《金匮》"病痰饮者,当以温药和之"之意。

太阳病外证未除而用下法,已属误治,"数下之",更是一误再误,损伤脾胃阳气,造成中焦虚寒,所以"利下不止,心下痞鞕",初看颇似泻心汤证,但有"表里不解",是表证仍在,所以用理中丸方作汤剂,加重炙甘草用量,并加桂枝四两,温阳益气,表里同治,以里为主,自然利止痞消,表证亦解。本方桂枝后下,正是保全其辛香之气,不可不知。至于方中人参,若正虚不甚者,亦可用党参代替,全在临证时根据具体情况灵活变通,不必拘执。

【文献摘录】

方论 程应旄曰:"阳之动,始于温,温气得而谷精运,谷气升而中气赡,故名曰理中,实以燮理之功,予中焦之阳也。若胃阳虚即中气失宰,膻中无发宣之用,六腑无洒陈之功,犹如釜薪失焰,故下至清谷,上失滋味,五脏凌夺,诸症所由来也。参、术、炙草所以固中州,干姜辛以守中,必假之以焰釜薪而腾阳气,是以谷气入于阴,长气于阳,上输华盖,下摄州都,五脏六腑,皆以受气矣,此理中之旨也。若水寒互胜,即当脾肾双温,附子之加,而命门益,土母温矣。"(《伤寒后条辨》)

吴 茱 萸 汤
《伤寒论》

【组成】 吴茱萸一升,汤洗(3g) 人参三两(6g) 大枣十二枚,擘(4枚) 生姜切,六两(18g)

【用法】 以水七升,煮取二升,去滓,温服七合,日三服(现代用法:水煎服)。

【功用】 温中补虚,降逆止呕。

【主治】 (1)胃中虚寒,食谷欲呕,胸膈满闷,或胃脘痛,吞酸嘈杂。(2)厥阴头痛,干呕吐涎沫。(3)少阴吐利,手足逆冷,烦躁欲死。

【方解】 吴茱萸汤主治虽有病在阳明、少阴、厥阴之别,但其证都有呕吐。《素问·举痛论》曰:"寒气客于肠胃,厥逆上出,故痛而呕也。"所以无论是胸膈满闷,厥阴头痛,还是手足逆冷,烦躁欲死,皆与胃中虚寒,浊阴上逆有关。吴茱萸味辛而苦,性燥热,既有温胃散寒、开郁化滞之功,又具下气降浊之用,所以作为本方君药。人参大补元气,兼能益阴,用为臣药,补胃之虚。生姜温胃散寒,大枣益气滋脾,以助君臣药温胃补虚;姜、枣相合,还能调和营卫,皆是佐药之义。如此配伍,共奏温中补虚、消阴扶阳之功,使逆气平,呕吐止,余证亦除。但呕吐吞酸有寒热之异,临证必须以呕吐涎沫,舌质不红,苔白滑,脉细迟或弦细不数为据。若吐利而无手足逆冷、烦躁欲死等证,可以党参加量代人参。

【文献摘录】

方论 柯琴曰:"少阴吐利,手足厥冷,烦躁欲死者,此方主之,按少阴病,吐利,烦躁四逆者死,此何复出治方?要知欲死是不死之机,四逆是兼胫臂言,手足只指手掌言,稍甚微甚之别矣……少阴之生气注于肝,阴盛水寒,则肝气不舒而木郁,故烦躁;肝血不荣于四末,故厥冷;水欲出地而不得出,则中土不宁,故吐利耳。病本在肾,而病机在肝,不得相生之机,故欲死。势必温补少阴之少火,以开厥阴之出路,生死关头,非用气味之雄者,不足以当绝处逢生之任也。吴茱萸辛苦大热,禀东方之气色,入通于肝,肝温则木得遂其生矣。苦以温肾,则水不寒,辛以散邪,则土不扰,佐人参固元气而安神明,助姜、枣调营卫以补四末。此拨乱反正之剂,与麻黄附子之拔帜先登,附子真武之固守社稷者,鼎足而立也。若命门火衰,不能腐熟水谷,故食谷欲呕。若干呕,吐涎沫而头痛,是脾肾虚寒,阴寒上乘阳位也。用此方鼓动先天之少火,而后天之土自生,培植下焦真阳,而上焦之寒自散,开少阴之关,而三阴得位者,此方是欤。"(《伤寒附翼》)

小 建 中 汤
《伤寒论》

【组成】 芍药六两,酒炒(18g) 桂枝三两,去皮(9g) 炙甘草二两(6g) 生姜切,三两(10g) 大枣

十二枚,擘(4枚)　饴糖一升(30 g)

【用法】　上六味,以水七升,先煮五味,取三升,去滓,内饴,更上微火消解,温服一升,日三服(现代用法:五味水煎二次,取汁,兑入饴糖,分二次温服)。

【功用】　温中补虚,和里缓急。

【主治】　虚劳里急。腹中时痛,温按则痛减,舌淡苔白,脉细弦而缓;或心中悸动,虚烦不宁,面色无华;或四肢疫楚,手足烦热,咽干口燥。

【方解】　虚劳里急而腹中痛,温按则减,是劳伤内损,中气虚寒,肝来乘脾之故。脾为生化之源,散精归肺,主肌肉四肢。脾虚气寒则生化之源不健,气血俱乏,营卫失调,所以四肢疫疼,手足烦热,咽干口燥。心为脾母,主血脉而藏神,其华在面,若脾虚累及于心,则见心中悸动,虚烦不宁,面色无华。是以治当补脾为主,温建中阳而兼养阴,和里缓急而能止痛。

本方用甘温质润之饴糖为君药,益脾气而养脾阴,温补中焦,兼可缓肝之急,润肺之燥。桂枝温阳气,芍药益阴血,并为臣药。炙甘草甘温益气,既助饴糖、桂枝益气温中,又合芍药酸甘化阴而益肝滋脾,为佐药。生姜温胃,大枣补脾,合而升腾中焦生发之气而行津液,和营卫,亦为佐药。六味配合,于辛甘化阳之中,又具酸甘化阴之用,共奏温中补虚,和里缓急之功。中气建,化源充,则五脏有所养,里急腹痛、手足烦热、心悸虚烦可除。在临床运用时,务必注意方中各药配伍用量之比例,以符立法本意。《伤寒论》用本方治疗"伤寒阳脉涩,阴脉弦,法当腹中急痛";"伤寒二三日,心中悸而烦者",亦皆因中阳已虚,所以先治其里,温建中阳,调和营卫,虚者复而表亦可解,是仲景辨证论治,不拘于先表后里之又一范例。

【附方】　(1)黄芪建中汤(《金匮要略》)　即小建中汤加黄芪一两半(9 g)　用法同小建中汤。功用:温中补气,和里缓急。主治:虚劳里急,诸不足。

(2)当归建中汤(《千金翼方》)　即小建中汤加当归四两(12 g)。用法同小建中汤。功用:温补气血,缓急止痛。主治:产后虚羸不足。腹中疙痛不止,吸吸少气,或者小腹拘急,痛引腹背,不能饮食。

黄芪建中汤证于虚劳里急外,加"诸不足"三字,是虚的程度比小建中汤证更甚,所以宗"虚者补之"、"劳者温之"之旨,加甘温益气升阳之黄芪,增强益气建中之力,使阳生阴长,诸虚不足者得益,里急亦除。若小建中汤证而见气虚自汗,时时发热者尤宜。当归建中汤治产后虚羸,以产后百脉空虚,所以加苦辛甘温,补血和血之当归。原书方后注明"若其人去血过多,崩伤内衄不止,加地黄六两,阿胶二两"。更可知小建中汤虽阴阳并补,而以温阳为主;黄芪建中汤则侧重于甘温益气;当归建中汤是气血双补,尤重在补血和血。所以临床用小建中汤,以虚劳里急腹痛为主,或加黄芪、党参,或加当归、地黄,不必拘于男妇之分与是否产后,但视其证属劳倦内伤,审知气血之虚孰甚,便可择宜选用。

【文献摘录】

方论　成无己:"脾者,土也,应中内,处四藏之中,为中州,治中焦,生育荣卫,通行津液。一有不调,则荣卫失所育,津液失所行,必以此汤温建中藏,是以建中名焉。胶饴味甘温,甘草味甘平,脾欲缓,急食甘以缓之。健脾者,必以甘为主,故以胶饴为(君),甘草为(臣)。桂辛热,辛,散也,润也,荣卫不足,润而散之。芍药味酸微寒,酸,收也,泄也,津液不逮,收而行之;是以桂、芍药为佐。生姜味辛温,大枣味甘温,胃者卫之源,脾者荣之本,《黄帝针经》曰'荣出中焦,卫出上焦'是矣。卫为阳,不足者益之,必以辛;荣为阴,不足者补之,必以甘;辛甘相合,脾胃健而荣卫通,是以姜、枣为(使)。或谓桂枝汤解表而芍药数少,建中汤温里而芍药数多。殊不知二者远近之制,皮肤之邪为近,则制小其服也,桂枝汤芍药佐桂枝同用散,非与建中同体尔。心腹之邪为远,则制大其服也,建中汤芍药佐胶饴从健脾,非与桂枝同用尔。《内经》曰:'近而奇偶,制小其服,远而奇偶,制大其服。'此之谓也。"(《伤寒明理论》)

大 建 中 汤
《金匮要略》

【组成】 蜀椒二合,炒去汗(3 g) 干姜四两(4.5 g) 人参二两(6 g)

【用法】 以水四升,煮取二升,去滓,内胶饴一升(30 g),微火煎取一升半,分温再服,如一炊顷,如饮粥二升,后更服,当一日食糜粥,温覆之(现代用法:三味水煎二次,取汁,兑入饴糖3 g,分二次温服)

【功用】 温中补虚,降逆止痛。

【主治】 中阳衰弱,阴寒内盛。心胸中大寒痛,呕不能食,腹中寒上冲皮起,见有头足、上下痛而不可触近,舌苔白滑,脉细紧,甚则肢厥脉伏;或腹中漉漉有声。

【方解】 阳虚则阴盛,阴盛则寒生,阴寒之气上逆,则心胸中大寒痛,呕不能饮食,甚则可上冲皮起如有形,上下攻冲而剧痛,手不可触近。若内有寒饮癖积,则肠中漉漉有声。此时急当温中补虚,祛寒降逆,方可痛止呕平。所以本方用味辛性热,温脾胃,助命火,散寒除湿,下气散结之蜀椒为君药。干姜温中散寒,助蜀椒建中阳,散逆气,止痛平呕,为臣药。人参、胶饴,甘温补中而益脾胃,并为佐使。如此配合,虽已对病,但邪甚势急,服药须及时,故方后注明,初服后"如一炊顷",或"如饮粥二升",便当"更服",使药力相继,一鼓成功。然而病虽去,胃气未必便复,所以"当一日食糜粥",将养胃气,亦为《素问·脏气法时论》中"毒药攻邪,五谷为养"之意。同时,还考虑到阳气素虚,易感风寒,所以"温覆之",免外寒入里而复发。其用心如此周密,不仅遣药组方非常审慎细致,即"分温再服"间相隔时间的多少,以及服后应如何将护,也无不交代清楚。

本方纯用辛甘之品温建中阳,其补虚散寒之力,远较小建中汤为峻,故名大建中汤。小建中汤则以辛甘为主,佐以大量芍药,又有酸甘合化为阴之义,故宜于中阳虚而营阴亦有不足之证。此大、小建中二方同中之异。

【文献摘录】

方论　汪昂:"此足太阴、阳明药也。蜀椒辛热,入肺散寒,入脾暖胃,入肾命补火。干姜辛热,通心助阳,逐冷散逆。人参甘温,大补脾肺之气。饴糖甘能补土,缓可和中。盖人之一身,以中气为主,用辛辣甘热之药,温建其中脏,以大去下焦之阴,而复其上焦之阳也。"(《医方集解》)

6·2 回 阳 救 逆

回阳救逆剂,主治阳气衰微,内外俱寒,甚至阴盛格阳或戴阳等证。病至阳气衰微,内外俱寒,症见四肢厥逆,恶寒蜷卧,呕吐腹痛,下利清谷,精神萎靡,脉沉细或沉微时,非用大剂温热以回阳救逆不可。故常用附子、干姜、肉桂等辛热药为主组成方剂,代表方如四逆汤、回阳救急汤等。若阳气衰微而至阴盛逼阳,阳浮于上,或格阳于外,须适当配伍寒凉之品以为反佐;或用本类方剂冷服,亦可防邪盛拒药,如白通加猪胆汁汤。若真阳衰惫而致上盛下虚,肾不纳气,气浮欲脱者,又当适当配伍镇纳浮阳之品,如黑锡丹。

四 逆 汤
《伤寒论》

【组成】 附子一枚,生用,去皮,破八片(5~10 g) 干姜一两半(6~9 g) 甘草炙,二两(6 g)

【用法】 以水三升,煮取一升三合,去滓,分温再服。强人可大附子一枚,干姜三两(现代用法:附子先煎一小时,再加余药同煎,取汁温服)。

【功用】 回阳救逆。

【主治】 (1)少阴病。症见四肢厥逆,恶寒蜷卧,呕吐不渴,腹痛下利,神衰欲寐,舌苔白滑,脉象微细。(2)太阳病误汗亡阳。

【方解】 本方为回阳救逆之代表方剂。《素问·厥论》曰:"阳气衰于下,则为寒厥。"病至寒邪深入少阴,肾中阳气衰微,阴阳之气不相顺接,故外则四肢厥逆,恶寒蜷卧,神疲欲寐;内则呕吐不渴,腹痛不利。舌苔白滑,脉象微细,是不仅肾阳衰微,而且心脾之阳气亦衰,阴寒独盛之危候。此时非大剂辛热不足以回阳破阴而救逆。《素问·至真要大论》曰:"寒淫于内,治以甘热,佐以苦辛,以咸泻之,以辛润之,以苦坚之。""寒淫所胜,平以辛热,佐以苦甘,以咸泻之。"所以用大辛大热之附子为君药。附子纯阳有毒,为补益先天命门真火之第一要剂,通行十二经,生用尤能迅达内外以温阳逐寒。干姜温中焦之阳而除里寒,助附子伸发阳气,为臣药。生附子有大毒,与干姜同用,其性峻烈,故又用益气温中之炙甘草为佐药,既能解毒,又能缓姜、附辛烈之性,合而回阳救逆,又不致有暴散之虞,故方名"四逆"。若服药呕吐,可用冷服法,即《素问·五常政大论》"气反者……治寒以热,凉而行之"之意。

【附方】 (1)四逆加人参汤(《伤寒论》) 即四逆汤加人参一两(3g,另煎兑入)。用法同四逆汤。功用:回阳益气,救逆固脱。主治:四肢厥逆。恶寒蜷卧,脉微而复自下利,利虽止而余证仍在。

(2)白通汤(《伤寒论》) 葱白四茎 干姜一两(3~5g) 附子一枚,生,去皮,破八片(5~10g) 三味,水煎取汁,分温再服。功用:通阳破阴。主治:少阴病,下利,脉微者。若利不止,厥逆无脉,干呕烦者,加猪胆汁一合(20ml)、人尿五合(50ml),名"白通加猪胆汁汤"。

(3)通脉四逆汤(《伤寒论》) 甘草二两,炙(6g) 附子大者一枚,生用,去皮,破八片(15g) 干姜三两,强人可四两(9g) 三味,水煎取汁,分温再服,"其脉即出者愈"。功用:回阳通脉。主治:少阴病,下利清谷,里寒外热,手足厥逆,脉微欲绝,身反不恶寒,其人面色赤,或利止,脉不出等。若"吐已下断,汗出而厥,四肢拘急不解,脉微欲绝者",加猪胆汁半合(10ml),名"通脉四逆加猪胆汁汤"。"分温再服,其脉即来。无猪胆,以羊胆代之。"

(4)参附汤(《正体类要》) 人参四钱(9g) 附子炮,去皮,三钱(6g) 水煎服。阳气脱陷者倍用。功用:回阳固脱。主治:阳气暴脱。手足逆冷,头晕气短,汗出脉微。

四逆汤证原有下利,今利止而四逆证仍在,是阴血大伤之故。所以于四逆汤中加大补元气之人参,益气固脱,使阳气回复,阴血自生。临床凡是四逆汤证而见气短、气促者,均可用四逆加人参汤急救。

白通汤即四逆汤去甘草,减少干姜用量,再加葱白而成。主治阴寒盛于下焦,须急通阳破阴,以防阴盛逼阳,所以用辛温通阳之葱白,合姜、附以通阳复脉。但下利甚者,阴液必伤,所以减干姜之燥热,寓有护阴之意。若利不止,厥逆无脉,干呕烦者,是阴寒盛于里,阳气欲上脱,阴气欲下脱之危象,所以急当用大辛大热之剂通阳复脉,并加胆汁、人尿滋阴以和阳,是反佐之法。原文有"服汤,脉暴出者死,微续者生"。方后还有"若无胆,亦可用",可知所重在人尿。这些都是白通加猪胆汁汤证治画龙点睛之笔,须仔细领悟。

通脉四逆汤证除"少阴四逆"外,更有"身反不恶寒,其人面色赤,或腹痛,或咽痛,或利止脉不出"等,是阴盛格阳、真阳欲脱之危象,所以在四逆汤基础上加重姜、附用量,冀能阳回脉复,故方后注明"分温再服,其脉即出者愈"。至于原方后若干加减法,文意不协,暂置不释。若吐下都止,汗出而厥,四肢拘急不解,脉微欲绝者,是真阴真阳大虚欲脱之危象,故加苦寒之胆汁,既滋阴以制大剂辛热,又引虚阳复归于阴中,回阳固脱,使阴阳顺接,汗止厥回,拘急解,其脉即来,亦是反佐之妙用。是以方后注明:"无猪胆,以羊胆代之。"与白通加猪胆汁汤之"若无胆,亦可用",恰恰相反。其中深意,不可不加深思。

参附汤为峻补阳气以救暴脱之剂,常用于急救。除上述主治外,凡大病虚极欲脱,产后或月经暴行崩注,或痈疡久溃,血脱亡阳等,均可用本方救治。但一俟阳气来复,病情稳定,便当辨证调治,不可多服,免纯阳之品过剂,反致助火伤阴耗血。至于用量,可视具体病情增减,亦可酌加龙骨、牡蛎,或止血药,使固脱之功更著。

【文献摘录】

方论　王子接:"四逆者,四肢逆冷,因证以名方也。凡三阴一阳证中,有厥者皆用之。故少阴用以救元海之阳,太阴用以温脏中之寒,厥阴薄厥,阳欲立亡,非此不救。至于太阳误汗亡阳亦用之者,以太少为水火之主,非交通中土之气,不能内复真阳。故以生附子、生干姜彻上彻下,开辟群阴,迎阳归舍,交接于十二经。反复以炙草监之者,亡阳不致于大汗,则阳未必尽亡,故可缓制留中,而为外召阳气之良法。"(《绛雪园古方选注》)

回阳救急汤
《伤寒六书》

【组成】　熟附子(9g)　干姜(5g)　肉桂(3g)　人参(6g)　白术炒(9g)　茯苓(9g)　陈皮(6g)　甘草炙(5g)　五味子(3g)　半夏制(9g)(原书无药量)

【用法】　水二盅,姜三片,煎之,临服入麝三厘(0.1g)调服。中病以手足温和即止,不得多服。

【功用】　回阳救急,益气生脉。

【主治】　寒邪直中三阴,真阳衰微。症见恶寒踡卧,四肢厥冷,吐泻腹痛,口不渴,神衰欲寐,或身寒战栗,或指甲口唇青紫,或吐涎沫,舌淡苔白,脉沉微,甚或无脉等。

【方解】　本方主治纯是一派阴寒内盛,阳微欲脱之危象,故用四逆汤合六君子汤,再加肉桂、五味子、麝香而成。方中熟附子虽不如生附子回阳之力峻,但除干姜外,更有肉桂为辅,其温壮元阳,祛寒破阴之功益显。六君子汤补益脾胃,固守中州,并能除阳虚水湿不化所生之痰饮。人参与五味子相合,还有益气生脉之功。麝香之用尤妙,借其斩关夺门,通十二经血脉之力,与五味子之酸收相配,发中有收,使诸药迅布周身,厥回脉复而吐泻亦止,指甲口唇之青紫能消,而无虚阳散越之弊。但本方终是辛热峻剂,不宜过量,故"手足温和即止"。原书还注明,"若呕吐涎沫,或少腹痛,加盐炒吴萸",是取其温胃暖肝,下气止呕之功;"无脉加猪胆汁",是阴盛阳微而真阳不足又进一步,故用为反佐,以防阳脱之变;"泄泻不止加升麻、黄芪",是虚阳不能固阴,故用益气升阳之品,防阴气下脱;"呕吐不止加姜汁",是加强温胃止呕,使不妨饮药之法。陶氏制方,考虑周密,颇具巧思,是从实践中来。但病证之变无常,若能熟知方意,用时自能应对裕如,如俞根初又将本方去茯苓,加麦冬,治上证而有干呕心烦、厥逆无脉者,即是一例。

【附方】　回阳救急汤(《重订通俗伤寒论》)　黑附块三钱(9g)　紫瑶桂五分(0.15g)　别直参二钱

(6g) 原麦冬三钱 辰砂染(9g) 川姜二钱(6g) 姜半夏一钱(3g) 湖广术钱半(5g) 北五味三分(1g) 炒广皮八分(3g) 清炙草八分(3g) 真麝香三厘(0.1g)冲 功用：回阳生脉。主治：少阴病下利脉微，甚则利不止，肢厥无脉，干呕心烦。

【文献摘录】

方论 何秀山："少阴病下利脉微，甚则利不止，肢厥无脉，干呕心烦者，经方用白通加猪胆汁汤主之，然不及此方面面顾到。故俞氏每用之以奏功。揣其方义，虽仍以四逆汤加桂温补回阳为君，而以千金生脉散为臣者，以参能益气生脉，麦冬能续胃络脉绝，五味子能引阳归根也。佐以白术、二陈，健脾和胃，上止干呕，下止泻利。妙在更使以些许麝香，斩关直入，助参、附、姜、桂以速奏殊功，浅学者每畏其散气而不敢用，岂知麝香同冰片及诸香药用，固属散气，同参、术、附、桂、麦、味等温补收敛药用，但显其助气之功，而无散气之弊矣。此为回阳固脱，益气生脉之第一良方也。"（《重订通俗伤寒论》）

黑 锡 丹
《太平惠民和剂局方》

【组成】 金铃子蒸,去皮核 胡芦巴酒浸,炒 木香不见火 附子炮,去皮脐 肉豆蔻面裹煨 破故纸酒浸,炒 沉香不见火 茴香舶上者,炒 阳起石酒煮一日,焙干,研,各一两(30g) 肉桂不见火者,半两(15g) 黑锡去滓净称 硫黄透明者,结砂子,各二两(60g)

【用法】 用黑盏或新铁铫内，如常法结黑锡、硫黄砂子，地上出火毒，研令极细。余药并杵，罗为细末，都一处和匀入研，自朝至暮，以黑光色为度。酒糊丸如梧桐子大，阴干入布袋内，擦令光莹。每服三四十粒，空心姜盐汤或枣汤下，妇人艾醋汤下（现代用法：每服3~9g，温开水送下）。

【功用】 温壮下元，镇纳浮阳。

【主治】 （1）真阳不足，肾不纳气，浊阴上泛，上盛下虚，痰壅胸中，上气喘促，四肢厥逆，冷汗不止，舌淡苔白，脉沉微。（2）奔豚，气从小腹上冲胸，胸胁脘腹胀痛，或寒疝腹痛，肠鸣滑泄，或男子阳痿精冷，女子血海虚寒，月经不调，带下清稀，不孕等症。

【方解】 真阳不足，下元虚冷，则肾不纳气，水泛为痰，壅逆胸中，上气喘促，是为上实；四肢厥逆，冷汗不止，脉象沉微，是为下虚。上实是标，下虚是本，亡阳之兆已现，急当温壮下元，镇纳浮阳以救本。方中黑锡质重甘寒，镇摄浮阳，降逆平喘。硫黄性热味酸，温补命火，暖肾消寒。二药相须为用，水火并补，标本兼顾，所以并为君药。更用附子、肉桂温肾助阳，引火归原，使虚阳复归肾中；阳起石、破故纸、胡芦巴温命门，除冷气，能接纳下归之虚阳，并为臣药。茴香、沉香、肉豆蔻，温中调气，降逆除痰，兼能暖肾，故为佐药。然而，又恐诸药温燥太过，故用一味苦寒之川楝子既能监制诸药，又有疏利肝气之功。如此配合，可使真阳充，下元温，喘促平，厥逆回，冷汗止，气归肾中。喻昌曾言："凡遇阳火逆冲，真阳暴脱，气喘痰鸣之急证，舍此药再无他法可施。昌每用……藉手效灵，厥功历历可纪。"至于奔豚、寒疝、精冷、血海虚寒等证，皆由下元虚冷所致，故本方亦可治疗。

另有"医门黑锡丹"，只用黑锡、硫黄二味，米糊为丸，配伍远不如本方全面，疗效也差，急救还以《局方》黑锡丹为好。

【文献摘录】

方论 张秉成："如真阳虚乏者，不特寒从外来，且寒自内生，盛则逼阳于上，或遗脱于下，种种变证，莫可枚举。然欲补真阳之火，必先固护其真阴。故硫黄、黑铅两味，皆能入肾，一补火而一补水，以之同炒，使之水火交恋,阴阳互根之意。而后一派补肾壮阳之药,暖下焦逐寒湿,真阳返本,阴液无伤。寒则气滞,故以木香理之;虚则气泄,故以肉果固之。用川楝子者,以肝肾同居下焦,肝有相火内寄,虽寒盛于下,恐肝家内郁之火不净耳。故此方治寒疝一证,亦甚得宜。"(《成方便读》)

6·3 温经散寒

温经散寒剂,适用于阳气不足,阴血亦弱,复有外寒伤于经络,血脉不利所致诸证。故不宜纯用辛热之品温阳祛寒,而须温经散寒,与养血通脉配合组方,如当归四逆汤之类。

当归四逆汤
《伤寒论》

【组成】 当归三两(12 g) 桂枝三两,去皮(9 g) 芍药三两(9 g) 细辛三两(1.5 g) 甘草二两,炙(5 g) 通草二两(3 g) 大枣二十五枚,擘(8 枚)

【用法】 上七味,以水八升,煮取三升,去滓,温服一升,日三服(现代用法:水煎服)。

【功用】 温经散寒,养血通脉。

【主治】 (1) 阳气不足而又血虚,外受寒邪。手足厥寒,舌淡苔白,脉细欲绝或沉细。(2) 寒入经络,腰、股、腿、足疼痛。

【方解】 四肢为诸阳之本,阳气不足,四末失其温养,所以手足厥寒。然而不见其他阳微阴盛证,却又脉细欲绝,是血虚而又经脉受寒,血脉不利之故。况手足厥寒只是指掌至腕、踝不温,与四肢厥逆有别。正如成无己云:"手足厥寒者,阳气外虚,不温四末;脉细欲绝者,阴血内弱,脉行不利。"所以但用温经散寒,养血通脉为治。本方从组成看,是桂枝汤去生姜,倍大枣,加当归、细辛、通草而成。当归苦辛甘温,补血和血,与芍药合而补血虚。桂枝辛甘而温,温经散寒,与细辛合而除内外之寒。甘草、大枣之甘,益气健脾,既助归、芍补血,又助桂、辛通阳。更加通草通经脉,使阴血充,客寒除,阳气振,经脉通,手足温而脉亦复。

《伤寒论》方以四逆命名者,有四逆汤、四逆散、当归四逆汤。三方主治与用药皆不同。正如周扬俊云:"四逆汤全从回阳起见,四逆散全从和解表里起见,当归四逆汤全从养血通脉起见。"所以本方又能治经脉受寒,血涩不通而致腰、股、腿、足疼痛者。

【附方】 (1) 当归四逆加吴茱萸生姜汤(《伤寒论》) 即当归四逆汤加吴茱萸二升(5 g)、生姜半斤(15 g),改用水酒各六升,煮取五升,去滓,温分五服。功用:温经散寒。主治:手足厥寒,脉细欲绝,其人内有久寒者。

(2) 黄芪桂枝五物汤(《金匮要略》) 黄芪三两(12 g) 芍药三两(9 g) 桂枝三两(9 g) 生姜六两(12 g) 大枣十二枚(4 枚) 水煎,分三次温服。功用:益气温经,和经通痹。主治:血痹证。肌肤麻木不仁,脉微涩而紧。

当归四逆加吴茱萸生姜汤治当归四逆汤证而内有久寒者。既然内有久寒,可见当有大便溏薄,呕吐,脘腹疼痛等症,故加吴茱萸、生姜,增强温中散寒之功。或问:内有久寒,又见手足厥寒,脉细欲绝,何不用附子、干姜? 是由本方证既因于阳虚有寒,又因于阴血内弱,而且病情不如四逆汤证危急,所以不用姜、附辛热燥烈之品,防止烁耗阴血,而用生姜性温不燥,辛热去寒,吴茱萸暖肝温胃,散寒开郁,并借酒力以行药势,使寒去而阴血不伤,手足温而脉亦复。

黄芪桂枝五物汤治血痹,即桂枝汤去甘草,倍生姜,加黄芪而成。血痹由素体"骨弱肌肤盛",劳而汗出,腠理开,受微风,邪遂凝于血脉,致肌肤麻木不仁,但无痛,状如风痹,而脉微涩兼紧。《素问·痹论》曰:"营气虚,则不仁。"故用黄芪合桂枝,以益气通阳,芍药养血和营,姜、枣调和营卫。又因本方旨在温通阳气,调畅营血,故去甘草之缓,倍生姜之散,使微邪去,而血痹自通。

小 结

温里剂共选方8首。因寒邪所伤之部位与程度有不同,阳气之虚有微甚,温里剂又分为温中祛寒、回阳救逆、温经散寒三类。

(1) 温中祛寒　本类方剂主治中焦虚寒证。理中丸温中祛寒,益气健脾,亦常作汤剂用,是治中焦虚寒、腹痛吐利之主方。吴茱萸汤温中补虚,降逆止呕,能治阳明、厥阴、少阴三经虚寒证,以阴寒上逆之呕吐为主,重点在胃。大、小建中汤均有温中补虚、祛寒止痛之功,但小建中汤温阳养阴,缓急止痛,是补虚为主;大建中汤温阳祛寒,降逆止痛,是祛邪为主。

(2) 回阳救逆　本类方剂主治阳气衰微,阴寒内盛而致的四肢厥逆,阳气将亡之危证。四逆汤为回阳救逆之主方,主治阴盛阳微,而见四肢厥逆、呕吐下利、脉微细、阳气有亡脱之虞的危证。回阳救急汤于回阳固脱之外,还能益气生脉,而麝香三厘与五味子相配,一发一收,尤具相反相成之妙,适用于阴寒内盛、阳微欲脱之危证。黑锡丹温阳镇逆,主治浊阴上逆、肾不纳气、阳虚有暴脱之势的危证,以及奔豚、寒疝之重者,亦是救急良方。若病至阴寒邪盛,见有戴阳、格阳,或阳虚欲脱时,本类方剂还常配伍苦寒药作为反佐,如白通汤加猪胆汁、人尿,通脉四逆汤、回阳救急汤加猪胆汁等,皆遣药组方之灵活圆通之处,须用心体会。

(3) 温经散寒　本类方剂主治阳虚血弱、经络有寒的病证。当归四逆汤即是温阳养血、散寒通脉的代表方剂,主治血虚受寒、脉细欲绝、手足厥寒之证。还有独活寄生汤、阳和汤,分别见于祛湿剂和痈疡剂,可以互相参考。

总之,温中祛寒以温中焦脾胃为主;回阳救逆以温肾阳、壮命火为主;温经散寒以温通阳气,去经络中寒邪为主,此其大要。但里寒虚证,阴血也常不足,故中病即止,不宜过剂。

复习思考题

(1) 温里剂的定义、分类及其适应范围怎样?运用时应注意些什么?
(2) 小建中汤与桂枝汤在立法、组成和作用方面有何区别?
(3) 四逆汤的组成意义与主治怎样?如何变化运用?
(4) 当归四逆汤的立法、组成与主治证有何特点?与四逆汤证的病机有何区别?

7. 表 里 双 解 剂

凡以解表药配合泻下药或清热药、温里药等为主组成,具有表里同治作用,治疗表里同病的方剂,统称表里双解剂。从八纲来分,表里同病有表实里虚、表虚里实、表寒里热、表热里寒,以及表里俱热、表里俱寒、表里俱虚、表里俱实等。对于表证未除,里证又急者,如仅用表散,则在里之邪不得去;仅治其里,则在外之邪亦不解。在这种情况下,就必须考虑使用表里双解剂以表里同治,使病邪得以分消。

表里双解剂的分类,主要是根据表里同病的性质不同而定。本章针对上述情况,分为解表攻里、解表清里、解表温里三类。至于解表补里法,是治疗表邪未解而有正气不足之证,已在解表剂中介绍,本章不再重复。

使用表里双解剂时,应当注意:① 必须具备既有表证,又有里证者,方可应用,否则即不相宜。② 辨别表证与里证的寒、热、虚、实,然后针对病情选择适当的方剂。③ 分清表证与里证的轻重主次,而后权衡表药与里药的比例,方无太过或不及之弊。

7·1 解表攻里

解表攻里剂,适用于外有表邪,里有实积的证候,临床既有表寒或表热的症状,又有里实之证。常用解表药如麻黄、桂枝、荆芥、防风、柴胡、薄荷,配伍泻下药如大黄、芒硝等,共同为主组方。

大 柴 胡 汤
《金匮要略》

【组成】　柴胡半斤(15 g)　黄芩三两(9 g)　芍药三两(9 g)　半夏半斤,洗(9 g)　枳实四枚,炙(9 g)　大黄二两(6 g)　生姜五两(15 g)　大枣十二枚(5 枚)

【用法】　上八味,以水一斗二升,煮取六升,去滓,再煎,温服一升,日三服(现代用法:水煎二次,去滓,再煎,分 2 次温服)。

【功用】　和解少阳,内泻热结。

【主治】　少阳、阳明合病。往来寒热,胸胁苦满,呕不止,郁郁微烦,心下满痛或心下痞鞕,大便不解或协热下利,舌苔黄,脉弦有力。

【方解】　本方是由小柴胡汤去人参、甘草,加大黄、枳实、芍药而成,是和解为主与泻下并用的方剂。小柴胡汤为治伤寒少阳病的主方,加大黄、枳实、芍药以治疗阳明病热结之证。因此,本方主治少阳与阳明合病,症见往来寒热,胸胁苦满,表明病变部位仍未离少阳;呕不止与郁郁微烦,则较小柴胡汤证之心烦喜呕为重。至于心下满痛或痞鞕,便秘或热利,苔黄与脉弦有力等,是病邪已入阳明化热成实之象。在治法上,病在少阳,本应禁用下法,但在兼有阳明腑实的情况下,就必须表里兼顾。故汪昂说:"少阳固不可下,然兼阳明腑实则当下。"[①]因此,本方配伍,既不悖于少阳禁下的原则,并可表里同治,使少阳、阳明之邪得以双解,可谓一举两得。方中以柴胡为君,与黄芩合用,能和解清热,以除少阳之邪;大黄、枳实泻阳明热结,共为臣药。芍药缓急止痛,与大黄相配可治腹中实痛,与枳实相伍可治气血不和的腹痛烦满不得卧;半夏降逆止呕,配伍生姜重用,以治呕逆不止,俱为佐药。大枣与生姜同用,能调和营卫而和诸药,为使药。诸药合用,共奏外解少阳、内泻热结之功。

本方在临床运用时,以往来寒热,胸胁或心下满痛,苔黄便秘,为辨证要点。急性胰腺炎、急性胆囊炎、胆石症,而见上述证候者,亦可加减应用。

[①]《医方集解》P.76,1979 年,上海科学技术出版社

【附方】 厚朴七物汤(《金匮要略》) 厚朴半斤(15g) 甘草三两(6g) 大黄三两(9g) 枳实五枚(9g) 桂枝二两(6g) 大枣十二枚(4枚) 生姜五两(12g) 上七味,以水一斗,煮取四升,温服八合,日三服。功用:解肌发表,行气通便。主治:外感表证未罢,里实已成。腹满,发热,脉浮而数,大便不通。

厚朴七物汤与大柴胡汤均为治疗表里同病之候。但大柴胡汤证属于少阳与阳明合病;厚朴七物汤证是太阳与阳明合病,并以里证为主。故重用厚朴、枳实以行气除满,配大黄以泄热通便;少用桂枝佐生姜、甘草、大枣以解肌表之邪。因其腹满不痛,故不用芍药。

【文献摘录】

(1) 方论 汪昂:"此足少阳、阳明药也。表证未除,故用柴胡以解表,里证燥实,故用大黄、枳实以攻里。芍药安脾敛阴,黄芩退热解渴,半夏和胃止呕,姜辛散而枣甘缓,以调营卫而行津液。此表里交治,下剂之缓者也。"(《医方集解》)

(2) 临床报道 应用大柴胡汤加减(柴胡、黄芩、大黄、枳壳、木香、半夏、甘草、白芍、郁金),辨证治疗急性胆囊炎、胆石症,胆道蛔虫症合并胆道感染、急性胰腺炎、急性阻塞性化脓性毛细胆管炎等胆胰系统病200例,治疗后183例有效。有效率91.5%。作者认为,本方对胆道系统(肝胆管、胆总管)结石、胆道蛔虫症并发感染、胰腺炎的疗效较好;对急性胆囊炎、胆道感染,效果也较满意;对慢性胆囊炎、胆囊内结石的疗效不够理想。[《辽宁医药》(3):7,1977]

防风通圣散
《宣明论方》

【组成】 防风 荆芥 连翘 麻黄 薄荷 川芎 当归 白芍炒 白术 栀子 大黄酒蒸 芒硝后下,各五钱(各15g) 石膏 黄芩 桔梗各一两(各30g) 甘草二两(60g) 滑石三两(90g)

【用法】 为末,每服二钱,水一大盏,生姜三片,煎至六分,温服(现代用法:为粗末,每次9g,加生姜三片,水煎服。或作丸剂,称防风通圣丸,除滑石外,余药粉碎成细粉,过筛,混匀,用水泛丸;另将滑石粉碎成极细粉包衣,打光,干燥。丸剂口服,一次6g,一日2次。或作汤剂,水煎服,用量按原方比例酌量增减)。

【功用】 疏风解表,泻热通便。

【主治】 风热壅盛,表里俱实。憎寒壮热,头目昏眩,目赤睛痛,口苦口干,咽喉不利,胸膈痞闷,咳呕喘满,涕唾稠黏,大便秘结,小便赤涩。并治疮疡肿毒,肠风痔漏,丹斑瘾疹等。

【方解】 本方为解表、清热、攻下三者并用之方,主治外感风邪,内有蕴热,表里皆实之证。由于外感风邪,邪在于表,以致憎寒壮热;风热上攻,故头目昏眩,目赤睛痛,耳鸣鼻塞;内有蕴热,则口苦口干,便秘溲赤;风热上淫,以致咽喉不利,胸膈痞闷,咳呕喘满,涕唾稠黏。至于疮疡肿毒,肠风痔漏,丹斑瘾疹等,由于风热壅盛所致者,亦可加减运用。方中防风、荆芥、麻黄、薄荷疏风解表,使风邪从汗而解;大黄、芒硝泄热通便,配伍石膏、黄芩、连翘、桔梗清解肺胃之热;栀子、滑石清热利湿,使里热从二便而解。更以当归、川芎、白芍养血活血,白术健脾燥湿,甘草和中缓急。如此,则汗不伤表,清下而不伤里,从而达到疏风解表,泻热通便之效。王泰林曾谓:"此为表里、气血、三焦通治之剂。""汗不伤表,下不伤里,名曰通圣,极言其用之效耳。"①

---

① 《王旭高医书六种·退思集类方歌注》P.50,1979年,上海科学技术出版社

本方在临床运用时,应根据具体情况,加以权变。如无憎寒症状,可去麻黄;热不甚,可去石膏;便不秘,去硝、黄(即双解散)。

【文献摘录】

方论　吴崑:"风热壅盛,表里三焦皆实者,此方主之。防风、麻黄,解表药也,风热之在皮肤者,得之由汗而泄;荆芥、薄荷,清上药也,风热之在巅顶者,得之由鼻而泄;大黄、芒硝,通利药也,风热之在肠胃者,得之由后而泄;滑石、栀子,水道药也,风热之在决渎者,得之由溺而泄。风淫于膈,肺胃受邪,石膏、桔梗,清肺胃也,而连翘、黄芩,又所以祛诸湿之游火。风之为患,肝木主之,川芎、归、芍,和肝血也,而甘草、白术,又所以和胃气而健脾。刘守真氏长于治火,此方之旨,详且悉哉。"(《医方考》)

7·2　解　表　清　里

解表清里剂,适用于表证未解、里热已炽的证候,亦即既有表寒或表热的症状,又见里热之证。常用解表药如麻黄、淡豆豉、葛根等,配伍清热药如黄芩、黄连、黄柏、石膏之类,共同为主组方,代表方如葛根黄芩黄连汤、石膏汤。

葛根黄芩黄连汤
《伤寒论》

【组成】　葛根半斤(15 g)　甘草炙,二两(6 g)　黄芩三两(9 g)　黄连三两(9 g)

【用法】　上四味,以水八升,先煮葛根减二升,内诸药,煮取二升,去滓,分温再服(现代用法:水煎服)。

【功用】　解表清热。

【主治】　外感表证未解,热邪入里。身热,下利臭秽,肛门有灼热感,胸脘烦热,口干作渴,喘而汗出,苔黄脉数。

【方解】　本方主治伤寒表证未解,误下以致邪陷阳明引起的热利,因此泻下之物臭秽,肛门有灼热感。此时表证未解,里热已炽,故见身热口渴、胸脘烦热、苔黄脉数等症;里热上蒸于肺则作喘,外蒸于肌表则汗出。治宜外解肌表之邪,内清肠胃之热。方中重用葛根为君药,既能解表清热,又能升发脾胃清阳之气而治下利,柯琴谓其"气轻质重","先煎葛根而后纳诸药",则"解肌之力优,而清中之气锐"。① 配伍苦寒之黄芩、黄连为臣,其性寒能清胃肠之热,味苦燥胃肠之湿,如此则表解里和,身热下利诸症可愈。甘草甘缓和中,并协调诸药为佐使。共成解表清里之剂。

本方虽属表里同治之剂,但以清里热为主,正如尤怡所谓:"其邪陷于里者十之七,而留于表者十之三。"② 由于葛根能清热止利,汪昂称之"为治泻主药"③,故本方对泄泻、痢疾属于里热引起者,皆可应用。临床运用时,以身热,下利臭秽,肛门有灼热感,苔黄脉数为辨证要点。若有腹痛者,加木香、白芍以行气和血止痛。如下利而不发热,脉沉迟或微弱,病属虚寒者,本方不宜使用。

---

① 《伤寒来苏集·伤寒附翼》P.19,1978 年,上海科学技术出版社
② 《伤寒贯珠集》P.60,1978 年,上海科学技术出版社
③ 《医方集解》P.79,1978 年,上海科学技术出版社

【文献摘录】

方论　柯琴："桂枝证,脉本缓,误下后而反促,阳气重可知。邪来于表,阳扰于内,故喘而汗出。利遂不止者,此暴注下迫,属于热,与脉微弱而协热利者不同。表热虽未解,而大热已入里,故非桂枝芍药所能和,亦非厚朴杏仁所能解矣。故君气轻质重之葛根,以解肌而止利;佐苦寒清肃之芩、连,以止汗而除喘;用甘草以和中。先煮葛根,后内诸药,解肌之力优,而清中之气锐,又与补中逐邪之法迥殊矣。"(《伤寒来苏集·伤寒附翼》)

尤怡："……是其邪陷于里者十之七,而留于表者十之三,其病为表里并受之病,故其法亦宜表里双解之法。葛根黄连黄芩汤,葛根解肌于表,芩、连清热于里,甘草则合表里而并和之耳。盖风邪初中,病为在表,一入于里,则变为热矣。故治表者,必以葛根之辛凉;治里者,必以芩、连之苦寒也。"(《伤寒贯珠集》)

石　膏　汤
《深师方》(录自《外台秘要》)

【组成】　石膏(30 g)　黄连　黄柏　黄芩各二两(6 g)　香豉一升,绵裹(9 g)　栀子十枚,擘(9 g)　麻黄三两,去节(9 g)

【用法】　上七味,切,以水一斗,煮取三升,分为三服,一日并服,出汗。初服一剂,小汗;其后更合一剂,分二日服。常令微汗出,拘挛烦愦即差,得数行利,心开令语,毒折也。忌猪肉冷水(现代用法:水煎服)。

【功用】　清热解毒,发汗解表。

【主治】　伤寒里热已炽,表证未解,壮热无汗,身体沉重拘急,鼻干口渴,烦躁不眠,神昏谵语,脉滑数或发斑。

【方解】　本方为伤寒表证未解,里热炽盛而设。表证经久不解,邪郁营卫,虽未成实,但三焦俱热,毒火炽盛,故见壮热无汗、身体沉重拘急等表实的症状,以及鼻干口渴、烦躁不眠、神昏谵语等三焦热盛之症。如邪热迫血妄行,则吐衄、发斑皆可出现。对此表里俱盛之证,如仅治其里,则表不能解;欲发其表,则里证又急。因此,治宜解表与清里兼顾。方中石膏辛甘大寒,清热除烦,用为君药。配合麻黄、豆豉发汗解表,使在表之邪从外而解;黄连、黄芩、黄柏、栀子四味(即黄连解毒汤),具有泻火解毒作用,使三焦之火从里而泄。且麻黄、豆豉得石膏、三黄,则发表热而不助里热;三黄、石膏得麻黄、豆豉,则清热而不失治表,是为表里俱热、三焦火盛之良剂。

本方在陶氏《伤寒六书》中更名为"三黄石膏汤",方中增加姜、枣、细茶三味,治疗伤寒汗吐下误治后,三焦俱热,身目俱痛之证。时行热病中,初起表证未解,即见热毒鸱张之象,本方亦较适用。

【文献摘录】

方论　张秉成："治温疫病表里三焦大热不解,或烦躁大渴,面赤鼻干,两目如火,身形拘急而不得汗,六脉洪数,及阳毒发斑等证。黄芩清上焦之火,黄连清中焦之火,黄柏清下焦之火,栀子通泻三焦之火,使之屈曲下行。夫疫之来也,必从口鼻而入,鼻气通利肺,口气通于胃,肺胃为受邪之薮。故重用石膏,以清肺胃,以杜其传化之源。里热既清,表尚未解,故以麻黄、淡豉之发汗解表者,一行于肺,一行于胃,如是则表里均解耳。用姜、枣者,亦不过扶正散邪;细茶者,所以清肃上焦耳。"(《成方便读》)

7·3 解表温里

解表温里剂,适用于外有表证而里有寒象的证候,临床兼见表寒与里寒的症状。常用解表药如麻黄、白芷,配伍温里祛寒药如干姜、肉桂等,共同组方,代表方如五积散。

五 积 散
《太平惠民和剂局方》

【组方】 白芷　川芎　炙甘草　茯苓去皮　当归去芦　肉桂去粗皮　芍药　半夏汤洗七次,各三两(各90g)　陈皮去白　枳壳去瓤,炒　麻黄去根节,各六两(各180g)　苍术米泔浸,去皮,二十四两(720g)　干姜燢,四两(120g)　桔梗去芦头,十二两(360g)　厚朴去粗皮,四两(120g)

【用法】 上除肉桂、枳壳二味别为粗末外,一十三味同为粗末,慢火炒令色转,摊冷,次入桂、枳壳末令匀,每服三钱,水一盏半,入生姜三片,煎至一中盏,去滓,稍热服(现代用法:除作散剂外,亦作汤剂,水煎服,用量按原方比例酌情增减)。

【功用】 发表温里,顺气化痰,活血消积。

【主治】 外感风寒,内伤生冷。身热无汗,头痛身疼,项背拘急,胸满恶食,呕吐腹痛,以及妇女血气不和,心腹疼痛,月经不调等属于寒性者。

【方解】 本方为治寒、湿、气、血、痰五积而设,故名五积散。外感风寒,邪郁肌表,腠理闭塞,故见发热无汗、头痛身疼、项背拘急等表实证。内伤生冷,或宿有积冷,脾胃阳气受损,运化失常,痰湿内停,痰阻气滞,气血不和,所以又有胸满恶食、呕吐腹痛,或腹胁胀痛等症。治宜发汗解表,温里祛寒为主,以除内外之寒;佐以燥湿健脾,顺气化痰,活血消积之品,以治气、血、痰、湿之积。如此,则气机宣通,痰消湿化,而脾运得健,诸症均可解除。方中麻黄、白芷发汗解表,干姜、肉桂温里祛寒,为本方的主要部分;配伍苍术、厚朴燥湿健脾,陈皮、半夏、茯苓理气化痰;当归、川芎、芍药活血止痛。桔梗与枳壳同用,有升降气机、加强理气化痰之效,适宜于痰阻气滞之证。炙甘草和中健脾,调和诸药。以上均为本方的辅助部分。由于本方能行气和血,温里祛寒,故对妇女气血不和、寒凝气滞所致的心腹疼痛、月经不调等,亦可加减应用。

本方在《博济方》和《苏沈良方》均有记载,药味组成虽然相同,但剂量相差较大,用法亦不相同,可对照参看。

【附方】 柴胡桂枝干姜汤(《伤寒论》)　柴胡半斤(15g)　桂枝去皮,三两(12g)　干姜二两(6g)　栝楼根四两(12g)　黄芩三两(9g)　牡蛎熬,二两(20g)　甘草炙,二两(3g)　上七味,以水一斗二升,煮取六升,去滓,再煎取三升,温取一升,日三服。初服微烦,复服,汗出便愈。功用:和解散结,温里祛寒。主治:伤寒胸胁满微结。小便不利,渴而不呕,但头汗出,往来寒热,心烦。亦治疟疾寒多微有热,或但寒不热。

本方系小柴胡汤化裁而成。方中柴胡、黄芩和解少阳,栝楼根生津止渴,牡蛎化痰开结,桂枝、干姜温散里寒,甘草调和诸药,合而成为和解散结、温里祛寒之方。

【文献摘录】

方论　汪昂:"此阳明表里通用之剂也。麻黄、桂枝所以解表散寒,甘草、芍药所以和中止痛,苍术、厚朴平胃土而祛湿,陈皮、半夏行逆气而除痰,芎、归、姜、芷入血分而祛寒湿,枳壳、桔梗利胸膈而清寒热,茯苓泻热利水,宁心益脾,所以为解表温中除湿之剂,去痰消痞调经之方也。一方统治多病,惟活法者变而通

之。"(《医方集解》)

小　结

表里双解剂,共选方5首,附方2首。按其功效不同,分为解表攻里、解表清里、解表温里三类。

(1) 解表攻里　大柴胡汤与防风通圣散同属解表攻里之剂。大柴胡汤功能和解少阳,内泻热结,主治少阳阳明合病,以往来寒热、心下满痛或痞鞕、便秘或协热下利、苔黄脉弦为辨证要点。防风通圣散是解表与清热、攻下合用的方剂,主治风热壅盛、表里俱实之证。

(2) 解表清里　葛根黄芩黄连汤与石膏汤同为解表清里之剂,前者清热止利,外解表邪,主治泄泻、痢疾属于里热为主而表证未解者;后者清热解毒,发汗解表,主治表实无汗、三焦热盛之候。

(3) 解表温里　五积散属于解表温里之剂,功能发表温里、顺气化痰、活血消积,是为寒、湿、气、血、痰五积而设,主治外感风寒,内伤生冷之证。

复习思考题

(1) 试述表里双解剂的概念和应用时的注意点。
(2) 分别叙述大柴胡汤与葛根黄芩黄连汤的组成意义、功用和适应证。

8. 补　益　剂

凡以补益药为主组成,具有滋养、补益人体气血阴阳不足,用以治疗各种虚证的方剂,统称补益剂。它属于"八法"中"补法"的范围。"虚者补之"(《素问·三部九候论》),"形不足者,温之以气,精不足者,补之以味"(《素问·阴阳应象大论》),都是补益的原则,也是补法的理论依据。

人体虚损不足诸证,类别很多,归纳起来则有气虚、血虚、阴虚、阳虚四类,因此运用补益剂也分为补气、补血、补阴、补阳四种。脏腑虚损诸证,可以各按脏腑所虚的不同,分别使用上述不同补法。

气虚补气,血虚补血,气血俱虚则可气血双补,这是补益气血中辨证施治的常规。其中由于气与血有着相互为用、不可分割的关系,前人有"气为血之帅,血为气之母"之说,因此,如由气虚而致血虚之证,补气剂也能用治于血虚证,此即"阳生阴长"(《素问·阴阳应象大论》)之意,"血虚以人参补之,阳旺则能生阴血也"(《脾胃论》)。

阴虚补阴,阳虚补阳,阴阳俱虚,则阴阳并补,这是补益阴阳辨证施治的常规。其中由于人体的"阴阳",也是相互资生、互相为用的关系,因此对有些补阴、补阳的配伍,常是补阴中兼配补阳,补阳中兼配补阴,正如张景岳所说:"善补阳者,必于阴中求阳……善补阴者,必于阳中求阴。"①这就是按照阴阳互根的理论来组织补阴、补阳方剂的配伍方法。

---

① 《景岳全书》P.974,1958年,上海卫生出版社

人体气、血、阴、阳不足,导致脏腑出现各种虚证。补益这些虚证,有按五行相生理论使用"补母"法来治疗。例如,肝虚补肾,即滋肾水涵肝木;脾虚补肾命,即补肾中命火以生脾土;肺虚补脾,即补脾土以生肺金等。凡用这种补法,皆属于"虚者补其母"[1]的范围,是一种间接补益方法。

此外,在五脏补益中还有运用补脾或补肾为主,以间接补益受病之脏,这种补益的理论根据是肾为先天之本,脾为后天生化之源,先后天因补益而获充盛,诸虚百损因治本而告痊愈。

使用补法应该注意两点:一是辨治虚证,必须辨别真假。前人有谓:"大实之病,反有羸状,至虚之病,反有盛热。"[2]前者是指真实假虚,若误补则实者愈实;后者是指真虚假实,若误攻则虚者愈虚。《内经》有"无盛盛,无虚虚,而遗人夭殃"[3]之戒,就是对错误的辨证施治而言。二是常服、久服补益之剂,必须因证制宜,适当配伍健脾、和胃、理气等药品,即补益每兼理气、调胃之义。

8·1 补　气

补气剂,是治疗脾肺气虚的方剂。适用于肢体倦怠乏力,呼吸短气,动则气促,声低懒言,面色萎白,食欲不振,舌淡苔白,脉弱或虚大,甚或虚热自汗,或脱肛、子宫脱垂等。当出现上述症状时,取补气之人参、黄芪、白术、甘草等为主,再根据具体证情,酌量配以行气、渗湿、生血、养阴之品,代表方如四君子汤、参苓白术散、补中益气汤、生脉散等。

四 君 子 汤
《太平惠民和剂局方》

【组成】　人参去芦(10 g)　白术　茯苓去皮(各9 g)　甘草炙(6 g)各等分

【用法】　为细末,每服二钱,水一盏,煎至七分。通口服,不拘时,入盐少许,白汤点亦得(现代用法:水煎服)。

【功用】　益气健脾。

【主治】　脾胃气虚。面色萎白,语声低微,四肢无力,食少或便溏,舌质淡,脉细缓。

【方解】　本方主治脾胃气虚证。饮食劳倦损伤脾胃,则导致气血生化之源不足。吴崑说:"夫面色萎白,则望之而知其气虚矣;言语轻微,则闻之而知其气虚矣;四肢无力则问而知其气虚矣;脉来虚弱,则切而知其气虚矣。"(《医方考》)[4]脾虚不运,胃纳呆滞,则饮食减少,大便不实,法当益气健脾。故方中以人参为君,甘温大补元气,健脾养胃。以白术为臣,苦温健脾燥湿。佐以茯苓,甘淡渗湿健脾;苓、术合用,健脾除湿之功更强,促其运化。使以炙甘草,甘温调中。全方配合,共奏益气健脾之功。

此方能使脾胃之气健旺,运化复常,资生气血,故为补气的基本方。后世以补气健脾为主的许多方剂,多从本方发展而来。

---

[1]《难经译释》P.175,1980 年,上海科学技术出版社
[2]《景岳全书·传忠录》P.25,1958 年,上海卫生出版社
[3]《素问·五常政大论》P.455,1979 年,人民卫生出版社
[4]《中国医学大成》第四集,方剂类,卷 3.P.3,上海大东书局

本方从组成药物剖析,它与理中丸相比较,仅一味之差,四君子汤参、术、苓、草,重在益气健脾,理中丸参、术、姜、草,重在温中祛寒。

【附方】 (1) 异功散(《小儿药证直诀》) 本方系四君子汤加陈皮(9 g),各等分。上药为细末,每服二钱,水一盏,生姜五片,大枣两个,同煎至七分,食前,温,量多少与之(现代用法:水煎服,用量按原方比例,酌情增减)。功用:健脾,益气,和胃。主治:脾胃虚弱。食欲不振,或胸脘痞闷不舒,或呕吐泄泻。

(2) 六君子汤(《妇人良方》) 本方系四君子汤加陈皮(9 g)、半夏(12 g)各一钱。水煎服。功用:健脾止呕。主治:脾胃气虚兼有痰湿。不思饮食,恶心呕吐,胸脘痞闷,大便不实,或咳嗽痰多稀白等症。

(3) 香砂六君子汤(《医方集解》) 本方系六君子汤加香附(现代多用木香6 g)、砂仁(6 g)。水煎服。功用:健脾和胃,理气止痛。主治:脾胃气虚,寒湿滞于中焦。纳呆,嗳气,脘腹胀满或疼痛,呕吐泄泻等症。

(4) 保元汤(《博爱心鉴》) 黄芪(20 g)、人参(20 g)、肉桂(8 g)、甘草(5 g)(原著无分量),加生姜一片,水煎,温服。功用:补气温阳。主治:虚损劳怯,元气不足。倦怠乏力,少气畏寒;小儿痘疮,阳虚顶陷。血虚浆清,不能发起灌浆者。

上列四方,均由四君子汤加味而成。加入陈皮为异功散,芳香健脾醒胃,使甘温缓补更兼理气健脾之功。再加半夏为六君子汤,侧重于补脾气,化痰湿,使从扶脾治本中兼化痰湿,是为标本两顾之方。六君子汤加木香、砂仁为香砂六君子汤,功在健脾和胃,理气散寒,故有止痛之功。保元汤重在补气温阳,以治小儿元气不足诸证,如痘疹的阳虚顶陷,血虚浆清等。

【文献摘录】

方论 张璐:"气虚者,补之以甘。参、术、苓、草,甘温益胃,有健运之功,具冲和之德,故为君子。若合之二陈,则补中微有消导之意。盖人之一身,以胃气为本,胃气旺,则五脏受荫;胃气伤,则百病丛生,故凡病久不愈,诸药不效者,惟有益胃补肾两途,故用四君子随证加减。无论寒热补泻,先培中土,使药气四达,则周身之机运流通,水谷之精微敷布,何患其药之不效哉?是知四君、六君为司命之本也。"(《名医方论》)

参 苓 白 术 散
《太平惠民和剂局方》

【组成】 莲子肉去皮,一斤(500 g) 薏苡仁一斤(500 g) 缩砂仁一斤(500 g) 桔梗炒令深黄色,一斤(500 g) 白扁豆姜汁浸,去皮,微炒,一斤半(750 g) 白茯苓二斤(1 kg) 人参去芦,二斤(1 kg) 甘草炒,二斤(1 kg) 白术二斤(1 kg) 山药二斤(1 kg)

【用法】 为细末,每服二钱(6 g),枣汤调下,小儿量岁数加减(现代用法:作汤剂煎服,用量按原方比例酌情增减)。

【功用】 益气健脾,渗湿止泻。

【主治】 脾胃虚弱。食少、便溏,或泻,或吐,四肢乏力,形体消瘦,胸脘闷胀,面色萎黄,舌苔白,质淡红,脉细缓或虚缓。

【方解】 本方证由于脾气虚不能运湿,则湿自内生,出现大便稀溏或泄泻,舌苔白。胃气弱不能纳食,故食少,甚或不思食。更由于脾弱不能运化水谷精微,故形体消瘦,四肢乏力,面色萎黄,脉现细、虚、缓。胃气失降而上逆,故有呕吐或干哕。中焦气机不畅,故胸脘胀满。

本方以四君平补脾胃之气为主,配以扁豆、苡仁、山药之甘淡,莲子之甘涩,辅助白术,既可健脾,又能渗湿而止泻。加砂仁之辛温芳香醒脾,佐四君更能促中州运化,使上下气机贯通,吐泻可止。桔梗为手太阴肺经引经药,配入本方,如舟楫载药上行,达于上焦以益肺。本方证而兼现肺气虚,久咳痰多者,亦颇相宜。此即培土生金法的运用。

《医方集解》载本方,名"茯苓白术散",并增补陈皮一味,则变为"异功散"的加味方,对益脾祛湿之功有所加强。

【附方】 七味白术散(《小儿药证直诀》) 人参二钱五分(7 g) 白茯苓五钱(15 g) 白术五钱(15 g) 甘草一钱(3 g) 藿香叶五钱(15 g) 木香二钱(6 g) 葛根五钱,渴者加至一两(15~30 g) 上药为粗末,每服三钱,水煎。功用:健脾止泻。主治:脾胃久虚,呕吐泄泻频作不止。

本方仍系四君子汤加味。以藿香辛温芳香化浊祛湿而和中止呕,木香辛苦温行气而止痛,葛根甘辛平鼓舞胃气上行而止泻。全方对脾胃气虚而兼湿浊寒邪中阻,症现呕吐、腹胀、腹痛、腹泻者有效。

【文献摘录】

方论 吴崑:"脾胃虚弱,不思饮食者,此方主之。脾胃者,土也。土为万物之母,诸脏腑百骸受气于脾胃而后能强。若脾胃一亏,则众体皆无以受气,日见羸弱矣。故治杂证者,宜以脾胃为主。然脾喜甘而恶苦,喜香而恶秽,喜燥而恶湿,喜得而恶滞。是方也,人参、扁豆、甘草,味之甘者也;白术、茯苓、山药、莲肉、薏苡仁,甘而微燥者也;砂仁辛香而燥,可以开胃醒脾;桔梗甘而微苦,甘则性缓,故为诸药之舟楫;苦则喜降,则能通天气于地道矣。"(《医方考》)

补 中 益 气 汤
《脾胃论》

【组成】 黄芪病甚,劳倦热甚者一钱(15~20 g) 甘草炙(5 g)各五分 人参去芦,三分(10 g) 当归酒焙干或晒干,二分(10 g) 橘皮不去白,三分(6 g) 升麻三分(3 g) 柴胡三分(3 g) 白术三分(10 g)

【用法】 上药咬咀,都作一服。水二盏,煎至一盏,量气弱气盛,临病斟酌水盏大小,去渣,食远,稍热服(现代用法:水煎服。或作丸剂,每服 10~15 g,日 2~3 次,温开水或姜汤下)。

【功用】 补中益气,升阳举陷。

【主治】 (1)脾胃气虚。发热,自汗出,渴喜温饮,少气懒言,体倦肢软,面色㿠白,大便稀溏,脉洪而虚,舌质淡,苔薄白。(2)气虚下陷。脱肛,子宫下垂,久泻,久痢,久疟等,以及清阳下陷诸证。

【方解】 本方证是因脾胃气虚,清阳下陷,以及由气虚而致摄纳不力所形成。脾主四肢、肌肉,脾虚则四肢、肌肉承受水谷精微无由,故见肢软体倦,神疲少力。脾胃虚则谷气不盛,阳气下陷阴中,故见发热自汗,脉洪而按之虚软,舌淡苔薄白,其非外伤发热可知。脾胃虚则中气亦虚,摄纳不力,升举无能,故有脱肛、久泻、子宫下垂等症。本方以黄芪益气为君;人参、白术、炙草健脾益气为臣,共以收补中益气之功。配陈皮理气,当归补血,均为佐药。升麻、柴胡升举下陷清阳,为补气方中的使药。综合全方配伍大意,一是补气健脾以治气虚之本;一是升提下陷阳气,以求浊降清升,于是脾胃和调,水谷精气生化有源,脾胃气虚诸证可以自愈。中气不虚,则升举有力,凡下脱、下垂诸证可以自复其位。

关于用本方治疗气虚发热的理论根据,李东垣说:"内伤脾胃,乃伤其气,外感风寒,乃伤其形。伤其外为有余,有余者泻之;伤其内为不足,不足者补之。""惟当以辛甘温之剂,补其中,升其阳,甘寒以泻其火则愈。""《内经》曰:'劳者温之','损者益之'。盖温能除大热,大忌苦寒之药泻胃土耳!今立补中益气汤。"(《内外伤辨惑论》)综上李氏创立"温能除大热"的理论,对区别外感与内伤发热的辨证、病机、治则、治法以及使用宜忌等都有阐发,对深入理解本方意义和指导临床运用均有裨益。

【附方】 (1)举元煎(《景岳全书》) 人参三至五钱(10~20g) 黄芪炙,三至五钱(10~20g) 炙甘草一至二钱(3~6g) 升麻五至七分(4g) 白术一至二钱(3~6g) 水一盅半,煎七八分,温服。如兼阳气虚寒者,桂、附、干姜随宜佐用。如兼滑脱者,加乌梅二个,或文蛤七八分。功用:益气升提。主治:气虚下陷,血崩血脱,亡阳垂危等证。有不利于归、熟补血等剂,而但宜补气者,以此主之。

本方系从补中益气汤之结构简化而来,用治气虚下陷,出现血崩血脱、亡阳垂危之重证。重用人参以益元气而固脱止血。

(2)升陷汤(《医学衷中参西录》) 生箭芪六钱(18g) 知母三钱(9g) 柴胡一钱五分(5g) 桔梗一钱五分(5g) 升麻一钱(3g) 水煎三次,一天服完。功用:益气升陷。主治:胸中大气下陷。气促急短,呼吸困难,脉沉迟微弱,或参伍不调。

本方系取补中益气汤之升提法组成。证属胸中大气陷而不升。肺主一身之气,位在胸中,肺气下陷,故气短而喘;肺朝百脉,肺气虚则百脉朝会不力,故脉现沉、迟、弱。方中以黄芪为主,大补肺气;桔梗载药上行;升、柴举陷升提,再加用知母苦寒,制黄芪之温性。

举元煎、升陷汤俱有益气升陷之功。区别在于:举元煎是参、芪、术并用,重在益气补脾,配升麻以升举下陷元气,用治因气虚所致的血崩、血脱之亡阳重证;升陷汤是重用黄芪补益胸中大气,用升、柴升举下陷之气,以治气短息促,脉沉迟微弱,或参伍不调之证。

【文献摘录】

(1)方论 柯琴:"至若劳倦形气衰少,阴虚而生内热者,表证颇同外感。惟东垣知其为劳倦伤脾,谷气不盛,阳气下陷阴中而发热,制补中益气之法。谓风寒外伤其形为有余,脾胃内伤其气为不足。遵《内经》'劳者温之''损者益之'之义,大忌苦寒之药,选用甘温之品,升其阳以行春生之令。凡脾胃一虚,肺气先绝,故用黄芪护皮毛而开腠理,不令自汗。元气不足,懒言气喘,人参以补之,炙甘草之甘以泻心火而除烦,补脾胃而生气,此三味除烦热之圣药也。佐白术以健脾,当归以和血。气乱于胸,清浊相干,用陈皮以理之,且以散诸甘药之滞。胃中清气下沉,用升麻、柴胡气之轻而味之薄者,引胃气以上腾复其本位,便能升浮以行生长之令矣。补中之剂,得发表之品而中自安;益气之剂,赖清气之品而气益倍。此用药有相须之妙也。是方也,用以补脾,使地道卑而上行,亦可以补心肺。损其肺者益其气,损其心者调其营卫也。亦可以补肝,木郁则达之也。惟肾阴虚于下者不宜升,阳虚于下者更不宜升也。凡东垣治脾胃方俱是益气。去当归、白术,加苍术、木香,便是调中;加麦冬、五味子辈,便是清暑。此正是医不执方,亦是医必有方。"(《名医方论》)

(2)临床报道 补中益气汤加减治疗胃下垂103例。此组病例皆经X线钡餐检查确诊为胃下垂,一般表现为瘦长体型,上腹部可扪到强烈的主动脉搏动,食欲减退,多伴有便秘、胃痛,或心悸、失眠,证属中气不足、胃气虚寒者。经单纯用本方加味(茯苓、党参、黄芪、山药、当归、山楂各15g,柴胡、郁金、白术、枳壳、鸡内金各12g,甘草、陈皮、升麻各9g,大枣10枚)在门诊观察,经15~60日治疗后,结果痊愈者54例,显效者25例,有效者22例,无效者2例。治愈病例,经随访两年以上21例,均未复发。(《新医药学杂志》第11期1974年)

生脉散(又名生脉饮)
《内外伤辨惑论》

【组成】 人参五分(10g) 麦冬五分(15g) 五味子七粒(6g)

【用法】 长流水煎,不拘时服(现代用法:一剂煎三次,一天服完)。

【功用】 益气生津,敛阴止汗。

【主治】 (1)暑热汗多,耗气伤液。体倦气短,咽干口渴,脉虚细。(2)久咳肺虚,气阴两伤。呛咳少痰,气短自汗,口干舌燥,苔薄少津,脉虚数或虚细。

【方解】 汗为心之液,若汗出过多,易亏心阴。气为肺所主,故自汗过多必耗气,亦即损肺。心阴亏,则口干舌燥,心烦而渴,脉来虚弱;肺气虚,则体倦,气短。凡此皆由气阴两虚所致。本方以人参甘平补肺,大扶元气为君;以麦冬甘寒养阴生津,清虚热而除烦为臣;五味子酸收敛肺止汗为佐使。此即"肺欲收,急食酸以收之"①之义。

全方以补肺、养心、滋阴着力,而获得益气、生津之效。故对夏日汗出过多,损气伤津之证甚宜。

本方用治呛咳无痰、短气自汗、口燥咽干等症,乃从久咳肺虚着眼,取益气、生津、敛肺法以求本图治,以使气阴两复,肺润津生。

现代用本方治疗心悸、胸闷、气短、汗出、口干思饮、眠差、舌质淡红、少津、脉结或代之证,亦有良效。

【文献摘录】

(1) 方论 吴谦等:"《经》云:'大气积于胸中,则肺主之。'夫暑热伤肺,肺伤则气亦伤矣。故气短、倦怠而喘咳也。肺主皮毛,肺伤则失其卫护,故汗出也。热伤元气,气伤则不能生津,故口渴也。是方君人参以补气,即所以补肺。臣麦冬以清气,即所以清肺。佐五味以敛气,即所以敛肺。吴崐云:一补、一清、一敛,养气之道备矣。名曰生脉,以脉得气则充,失气则弱。李杲谓:夏月服生脉饮,加黄芪、甘草,名生脉保元汤,令人气力涌出;更加当归、白芍,名人参饮子,治气虚喘咳,吐血衄血,亦虚火可补之例也。"(《医宗金鉴·删补名医方论》)

(2) 临床报道 生脉散注射液作静脉点滴或肌内注射,治疗脱水、虚脱和各类心源性休克,而收到良好效果。其中尤以增强心肌收缩力,旺盛大小循环和冠状循环血行,补虚固脱,调整提高血压的效率最为明显。作者认为:生脉散之所以能够有稳定而持久的强心作用,一方面在于它能减少心肌能源的消耗,减少心肌的耗氧量和减少糖原代谢;另一方面在于它能促进细胞分裂和核糖核酸的合成,加上生脉散能亢进全身腺体功能,尤其亢进内分泌功能而使全身功能得到调整,从而起到补气、活血、回阳、救逆、补虚、固脱、生津、止渴、调营、养卫的作用。(《中西医结合资料》第15期 1976年)

人 参 蛤 蚧 散
《卫生宝鉴》

【组成】 蛤蚧一对全者,河水浸五宿,逐日换水,洗去腥气,酥炙黄色(现代用法:干者一对,必须保全尾尖,酒洗净,置微火上烘脆,阴干,研为细末) 杏仁五两,炒,去尖(150 g) 甘草炙,五两(150 g) 人参二两(60 g) 茯苓二两(60 g) 贝母二两(60 g) 桑白皮二两(60 g) 知母二两(60 g)

【用法】 上八味,研为细末;盛磁器内,每日如茶点服(现代用法:制为散剂,早晚空腹时各服一次,每次6 g,开水送下)。

【功用】 益气清肺,止咳定喘。

【主治】 咳久气喘,痰稠色黄,或咳吐脓血,胸中烦热,身体日渐羸瘦,或面目浮肿,脉浮虚,或日久成为肺痿。

---

① 《素问·藏气法时论》P.55,1958年,人民卫生出版社

【方解】 本方证由于久经咳嗽不愈,肺气上逆则现喘促,胸膈胀满。若肺虚日久,子病犯母,则影响脾不运湿,聚液成痰,湿痰郁滞化热,久咳伤及血络,可出现痰中带血。肺气不利,不能通调水道,则颜面浮肿。肺气虚,寸口脉当浮虚,舌质青紫,苔薄白或腻薄黄,迁延日久,形体消瘦,可导致肺痿。故方以蛤蚧为主,入肺肾经,补肾纳气而定喘,人参大补元气而益肺脾;茯苓益脾渗湿;桑皮、杏仁利肺气而降逆;贝母清热润肺而开郁化痰;知母既可清肺热,又滋肾而纳气,炙甘草佐补气药补益元气。全方相辅为用,共收补肺益脾、滋肾纳气、定喘止咳之效。

本方以久咳肺虚,证情偏热者为宜。若因外邪干扰而引起之喘咳证,非本方所能适应。

【附方】 人参胡桃汤(《济生方》) 新罗人参寸许,切片(8g) 胡桃五个,去壳,取肉切片 上作一服,用水一小盏,生姜五片,煎至七分,去滓,临卧温服(现代用法:煎汤三次,分早、午、晚空腹服)。功用:补肺肾,定喘逆。主治:肺肾两虚,咳嗽气喘。

本方亦治虚喘证,惟证情偏寒而较轻。以人参补益元气,胡桃润肺而收纳肾气,故对肺虚而气不降之咳,肾虚而气不纳之喘宜用。

人参蛤蚧散与本方同治虚咳气喘。但前者药性稍寒,且药力较强,证情偏热之重证宜用。后者药性偏温,且药力稍弱,证情偏寒之轻证可取。这是两方异同之处。临证时可分辨择用。

【文献摘录】

方论 吴崑:"是方也,人参益气,蛤蚧补真,杏仁利气,二母清金,桑皮泻喘;若甘草、茯苓乃调脾而益金之母也。又曰:蛤蚧为血气之属,能排血气之毒,故此方用之,调脓理血,亦假其性而伏奇于正也。"(《医方考》)

8·2 补 血

凡是以补血养血的药物组合,用以治疗血虚病证的方剂,统称为补血剂。此类方剂,适用于头晕、眼花、面色㿠白无泽;唇色淡,爪甲枯瘪;心悸,失眠;大便干燥;妇女经水愆期,量少色淡;脉细数或细涩,舌质淡红,苔滑少津等证。本类方,多以熟地、当归、芍药、阿胶等品为主要组成部分,代表方如四物汤、归脾汤、当归补血汤等。

四 物 汤
《太平惠民和剂局方》

【组成】 当归去芦,酒浸炒(10g) 川芎(8g) 白芍(12g) 熟干地黄酒洒蒸(熟地黄已有成品;干地黄,即生地黄晒干,用12g)各等分

【用法】 上为粗末,每服三钱,水一盏半,煎至八分,去渣热服,空心食前。若妊娠胎动不安,下血不止者,加艾十叶,阿胶一片,同煎如前法。或血脏虚冷,崩漏,去血过多,亦加胶、艾煎(现代用法:作汤剂,水煎服。一剂煎三次,早、午、晚空腹时服)。

【功用】 补血调血。

【主治】 冲任虚损。月水不调,脐腹疼痛,崩中漏下。血瘕块硬,时发疼痛。妊娠胎动不安,血下不止,及产后恶露不下,结生瘕聚,少腹坚痛,时作寒热。

【方解】 本方是补血调经的主方,它是从《金匮要略·妇人妊娠篇》中的芎归胶艾汤去

阿胶、艾叶、甘草而成。对诸种血虚证,均以本方为基础随证化裁。冲为血海,任主胞胎。若冲脉虚损,则妇女月经量少,色淡,经期推迟。再加下焦寒滞,则小腹作痛。若脾虚而不摄血,肾虚而冲任不固,则崩中漏下等症亦可相继发生。又或肝寒血滞,血行不畅而瘀停,可兼现癥块硬结,少腹、脐周作痛。本方以当归补血、活血;熟地补血为主;川芎入血分理血中之气;芍药敛阴养血。故全方尽属血分药。但组合得体,补血而不滞血,行血而不破血,补中有散,散中有收,构成治血要剂。

若血寒,经期腰腹疼痛,可酌加炮姜、桂枝、吴萸、枳壳、香附、桑寄生、续断温寒,理气,行血,止痛。若妊娠胎漏,可加阿胶、酒炒艾叶、炙甘草变为"芎归胶艾汤"。若血瘀不行,可加丹参、桃仁、红花而逐瘀行血;若血虚而有郁热,可加黄芩、丹皮;若气虚而不摄血,可加潞党参、黄芪、白术。总之,本方随证加减,可统治诸种血证。

【附方】 (1) 圣愈汤(《医宗金鉴》) 熟地七钱五分(20 g) 白芍酒拌,七钱五分(15 g) 川芎七钱五分(8 g) 人参七钱五分[一般用潞党参(20 g)] 当归酒洗,五钱(15 g) 黄芪五钱,炙(18 g) 水煎服。功用:益气,补血,摄血。主治:月经先期而至,量多色淡,四肢乏力,体倦神衰之证。此证系气血虚弱,不能摄血所致,故以四物汤补血调血,加参、芪益气摄血。

(2) 桃红四物汤(《医宗金鉴》) 熟地黄二钱(或用干地黄 15 g) 川芎一钱(8 g) 白芍二钱,炒(10 g) 当归二钱(12 g) 桃仁(6 g) 红花(4 g) 水煎,日服三次,一天服完。功用:养血,活血,逐瘀。主治:妇女经期超前,量多,色紫质黏稠,或有块状,腹痛腹胀者。

方以四物养血活血,加桃、红并入血分而逐瘀行血。瘀血行则经水得以流通,而腹痛腹胀自消。惟行血逐瘀之剂,攻破力较强,得效即止,不能多服,因为破血逐瘀过服,每有血崩或经量过多之弊。

【文献摘录】

方论 张秉成:"夫人之所赖以生者,血与气耳。故一切补气诸方,皆从四君化出;一切补血诸方,又当从此四物而化也。补气者,当求之脾肺;补血者,当求之肝肾。地黄入肾,壮水补阴,白芍入肝,敛阴益血,二味为补血之正药。然血虚多滞,经脉隧道,不能滑利通畅,又恐地、芍纯阴之性,无温养流动之机,故必加以当归、川芎辛香温润,能养血而行血中之气者以流动之。总之,此方乃调理一切血证是其所长,若纯属阴虚血少,宜静不宜动者,则归、芎之走窜行散,又非所宜也。"(《成方便读》)

当归补血汤
《内外伤辨惑论》

【组成】 黄芪一两(30 g) 当归二钱,酒洗(6 g)

【用法】 㕮咀都作一服,煎至一盏,去滓温服,空心食前(现代用法:一剂煎三次,早、午、晚空腹时服)。

【功用】 补气生血。

【主治】 劳倦内伤,气弱血虚,阳浮外越。肌热面赤,烦渴欲饮,脉洪大而虚,以及妇人经行、产后血虚发热头痛。或疮疡溃后,久不愈合者。

【方解】 本方证是由劳倦内伤,元气不足,影响阴血亦亏,浮阳外越。症见肌热面赤,烦渴欲饮,脉洪大而虚。故用补气生血之剂。由于有形之血生于无形之气,故方中重用黄芪大补脾肺之气,以裕生血之源;更用当归益血和营,以使阳生阴长,气旺血生。吴鹤皋说:"有形之血不能自生,生于无形之气故也。"(见本方后附《名医方论》)也就是本方用治本证的理论依据。

至于妇人经期、产后血虚发热、头痛者,取其益气养血而退热。疮疡久溃不愈,用本方以补气养血,有利于生肌收口。

本方证所表现的征象,颇近似于白虎汤证之脉洪大,渴思饮,发热,面赤,心烦,但仔细诊察,又与白虎汤证有严格区别。白虎证脉洪大而实满,大渴而喜冷饮,身大热而大汗出,所谓白虎证之"四大"俱备,是其证候特点。至于当归补血症,脉虽洪大而虚软,口渴而喜温饮,身虽热而温不甚高,无大汗出。因此,使用本方,对发热辨证必须分清阳明热盛和气弱血虚,阳浮外越的两个方面。若是辨证不明,用方不仅无效,相反有"虚虚""实实"之弊。

【文献摘录】

方论 吴鹤皋:"血实则身凉,血虚则身热。或以饥困劳役,虚其阴血,则阳独治,故诸症生焉。此证纯象白虎,但脉大而虚,非大而长为辨耳。《内经》所谓脉虚、血虚是也。当归味厚,为阴中之阴,故能养血;黄芪则味甘,补气者也。今黄芪多数倍而云补血者,以有形之血不能自生,生于无形之气故也。《内经》云'阳生阴长',是之谓耳。"(《名医方论》)

归 脾 汤
《济生方》

【组成】 白术一两(30 g) 茯神去木,一两(30 g) 黄芪去芦,一两(30 g) 龙眼肉一两(30 g) 酸枣仁炒,去壳一两(30 g) 人参半两(15 g) 木香不见火,半两(15 g) 甘草炙,二钱半(8 g) 当归一钱(3 g) 远志蜜炙,一钱(3 g) (当归、远志两味,是从《校注妇人良方》补入)

【用法】 上㕮咀,每服四钱,水一盏半,生姜五片,枣一枚煎至七分,去滓温服,不拘时候(现代用法:加生姜 6 g,红枣 3~5 枚,水煎服。或按上述调整剂量比例放大,作蜜丸,每丸约重 15 g,空腹时,每次服一丸,开水送下,日服三次)。

【功用】 益气补血,健脾养心。

【主治】 (1)心脾两虚。思虑过度,劳伤心脾,气血不足。心悸怔忡,健忘不眠,盗汗虚热,食少体倦,面色萎黄,舌质淡,苔薄白,脉细缓。(2)脾不统血。症见便血,以及妇女崩漏,月经超前,量多色淡,或淋漓不止,或带下。

【方解】 本方主治心脾两虚证。心藏神而主血,脾主思而统血。思虑过度,劳伤心脾,脾气亏虚,因而体倦、食少、虚热;心血暗耗,心失所养,则见惊悸、怔忡、健忘、不寐、盗汗;面色萎黄,舌质淡,苔薄白,脉细缓,均属气血不足之象。治当益气补血,健脾养心。方中以参、芪、术、草、姜、枣甘温补脾益气;当归甘辛温养肝而生心血;茯神、枣仁、龙眼肉甘平养心安神;远志交通心肾而定志宁心;木香理气醒脾,以防益气补血药滋腻滞气,有碍脾胃运化功能。故本方为养心与益脾并进之方,亦即益气与养血相融之剂。

脾司统血摄血,若脾气虚,统摄无权,则便血;在妇女则血海不固,而崩中漏下,或经期超前,量多色淡;脾虚而不运湿,则湿浊下注而为白带。本方能益脾气,扶脾阳,养肝血,故有上述病机所见之便血、崩漏、滞下诸证可治。

现代将本方用于神经衰弱、心脏病、贫血、子宫功能性出血、血小板减少性紫癜等,只要证属心脾两虚,随证加减,均有显效。

归脾汤,始载于宋代严用和《济生方》,用治思虑过度,劳伤心脾,健忘、怔忡。降及元代,危亦林《世医得效方》对本方有所发挥,它既载明了原方所治诸证,又增补了治疗脾不统血而妄行之吐血、下血。明代薛立斋《校注妇人良方》，在原方中又增加了当归、远志两味。从此一直沿用至今。清代汪讱庵《医方集解》更扩充其适应范围，先后将它用于惊悸、盗汗、食少、妇人经带、肠风崩漏等症。这些都是后世医家通过临证实践而将它逐步完善起来的。

本方与补中益气汤同具补气之功，其不同点表现在：一是配伍不同，本方是补气补脾与养心安神、交通心肾并用，意在健脾养心，复其统血、生血之职；补中益气汤是补气补脾与升提下陷阳气并用，意在补气升提，复其升清降浊之功。二是主治不同，本方主治心脾两虚和脾不统血的心悸怔忡、食少体倦和便血、下血等；补中益气汤主治脾胃气虚的发热、体倦、少气懒言以及气虚下陷的下脱、下垂等。

【文献摘录】

方论　罗东逸："方中龙眼、枣仁、当归，所以补心也；参、芪、术、苓、草，所以补脾也。立斋加入远志，又以肾药之通乎心者补之，是两经兼肾合治矣。而特名归脾何也？夫心藏神，其用为思；脾藏智，其出为意。是神智思意，火土合德者也。心以经营之久而伤，脾以意虑之郁而伤，则母病必传诸子，子又能令母虚，所以然也。其症则怔忡、怵惕烦躁之征见于心；饮食倦怠、不能运思、手足无力、耳目昏眊之征见于脾。故脾阳苟不运，心肾必不交……而心阴何所赖以养，此取坎填离者，所以必归之脾也。其药一滋心阴，一养脾阳，取乎健者，以壮子益母。然恐脾郁之久，伤之特甚，故有取木香之辛且散者，以阖气醒脾，使能急通脾气以上行心阴，脾之所归，正在斯耳。"（《名医方论》）

炙甘草汤（又名复脉汤）
《伤寒论》

【组成】　甘草四两(12 g)，炙　生姜三两(9 g)，切　人参二两(6 g)　生地黄一斤(30 g)　桂枝三两(9 g)，去皮　阿胶二两(6 g)　麦门冬半升(10 g)，去心　麻仁半升(10 g)　大枣三十枚(5~10枚)，擘

【用法】　上九味，以清酒七升，水八升，先煮八味，取三升去滓，内胶烊消尽，温服一升，日三服（现代用法：留下阿胶，其余各药，混合煎煮，取汁倒出，加入清酒10 ml。另将阿胶略加开水炖化，分三次入药汁搅匀服。一剂煎服三次，一天服完）。

【功用】　益气滋阴，补血复脉。

【主治】　(1) 气虚血弱。脉现结或代，心动悸，体羸气短，舌光色淡，少津。(2) 虚劳肺痿。干咳无痰，或咯痰不多，痰中带有血丝，形瘦气短，虚烦眠差，自汗或盗汗，咽干舌燥，大便难，或虚热时发，脉虚数。

【方解】　本方在《伤寒论》用治于"脉结代，心动悸"之证。结代脉的临床表现，正如《濒湖脉学》所说："结脉，往来缓，时一止复来。""代脉，动而中止，不能自还，因而复动。"本证是由阳虚不能宣通脉气，阴虚不能荣养心血所致。心烦不眠，舌光少津，亦由阴血不足形成。虚劳干咳，痰中带血，自汗盗汗，咽干舌燥等，皆是阴液不足，肺失润养，内燥伤及肺络，或阴虚生热，内蒸迫汗外泄而致。故方用炙甘草、人参、大枣益气以补心脾；干地黄、麦冬、阿胶、麻仁甘润滋阴，养心补血，润肺生津；姜、桂、酒皆是性味辛温，具有通阳复脉之功，与益气滋阴药相配，既可温而不燥，亦可使气血流通，脉道通利。共收益气复脉，滋阴补血功效。

气阴两伤之虚劳干咳等证，使用本方，是用其益气滋阴藉以补肺，但对阴伤肺燥较显著病证，方中姜、桂、酒应考虑减少用量或不用，因为温药毕竟有耗灼阴液之弊，故应慎重使用。

【附方】　加减复脉汤（《温病条辨》）　炙甘草六钱(5 g)　干地黄六钱(20 g)　生白芍六钱(18 g)　麦冬五钱(15 g)，不去心　阿胶三钱(10 g)　麻仁三钱(10 g)　水八盏，煮取八分，三杯，分三次饮服。

剧者,加甘草至一两,地黄、白芍各八钱,麦冬七钱,日三,夜一服(现代用法:日煎三次,早、午、晚空腹时服。阿胶煎服法,与炙甘草汤同)。本方系由炙甘草汤中,减去参、桂、姜、枣、酒,加入芍药而成。功用:养血,敛阴,生津,润燥。主治:阳明腑实证,经下法后,实热已除,惟阴液犹亏,出现"脉虚大,手足心热甚于手足背者"。故取炙甘草汤方义,而减去甘辛温之品,加入养血敛阴之芍药,构成纯阴柔润之剂。

【文献摘录】

方论 柯琴:"仲景于脉弱者,用芍药以滋阴,桂枝以通脉,甚则加人参以生脉。未有用地黄、麦冬者,岂以伤寒之法,义重扶阳乎?抑阴无骤补之法与?此以心虚、脉代结,用生地为君,麦冬为臣,峻补真阴,开后学滋阴之路。地黄、麦冬,味虽甘而气大寒,非发陈蕃秀之品,必得人参、桂枝以通脉,生姜、大枣以和营,阿胶补血,酸枣安神(原方无酸枣仁),甘草之缓,不使速下,清酒之猛,捷于上行。内外调和,悸可宁而脉可复矣。酒七升,水八升,只取三升者,久煎之则气不峻,此虚家用酒之法。且知地黄、麦冬得酒良。"(《名医方论》)

8·3 气血双补

气血双补剂是治疗气血俱虚证的方剂。气血俱虚的主要表现为:头晕目眩,心悸气短,肢体倦怠,面色无华,舌质淡,苔薄白,脉虚细等。针对上述证情,常以补气之人参、黄芪、白术,补血之熟地、当归、芍药等品组成方剂,代表方如八珍汤、十全大补汤、人参养荣汤等。

八 珍 汤
《正体类要》

【组成】 当归酒拌,一钱(10g) 川芎一钱(5g) 白芍药一钱(8g) 熟地黄酒拌,一钱(15g) 人参一钱(3g) 白术炒,一钱(10g) 茯苓一钱(8g) 甘草炙,五分(5g)

【用法】 清水二盅,加生姜三片,大枣二枚,煎至八分,食前服。

【功用】 补益气血。

【主治】 气血两虚。面色苍白或萎黄,头晕眼花,四肢倦怠,气短懒言,心悸怔忡,食欲减退,舌质淡,苔薄白,脉细虚。

【方解】 本方在原书用治于失血过多,以致气血皆虚诸证。肢体倦怠乏力,面色苍白无华,短气懒言,心悸怔忡。脉细虚,舌淡苔白,皆为气血两亏,心脾不足所致。肝藏血,开窍于目,肝血亏,故头晕目眩。方用参、术、苓、草补脾益气;归、芍、地滋养心肝,加川芎入血分而理气,则归、地补而不滞;加姜、枣助参、术入气分以调和脾胃。全剂配合,共收气血双补之功。

【附方】 (1)十全大补汤(《太平惠民和剂局方》) 本方系将八珍汤加黄芪、肉桂配成。人参肉桂去粗皮,不见火(8g) 川芎(5g) 地黄酒洗,蒸焙(15g) 茯苓焙(8g) 白术焙(10g) 甘草炙(5g) 黄芪去芦(15g) 川当归洗,去芦(10g) 白芍药各等分。上一十味,剉为粗末,每服二大钱。水一盏,生姜三片。枣子二个,同煎至七分,不拘时候温服。功用:温补气血。主治:气血不足,虚劳咳嗽,食少遗精,脚膝无力,疮疡不敛,妇女崩漏等。

(2)人参养荣汤(《太平惠民和剂局方》) 白芍药三两(90g) 当归一两(30g) 陈皮二两(30g) 黄芪一两(30g) 桂心去粗皮,一两(30g) 人参一两(30g) 白术煨,一两(30g) 甘草炙,一两(30g) 熟地黄制,七钱半(20 g) 五味子七钱半(20 g) 茯苓七钱半(20 g) 远志炒,去心,半两(15 g) 上㕮散,每服四钱,水一盏半,生姜三片,枣子二枚,煎至七分,去滓温服。遗精便泄,加龙骨一两,咳嗽加阿胶,甚妙。功用:益气补血,养心安神。主治:劳积虚损,呼吸少气,行动喘息,心虚惊悸,咽干唇燥等。

八珍汤及附方十全大补汤、人参养荣汤俱有气血双补之功,用治于气血俱虚之证。八珍汤是以平补气血为主;十全大补汤是偏于温补气血;人参养荣汤是益气补血,养心安神两顾之方。

泰山磐石散
《景岳全书》

【组成】 人参一钱(3~5 g) 黄芪一钱(15 g) 当归一钱(8 g) 川续断一钱(5 g) 黄芩一钱(5 g) 白术二钱(10 g) 川芎八分(4 g) 芍药八分(6 g) 熟地黄八分(10 g) 砂仁五分(4 g) 炙甘草五分(4 g) 糯米一撮(5 g)

【用法】 水一盅半,煎七分,食远服。但觉有孕,三五日常用一服;四月之后,方无虑也(现代用法:一剂煎三次,早、午、晚空腹时服)。

【功用】 益气健脾,养血安胎。

【主治】 妇女妊娠,气血两虚。胎动不安或屡有堕胎宿患,面色淡白,倦怠乏力,不思饮食,舌质淡,苔薄白,脉滑无力,或沉弱。

【方解】 本方证是由气血虚弱,胞宫不固,胎元失养,以致胎动不安,甚或流产。故用人参、黄芪、白术、炙草以补脾益气;当归、熟地、芍药、续断补益肝肾,养血和血。其中白术与黄芩相配,具有健脾清热以安胎之功。少用砂仁,取其辛温而涩,既可理气和中,亦可安胎。川芎配在补血、养血药中,是调和血中之气。糯米甘平养脾胃而固胎元。诸药配伍,共收益气健脾、补养肝肾而安胎元之功。

本方系十全大补汤减肉桂、茯苓、加续断、黄芩、砂仁、糯米而成。减去肉桂,是防其辛热能助阳动火而致因热动胎。减去茯苓,因其淡渗易使津液下行外泄,对养胎不利。

本方在原书加减有:"觉有热者,倍黄芩,少用砂仁;觉胃弱者,多用砂仁,少加黄芩。"

现代常用本方治疗孕妇习惯性流产,从妊娠两月起,每周服用一剂,连服2~3个月,有一定效验。

【文献摘录】

方论 徐东皋:"妇人凡怀胎二三个月,惯要堕胎,名曰小产。此由体弱,气血两虚,藏府火多,血分受热,以致然也。医家又谓安胎多用艾、附、砂仁,热补尤增祸患,而速其堕矣。殊不知,血气清和,无火煎烁则胎自安而固,气虚则提不住,血热则溢妄行。欲其不堕得乎? 香附虽云快气开郁,多用则损正气;砂仁快脾气,多用亦耗真气。况香燥之性,气血两伤,求以安胎,适又损胎而反堕也。今惟以泰山磐石散,千金保孕丸二方,能夺化工之妙,百发百中,万无一失,甫故表而出之,以为好生君子共知也。"(《景岳全书》)

8·4 补 阴

补阴剂是治疗阴虚证的方剂。阴虚的症状表现为肢体羸瘦,面容憔悴,口燥咽干,虚烦不眠,大便干燥,小便短黄,甚则骨蒸盗汗,呛咳无痰,颧部发红,梦遗滑精,腰痠背痛,脉沉细数,舌红少苔,少津等。常用地黄、麦冬、天冬、龟板、知母等组方,代表方如六味地黄丸、左归丸、大补阴丸、补肺阿胶汤等。

六味地黄丸(原名地黄丸)
《小儿药证直诀》

【组成】 熟地黄八钱(24 g) 山茱萸四钱(12 g) 干山药四钱(12 g) 泽泻三钱(9 g) 茯苓去皮,三钱(9 g) 丹皮三钱(9 g)

【用法】 上为末,炼蜜为丸,如梧桐子大,空心温水化下三圆(现代用法:炼蜜和丸,每丸约重15 g,成年人每服一丸,日三次,空腹时服,开水送下,或水煎服)。

【功用】 滋补肝肾。

【主治】 肝肾阴虚。腰膝痠软,头目眩晕,耳鸣耳聋,盗汗遗精,以及小儿囟开不合之症。或虚火上炎而致骨蒸潮热,手足心热,或消渴,或虚火牙痛,口燥咽干,舌红少苔,脉细数。

【方解】 本方系将《金匮要略》的肾气丸,减去桂枝、附子所组成。原著用治小儿肝肾阴虚不足之证。

肾为先天之本,肾主骨生髓,《灵枢·海论》说"脑为髓之海""髓海不足,则脑转耳鸣,胫痠眩冒",故腰膝痠软、头目眩晕、耳鸣耳聋等,皆与肾阴虚、髓海不足所致。小儿囟开不合,是亦肾虚则生骨迟缓而成。肾为阴阳(水火)并存之脏,肾阴虚则阳易亢,亦即所谓"水亏火旺"之类。盗汗,遗精,骨蒸潮热,消渴,牙痛,口燥咽干,舌红少苔等症,俱属阴虚阳亢,或水亏火旺所导致。故本方立法,以肾、肝、脾三阴并补而重在补肾阴为主。方中熟地滋肾阴,益精髓是为君药。山茱萸酸温滋肾益肝,山药滋肾补脾,共成三阴并补以收补肾治本之功,亦即王冰所谓"壮水之主以制阳光"①之义。本方配伍的另一特点是"补中有泻",即泽泻配熟地而泻肾降浊;丹皮配山茱萸以泻肝火;茯苓配山药而渗脾湿。此即所谓"三泻",或称"三开"。如此配伍,虽是补泻交用,但是配"泻"是为防止滋补之品产生滞腻之弊,实际还是以补为主。再从本方"补"与"泻"的用药量来看,"三补"的用药量大于"三泻"的用量,这也说明本方滋补是为主的一个方面。

现代常用本方治疗慢性肾炎、高血压、糖尿病、神经衰弱等病,但必须具有肝肾阴虚的证候。

【附方】 (1)知柏地黄丸(《医宗金鉴》) 又名知柏八味丸,系将六味地黄丸加知母二两(60 g)、黄柏二两(60 g),配为蜜丸,或作汤剂煎服。丸剂、汤剂服法与六味地黄丸同。功用:滋阴降火。主治:阴虚火旺而致的骨蒸劳热,虚烦盗汗,腰脊痠痛,遗精等证。

(2)都气丸(《医宗己任编》) 本方系六味地黄丸加五味子二钱(6 g),作蜜丸。亦可作汤剂煎服。功用:滋肾纳气。主治:肾阴虚气喘,呃逆之证。

(3)麦味地黄丸(《医级》) 原名八仙长寿丸,本方在六味地黄丸内加麦冬三钱(9 g)、五味子二钱(6 g),亦即都气丸加麦冬,制为蜜丸,亦可作汤剂煎服。服法与六味地黄丸同。功用:敛肺纳肾。主治:肺肾阴虚。咳嗽喘逆,潮热盗汗。

(4)杞菊地黄丸(《医级》) 本方系将六味地黄丸加枸杞子、菊花各9 g,制为蜜丸。亦可

---
① 《素问·至真要大论》P.199,1958年,人民卫生出版社

作汤剂,水煎服。功用:滋肾养肝。主治:肝肾阴虚而致的两眼昏花,视物不明,或眼睛干涩,迎风流泪。

知柏地黄丸、都气丸、麦味地黄丸、杞菊地黄丸都以六味地黄丸为基础加味组成,均有滋阴补肾的作用。六味地黄丸为滋补肾阴的主方,适用于肾阴不足,虚火上炎,腰痠梦遗等证;加黄柏、知母名知柏地黄丸,增强了滋肾阴、清相火作用;加五味子名都气丸,兼有纳气平喘之功;加麦冬、五味子名麦味地黄丸,兼有敛肺止咳作用;加枸杞、菊花名杞菊地黄丸,兼有养阴平肝,滋水明目作用。

【文献摘录】

方论 柯琴:"肾虚不能藏精,坎宫之火无所附而妄行,下无以奉春生之令,上绝肺金之化源。地黄禀甘寒之性,制熟味更厚,是精不足补之以味也,用以大滋肾阴,填精补髓,壮水之主。以泽泻为使,世或恶其泻肾而去之。不知一阴一阳者,天地之道;一开一合者,动静之机。精者属癸,阴水也,静而不走,为肾之体;溺者属壬,阳水也,动而不居,为肾之用。是以肾主液,若阴水不守,则真水不足;阳水不流,则邪水逆行。故君地黄以护封蛰之本,即佐泽泻以疏水道之滞也。然肾虚不补其母,不导其上源,亦无以固封蛰之用。山药凉补,以培癸水上源;茯苓淡渗,以导壬水上源。加以茱萸之酸温,借以收少阳之火,以滋厥阴之液;丹皮辛寒,以清少阴之火,还以奉少阳之气也。滋化源,奉生气,天癸居其所矣。壮水制火,特其一端耳。"(《古今名医方论》)

费伯雄:"此方非但治肝肾不足,实三阴并治之剂。有熟地之腻补肾水,即有泽泻之宣泄肾浊以济之。有萸肉之温涩肝经,即有丹皮之清泻肝火以佐之。有山药之收摄脾经,即有茯苓之淡渗脾湿以和之。药止六味,而大开大合,三阴并治,洵补方之正鹄也。"(《医方论》)

左 归 丸
《景岳全书》

【组成】 大怀熟(地)八两(240g) 山药炒,四两(120g) 枸杞四两(120g) 山茱萸四两(120g) 川牛膝酒洗蒸熟,三两(90g) 菟丝子制,四两(120g) 鹿胶敲碎,炒珠,四两(120g) 龟胶切碎,炒珠,四两(120g)无火者,不必用。

【用法】 上先将熟地蒸烂杵膏,加炼蜜丸,桐子大,每食前,用滚汤或淡盐汤送下百余丸(现代用法:制为蜜丸,每丸约重15g。早、晚空腹时各服一丸,淡盐汤送下)。

【功用】 滋阴补肾。

【主治】 真阴不足。头目眩晕,腰痠腿软,遗精滑泄,自汗盗汗,口燥咽干,渴欲饮水,舌光少苔,脉细或数。

【方解】 本方证是由真阴不足,精髓内亏,故见头目眩晕,腰痠腿软,口燥舌干,舌光少苔。阴虚而阳易动,以致肾失封藏而有遗泄;阴虚则气不外卫而自汗盗汗。方中重用熟地滋肾以填真阴;枸杞益精明目;山茱萸涩精敛汗。龟鹿二胶,为血肉有情之品,鹿胶偏于补阳,龟胶偏于滋阴,两胶合力,沟通任督二脉,益精填髓,有补阴中包涵"阳中求阴"之义。菟丝子配牛膝,强腰膝,健筋骨。山药滋益脾肾。共收滋肾填阴,育阴潜阳之效。

本方组成,是以阴柔滋润之品为主所组成,久服常服,每易滞脾碍胃,致有脘闷、食少等症状出现,故在运用本方时,宜加入陈皮、砂仁等以理气而醒脾胃,防止进补妨运之弊。

【附方】 左归饮(《景岳全书》) 熟地二三钱,或加至一二两(9g) 山药二钱(6g) 枸杞二钱(6g) 炙甘草二钱(3g) 茯苓一钱半(4g) 山茱萸一二钱(5g)畏酸者,少用 水二盅,煎七分,食远服(现代用法：水煎服）。功用：补益肾阴。主治：真阴不足。腰痠遗泄，盗汗，口燥咽干，口渴欲饮，舌光红，脉细数。

本方与左归丸同属治肾阴虚之剂，两方组合亦大体相同，惟本方药味较少，效力亦较薄，适应于肾水不足之轻证。

大补阴丸（原名大补丸）
《丹溪心法》

【组成】　黄柏炒褐色，四两(120 g)　知母酒浸炒，四两(120 g)　熟地黄酒蒸，六两(180 g)　龟板酥炙，六两(180 g)

【用法】　上为末，猪脊髓蜜丸服七十丸，空心盐白汤下（现代用法：上四味，碾为细末，猪脊髓适量蒸熟，捣如泥状；炼蜜，混合拌匀和药粉为丸，每丸约重15 g。每日早晚各服一丸，淡盐开水送服，或水煎服）。

【功用】　滋阴降火。

【主治】　肝肾阴虚，虚火上炎。骨蒸潮热，盗汗遗精，咳嗽咯血，心烦易怒，足膝疼热或痿软，舌红少苔，尺脉数而有力。

【方解】　本方治证是由肝肾皆虚，真阴不足所致。肾中水火，本为既济以生存，肾水一亏，则相火失制，乃生虚火、虚热诸证。遗精、盗汗，皆由相火内扰或阴虚内热所致；骨蒸潮热，咳嗽咯血，舌红少苔，俱为相火内动，耗伤真阴，乃至肺肾两伤而起。本方以滋阴降火立法，是为朱丹溪组方原意，即"阴常不足，阳常有余，宜常养其阴，阴与阳齐，则水能制火"①。故方中以熟地、龟板滋补真阴，潜阳制火；猪脊髓、蜂蜜俱为血肉甘润之品，用以填精补阴以生津液，此为培本一面。黄柏苦寒泻相火以坚真阴；知母苦寒，上以清润肺热，下以滋润肾阴，用为清源的一面。两方面配伍，以收培本清源之效。本证仅培本而其虚火难清，只清热，则病去犹恐复生，故须培本清源，以使阴盛阳潜，虚火降而虚热自清。正如《删补名医方论》所说："是方能骤补真阴，以制相火，较之六味功效尤捷。"

本证若兼食少便溏，以及火热属于实者，皆非本方所宜。

【文献摘录】

方论　吴谦等："朱震亨云：'阴常不足，阳常有余。宜常养其阴，阴与阳齐，则水能制火，斯无病矣。'今时之人，过欲者多，精血既亏，相火必旺，真阴愈竭，孤阳妄行，而劳瘵、潮热、盗汗、骨蒸、咳嗽、咯血、吐血等证悉作。所以世人火旺致此病者，十居八九，火衰成此疾者，百无二三。震亨发明先圣千载未发之旨，其功伟哉！是方能骤补真阴，承制相火，较之六味功效尤捷。盖因此时以六味补水，水不能遽生；以生脉保金，金不免犹燥。惟急以黄柏之苦以坚肾，则能制龙家之火；继以知母之清以凉肺，则能全破伤之金。若不顾其本，即使病去犹恐复来，故又以熟地、龟板大补其阴，是谓培其本，清其源矣。虽有是证，若食少便溏，则为胃虚，不可轻用。"（《医宗金鉴·删补名医方论》）

虎潜丸
《丹溪心法》

【组成】　黄柏半斤，酒炒(150 g)　龟板四两，酒炙(120 g)　知母二两，酒炒(60 g)　熟地黄二两(60 g)

---
① 《医宗金鉴·删补名医方论》P.33，1957年，人民卫生出版社

陈皮二两(60 g)　白芍二两(60 g)　锁阳一两半(45 g)　虎骨一两,炙(30 g)　干姜半两(15 g)

【用法】　上为末,酒糊丸,一方加金箔一片,一方用生地黄,懒言语者加山药(现代用法:碾为细末,和蜜为丸,每丸约重 10 g,早、晚各服一丸,淡盐汤或开水送下)。

【功用】　滋阴降火,强壮筋骨。

【主治】　肝肾不足,阴虚内热。腰膝酸软,筋骨痿弱,腿足消瘦,步履乏力,舌红少苔,脉细弱。

【方解】　本方用治肝肾皆热,阴血俱虚之证。《素问·痿论》:"肝气热,则胆泄口苦,筋膜干;筋膜干,则筋急而挛,发为筋痿……肾气热,则腰脊不举,骨枯髓减,发为骨痿。"①肝主筋,肾主骨,肝肾有热,则耗伤阴血,不能濡养筋骨,故发为筋痿、骨痿。方中重用黄柏配知母以泻火清热。但本方主治的痿证,不仅有热,并有阴血皆虚,故配用熟地、龟板、白芍滋阴养血,以补肝肾之阴。用虎骨强壮筋骨,锁阳温阳益精、养筋润燥,加陈皮、干姜温中健脾、理气和胃,既可防止因知、柏苦寒而败胃,又能使滋养甘润补而不滞。诸药配伍,共具滋阴降火、强壮筋骨之功。于是气血交流,阴阳相济,由热清而至步健。

又一方,加金箔以平肝,加山药以滋肾益脾,换熟地为生地以行血凉血,总未背离制方之旨,仍可酌取。

《医方集解》收载的虎潜丸,比上方多当归、牛膝、羊肉三味。当归与地黄合,更能补血养血;牛膝与锁阳配,引药力下行而坚强筋骨;羊肉与龟板并,一壮阳,一滋阴,调平升降则力量愈雄。

【文献摘录】

方论　叶仲坚:"痿原虽分五脏,然其本在肾,其标在肺。《内经》云:'五脏因肺热叶焦,发为痿躄。'又曰:'阳气内伐,水不胜火,则骨痿髓虚,故足不任身。骨痿者,生于大热也。'若视为虚寒而投以桂附,多数不救。是方以虎名者,虎于兽中,禀金气之至刚,风生一啸,特为肺金取象焉。其潜之云者,金从水养,母隐子胎,故生金者必丽水,意在纳气归肾也。龟应北方之象,禀阴最厚,首常向腹,善通任脉,能大补真阴,深得夫潜之意者。黄柏味厚,为阴中之阴,专补肾、膀之阴不足,能使足膝中气力涌出。故痿家必用二者为君,一以固本,一以治标,恐奇之不去,则偶之也。熟地填少阴之精,用以佐龟板、知母清太阴之气,用以佐黄柏、牛膝入肝舒筋。归芍佐之,肝血有归;陈皮疏之,气血以流,骨正筋柔矣。又虑热则生风,逗留关节,用虎骨所以驱之;纯阴无阳,不能发生,佐锁阳以温之。羊肉为丸,补之以味。淡盐汤下,急于入肾。斯皆潜之为义。"(《名医方论》)

二 至 丸
《医方集解》

【组成】　冬青子(即女贞子)冬至日采,不拘多少,阴干,蜜酒拌蒸,过一夜,粗袋擦去皮,晒干为末,瓦瓶收贮。或先熬旱莲草膏,旋配用。　旱莲草夏至日采,不拘多少,捣汁熬膏,和前药为丸。　一方加桑椹干为丸,或桑椹熬膏和入。

【用法】　临卧酒服(现代用法:女贞子不定量,蒸熟阴干,碾细筛净,将旱莲草不拘量水煮三次,取汁煎熬,浓缩成流浸膏,适量加蜂蜜搅匀;或加干桑椹与旱莲草混合煎熬,如上法浓缩成膏,仍适量加蜂蜜搅匀,女贞子粉末拌入和为丸,每丸约重 15 g,置玻璃缸中听用。

---

① 《素问·痿论》P.94,1958 年,人民卫生出版社

早、晚各服一丸,开水送下)。

【功用】 补肾养肝。

【主治】 肝肾阴虚。口苦咽干,头昏眼花,失眠多梦,腰膝酸软,下肢痿软;遗精,早年发白等。

【方解】 本方用治肝肾阴虚证。肾主骨生髓,肾阴虚,阴精不能濡润于下,故下肢痿软,阴精不荣于上,则头昏。足少阴之脉贯舌循喉,阴精不升,故舌燥咽干。肝开窍于目,肝血不滋于上,故眼花。肝藏魂,肝阴虚,魂不守舍,故多梦。肝肾阴虚,相火不藏,精关不固,故梦遗或滑。本方取女贞子甘苦凉,滋肾养肝,配旱莲草甘酸寒,养阴益精凉血止血。全方药味少而性平和,补肝肾养阴血而不滋腻,为平补肝肾之剂。至于又方加甘寒之桑椹滋阴补血,与原方女贞、旱莲协作,更加强了滋肾益肝之效。尤以配作丸剂常服,缓缓收功,对本方证更宜。

【附方】 桑麻丸(又名扶桑丸)(《医方集解》) 桑叶去蒂,洗净暴干,一斤(300 g),为末 巨胜子(即黑脂麻)淘洗,四两(120 g) 白蜜一斤(300 g) 将脂麻擂碎,熬浓汁和蜜炼至滴水成珠,入桑叶末为丸。每次服10 g,早盐汤、晚酒下。功用:滋肝肾,清头目,除风湿。主治:阴虚血燥,头晕眼花,久咳不愈,津枯便秘,风湿麻痹,肌肤干燥等。

一 贯 煎
《柳州医话》

【组成】 北沙参三钱(10 g) 麦冬三钱(10 g) 当归身三钱(10 g) 生地黄六钱至一两五钱(30 g) 甘杞子三钱至六钱(12 g) 川楝子一钱半(5 g)

【用法】 水煎,去滓,温服。

【功用】 滋阴疏肝。

【主治】 肝肾阴虚,血燥气郁。胸脘胁痛,吞酸吐苦,咽干口燥,舌红少津,脉细弱或虚弦及疝气瘕聚。

【方解】 本方乃因肝肾阴虚,肝气横逆所致。肝主疏泄,性喜条达,阴虚血燥,肝失所养,横逆而为胸胁疼痛,犯胃则为吞酸吐苦;肝肾阴虚,津液不足,则咽干口燥,舌红少津。阴虚肝气不疏,循肝脉则生疝气瘕聚之证。故方中重用生地为君,滋阴养血以补肝肾。以沙参、麦冬、当归、枸杞子为臣,配合君药滋阴养血生津以柔肝。更用少量川楝子疏泄肝气为佐使。共奏滋阴柔肝以代疏肝之功。其中川楝子性味苦寒,虽有"苦燥伤阴"之说,但若配在滋阴养血为主的方药中,却无伤阴之害,而这正是本方有别于以理气疏肝为主的诸方的不同之点。

本方与逍遥散同治肝郁胁痛,但两方证候各不相同。逍遥散以情志不遂而肝气滞郁,引起胁痛;且以肝逆而乘脾,兼现神倦食少,故以疏肝解郁,健脾养血为治。一贯煎则以肝阴不足,气郁生热,而致胁痛;且以郁热不散而犯胃,兼现吞酸吐苦,故以滋养肝肾,疏泄肝气立法。

魏氏在运用此方时,还提出加减法。如大便秘结,加蒌仁;有虚热或汗多,加地骨皮;痰多,加贝母;舌红而干,阴亏过甚,加石斛;胁胀痛,按之硬,加鳖甲;烦热而渴,加知母、石膏;腹痛,加芍药、甘草;脚弱,加牛膝、苡米仁;不寐,加枣仁;口苦燥,加黄连三至五分。

【文献摘录】

方论　张山雷："柳洲此方,原为肝肾阴虚,津液枯涸,血燥气滞变生诸证者设法。凡胁肋胀痛,脘腹揹撑,纯是肝气不疏,刚木恣肆为虐。治标之剂,恒用香燥破气,轻病得之,往往有效。但气之所以滞,本由液之不能充,芳香气药,可以助运行,而不能滋血液。且香者必燥,燥更伤阴,频频投之,液尤耗而气尤滞,无不频频发作,日以益甚,而香药气药,不足恃矣。驯致脉反细弱,舌红光燥,则行气诸物,当同鸩毒。柳洲此方,虽从固本丸,集灵膏二方脱化而来,独加一味川楝子,以调肝木之横逆,能顺其条达之性,是为涵养肝阴无上良药,其余皆柔润以驯其刚悍之气。苟无停痰积饮,此方最有奇功……口苦而燥,是上焦之郁火,故以川连泄火,连本苦燥,而入于大剂养液队中,反为润燥之用,非神而明之,何能辨此? 又如萸肉、白芍、菟丝、沙苑、二至等肝肾阴分之药,均可酌加。"(《沈氏女科辑要笺正》)

石斛夜光丸
《原机启微》

【组成】　天门冬_{焙,二两(60 g)}　人参_{二两(60 g)}　茯苓_{二两(60 g)}　麦门冬_{一两(30 g)}　熟地黄_{一两(30 g)}　生地黄_{一两(30 g)}　菟丝子_{酒浸,七钱半(23 g)}　甘菊花_{七钱半(23 g)}　草决明_{七钱半(23 g)}　杏仁_{去皮尖,七钱半(23 g)}　干山药_{七钱半(23 g)}　枸杞_{七钱半(23 g)}　牛膝_{酒浸,七钱半(23 g)}　五味子_{半两(23 g)}　蒺藜_{半两(15 g)}　石斛_{半两(15 g)}　肉苁蓉_{半两(15 g)}　川芎_{半两(15 g)}　炙甘草_{半两(15 g)}　枳壳_{炒,半两(15 g)}　青葙子_{半两(15 g)}　防风_{半两(15 g)}　川黄连_{半两(15 g)}　乌犀角_{镑,半两(15 g)}　羚羊角_{镑,半两(15 g)}

【用法】　碾为细末,筛净,炼蜜和丸,如桐子大,每服三、五十丸,温酒或盐汤任下(现代用法:如上法和为蜜丸,每丸重10 g,早、晚各服一丸,淡盐汤送服)。

【功用】　平肝熄风,滋阴明目。

【主治】　肝肾不足,阴虚火旺。瞳神散大,视物昏花,羞明流泪,头晕目眩,以及内障等症。

【方解】　本方系眼科常用方。《灵枢·大惑论》曰:"五脏六腑之精气皆上注于目而为之精。"①《素问·五脏生成篇》又说:"肝受血而能视。"②肝肾不足,精血亏虚,不能上注于目,则视物不清,瞳神散大;阴虚火扰,则头目昏眩,内障羞明。全方用药二十五味,大体可分为生津养血、滋阴补肾、补肺益脾、疏风清热、平肝泻心等五个方面。方中以二冬、二地、五味子、石斛生津养血;菟丝子、枸杞、牛膝、肉苁蓉滋阴补肾。水谷精微为化生精血之源,故在培补肝血肾精的同时,还需健脾益肺以助生化,用人参、茯苓、甘草、山药益脾补肺;肝血久虚,易生风热,故取枳壳、川芎、菊花、杏仁、防风、草决明、蒺藜、青葙子疏风清热;更以黄连、犀角、羚羊角平肝,泻心,凉血。诸药合用,共具平肝熄风、滋阴明目之功。

《千金》磁朱丸一方,用磁石、朱砂、神曲制成,其适应范围,与石斛夜光丸大体相接近,故同属治疗眼疾之方。惟磁朱丸取金属矿物之磁石以收纳浮阳,朱砂镇心安神,略加神曲助胃健运。故此方以虚阳上浮、心神不宁、水火不交而引起之视物不明证为宜。两方虽治证相近,但病机不一,临证运用时,当作抉择。

【文献摘录】

方论　罗东逸:"此方为阳衰阴弱,不能升精于目而设,故目科与《千金》磁朱丸并重,治证亦同。然磁朱为镇坠药,此为羡补药。《针经》曰:'五藏六府精气,皆上于目而为之精。'故夫目之精明者,阴阳合传而

---

① 《灵枢·大惑论》P.133,1956年,人民卫生出版社
② 《黄帝内经素问集注》P.45,1959年,上海科学技术出版社

为精明者也。若肾肝虚则阴弱不能敛精以升养神水于内。脾肺虚,则阳衰不能摄阴,而浮散神光于外,以致神水宽大,睹物成二。此其治法,其营在肝,其主在肾,其合在脾,能合肾脾之阴而使肝达之,则必能归精于两眸,而继明如昼夜矣。是方先补肾肝,以二冬、二地、菟丝、枸杞、五味、牛膝、苁蓉群队滋阴之品,以之强阴填精,敛气、安神、养血,此壮水之主,亦所以生木也。复以人参、炙草、茯苓、山药培补中宫,使调合阴阳也。佐之以蒺藜、甘菊、川芎、枳壳、防风行肝达气,青葙、决明子解结散滞,黄连、乌犀、羚角清火泻热。然必取石斛之妙合脾胃者,清而行之,要使升精归明之用,脏腑合德,专精一耳。其以为丸者,补上治下,利以缓,利以久,不利以速也。"(《名医方论》)

补肺阿胶汤(原名阿胶散,又名补肺散)
《小儿药证直诀》

【组成】 阿胶一两五钱,麸炒,微捣碎,用糯米粉拌炒为胶珠(45 g)　黍粘子(即牛蒡子)炒香,二钱五分(7.5 g)　甘草炙,二钱五分(7.5 g)　马兜铃五钱,焙(15 g)　杏仁七个,去皮尖,炒(6 g)　糯米一两,炒(30 g)

【用法】 上为末,每服一、二钱(3~6 g),水一盏,煎至六分,食后温服(现代用法:作汤剂,水煎服,阿胶加开水炖化,分次调入药汁)。

【功用】 养阴补肺,镇咳止血。

【主治】 肺虚热盛。咳嗽气喘,咽喉干燥,咯痰不多或痰中带血,脉浮细数,舌红少苔。

【方解】 本方证由肺阴虚而感受外邪,邪从热化,侵及于肺,则咳嗽气喘咽干。咳久不愈,肺络受损,故痰中带血。脉浮细数,舌质红少苔,均属邪从热化之征。证以肺阴虚为本,故重用阿胶,滋阴补肺,养血止血。牛蒡子以疏风热,利咽膈;马兜铃清肺热,化痰止嗽。更加苦温润降之杏仁为佐,从而肺气顺降,热邪疏散,喘咳、咽干自平。全方重点,固然在于补肺,但本方用治本证,不仅在于滋阴,还须与培土生金并用,因而又加糯米、甘草以滋益脾阴,与阿胶协作,则补肺之功力更大。脾肺得补,母子兼顾,共奏养阴补肺、宁嗽止血之效。

本方不仅对小儿肺阴虚燥热之咳喘证适宜,而且成年人现此证者亦可使用。

【附方】 月华丸(《医学心悟》)　天冬去心,蒸　麦冬去心,蒸　生地酒洗　熟地九蒸晒　山药乳蒸　百部蒸　沙参蒸　川贝母去心,蒸　真阿胶以上各一两(30 g)　茯苓乳蒸　獭肝　广三七各五钱(15 g)　用白菊花二两(60 g),去蒂　桑叶二两(60 g)经霜者　熬膏,将阿胶化入膏内,和药粉,稍加炼蜜为丸,如弹子大(每丸可重 15 g),每服一丸,嚼化,日三服。功用:滋阴润肺,镇咳止血。主治:肺肾阴虚。久咳或痰中带血及劳瘵久嗽。

现代常用于肺结核的中、晚期出现潮热时作,五心烦热,形体羸瘦,干咳无痰,或咯痰而带血,口燥咽干,舌红少津,胸闷食减,少气懒言,大便难,小便短少等证。

【文献摘录】

方论　程郊倩:"痰带红线,嗽有红点,日渐成痿。缘肺处脏之最高,叶间布有细窍,气从此出入,呼吸成液,灌溉周身,所谓水出高源也。一受火炎,吸时徒引火升,呼时并无液出。久则肺窍俱闭,喉间或痒或呛,六叶遂日焦枯矣。今用阿胶为君者,清窍瘀也;用杏仁、大力子者,宣窍道也;用马兜铃者,清窍热也;糯米以补脾,母气到则肺自轻清无碍矣。"(《名医方论》)

龟鹿二仙胶
《医方考》

【组成】 鹿角十斤(5 kg)　龟板五斤(2.5 kg)　枸杞子三十两(1.5 kg)　人参十五两(500 g)

【用法】 先将鹿角锯截，刮净，水浸，桑柴火熬炼成胶，再将人参、枸杞熬膏和入。每晨酒调服三钱(9 g)(现代用法：每晨取 3 g，清酒调化，淡盐开水送服)。

【功用】 填阴补精，益气壮阳。

【主治】 肾中阴阳两虚，任、督精血不足。全身瘦弱，遗精阳痿，两目昏花，腰膝酸软。

【方解】 本方证为任、督俱虚，阴阳精血不足所致。因此，治疗此证，必须填精补髓，益气补血，阴阳并补。方中以鹿角通督脉而补阳，龟板通任脉而补阴。阳生于阴，阴生于阳，阴阳并补，此精之所由生也。故龟鹿两味并进，两者为异类血肉有情之品，能峻补阴阳以生气血精髓；人参大补元气；枸杞滋补肾阴。诸药合用，为阴阳气血交补之剂，共具填补精髓，益气壮阳之功。

【文献摘录】

方论 李士材："人有三奇，精、气、神，生生之本也。精伤无以生气，气伤无以生神，精不足者补之以味。鹿得天地之阳气最全，善通督脉足于精者，故能多淫而寿；龟得天地之阴气最厚，善通任脉，足于气者，故能伏息而寿。二物气血之属，又得造化之玄微，异类有情，竹破竹补之法也。人参为阳，补气中之怯；枸杞为阴，清神中之火。是方也，一阴一阳无偏胜之忧；人气入血，有和平之美。由是精生而气旺，气旺而神昌，庶几龟鹿之年矣，故曰二仙。"(《名医方论》)

七宝美髯丹
《医方集解》

【组成】 何首乌大者,赤白各一斤,去皮,切片,黑豆拌,九蒸九晒(300 g)　白茯苓乳拌,半斤(牛奶拌匀,阴干,150 g)　怀牛膝酒浸,同首乌第七次蒸至第九次,半斤(150 g)(若何首乌已有制品，单独取牛膝 150 g 酒拌蒸一小时)　当归酒洗半斤(150 g)　枸杞浸酒　菟丝子酒浸蒸,半斤(150 g)　破故纸(即补骨脂，用黑芝麻拌炒)四两(120 g)

【用法】 蜜丸，盐汤或酒下，并忌铁器(现代用法：碾细，炼蜜丸，每丸重 10 g，早、晚各服一丸，淡盐开水送服)。

【功用】 滋肾水，益肝血。

【主治】 肝肾不足。须发早白，齿牙动摇，梦遗滑精，腰膝酸软等证。

【方解】 发者，血之余，肝藏血，故发为肝血所主。若肝血亏虚，上荣于头面之血液不足，则须发易早白，易脱落。齿为骨之余，肾主骨，生髓，若肾阴肾阳亏虚，则齿牙动摇。至于梦遗滑精，多由肾虚而精关不固所致。腰膝酸软也是肝肾亏虚之象。方中何首乌用量较大，味涩能固精，味苦能坚筋骨，为本方之主药。枸杞、菟丝、芝麻均入肝肾，首乌与杞、菟相配，有填精补肾、固精止遗之功。牛膝苦平，苦者能坚，有补肝肾，坚筋骨以强腰膝之效。须发早白，为肝血不足之征，故取当归补血养肝，与首乌、杞子、菟丝并进，则可补肝肾，益精血而乌须发。上述诸药，均系滋肾填精、养血之品，其性属阴，有阴无阳，则阴无以化，故配补骨脂温补肾阳，此亦阴中求阳之义，于是可以阴平阳秘。有补无泻，恐有碍于膀胱之泄浊，故掺以茯苓之淡渗以泄浊。

本方原由明代方士邵应节所传，用之多验，故汪昂将其收载于《医方集解》中。

8·5 补　　阳

补阳剂是治疗肾阳虚证的方剂。肾阳虚证症状表现有腰膝酸痛，四肢不温，痿软无力，少腹拘急冷痛,小便不利,或小便频数,阳痿早泄,肢体羸瘦,消渴,脉沉细或尺脉沉伏等。常用药物有附子、肉桂、杜仲、巴戟天、补骨脂等,代表方如肾气丸、右归丸等。

肾 气 丸
《金匮要略》

【组成】　干地黄八两(240 g)　薯蓣(即山药)四两(120 g)　山茱萸四两(120 g)　泽泻三两(90 g)　茯苓三两(90 g)　牡丹皮三两(90 g)　桂枝一两(30 g)　附子一两,炮(30 g)

【用法】　上八味,末之,炼蜜和丸,梧子大,酒下十五丸,加至二十五丸,日再服(现代用法:混合碾细,炼蜜和丸,每丸重 15 g,早、晚各服一丸,开水送下。或根据原方用量比例酌情增减,水煎服)。

【功用】　温补肾阳。

【主治】　肾阳不足。腰痛脚软,下半身常有冷感,少腹拘急,小便不利,或小便反多。尺脉沉细,舌质淡而胖,苔薄白不燥。以及脚气、痰饮、消渴、转胞等证。

【方解】　本方治证为肾阳虚,命门之火不足。腰痛脚软,下半身欠温,少腹拘急,俱为肾阳不足,不能温养下焦;小便不利,是由肾阳虚不能化气行水;痰饮、脚气均由肾阳虚不能蒸津化液,上泛则为痰饮,水湿下积则为脚气,上入为少腹不仁;小便反多,是由肾中阴阳俱虚而成下消之证;转胞亦由肾气不足,水聚不化所致。故本证治法,是以温补肾阳为主。方用干地黄滋补肾阴,山茱萸、山药滋补肝脾,辅助滋补肾中之阴;并以少量桂枝、附子温补肾中之阳,意在微微生长少火以生肾气。《医宗金鉴》有谓:"此肾气丸纳桂附于滋阴剂中十倍之一,意不在补火,而在微微生火,即生肾气也。"①其目的在于"益火之源,以消阴翳"②。方中泽泻、茯苓利水渗湿,丹皮清泻肝火,与温补肾阳药相配,意在补中寓泻,以使补而不腻。本方配伍方法,属于"阴中求阳"之类,正如张景岳说:"善补阳者,必于阴中求阳,则阳得阴助而生化无穷。"③

【附方】　(1)《济生》肾气丸(原名加味肾气丸)(《济生方》)　熟地黄半两(15 g)　炒山药一两(30 g)　山茱萸一两(30 g)　泽泻一两(30 g)　茯苓一两(30 g)　牡丹皮一两(30 g)　官桂半两(15 g)　炮附子二个　川牛膝半两(15 g)　车前子酒蒸,一两(30 g)　为细末,炼蜜为丸,如梧桐子大;每服七十丸,空心米饮下。功用:温补肾阳,利水消肿。主治:肾阳不足。腰重脚肿,小便不利。

(2)十补丸(《济生方》)　附子炮,去皮,二两(60 g)　五味子二两(60 g)　山茱萸取肉,一两(30 g)　山药炒,一两(30 g)　牡丹皮一两(30 g)　鹿茸去毛,酒蒸,一两(30 g)　熟地黄酒蒸,一两(30 g)　肉桂一两(30 g)　泽泻一两(30 g)　茯苓一两(30 g)　为细末,炼蜜为丸,如梧桐子大,每服七十丸,空心盐酒汤下。功用:温补肾阳。主治:肾气不足,面色黧黑,足冷、足肿,耳鸣耳聋,肢体羸瘦,足膝软弱,小便不利,腰脊疼痛。

《济生》肾气丸、十补丸均由《金匮》肾气丸加味而成,都有温补肾阳的作用。前方是增加牛膝、车前子,温肾以利水消肿,常用治于肾阳虚的水肿;后方是增加鹿茸、五味子温肾壮阳、纳气归肾,常用治于肾阳虚损、精气不足等证。

---

① 《医宗金鉴》总 P.756,1963 年,人民卫生出版社
② 《素问·至真要大论》P.199,1958 年,人民卫生出版社
③ 《景岳全书·新方八略》P.974,1958 年,上海卫生出版社

【文献摘录】

方论 柯琴："命门之火,乃水中之阳。夫水体本静而川流不息者,气之功,火之用也,非指有形者言也。然火少则生气,火壮则食气,故火不可亢,亦不可衰。所云火生土者,即肾家之少火,游行其间,以息相吹耳。若命门火衰,少火几于熄矣。欲煖脾胃之阳,必先温命门之火,此肾气丸纳桂、附于滋阴剂中,是藏心于渊,美厥灵根也。命门有火,则肾有生气矣。故不曰温肾,而名肾气,斯知肾以气为主,肾得气而土自生也。且形不足者温之以气,则脾胃因虚寒而致病者固瘳,即虚火不归其部而失血亡阳者,亦纳气而归封蛰之本矣。"(《名医方论》)

右 归 丸
《景岳全书》

【组成】 大怀熟(地)八两(240 g) 山药炒,四两(120 g) 山茱萸微炒,三两(90 g) 枸杞微炒,四两(120 g) 鹿角胶炒,四两(120 g) 菟丝子制,四两(120 g) 杜仲姜汁炒,四两(120 g) 当归三两(90 g) 肉桂二两,渐可加至四两(60~120 g) 制附子自二两渐可加至五、六两(60~180 g)

【用法】 上丸法如前(指与左归丸配制蜜丸法),或丸如弹子大,每嚼服二三丸,以滚白汤送下,其效尤速(现代用法:配作蜜丸服,每丸约重 15 g,早晚各服一丸,开水送服。或按原方用量比例酌情增减,水煎服)。

【功用】 温补肾阳,填精补血。

【主治】 肾阳不足,命门火衰。久病气衰神疲,畏寒肢冷;或阳痿遗精,或阳衰无子;或大便不实,甚则完谷不化;或小便自遗;或腰膝软弱,下肢浮肿等。

【方解】 本方在原书主治"元阳不足,先天禀衰,以致命门火衰,不能生土,而为脾胃虚寒"或"寒在下焦,而水邪浮肿"或"阳衰无子"等证。本方主治诸证,虽有病起中焦或下焦不同,临床症状表现不一,但其总的病因病机,仍如原书所说:"元阳不足。"故本方立法"宜益火之原,以培右肾之元阳"①。培补肾中元阳,必须"阴中求阳",即在培补肾阳中配伍滋阴填精之品,方可具有培补元阳之效。方中桂、附加血肉有情的鹿角胶,均属温补肾阳、填精补髓之品;熟地、山茱萸、山药、菟丝子、枸杞、杜仲,俱为滋阴益肾、养肝补脾而设;更加当归补血养肝。诸药配伍,共具温阳益肾、填精补血以收培补肾中元阳之效。

本方组成,是在《金匮》肾气丸的基础上减去"三泻"(茯苓、泽泻、丹皮),增加鹿角胶、菟丝子、杜仲、杞子而成,加强补益肾中阴阳的作用,减少用"泻"妨补之力,以使药效更能专功于补。

本方在原书加减:"如阳衰气虚,必加人参以为之主,或二三两,或五六两,随人虚实以为增减。盖人参之功,随阳药则入阳分,随阴药则入阴分,欲补命门之阳,非人参不能捷效。如阳虚精滑,或带浊便溏,加补骨脂酒炒三两。如飧泄、肾泄不止。加北五味子三两、肉豆蔻三两,麸炒去油用。如饮食减少或不易消化,或呕恶吞酸,皆脾胃虚寒之证,加干姜三四两炒黄用。如腹痛不止,加吴茱萸二两,泡半日炒用。如腰膝痠痛,加胡桃肉连皮四两。如阴虚阳痿,加巴戟肉四两、肉苁蓉三两、黄狗肾一二付,以酒煮烂捣入之。"②

【附方】 右归饮(《景岳全书》) 熟地二三钱或加至一二两(6~30 g) 山药炒,二钱(6 g) 山茱萸一钱(3 g) 枸杞二钱(6 g) 甘草炙,一二钱(6 g) 杜仲姜制,二钱(6 g) 肉桂一二钱(6 g) 制附子一、二、三钱

---

① 《景岳全书》P.980,1958 年,上海卫生出版社
② 《景岳全书》P.980,1958 年,上海卫生出版社

(9 g)水二钟煎至七分,食远温服(现代用法:水煎服)。功用:温肾填精。主治:肾阳不足。气怯神疲,腹痛腰痠,肢冷脉细,或阴盛格阳,真寒假热之证。

左归丸、左归饮、右归丸、右归饮,是据《难经·三十六难》"其左者为肾,右者为命门"的理论发展而来,左肾属水主阴,右肾属火主阳,故"左归"是"滋阴补肾,使阴精得归其原";"右归"是"温阳补肾,使元阳(命火)得归其原"。在方剂发展方面,左归丸、左归饮与六味地黄丸功用相近;右归丸、右归饮与《金匮》肾气丸功用相近。所不同者,六味地黄丸与《金匮》肾气丸都是补与"泻"相配,而左归、右归的配伍是侧重于补阴或补阳。所以方剂的发展,在功用上有共同之点,在配伍上则各有侧重,其中既有联系,也有区别。

小　　结

补益剂选编常用方23首,按功用分为补气、补血、气血双补、补阴、补阳五类。

(1) 补气　四君子汤、参苓白术散、补中益气汤、生脉散、人参蛤蚧散均有补气作用,主治气虚诸证。其不同点在于:四君子汤是益气健脾为主,适用于脾胃气虚之证,常用为益气健脾的基础方;参苓白术散是益气健脾,和胃化湿为主,用治于脾胃气虚,湿不运化之证;补中益气汤是益气升阳为主,适用于劳倦伤脾,气虚发热,阳气下陷,下脱、下垂等证;生脉散是益气生津,敛阴止汗为主,适用于热盛灼津,耗气伤液,以致气阴两伤之证;人参蛤蚧散是益气清肺、补肾纳气为主,用治于久咳肺虚、脾湿生痰、肾不纳气之咳喘等证。

(2) 补血　四物汤、当归补血汤、归脾汤、炙甘草汤均有补血作用。其中四物汤是以补血、调血为主,常用为冲任虚损,月经不调,崩中漏下的基本方,当归补血汤是补气生血为主,适用于劳倦内伤,气不生血,血虚发热之证;归脾汤是益气补血,健脾养心为主,适用于心脾两虚的怔忡,心悸,便血,下血诸证;炙甘草汤是益气滋阴,补血复脉为主,用治于气虚血弱,脉结代,心动悸,虚劳肺痿等证。

(3) 气血双补　八珍汤、泰山磐石散均有气血双补的作用。其中八珍汤是气血双补为主,适用于失血过多而致气血两虚诸证;泰山磐石散是益气健脾,养血安胎为主,用治于妊娠气血两虚,胎动不安,或屡惯小产等证。

(4) 补阴　六味地黄丸、左归丸、大补阴丸、虎潜丸、二至丸、一贯煎、石斛夜光丸、补肺阿胶汤、龟鹿二仙胶、七宝美髯丹均有滋肾养肝作用,治疗阴虚诸证。其中六味地黄丸是补肾滋阴的代表方,侧重于滋补肝肾,具有壮水制火的作用,适用于肝肾不足,由阴虚而致阳亢诸证;左归丸是滋肾补阴,填精补髓为主,用治于真阴不足,精髓内亏诸证,本方滋补肾阴之功大于六味地黄丸,主要是在滋补中增加血肉有情之品,配伍中无"三泻"之法;大补阴丸是滋阴降火,育阴潜阳为主,适用于肾水内亏、相火偏旺之征;虎潜丸是滋阴降火、强壮筋骨为主,用治于阴虚内热的筋痿、骨痿等证;二至丸是补肾养肝的平补之剂,适用于肝肾阴虚的头目昏花等证;一贯煎具有滋阴疏肝作用,而以滋阴养血柔肝为主,用治于肝肾阴虚,血燥气郁,见有胸脘胁痛之证;石斛夜光丸具有平肝熄风、滋阴明目之功,适用于肝肾皆亏、阴虚火旺的瞳神散大、视物昏花等证;补肺阿胶汤是养阴补肺,清肺化痰,兼以疏散风热之方,适用于肺阴本虚兼感外邪之证;龟鹿二仙胶是滋阴填精、益气壮阳为主,用治于肾中阴阳两虚、任督精血不足诸证。本方在配伍上是阴阳、气血并补,能峻补阴阳以生气血精髓;七宝美髯丹是滋肾水、补肝血为主,以治肝肾不足的须发早白、齿牙动摇等证。

（5）补阳　肾气丸、右归丸均有温补肾阳作用,治疗肾阳不足诸证。其中肾气丸是温补肾阳以生少火为主,适用于肾阳不足、命门火衰诸证;右归丸是温补肾阳、填精补血之剂,用治于元阳不足,久病气衰神疲,以及火不生土等证。右归丸与肾气丸的主要区别在于：右归丸是温补肾阳、填精补髓并用;且方中无"三泻"之类的配伍药物,因此在温补肾阳、填精补髓的作用方面大于肾气丸。

复习思考题

（1）补法在中医治疗学里所占的地位如何？

（2）四君子汤是补气的主方,四物汤是补血的主方,两方各发展出哪些方子？它们各主治哪些病证？试分别叙述。

（3）从补中益气汤的组织结构来说明甘温除热的道理。

（4）归脾汤用治上焦的怔忡、健忘为主,为何又能治下焦的崩漏？

（5）六味地黄丸加桂、附名肾气丸。六味地黄丸补阴,桂、附补阳,实质上是阴阳并补。为何不称它为阴阳双补剂,而把它归入补阳方类？

（6）左归丸、右归丸与六味地黄丸、肾气丸在配伍上有什么不同？功用上有何区别？

9. 安　神　剂

凡用重镇安神,或滋养安神的药物为主组成,具有安神作用,以治神志不安疾患的方剂,统称安神剂。

神志不安的病因很多,就本剂治证而言,一为外受惊恐,或肝郁化火,内扰心神,表现为惊恐、喜怒、烦躁不宁等,一般多属实证,按照"惊者平之"（《素问·至真要大论》）的治疗原则,应用重镇安神治法,以平调心肝偏盛之证,其配伍特点是重镇安神与清热药为主组成方剂,以达到镇心安神、清热除烦的目的;二为忧思太过,心肝之血不足,心神失养或心阴不足,虚火内扰,表现为惊悸、健忘、虚烦不寐等,一般多属虚证,按"虚者补之""损者益之"（《素问·阴阳应象大论》）的治疗原则,应用滋养安神的治本之法,其配伍特点是养血、滋阴与宁心安神药为主组成方剂,通过以补为主,达到血能养心、阴承火降的目的。神志不安一证,还有因热、因痰而致者,又当分别应用泻火（详见清热剂）、祛痰（详见祛痰剂）等治法,均须联系学习,以求全面掌握,区别使用。

本类方剂在临床运用时,一般是按虚实分类论治,但在病因、病机方面常是互为因果,症状上每挟杂出现,面对上述表现,在遣药选方方面,又必须标本兼顾,如重镇与滋养同时使用。

安神剂中的重镇安神类多由金石药物组成,不宜久服,以免有碍脾胃运化;素体脾胃不健,对服用安神剂中两类方剂皆应注意,必用时要结合补脾和胃药并投。

9·1　重　镇　安　神

重镇安神的方剂,常用治于心阳偏亢之证,症见烦乱、失眠、惊悸、怔忡等。常用药如朱砂、磁石、龙齿、真珠母等,以潜镇心肝偏亢之阳;其中由于阳亢每多耗伤阴血,故常配伍生地、熟地、当归等滋阴养血,扶阴配阳;有心火偏亢,常配黄连泻火以彻其热,代表方如朱砂安神丸、珍珠母丸、磁朱丸。

朱砂安神丸(又名安神丸)
《医学发明》

【组成】 朱砂半两(15 g)　黄连六钱(18 g)　炙甘草五钱半(16 g)　生地黄二钱半(8 g)　当归二钱半(8 g)

【用法】 上四味为细末,另研朱砂,水飞如尘,阴干,为衣,汤浸蒸饼为丸,如黍米大,每服十五丸,津唾咽之,食后(现代用法:上药为丸,每次服6~9 g,睡前开水送下;亦可水煎服,用量按原方比例酌情增减,朱砂研细末水飞,以药汤送服)。

【功用】 镇心安神,泻火养阴。

【主治】 心火偏亢,阴血不足。心烦神乱,失眠,多梦,怔忡,惊悸,甚则欲吐不果,胸中自觉懊𢙐,舌红,脉细数。

【方解】 本方证是由心火偏亢,阴血不足,以致心失所养,故心烦、失眠、怔忡等症皆为心火有余、阴血不足之证。舌红,脉细数,皆由心经有热、阴血内耗使然。方中重用朱砂镇心安神,寒能胜热,以制浮游之火;黄连苦寒泻火,清热除烦;两药配伍,共具泻火清热除烦、重镇以安神志之功,故用为主药。当归养血;生地滋阴;补其耗伤的阴血,为辅助药。甘草调和诸药。合组成方,一以泻偏盛之火,一以补不足阴血,达到心火下降,阴血上承;并用重镇安神,寒以胜热之品,成为标本两顾之方,于是心烦、失眠诸症乃可自愈。

【附方】 生铁落饮(《医学心悟》) 天冬去心 麦冬去心 贝母各三钱(各9 g) 胆星 橘红 远志肉 石菖蒲 连翘 茯苓 茯神各一钱(各3 g) 元参 钩藤 丹参各一钱五分(各5 g) 辰砂三分(1 g) 生铁落煎熬三炷香,取此水煎药 功用:镇心除痰,宁神定志。主治:痰火上扰的癫狂证。

本方与朱砂安神丸同具安神定志的功用,区别在于:本方用治神志不安一证,是属于痰火内扰的癫狂病,故用安神定志与镇心除痰共进,以使痰化窍开,神清志定;朱砂安神丸用治神志不安,是由心火上炎,阴血不足而见烦乱、失眠诸证,故用安神定志与泻火养阴并投,以使心火下降,阴血上承,是为标本两顾之方。

【文献摘录】

方论　叶仲坚:"朱砂具光明之体,色赤通心,重能镇怯,寒能胜热,甘以生津,抑阴火之浮游,以养上焦之元气,为安神之第一品。心苦热,配黄连之苦寒,泻心热也,更佐甘草之甘以泻之。心主血,用当归之甘温,归心血也,更佐地黄之寒以补之。心血足则肝得所藏,而魂自安;心热解,则肺得其职,而魄自宁也。"(《医宗金鉴·删补名医方论》)

珍珠母丸①(原名真珠丸)
《普济本事方》

【组成】 真珠母三分,研如粉(22.5 g)　当归　熟地各一两半(各45 g)　人参去芦　酸枣仁　柏子仁和一两,研(各30 g)　犀角镑为细末　茯神　沉香　龙齿各半两(各15 g)

---

① 《杂病源流犀烛》P.147,1962年,上海科学技术出版社

【用法】　上药研细末,炼蜜为丸,如梧子大,辰砂为衣,每服四五十丸,金银、薄荷汤下,日午、夜卧服。

【功用】　滋阴养血,镇心安神。

【主治】　阴血不足,肝阳偏亢。神志不宁,入夜少寐,时而惊悸,头目眩晕,脉细弦等。

【方解】　本方治证,是由阴血皆虚,心肝阳亢,上扰则为头目眩晕,内动则神失藏守而见神志不宁、少寐、惊悸。本方中重用人参、当归、熟地养血滋阴,益气生血,是治阴血不足之本。真珠母、龙齿平肝潜阳,镇心安神以定惊悸,是平心肝阳亢之标。枣仁、柏子仁、茯神是用其安神定志,以宁心入寐。犀角、沉香用在本方的配伍作用,前者取其镇惊之功,后者用其摄纳浮阳之效。辰砂、金银用其具有镇惊安神作用。综上配伍,是为标本兼顾之方,以使阴复阳潜,心肝承制,惊悸、少寐诸症均可渐愈。

本方配伍是滋阴养血与平肝、宁心并用,对纯属痰热、痰火为患的惊悸、少寐之症尚不适用,免其误补留邪。

本方在《普济本事方》原名真珠丸,在《杂病源流犀烛》名珍珠母丸。

磁朱丸（原名神曲丸）
《备急千金要方》

【组成】　磁石二两(60 g)　朱砂一两(30 g)　神曲四两(120 g)

【用法】　上药为末,炼蜜为丸,如梧子大,饮服三丸,每日三次（现代用法：上药研末,炼蜜为丸,每服 6 g,每日两次,开水送服）。

【功用】　重镇安神,潜阳明目。

【主治】　水火不济。心悸失眠,耳鸣耳聋,视物昏花。亦治癫痫。

【方解】　本方治证,是由水不济火、心阳偏亢而致心肾不交,故见心悸、失眠等症。肾藏精、生髓,《灵枢·海论》说"髓海不足,则脑转耳鸣",本证的耳鸣、耳聋,皆为肾精不足所致;同样,肾精不足,亦不能上注于目,乃有视物昏花。方中磁石入肾,能益阴潜阳,重镇安神;朱砂入心,能安神定志。二药合用,一能滋肾潜阳,以使水火既济,交通心肾,乃能入寐;肾精内充,乃能耳目聪明。二能安神定志,以使心安神藏。神曲在本方具有健脾助运之功,以防石药害胃;更与蜂蜜补中和胃相配合,促使脾胃散精,以填于肾,肾精充足,则诸证可祛。

本方用治癫痫,是取其重镇潜阳,以平息内动肝风。但癫痫病一般有"癫"与"痫"之分,本方对痫症见有肝风内动时使用较适合;如在发作期应与化痰之剂结合使用。

【文献摘录】

方论　王又原："磁石直入肾经,收散失之神,性能引铁,吸肺之气归藏肾水。朱砂体阳而性阴,能纳浮游之火而安神明。水能鉴,火能烛,水火相济,而光华不四射与？然目受脏腑之精,精资于谷,神曲能消化五谷,则精易成矣。盖神水散大,缓则不收,赖镇坠之品疾收而吸引之,故为急救之剂也。其治耳鸣、耳聋等症,亦以镇坠之功,能制虚阳之上奔耳！"（《名医方论》）

9·2　滋养安神

滋养安神的方剂,常用治于阴血不足、虚阳偏亢之证,症见虚烦少寐、心悸盗汗、梦遗健忘、舌红苔少等。常用药如生地、知母、麦冬、当归等以滋阴养血；配枣仁、柏子仁、五味子、小麦等以养心安神。本类方剂配伍特点是治本、治虚为主，同时使用收敛宁心以安神定志。代表方如酸枣仁汤、天王补心丹、甘麦大枣汤。

酸 枣 仁 汤
《金匮要略》

【组成】 酸枣仁二升,炒(15~18g)　甘草一两(3g)　知母二两(8~10g)　茯苓二两(10g)　川芎二两(3~5g)

【用法】 上五味,以水八升,煮酸枣仁得六升,内诸药,煮取三升,分温三服。

【功用】 养血安神,清热除烦。

【主治】 虚劳虚烦不得眠,心悸盗汗,头目眩晕,咽干口燥,脉细弦。

【方解】 本方在原书主治"虚劳虚烦不得眠"。心悸盗汗,咽干口燥,皆由肝血不足、血不养心。阴虚内热,故见虚烦不眠、心悸盗汗。头目眩晕,是为血虚肝旺、虚阳上扰。方中重用、先煎枣仁,是以养肝血、安心神为主药。佐以川芎调养肝血；茯苓宁心安神；知母补不足之阴,清内炎之火,具滋清兼备之功。甘草清热和药。诸药配伍,共收养血安神、清热除烦之效。心肝之血滋养有源,阴升阳潜,于是失眠与一切阴虚阳浮之证皆可自愈。

【附方】 定志丸(《杂病源流犀烛》)　人参　茯苓　茯神各三两(各90g)　菖蒲　姜远志各二两(60g)　朱砂一两(30g)内半为衣　蜜丸。每服二钱,卧时白滚汤下。功用：补心益智,镇怯安神。主治：心怯善怒,夜卧不安。

本方与酸枣仁汤同具滋养安神之功,区别在于：本方用治心气不足的心怯善恐,夜卧不安之证,故方以补心益智、镇怯安神为主,以使心气旺盛,则心怯、不眠等症自祛；酸枣仁汤是用治肝血不足、血不养心的虚烦不眠之证,故方以养血宁心、清热除烦为主,以使心为血养,阴升阳潜,则虚热退而虚烦不眠等症自愈。

【文献摘录】

方论　尤怡："魂不藏故不得眠。酸枣仁补肝敛气,宜以为君。而魂既不归,容必有浊痰燥火乘间而袭其舍者,烦之所由作也,故以知母、甘草清热滋燥；茯苓、川芎行气除痰,皆所以求肝之治,而宅其魂也。"(《金匮要略心典》)

天 王 补 心 丹
《摄生秘剖》

【组成】 生地黄四两,酒洗(120g)　人参去芦　丹参微炒　元参微炒　白茯苓去皮　五味子烘　远志去心,炒　桔梗各五钱(各15g)　当归身酒洗　天门冬去心　麦门冬去心　柏子仁炒　酸枣仁各二两(各60g)

【用法】 上药为末,炼蜜丸如梧子大,朱砂三五钱为衣,空心白滚汤下三钱,或圆眼汤佳。忌胡荽、大蒜、萝卜、鱼腥、烧酒(现代用法：为末,炼蜜为小丸,朱砂为衣,每服9g,温开水送下。亦可水煎服,用量按原方比例酌减)。

【功用】 滋阴养血,补心安神。

【主治】 阴亏血少。虚烦少寐,心悸神疲,梦遗健忘,大便干结,口舌生疮,舌红少苔,脉细而数。

【方解】 本方证是由阴亏血少,心肾之阴不足所致。虚烦少寐,心悸神疲,皆由阴虚血少,阴虚阳亢而生。梦遗健忘,是由心动则神摇于上,精遗于下。血燥津枯,故大便不利;舌为心之外候,心火炎上,故口舌生疮。本方重用生地,一滋肾水以补阴,水盛则能制火,一入血分以养血,血不燥则津自润,是为主药。玄参、天冬、麦冬有甘寒滋润以清虚火之效;丹参、当归用作补血、养血之助,以上皆为滋阴、补血而设。方中人参、茯苓益气宁心,酸枣仁、五味子酸以收敛心气而安心神;柏子仁、远志、朱砂养心安神,以上皆为补心气、宁心安神而设。两组配伍,一补阴血不足之本,一治虚烦少寐之标,标本并图,阴血不虚,则所生诸症,乃可自愈。方中桔梗,一般用为载药上行。

【附方】 (1) 柏子养心丸(《体仁汇编》) 柏子仁四两(120 g) 枸杞子三两(90 g) 麦门冬 当归 石菖蒲 茯神各一两(各30 g) 玄参 熟地黄各二两(各60 g) 甘草五钱(15 g) 蜜丸,梧桐子大,每服四五十丸。功用:养心安神,补肾滋阴。主治:营血不足、心肾失调所致的精神恍惚,怔忡惊悸,夜寐多梦,健忘盗汗。

(2) 枕中丹(旧名孔圣枕中丹)(《备急千金要方》) 龟板 龙骨 远志 菖蒲 为末,每服一方寸匕,或蜜丸,每服三钱(9 g),黄酒送服。功用:宁心益智,潜镇安神。主治:心神不安,健忘失眠。

天王补心丹、柏子养心丸、枕中丹同治虚烦不眠。方剂组成不同点在于:天王补心丹是滋阴补血,益气宁心与收敛心气,养心安神并用,为标本兼顾,以治本为主的方剂;柏子养心丸是以补肾滋阴,宁心安神,以滋补为主组成的方剂;枕中丹是宁心益智与潜镇安神并用,以交通心肾为主组成的方剂。

天王补心丹与朱砂安神丸的区别在于:天王补心丹是以滋补收敛、养心安神为主,用治于阴血不足、虚烦不眠之证;朱砂安神丸是以镇心安神、泻火养阴为主,用治于心火上炎、阴血不足而见烦乱、失眠之证。

【文献摘录】

方论 柯琴:"心者主火,而所以主者神也。神衰则火为患,故补心者必清其火而神始安。补心丹用生地黄为君者,取其下足少阴以滋水为主,水盛可以伏火,此非补心之阳,补心之神耳! 水主肾也。凡果核之有仁,犹心之有神也。清气无如柏子仁,补血无如酸枣仁,其神存耳! 参、苓之甘以补心气,五味之酸以收心气,二冬之寒以清气分之火,心气和而神自归矣;当归之甘以生心血,玄参之咸以补心血,丹参之寒以清血中之火,心血足而神自藏矣;更假桔梗为舟楫,远志为向导,和诸药入心而安神明。以此养生则寿,何有健忘、怔忡、津液干涸、舌上生疮、大便不利之虞哉!"(《名医方论》)

甘麦大枣汤
《金匮要略》

【组成】 甘草三两(9 g) 小麦一升(9~15 g) 大枣(5~7枚)

【用法】 上三味,以水六升,温分三服。

【功用】 养心安神,和中缓急;亦补脾气。

【主治】 脏躁。精神恍惚,常悲伤欲哭,不能自主,睡眠不安,甚则言行失常,呵欠频作,舌红苔少。

【方解】 脏躁多由心虚、肝郁所致。表现在神志失常的各种症状,如精神恍惚、睡眠不安等,凡此皆属心失所养、神不守舍而成。方中甘草甘缓和中,养心以缓急迫为主;辅以小麦微寒以养心宁神;大枣补益脾气,缓肝急并治心虚。三味甘药配伍,具有甘缓滋补、柔肝缓急、宁心安神之效。所谓"肝苦急,急食甘以缓之"(《素问·藏气法时论》),本方组合即属此配伍原则。

本方现代常用治癔病及神经衰弱,是以心虚与肝郁为辨证依据。

小　　结

安神剂常用方共选6首,按其功用可分为重镇安神和滋养安神两类。

(1) **重镇安神**　朱砂安神丸和珍珠母丸均有重镇安神作用,皆可用治于烦乱、不眠、惊悸、多梦等症,其中不同点在于:朱砂安神丸长于泻火清心,适用于心火亢盛而致阴血不足之证;珍珠母丸长于养血滋阴,益气生血,适用于阴血不足、心肝阳亢之证。磁朱丸同有重镇安神作用,但长于交通心肾,摄纳浮阳,适用于水不济火的失眠、耳聋、视物昏花等症。

(2) **滋养安神**　酸枣仁汤、天王补心丹、甘麦大枣汤,同有滋阴养血、补心安神的作用,适用于虚烦少寐、心悸盗汗、健忘梦遗等症。其中酸枣仁汤长于养肝血,平虚阳,适用于肝血不足、阴虚阳亢的心悸、失眠之症;天王补心丹侧重于滋阴养血,补心安神,适用于阴虚血少的虚烦不寐、心悸神疲等症;甘麦大枣汤长于养心安神,和中缓急,适用于脏躁证。

复习思考题

(1) 重镇安神与滋养安神各有何不同?有何联系?
(2) 朱砂安神丸、珍珠母丸、酸枣仁汤、天王补心丹的功用、主治、药物配伍有何异同?

10. 开　窍　剂

凡以芳香开窍药物为主组成,具有开窍醒神作用,治疗神昏窍闭之证的方剂,统称开窍剂。

神昏窍闭之证,有虚实之分。属于实证者,称为闭证,多由邪气壅盛、蒙蔽心窍所致。闭证根据其临床表现,可分为热闭与寒闭两种。热闭由温邪热毒内陷心包所致,治宜清热开窍,简称凉开;寒闭由寒邪或气郁、痰浊蒙蔽心窍引起,治宜温通开窍,简称温开。本类方剂分为凉开和温开两类。

开窍剂的运用,首先应辨别病证虚实,如邪盛气实而见口噤、两手握固、脉象有力者,可用开窍之剂;对于汗出肢冷、气微遗尿、口开目合的脱证,即使神志昏迷,也不宜使用。其次,对阳明腑实证而见神昏谵语者,治宜寒下之法,亦不宜应用开窍剂。至于阳明腑实而兼有邪陷心包之证,应根据病情的缓急,先予开窍,或先投寒下,或开窍与攻下并用,才能切合病情。此外,开窍剂中的芳香开窍药物,善于辛散走窜,久服则易伤元气,故临床上多用于急救,中病即止,中可久服。本类方剂多制成丸、散剂或注射剂,不宜加热煎煮,以免药性挥发,影响疗效。

10·1 凉 开

凉开法,适用于温邪热毒内陷心包的热闭证。症见高热,神昏谵语,甚或痉厥等。其他如中风、痰厥及感触秽浊之气,卒然昏倒,不省人事,证有热象者,亦可选用。常用芳香开窍药,如麝香、冰片、郁金等配伍清热泻火、凉血解毒药为主组成方剂,代表方如安宫牛黄丸、紫雪丹、至宝丹等。

安宫牛黄丸
《温病条辨》

【组成】 牛黄 郁金 犀角 黄连 黄芩 栀子 朱砂 雄黄各一两(各30g) 梅片 麝香各二钱五分(各7.5g) 珍珠五钱(15g) 金箔衣

【用法】 为极细末,炼老蜜为丸,每一丸一钱(3g),金箔为衣,蜡护。大人病重体实者,日再服,甚至日三服;小儿服半丸,不知,再服半丸(现代用法:将牛黄、犀角、麝香、冰片研细,朱砂、珍珠、雄黄分别水飞或粉碎成极细粉;其余黄连等四味粉碎成细粉,与上述粉末配研,过筛,混匀。加适量炼蜜与水制成水蜜丸,阴干;或加适量炼蜜制成大蜜丸。每服一丸,一日一次)。

【功用】 清热开窍,豁痰解毒。

【主治】 温热病,热邪内陷心包,痰热壅闭心窍。高热烦躁,神昏谵语,以及中风昏迷,小儿惊厥属邪热内闭者。

【方解】 本方所治之神昏谵语,是因温热之邪内陷心包。痰热闭阻引起邪热壅盛,蒙蔽心窍,故神昏谵语、烦躁不安。中风昏迷,小儿惊厥,亦属热闭之证。治宜芳香开窍,清解心包热毒,结合开泄痰浊闭阴。方中以牛黄清心解毒,豁痰开窍;麝香开窍醒神,共为君药。臣以犀角清心凉血解毒;黄连、黄芩、栀子清热泻火解毒,助牛黄以清心包之火;冰片、郁金芳香辟秽,通窍开闭,以加强麝香开窍醒神之效。上述清热泻火、凉血解毒之品与芳香开窍药配合,是为凉开之方的配伍特点。这样组合的作用,正如吴瑭所谓:"使邪火随诸香一齐俱散也。"① 佐以朱砂、珍珠镇心安神,以除烦躁不安;雄黄助牛黄以豁痰解毒。蜂蜜和胃调中,是为使药。用金箔为衣,亦是取其重镇安神之效。

原书用法中指出"脉虚者,人参汤下",是取其补气扶正并加强清热开窍之功,但应严密观察病情,慎防其由闭转脱;"脉实者,银花、薄荷汤下",是加强其清热、透解之效。

本方为清热开窍的重要方剂,凡神昏谵语属热邪内陷心包,痰热阻闭者,均可使用。如邪陷心包,兼有腑实,见神昏舌短,大便秘结,饮不解渴者,用安宫牛黄丸二粒,化开,调大黄末9g内服,先服一半,不知再服,此即牛黄承气汤。②

【附方】 牛黄清心丸(《痘疹世医心法》) 牛黄二分五厘(0.75g) 朱砂一钱五分(4.5g) 黄连五钱(15g) 黄芩 栀子各三钱(各9g) 郁金二钱(6g) 共为细末,腊雪调面糊丸如黍米大,每服七、八丸,灯芯汤下(现代用法:炼白蜜为丸,每丸重1.5g,口服,一次2丸,一日二至三次,小儿

---
① 《温病条辨》P.26,1964年,人民卫生出版社
② 《温病条辨》P.70,1964年,人民卫生出版社

酌减)。功用：清热解毒,开窍安神。主治：温邪内陷,热入心包。神昏谵语,身热,烦躁不安,以及小儿惊厥,中风窍闭等证。

本方与安宫牛黄丸的功用、主治相同,但本方清热开窍作用稍逊,适用于热闭之轻证。王子接说："温邪内陷包络神昏者,惟方氏之方为妙……是丸调入犀角、羚羊角、金汁、甘草或人中黄、连翘、薄荷等汤剂中,定建奇功。"[1]

【文献摘录】

方论　吴瑭："此芳香化秽浊而利诸窍,咸寒保肾水而安心体,苦寒通火腑而泻心用之方也。牛黄得日月之精,通心主之神。犀角主治百毒,邪鬼瘴气。真珠得太阴之精,而通神明,合犀角补水救火。郁金草之香,梅片木之香,雄黄石之香,麝香乃精血之香,合四香以为用,使闭之邪热温毒深在厥阴之分者,一齐从内透出,而邪秽自消,神明可复也。黄连泻心火,栀子泻心与三焦之火,黄芩泻胆、肺之火,使邪火随诸香一齐俱散也。朱砂补心体,泻心用,合金箔坠痰而镇固,再合真珠,犀角为督战之主帅也。"(《温病条辨》)

紫　雪
《外台秘要》

【组成】　石膏　寒水石　滑石　磁石各三斤(各1.5 kg)　犀角屑　羚羊角屑各五两(各150 g)　青木香　沉香各五两(各150 g)　玄参　升麻各一斤(各500 g)　甘草炙,八两(240 g)　丁香一两(30 g)　朴硝精者,十斤,制(5 kg)　硝石四升,精制(96 g)　麝香研,五分(1.5 g)　朱砂飞研,三两(90 g)　黄金一百两(3.1 kg)

【用法】　上十三味,以水一斛,先煮五种金石药,得四斗,去滓后内八物,煮取一斗五升,去滓。取硝石四升,芒硝亦可,用朴硝精者十斤投汁中,微火上煎,柳木篦搅勿住手,有七升,投入木盆中,半日欲凝,内成研朱砂三两,细研麝香五分,内中搅调,寒之二日成霜雪紫色,病人强壮者一服二分,当利热毒,老弱人或热毒微者,一服一分,以意节之,合得一剂(现代用法：将石膏、寒水石、滑石、磁石砸成小块,加水煎煮三次。玄参、木香、沉香、升麻、甘草、丁香用石膏等煎液煮三次,合并煎液,滤过,滤液浓缩成膏,朴硝、硝石粉碎入膏中,搅匀、干燥、粉碎成细粉;犀角、羚羊角锉研成细粉,朱砂水飞或粉碎成极细粉;将麝香研细,与朴硝等粉末及上述犀角、羚羊角、朱砂粉末配研,过筛,混匀而成。口服,一次1.5～3 g,一日二次。小儿酌量)。

【功用】　清热开窍,镇痉安神。

【主治】　温热病,热邪内陷心包。高热烦躁,神昏谵语,痉厥,口渴唇焦,尿赤便闭,以及小儿热盛惊厥。

【方解】　本方证为温热病发展过程中,邪热炽盛,内陷心包所致。热邪内陷,扰乱心神,则见神昏谵语、烦躁不安;温邪热毒充斥内外,以致高热、尿赤便闭;热盛动风,故见痉厥;热盛津伤,故口渴唇焦。治宜清热开窍为主,配合镇痉安神。方中石膏、寒水石、滑石甘寒清热;玄参、升麻、甘草清热解毒,玄参并能养阴生津,甘草兼能和胃安中,犀角清心解毒;麝香、青木香、丁香、沉香行气开窍。以上清热与开窍两组药物,是方中的主要部分。其中清热药选用甘寒清热之品,而不用苦寒清热,以避免苦燥伤津,对热盛津伤的痉厥之证,寓有深意。配伍羚羊角清肝熄风以解痉厥;朱砂、磁石重镇安神,加强除烦之效。更用朴硝、硝石泄热散

---

[1]《降雪园石方选注》P.107,1982年,上海科学技术出版社

结,釜底抽薪。故张山雷谓:"凡气火甚盛有升无降诸证,尤为相宜。"①以上为方中的辅助部分。诸药合用,共奏清热开窍、熄风镇痉之效。本方应用黄金,亦取其镇心安神解毒之功。

本方原出《千金翼方》,方中只差滑石一味,余皆相同,主治"金石毒发猛热"等证。宋以后,本方逐渐应用于热病神昏、小儿惊痫,这在运用上有所发展。《本事方》紫雪丹较本方少黄金、犀角、沉香。《温病条辨》所载,亦据《本事方》将黄金减去。

【文献摘录】
方论 吴瑭:"诸石利水火而通下窍。磁石、元参补肝肾之阴而上济君火。犀角、羚羊泻心、胆之火。甘草和诸药而败毒,且缓肝急。诸药皆降,独用一味升麻,盖欲降先升也。诸香化秽浊,或开上窍,或开下窍,使神明不致坐困于浊邪而终不克复其明也。丹砂色赤,补心而通心火,内含汞而补心体,为坐镇之用。诸药用气,硝独用质者,以其水卤结成,性峻而易消,泻火而散结也。"(《温病条辨》)

至 宝 丹
《太平惠民和剂局方》

【组成】 生乌犀屑研 朱砂研飞 雄黄研飞 生玳瑁屑研 琥珀研,各一两(各30g) 麝香研龙脑研,各一分(各7.5g) 金箔半入药,半为衣 银箔研,各五十片 牛黄研,半两(15g) 安息香一两半(45g)为末,以无灰酒搅澄飞过,滤去沙土,约得净数一两,慢火熬成膏

【用法】 将生犀、玳瑁为细末,入余药研匀,将安息香膏重汤煮,凝成后,入诸药中和收成剂,盛不津器中,并旋圆如桐子大,用人参汤化下三丸至五丸。小儿每二岁服二丸,人参汤化下(现代用法:犀角、玳瑁、安息香、琥珀分别粉碎成细粉;朱砂、雄黄分别水飞或粉碎成极细粉;将牛黄、麝香、冰片研细,与上述粉末配研,过筛,混匀。加适量炼蜜制成大蜜丸,每丸重3g。口服,每次1丸,一日一次。小儿减量)。

【功用】 清热开窍,化浊解毒。

【主治】 中暑、中风及温病痰热内闭。神昏谵语,身热烦躁,痰盛气粗,舌红苔黄垢腻,脉滑数,以及小儿惊厥属于痰热内闭者。

【方解】 本方所治诸证,皆为邪热亢盛、痰浊蒙闭心包所致,以神昏谵语、痰盛气粗为主症。王子接尝说:"热入心包络,舌绛神昏者,以此丹入寒凉汤药中用之,能祛阴起阳,立展神明,有非他药之可及。"②小儿痉厥用此,机制亦同。方中麝香协冰片、安息香以芳香开窍,辟秽化浊,三者相配,开窍之效尤为显著。犀角、牛黄、玳瑁清热解毒,其中牛黄又能化痰镇惊。以上芳香开窍与清热解毒药,为方中的主要组成部分。另用朱砂、琥珀镇心安神,雄黄豁痰解毒,是为辅助药。本方中金箔、银箔,与朱砂、琥珀同用,意在加强重镇安神之效,现在各地成方均已不用。《中国药典》1977年版收载本方,改为散剂,名"局方至宝散",犀角改为水牛角浓缩粉,金、银箔亦均略去。

本方原用人参汤化服,对于病情复杂、正气虚弱者,借助人参益气扶正,与辛香开窍药配合,对苏醒神志,扶正却邪,功效较著,但以脉虚者为宜。原方另有用童子小便合生姜汁化服一法。姜汁辛散力较强,并能祛痰止呕;童便滋阴降火,且能行瘀,故适用于热闭而脉实者。

本方与安宫牛黄丸、紫雪丹合称"三宝",是凉开法中的常用代表方剂。吴瑭说:"大抵

---

① 《小儿药证直诀正》P.194,1958年,科技卫生出版社
② 《绛雪园古方选注》P.117,1982年,上海科学技术出版社

安宫牛黄丸最凉,紫雪次之,至宝又次之。"①从三方功用分析,各有所长,安宫牛黄丸长于清热解毒,紫雪丹长于镇痉,至宝丹长于芳香开窍。总之,三方主治、功用略同,临床上可辨证施用,亦可交替应用或结合应用。

本方芳香辛燥之药较多,有耗阴劫液之弊,故神昏谵语由于阳盛阴虚所致者,不宜使用。孕妇慎服。

【文献摘录】

方论　王子接:"至宝丹,治心脏神昏,从表透里之方也。犀角、牛黄、玳瑁、琥珀以有灵之品,内通心窍,朱砂、雄黄、金银箔以重坠之药,安镇心神,佐以龙脑、麝香,安息香搜剔幽隐诸窍……故热入心包络,舌绛神昏者,以此丹入寒凉汤药中用之,能祛阴起阳,立展神明,有非他药之可及。若病起头痛,而后神昏不语者,此肝虚魂升于顶,当用牡蛎救逆以降之,又非至宝丹所能苏也。"(《绛雪园古方选注》)

吴瑭:"此方会萃各种灵异,皆能补心体,通心用,除邪秽,解热结,共成拨乱反正之功。大抵安宫牛黄丸最凉,紫雪次之,至宝又次之,主治略同,而各有所长,临用对证斟酌可也。"(《温病条辨》)

小 儿 回 春 丹
《敬修堂药说》

【组成】　川贝母　陈皮　木香　白豆蔻　枳壳　法半夏　沉香　天竹黄　僵蚕　全蝎　檀香各一两二钱半(各37.5 g)　牛黄　麝香各四钱(各12 g)　胆南星二两(60 g)　钩藤八两(240 g)　大黄二两(60 g)　天麻一两二钱半(37.5 g)　甘草八钱七分半(26 g)　朱砂适量

【用法】　上药为小丸,每丸重0.09 g。口服,周岁以下,每次1丸;1~2岁,每次2丸,每日二、三次。

【功用】　开窍定惊,清热化痰。

【主治】　小儿急惊,痰热蒙蔽。发热烦躁,神昏惊厥,或反胃呕吐,夜啼吐乳,痰嗽哮喘,腹痛泄泻。

【方解】　小儿体禀"稚阴稚阳",脏腑未实,气血未充,腠理不密,易于外感时邪,引起痰热内生,进而发为急惊。由于痰热壅盛,蒙蔽心窍,故见发热、烦躁、神昏;热盛则动风,则为痉厥。至于痰嗽哮喘、反胃呕吐、夜啼吐乳、腹痛泄泻等症,是因痰热壅阻肺胃,升降失常而致的兼有症状。治宜开窍定惊,清热化痰为主。方中牛黄清热解毒,豁痰开窍,熄风定惊;麝香芳香开窍;川贝母、天竹黄、胆南星、法半夏清热化痰。上述六药相配,则清热开窍、豁痰之力更强。钩藤、天麻、全蝎、僵蚕熄风镇痉,朱砂重镇安神,并助牛黄以清心定惊。更用大黄清热泻火,去积导滞,使痰热从肠腑而解;枳壳、木香、陈皮、沉香、白豆蔻、檀香调理气机,使气畅痰消,痰热不致内生。甘草调和诸药。以上诸药合用,共成开窍定惊、清热化痰之剂。

本方是治疗小儿急惊风的验方。急惊的主要特点是起病暴急,症见高热烦躁、神昏痉厥,其病机可归纳为"热、痰、风、惊"四字。本方具有清热、化痰、开窍、熄风、定惊作用,药证相符,甚为合拍。对于脾肾虚寒所致之慢惊,则非本方所宜。

行　军　散
录自《霍乱论》

【组成】　西牛黄　麝香　珍珠　冰片　硼砂各一钱(各3 g)　雄黄飞净,八钱(24 g)　硝石三分,

---

①《温病条辨》P.27,1979年,人民卫生出版社

精制(0.9 g)　飞金二十页

【用法】　各研极细粉,再合研匀,瓷瓶蜜收,以蜡封之,每服一二分,凉开水调下(现代用法:将雄黄、珍珠分别水飞,硝石、硼砂粉碎成细粉,牛黄、麝香、冰片研细,与上述粉末配研,过筛,混匀。口服,一次 0.3~0.9 g,一日二三次)。

【功用】　开窍,辟秽,解毒。

【主治】　暑月痧胀。吐泻腹痛,烦闷欲绝,头目昏晕,不省人事。并治口疮咽痛。点目去风热障翳;搐鼻可避时疫之气。

【方解】　暑月痧胀,是因感受秽浊之气所致。由于中焦气机逆乱,清浊相干,升降功能失常,故见吐泻腹痛,甚则烦闷欲绝;包络神明被蒙,则头目昏晕,不省人事。治宜开窍行气,辟秽解毒。方中麝香、冰片芳香开窍,行气辟秽,并善于止痛,针对吐泻腹痛、窍闭神昏而设,是为君药。牛黄清心解毒,用为臣药。硝石泻热破结;硼砂清热解毒;雄黄用量独重,辟秽解毒;珍珠重镇安神;以上俱为佐药。从本方组成分析,亦属清热开窍为主,配伍辟秽、解毒、安神,以加强清热开窍的功效。

方中牛黄、冰片、硼砂、珍珠等药具有清热解毒、防腐消翳之功,故能治口疮咽痛、风热障翳等症。本方辛香走窜,孕妇慎服。

本方原用飞金,取其重镇安神之效,上海、南京等成方配本均改用姜粉。《中国药典》1977 年版亦去飞金加姜粉,如此则具有降逆和中作用,增强辟秽解毒之功。但姜粉性味辛热,因此对口疮咽痛、风热障翳者,不宜使用。

本方又名诸葛行军散、武侯行军散。方中去牛黄、珍珠,加朱砂,名人马平安散,主治略同,但功效较弱。

10·2　温　开

温开法,适用于中风、中寒、痰厥等属于寒闭之证,症见突然昏倒,牙关紧闭,神昏不语,苔白脉迟等。常用芳香开窍药,如苏合香、麝香、冰片等,配合辛温行气药物为主组成方剂。代表方如苏合香丸、紫金锭等。

苏 合 香 丸
《太平惠民和剂局方》

【组成】　白术　青木香　乌犀屑　香附子炒,去毛　朱砂研,水飞　诃黎勒煨,去皮　白檀香　安息香别为末,用无灰酒一升熬膏　沉香　麝香研　丁香　荜茇各二两(各60 g)　龙脑研　苏合香油入安息香膏内,各一两(各30 g)　薰陆香(乳香)别研,一两(30 g)

【用法】　为细末,入研药匀,用安息香膏并炼白蜜和剂,每服旋丸如梧桐子大,早服取井华水,温冷任意,化服四丸,老人、小儿可服一丸,温酒化服亦得,并空心服之(现代用法:除苏合香、麝香、冰片、犀角外,朱砂水飞或粉碎成极细粉;其余安息香等十味,粉碎成细粉。将麝香、冰片、犀角研细,与上述粉末配研,过筛,混匀。再将苏合香炖化,加适量炼蜜制成蜜丸阴干;或加适量炼蜜制成大蜜丸。口服,一次 1 丸,一日 1~2 次)。

【功用】　芳香开窍,行气止痛。

【主治】　中风、中气或感受时行瘴疠之气。突然昏倒,牙关紧闭,不省人事。或中寒气闭,心腹猝痛,甚则昏厥。或痰壅气阻,突然昏倒。

【方解】 本方主治诸证,多因寒邪或痰浊、气郁闭阻、蒙蔽神明所致,属于寒闭之证。闭者宜开,故治以芳香开窍为主;对于寒邪及气郁、痰浊,须配合散寒、理气、化浊之品,以为辅助。方中用苏合香、麝香、冰片、安息香等芳香开窍药为君。配伍青木香、白檀香、沉香、乳香、丁香、香附为臣,以行气解郁,散寒化浊,并能解除脏腑气血之郁滞。佐以荜茇,配合上述十种香药,增强散寒、止痛、开郁的作用。并取犀角解毒,朱砂镇心安神。白术补气健脾,燥湿化浊;煨诃子收涩敛气,与诸香药配伍,可以补气收敛,防止辛香太过,耗散正气。总之,本方配伍特点是以芳香开窍药为主,配伍大量辛香行气之品,是治疗寒闭证的常用代表方剂。同时,由于本方具有显著的行气止痛功效,因此又是治疗心腹疼痛属于气滞的有效方剂。

本方在《外台秘要》卷十三引《广济方》名吃力伽丸(吃力伽即白术),方中药物组成、功效、主治完全相同。方以白术命名,提示开窍行气之方,不忘补气扶正之意。

本方香窜走泄,有损胎气,孕妇慎服。对于脱证,非本方所宜。

【附方】 冠心苏合丸(《中国药典》1977年版) 苏合香 50 g 冰片 105 g 乳香制, 105 g 檀香 210 g 青木香 210 g 以上五味,除苏合香、冰片外,其余乳香等三味粉碎成细粉;将冰片研细,与上述粉末配研,过筛,混匀。另取炼蜜适量微温后,加入苏合香,搅匀,再与上述粉末混匀,制成 1 000 丸。含服或嚼碎后咽服,一次 1 丸,一日 1~3 次。亦可于临睡前或发病时服用。功用:芳香开窍,行气止痛。主治:心绞痛。胸闷、憋气,属于痰浊气滞者。

本方是从苏合香丸衍化而来,经过临证应用,对心绞痛具有良好的止痛效果。

【文献摘录】

方论 王子接:"苏合香能通十二经络、三百六十五窍,故君之以名其方,与安息香相须,能内通脏腑。龙脑辛散轻浮,走窜经络,与麝香相须,能内入骨髓。犀角入心,沉香入肾,木香入脾,香附入肝,薰陆香入肺。复以丁香入胃者,以胃亦为一脏也。用白术健脾者,欲令诸香留顿于脾,使脾转输于各脏也。诸脏皆用辛香阳药以通之,独心经用朱砂寒以通之者,以心为火脏,不受辛热散气之品,当反佐之,以治其寒阻关窍,乃寒因寒用也。"(《绛雪园古方选注》)

紫金锭(又名玉枢丹)
《片玉心书》

【组成】 山慈姑三两(90 g) 红大戟一两半(45 g) 千金子霜一两(30 g) 五倍子三两(90 g) 麝香三钱(9 g) 雄黄一两(30 g) 朱砂一两(30 g)

【用法】 为末,糯米糊作锭子,磨水搽(现代用法:雄黄、朱砂分别水飞或粉碎成极细粉;山慈姑、五倍子、红大戟粉碎成细粉;将麝香研细,与上述粉末及千金子霜配研,过筛,混匀。另取糯米粉加水作成团块,蒸熟后与粉末混匀,压制成锭,阴干。口服,一次 0.6~1.5 g,一日二次;外用醋磨,调敷患处)。

【功用】 化痰开窍,辟秽解毒,消肿止痛。

【主治】 感受秽恶痰浊之邪。脘腹胀闷疼痛,呕吐泄泻,小儿痰厥。外敷疔疮疖肿。

【方解】 本方主治病证的范围较为广泛,其病机由于感受秽恶痰浊之邪,气机闭塞,升降失常,以致脘腹胀闷疼痛,吐泻兼作。治宜开窍化痰与辟秽解毒结合应用。方中麝香芳香开窍,行气止痛;山慈姑清热消肿;雄黄辟秽解毒;千金子霜、红大戟逐痰消肿;朱砂重镇安神;五倍子涩肠止泻。总之,内服能开窍化痰,辟秽解毒,并有缓下降逆作用,可用治呕恶、吐泻之证；外敷疗疮疖肿，有消肿散结之效。

本方源自宋·王璆的《百一选方》，原名太乙紫金丹、玉枢丹，《外科精要》始称为紫金锭，但其组成少雄黄、朱砂两药。迨明·万全的《片玉心书》，增加了雄黄、朱砂。方中千金子霜，红大戟等俱有毒，小儿用量宜减。同时，又因麝香走窜之性，孕妇慎服。

小 结

本章选用开窍剂的常用方七首，根据其功效和主治病证，分为凉开和温开两类。

（1）凉开 安宫牛黄丸、紫雪丹、至宝丹合称"三宝"，是凉开中的常用代表方剂，均用于治疗热闭心包之证。但具体运用，略有区别。安宫牛黄丸长于清热解毒，开窍安神，适用于热陷心包、神昏谵语之症；至宝丹以开窍安神为主；主治一切热闭昏厥之症；紫雪丹清热解毒之效虽不及安宫牛黄丸，开窍之力不及至宝丹，但优于熄风镇痉，故对热陷厥阴、神昏而有痉厥者，较为合适。小儿回春丹具有开窍定惊、清热化痰之效，多用治小儿急惊风属于痰热蒙蔽者。行军散功能开窍、辟秽、解毒，常用于暑月痧胀，吐泻腹痛，烦闷欲绝，头目昏晕，不省人事之证。

（2）温开 苏合香丸是温开法中的常用代表方剂，治疗寒闭之证，并长于行气止痛，故对气滞寒凝所致的心腹疼痛，有较好疗效。紫金锭具有化痰开窍、辟秽解毒、消肿止痛之功，适用于感受秽恶痰浊之邪，脘腹胀闷疼痛，呕吐泄泻之症；亦可外敷，治疗疗疮疖肿。

复习思考题

（1）开窍剂的意义、分类和适应范围怎样？应用时有哪些注意点？
（2）试将安宫牛黄丸、紫雪丹、至宝丹三方的功用和应用要点，作一比较。
（3）苏合香丸的组成意义怎样？能治哪些疾患？为什么？

11. 固 涩 剂

凡以固涩药为主组成，具有收敛固涩的作用，以治气血精津滑脱散失之证的方剂，统称固涩剂。属于"十剂"中"涩可固脱"的范围。

气血津液的滑脱散失，由于病因和发病部位的不同，其表现就有自汗盗汗、肺虚久咳、遗精滑泄、小便失禁、久泻久痢和崩漏带下等不同。因此，本类方剂根据其不同作用，分为固表止汗、敛肺止咳、涩肠固脱、涩精止遗和固崩止带五类。

气血精津是营养人体的宝贵物质，既不断被消耗，又不断得到补充，周而复始，以保持正常。一旦消耗过度，正气虚亏，则每致滑脱不禁，散失不收，甚者可以危及生命。所以正虚为本，精血津液的滑脱散失为标，故在治法和用药上每多配伍补益药，标本兼顾，才能制其病变。若正虚而滑脱散失较甚者，则又需"急则治其标"，以固涩为先，然后再以补虚之法治本。至于元气大亏、亡阳欲脱之证，则又需急用大剂补气回阳以固脱（见温里剂），才能挽危救急。

凡属热病汗出，痰饮咳嗽，火动遗精，伤食泻痢或血热崩漏者，均非本类方剂所宜。用之则有"闭门留寇"之弊。

11·1 固表止汗

固表止汗剂,适用于卫气不固之自汗证,或阴虚有热之盗汗证。常用益气固表药如黄芪,或配以益阴敛汗药如牡蛎等为主组成方剂,代表方如玉屏风散、牡蛎散。

玉 屏 风 散
《丹溪心法》

【组成】 防风　黄芪各一两(各30 g)　白术二两(60 g)

【用法】 研末,每服三钱,水一盏半,姜三片,煎服(现代用法:研末,每日二次,每次6～9 g,开水送服。亦可按原方用量比例酌减煎服)。

【功用】 益气固表止汗。

【主治】 表虚自汗,易感风邪。

【方解】 卫气虚弱,不能固表,则腠理空疏,营阴不守,津液外泄,导致表虚自汗,兼见恶风、脉虚等症。由于表虚气弱,皮毛疏松,则易感风邪而病感冒。治法当以益气固表止汗为主。故方用黄芪益气固表,为君药;白术健脾益气,助黄芪以加强益气固表之功,为臣药;二药合用,使气旺表实,则汗不能外泄,邪亦不易内侵,更配以防风走表祛风并御风邪,为佐使药。且黄芪得防风,固表而不留邪;防风得黄芪,祛邪而不伤正,实系补中有散、散中有补之意。对于表虚自汗,或表虚易感风邪者,用之有益气固表、祛邪、止汗的作用。

方名玉屏风散,是取其有益气固表而止汗泄、御风邪之功,有如御风的屏障,而又珍贵如玉之意。

本方与桂枝汤均可用治表虚自汗,但本方功专固表止汗,以治卫虚不固之自汗为主,桂枝汤则能调和营卫,以治营卫不和之自汗为主,并长于解表,以治外感风寒表虚证。

【文献摘录】

方论　柯琴:"邪之所凑,其气必虚。故治风者,不患无以驱之,而患无以御之;不畏风之不去,而畏风之复来。何则? 发散太过,元府不闭故也。昧者不知托里固表之法,遍试风药以驱之,去者自去,来者自来,邪气留连,终无解期矣。防风遍行周身,称治风之仙药,上清头面七窍,内除骨节疼痹,外解四肢挛急,为风药中之润剂,治风独取此味,任重功专矣。然卫气者,所以温分肉而充皮肤,肥腠理而司开合,惟黄芪能补三焦而实卫,为元府御风之关键,且无汗能发,有汗能止,功同桂枝,故又能除头目风热,大风癞疾,肠风下血,妇人子藏风,是补剂中之风药也。所以防风得黄芪,其功愈大耳。白术健脾胃,温分肉,培土即以宁风也。夫以防风之善驱风,得黄芪以固表,则外有所卫,得白术以固里,则内有所据。邪去而不复来,此欲散风邪者,当依如屏,珍如玉也。"(《医宗金鉴·删补名医方论》)

牡 蛎 散
《太平惠民和剂局方》

【组成】 黄芪去苗土　麻黄根洗　牡蛎米泔浸,刷去土,火烧通赤,各一两(各30 g)。

【用法】 三味为粗散,每服三钱,水一盏半,小麦百余粒,同煎至八分,去渣热服,日二服,不拘时候(现代用法:为粗末,每服9 g,用小麦30 g,水煎。亦可按原方比例酌减用量,加小麦30 g,水煎服)。

【功用】 固表敛汗。

【主治】 诸虚不足。身常汗出,夜卧尤甚,久而不止,心悸惊惕,短气烦倦。

【方解】 汗有自汗、盗汗之分。如不分寤寐,不因劳动,自然汗出,谓之自汗;睡则汗出,醒则倏收,谓之盗汗。自汗者属阳虚为主,盗汗者属阴虚为主。本方所治,既有阳虚自汗,复有阴虚盗汗之证。汗为心之液,阳虚不能卫外而固密,则肌表空疏而身常自汗;阴虚不能内营而敛藏,则阴液外泄而夜卧汗出。至于心悸惊惕,短气烦倦,系汗出过多、久而不止、耗损心经气阴、虚火内扰所致。治宜益气阴、固肌表、敛汗液之法。方中牡蛎益阴潜阳,兼以除烦敛汗,为君药;黄芪益气实卫,固表止汗,为臣药;麻黄根专于止汗,小麦益心气,养心阴,清心除烦,止汗泄,共为佐使药。诸药合用,使气阴得养,肌表得固,心火得清,汗出可止。

本方与当归六黄汤都有滋阴清热、固表止汗作用,以治阴虚盗汗之证。但本方滋阴清热之力不足,收敛止汗之功较胜,为治疗诸虚不足、身常汗出的常用方剂;当归六黄汤则偏重于滋阴清热,以治阴虚火扰、发热盗汗为主。

【文献摘录】

方论 张秉成:"夫自汗盗汗两端,昔人皆谓自汗属阳虚,盗汗属阴虚立论……然二证虽有阴阳,其为卫虚不固,则一也。此方用黄芪固卫益气;以麻黄根领之达表而止汗;牡蛎咸寒,潜其虚阳,敛其津液;麦为心谷,其麸则凉,用以入心,退其虚热耳。此治卫阳不固,心有虚热之自汗者也。"(《成方便读》)

11·2 敛肺止咳

敛肺止咳剂,适用于久咳肺虚,气阴耗伤,以致喘促自汗、脉虚数之症。常用敛肺止咳药如五味子、罂粟壳、乌梅等与益气养阴药,如人参、阿胶等组成方剂,代表方如九仙散。

九 仙 散
《医学正传》

【组成】 人参(另炖) 款冬花 桔梗 桑白皮 五味子 阿胶 贝母各五分(各2 g) 乌梅一个(6 g) 罂粟壳二钱,蜜炙(6 g)

【用法】 为末,作一服,加生姜一片,枣一枚,水二盏,煎一盏,温服。

【功用】 敛肺止咳,益气养阴。

【主治】 久咳不已,肺虚气弱,咳甚则气喘自汗,脉虚数。

【方解】 本方主治久咳不愈,以致肺气耗散,肺阴亏损之证。久咳伤肺,肺气虚损,必致咳嗽不已,甚则气喘,脉见虚象;肺主皮毛,肺气不足,则皮毛疏松,故见自汗;肺阴亏损,虚热内生,故脉虚而数。治宜敛肺止咳、益气养阴法。方中罂粟壳功专敛肺止咳;人参补气益肺,并为君药。阿胶养阴益肺;五味子、乌梅敛肺止咳,五味子并协助人参益肺气,并为臣药。款冬花、贝母止咳化痰,并能降气平喘;桑白皮止咳平喘,并能清肺;桔梗止咳化痰,并能载诸药上行入肺,并为佐使药。诸药合用,既能敛肺止咳,又能补益气阴,但其敛肺止咳之力颇强,故凡虽久咳不止,但内多痰涎,或外有表邪者,切勿误用,以免留邪为患。

11·3 涩肠固脱

涩肠固脱剂,适用于脾肾虚寒所致之泻痢日久、滑脱不禁等病证。常用涩肠止泻药如赤石脂、肉豆蔻、诃子、五味子等,与温补脾肾药如补骨脂、肉桂、干姜、人参、白术等配伍组成方剂,代表方如真人养脏汤、四神丸、桃花汤。

真人养脏汤
《太平惠民和剂局方》

【组成】 人参(6 g) 当归 去芦(9 g) 白术 焙(12 g)各六钱 肉豆蔻 面裹煨,半两(12 g) 肉桂 去粗皮(3 g) 炙甘草(6 g)各八钱 白芍 一两六钱(15 g) 木香 不见火,一两四钱(9 g) 诃子 去核一两二钱(12 g) 罂粟壳 去蒂萼、蜜炙,三两六钱(20 g)

【用法】 锉为粗末,每服二大钱,水一盏半,煎至八分,去渣,食前温服。忌酒、面、生冷、鱼腥、油腻(现代用法:水煎服)。

【功用】 涩肠固脱,温补脾肾。

【主治】 久泻久痢,脾肾虚寒。大便滑脱不禁,腹痛喜按喜温,或下痢赤白,或便脓血,日夜无度、里急后重、脐腹疠痛,倦怠食少。

【方解】 本方主治之久泻久痢,乃脾肾虚寒、不能固摄所致,故见大便滑脱不禁,腹痛喜按喜温,倦怠食少;脾肾或下元虚寒,气血不和而下痢赤白,或便脓血,里急后重、脐腹疠痛。病虽以脾肾虚寒为本,但已至久痢滑脱,所以治法上亦应以涩肠固脱为主。故方中重用罂粟壳涩肠止泻,同温肾暖脾之肉桂并为君药。肉豆蔻温肾暖脾而涩肠;诃子涩肠止泻;人参、白术以益气健脾;共为臣药,助君药共奏温肾暖脾之功,而增涩肠固脱之效,则虚寒泻痢、脐腹疠痛诸证可愈。久痢伤阴血,故以当归、白芍养血和营;木香调气导滞,并能止痛;共为佐药,调和气血,以除下痢脓血、里急后重诸证。甘草调药和中,合白芍又能缓急止痛,是为使药。原书还有"如脏腑滑泄,夜起,久不瘥者,可加炮了附子三、四片煎服"。附子辛热,温命门、暖脾胃、助阳祛寒之力较强,与肉桂同用,有补火生土之功,对于脾肾阳虚较甚之泻痢滑泄不止者,尤为合拍。

原书本方并治脱肛坠下之证。《医方集解》指出应属泻痢日久,虚寒脱肛才可使用。但脱肛由于大气下陷者,又宜大补元气,或加入少量升麻、柴胡以升提之。

本方原名纯阳真人养脏汤。纯阳真人系古代传说八仙之一——吕纯阳。由于本方服后有神效,故冠仙人之名以示不同凡响。

四神丸
《证治准绳》

【组成】 肉豆蔻 二两(60 g) 补骨脂 四两(120 g) 五味子 二两(60 g) 吴茱萸 浸炒,一两(30 g)

【用法】 为末,生姜捌两,红枣壹百枚,煮熟取枣肉,和末丸如桐子大,每服五七十丸,空心或食前白汤送下(现代用法:每日1~2次,每次6~9 g,空腹或食前开水送下。亦可按原方用量比例酌减,水煎服)。

【功用】 温补脾肾,涩肠止泻。

【主治】 脾肾虚寒。五更泄泻,不思饮食,或久泻不愈,腹痛腰痠肢冷,神疲乏力等。

【方解】 五更即时当黎明之前,正是阴气盛极,阳气萌发之际。肾阳虚衰者,阳气当至不至,阴气极而下行,故为泄泻。肾阳虚者,脾亦不暖,运化失健,故不思饮食。久泻不愈,有寒有热,今腹痛腰痠肢冷,是为寒证。汪昂曾说:"久泻皆由肾命火衰,不能专责脾胃。"因此,与五更泄泻同为脾肾虚寒,故皆可以温肾暖脾,涩肠止泻为治。方中补骨脂辛苦性热而补命门,为壮火益土之要药,故为君药。肉豆蔻温脾肾而涩肠止泻;吴茱萸暖脾胃而散寒除湿,并为臣药。五味子为温涩之品;生姜散寒行水;大枣滋养脾胃,并为佐使药。如此配合,则肾温脾暖,大肠固而运化复,自然泄泻止,诸症皆愈。

方名四神,是方中四药功效神速之意。故王晋三说:"四神者,四种之药,治肾泄有神功也。"①

本方由《本事方》的二神丸与五味子散二方组合而成。二神丸用肉豆蔻、补骨脂组成,能温补脾肾,涩肠止泻;五味子散用五味子、吴茱萸组成,能温中涩肠。今两方合而为四神丸,温补固涩之功更佳,对脾肾虚寒之泄泻不止,或五更泄泻,用之甚效。《证治准绳》谓本方治"脾胃虚寒"之久泄,恐是误刻。

【文献摘录】

方论 柯琴:"泻利为腹疾,而腹为三阴之都会,一藏不调,便能泻利。故三阴下利,仲景各为立方以主之。太阴有理中、四逆,厥阴有乌梅、白头翁,少阴有桃花、真武、猪苓、猪肤、四逆散、白通、通脉等剂。可谓曲尽病情,诸法备矣。然只为一藏立法,若三藏相关,久留不痊,如子后作泻一证,犹未之及也。夫鸡鸣至平旦,天之阴,阴中之阳也。因阳气当至而不至,虚邪得以留而不去,故作泻于黎明。其由有四:一为脾虚不能制水,一为肾虚不能行水,故二神丸君补骨脂之辛燥,补肾以行水,佐肉果之辛温,补脾以制水,丸以姜、枣,又辛甘发散为阳也;一为命门火衰不能生土,一为少阳气虚无以发陈,故五味子散君五味子之酸温,以收坎宫耗散之火,使少火生气以培土也,佐吴茱萸之辛温,以顺肝木欲散之势,为水气开滋生之路,以奉春生也。此四者,病因虽异,而见证则同,皆水亢为害。二神丸是承制之剂,五味子散是化生之剂也。二方理不同而用则同,故可互用以助效,亦可合用以建功。合为四神丸是制生之剂也,制则生化,久泄自瘳矣。称曰四神,比理中、八味二丸较速欤。"(《医宗金鉴·删补名医方论》)

桃 花 汤
《伤寒论》

【组成】 赤石脂一斤,一半全用,一半筛末(30 g) 干姜一两(9 g) 粳米一升(30 g)

【用法】 三味,以水七升,煮米令熟,去渣,温服七合,内赤石脂末方寸匕,日三服。若一服愈,余勿服。

【功用】 温中涩肠。

【主治】 久痢不愈,便脓血,色暗不鲜,小便不利,腹痛喜按喜温等。

【方解】 本方原书用治"少阴病,下利便脓血"。既云病属少阴,可知病不仅在脾,而是脾肾虚寒、肠失固摄引起,所以下利之脓血色暗不鲜,腹痛而喜按喜温,治当温中涩肠为法。方中赤石脂体重性温而涩肠固脱,为君药。干姜温中祛寒,为臣药。粳米养胃和中,助君臣以厚肠胃,是为佐使药。诸药合用,共起温中涩肠之效,故亦可以治疗中焦虚寒之久泻。但本方温肾补虚之力不足,若久痢而脾肾虚寒较甚之证,宜加入人参、附子之类以增强益气补

---

① 《绛雪园古方选注》P.100,1982 年,上海科学技术出版社

虚,温肾暖脾之效。

方名桃花,是取君药赤石脂之色如桃花之意。

【附方】 赤石脂禹余粮汤(《伤寒论》) 赤石脂一斤,碎(30g) 禹余粮一斤,碎(30g) 以水六升,煮取二升,去滓,分温三服。功用:涩肠止泻。主治:泻痢日久,滑泄不禁。

此方温中之力不如桃花汤,但固涩力强,可作泻利日久,滑泄不禁者治标之用。

【文献摘录】

方论 吴仪洛:"盖下利至于不止,热势已大衰,而虚寒滋起矣。故非固脱如石脂不可。且石性最沉,味涩易滞,故稍用干姜之辛散佐之。用粳米独多者,取其和平而养胃也。"(《成方切用》)

11·4 涩 精 止 遗

涩精止遗剂,适用于肾虚失藏、精关不固之遗精滑泄;或肾虚不摄、膀胱失约之遗尿尿频。证属肾虚遗精,常用补肾涩精药如沙苑蒺藜、莲须、芡实等为主组成方剂,代表方如金锁固精丸;如属肾虚遗尿,常用固肾止遗药如桑螵蛸或益智仁等为主组成方剂,代表方如桑螵蛸散、缩泉丸。

金 锁 固 精 丸
《医方集解》

【组成】 沙苑蒺藜炒 芡实蒸 莲须各二两(各60g) 龙骨酥炙 牡蛎盐水煮一日一夜煅粉,各一两(各30g)

【用法】 莲子粉糊为丸,盐汤下(现代用法:每日1~2次,每次9g,淡盐汤或开水送下,亦可按原方用量比例酌减,加入适量莲子肉,水煎服)。

【功用】 补肾涩精。

【主治】 肾虚精亏。遗精滑泄,神疲乏力,四肢酸软,腰痠耳鸣。

【方解】 遗精一证,有因肾之阴精亏损,精关不固而致遗;有因心、肝之火内动,或湿热下注,扰动精室而致遗,原因虽多,但主要责之于肾。《素问·六节藏象论》说:"肾者主蛰,封藏之本,精之处也。"本方所治为肾虚精关不固所致。肾精亏损,封藏失职,则精液自泄;阴精内亏,阴伤及阳,以致下元虚惫,故见神疲乏力、四肢酸软;腰为肾之府,肾开窍于耳,肾精不足,故见腰痠耳鸣。治宜补肾涩精之法。方中沙苑蒺藜补肾涩精,为君药。莲子、芡实助君药以补肾涩精,为臣药,君臣相配,以补不足为主。莲须、煅龙骨、煅牡蛎性涩收敛,专以涩精为用,共为佐使药。诸药合用,既可涩精液之外泄,又能补肾精之不足。但本方究以固涩为主,故遗精滑泄已止,便需用补肾之品,补虚固肾以治本。

本方多为收敛之品,偏于固涩。如属心、肝火旺,或下焦湿热所扰,以致遗精者,禁用本方。

方名金锁固精丸,是形容其固涩精关之效有如"金锁"之意。

【附方】 水陆二仙丹(《洪氏集验方》) 芡实 金樱子各等分 先以金樱子熬膏,芡实研为细粉,以金樱子膏和芡实粉为丸,每日服二次,每次服9g,食前温酒或淡盐汤送下。亦可按原方用量比例酌定,水煎服。功用:补肾涩精。主治:男子遗精白浊,女子带下纯属肾虚不摄者。本方与金锁固精丸均有固肾涩精作用,但补涩之力都不及金锁固精丸。

【文献摘录】

方论　张秉成:"夫遗精一证,不过分其有火无火,虚实两端而已。其有梦者,责相火之强,当清心肝之火,病自可已。无梦者,全属肾虚不固,又当专用补涩,以固其脱,既属虚滑之证,则无火可清,无瘀可导,故以潼沙苑补摄肾精,益其不足。牡蛎固下潜阳,龙骨安魂平木,二味皆有涩可固脱之能,芡实益脾而止浊,莲肉入肾以交心,复用其须者,专赖其止涩之功,而为治虚滑遗精者设也。"(《成方便读》)

桑螵蛸散
《本草衍义》

【组成】　桑螵蛸　远志　菖蒲　龙骨　人参　茯神　当归　龟甲醋炙,各一两(各30 g)

【用法】　为末,夜卧人参汤调下二钱(现代用法:研末,睡前,党参汤调下6 g。亦可按原方用量比例酌减,水煎服)。

【功用】　调补心肾,涩精止遗。

【主治】　心肾两虚。小便频数,或如米泔色,心神恍惚,健忘食少,以及遗尿、滑精等。

【方解】　本方治证乃由心肾两虚,水火不相交济所致。心虚则神失所养,而见恍惚健忘之症;肾虚不固,摄纳无权,则见小便频数,或如米泔色,或遗尿、滑精诸症。治宜调补心肾,涩精止遗。方中桑螵蛸补肾益精,固脬止遗,是为君药。龙骨敛心神而涩精气;龟板益阴气而补心肾,并为臣药。人参补中气;当归养心血;茯神安心神,并为佐药。远志、菖蒲,安神定志而交通心肾,是佐而兼使之用。诸药配合,既能补肾益精、涩精止遗,又能补心养神,从而起到两调心肾、交通上下、收敛固涩之效。对于心肾两虚、肾关不固、心神失养之小便频数,遗尿滑精,恍惚健忘,形色憔悴等症,甚为适合。若由下焦火盛,或湿热困扰所致者,则非本方所宜。

【文献摘录】

方论　张秉成:"夫便数一证,有属火盛于下者,有属下虚不固者。但有火者,其便必短而赤,或涩而痛,自有脉证可据。其不固者,或水火不交,或脾肾气弱,时欲便而不能禁止,老人小儿多有之。凡小儿睡中遗溺,亦属肾虚而致。桑螵蛸补肾固精,同远志入肾,能通肾气,上达于心。菖蒲开心窍,使君主得受参、归之补,而用茯苓之下行者,降心气下交于肾,如是则心肾自交。龙与龟皆灵物,一则入肝而安魂,一则入肾而宁其志。以肝司疏泄,肾主闭藏,两藏各守其职,宜乎前证皆瘳也。"(《成方便读》)

缩泉丸
《妇人良方》

【组成】　乌药　益智仁等分

【用法】　为末,酒煎山药末为糊,丸桐子大,每服七十丸,盐酒或米饮下(现代用法:每日1~2g,每次6 g,开水送下。亦可按原方用量比例酌定,水煎服)。

【功用】　温肾祛寒,缩尿止遗。

【主治】　下元虚冷,小便频数,及小儿遗尿。

【方解】　肾气不足,则膀胱虚冷,不能约束水液,故见小便频数或遗尿。治宜温肾祛寒,缩尿止遗。方用益智仁温肾纳气,暖脾摄津,固涩缩尿,为君药。乌药温散下焦虚冷,以助膀胱气化,固涩小便,为臣药。更以山药健脾补肾而涩精气,为佐使药。三药合用,温而不燥,除下元虚冷,则肾气复而膀胱约束有权,溺频遗尿可愈。但本方毕竟药简力薄,若证情较甚者,仍需适当酌加温补固涩之品,以提高治疗效果。

11·5 固 崩 止 带

固崩止带剂,适用于妇人血崩暴注及带下淋漓等证。常用固崩止带药如椿根皮、黑荆芥、赤石脂等为主组成方剂,代表方如固经丸、完带汤。

固 经 丸
《医学入门》

【组成】 黄芩 白芍 龟板各一两(各30g) 椿根皮七钱(21g) 黄柏三钱(9g) 香附二钱半(7.5g)

【用法】 为末,酒糊丸梧子大,每服五十丸,酒下(现代用法:每日1~2次,每次9g,温开水送服。亦可按原方用量比例酌定,水煎服)。

【功用】 滋阴清热,止血固经。

【主治】 阴虚内热。经行不止,及崩中漏下,血色深红,或夹紫黑瘀块,心胸烦热,腹痛溲赤,舌红,脉弦数者。

【方解】 崩漏与月经过多虽责之冲任二脉为病,但有虚实寒热之异。本方证是由于阴虚火旺,兼之肝郁有热,冲任为火热所乘,迫血妄行而致,即《素问·阴阳别论》所说"阴虚阳搏谓之崩"①的性质。治宜滋阴清热、止血固经。方中用龟板滋阴降火而益肾;白芍敛阴益血以柔肝;黄芩、黄柏清热泻火以止血;椿根皮收涩性寒,固经止带,并能燥湿清热;香附调气解郁而和血。诸药合用,使阴虚得养,火热得清,肝郁得疏,则经多、崩漏自止。

【附方】 固冲汤(《医学衷中参西录》) 白术一两炒(30g) 生黄芪六钱(18g) 龙骨八钱,煅,捣细(24g) 牡蛎八钱,煅,捣细(24g) 萸肉八钱,去净核(24g) 生杭芍四钱(12g) 海螵蛸四钱,捣细(12g) 茜草三钱(9g) 棕边炭二钱(6g) 五倍子五分,轧细,药汁送服(1.5g) 水煎服。功用:补气健脾,固冲摄血。主治:脾气虚弱,脾不统血,冲脉不固所致之血崩或月经过多,而见血色稀淡、心悸气短、舌淡脉细弱等症。

本方与固经丸都是治疗月经过多、崩漏下血的方剂。但本方治证因于脾虚不摄所致,用药以补气固涩为主;固经丸治证则因阴虚血热所致,用药以滋阴清热为主。

震 灵 丹
《太平惠民和剂局方》

【组成】 禹余粮火煅醋淬 紫石英 赤石脂 丁头代赭石如禹余粮炮制,各四两(各200g) 乳香别研 五灵脂研 没药研,各二两(各100g) 朱砂水飞,一两(50g)

【用法】 八法并为末,以糯米煮糊为丸,如小鸡头大,晒干出光,每一粒,空心温酒下;妇人醋汤下(现代用法:上八味,研细粉末,另取糯米粉200g炒熟,与药粉和匀,水泛为丸,朱砂包衣,口服)。

【功用】 止血化瘀。

---

① 《黄帝内经素问白话解》P.51,1958年,人民卫生出版社

【主治】 冲任虚寒,瘀阻胞宫。症见出血不止,血色紫红或紫黑,夹有血块,小腹疼痛拒按,血块排出则痛减,舌质紫黯,脉沉细弦等。

【方解】 本方主治之崩漏下血,乃由冲任虚寒、血不归经所致。离经之血,停蓄下焦成瘀,故下血色紫而夹有血块;血阻气滞,故见少腹疼痛拒按,如血块排出,气滞暂通,则疼痛减轻;舌质紫黯或有瘀点,脉沉细弦等,皆为瘀血阻滞之象。故治当温胞宫,固冲任,化瘀止血为法。方中赤石脂、禹余粮、紫石英、赭石均经煅过,更增温涩之性,有暖宫固下、养血止崩之功;乳香、没药、五灵脂皆辛温之品,具活血化瘀、理气止痛之功;糯米粉补肺健脾,益气温中。诸药配合,既可固下元之虚冷,又可化内留之瘀血,血止瘀去,故崩漏自愈。

本方在原书方名下注:"紫府元君南岳魏夫人方,出道藏。一名紫金丹。"本方在原书主治,除用"治妇人气血不足,崩漏虚损,带下久冷"之外,并"治男子真元衰惫,五劳七伤,脐腹冷疼,肢体疼痛,上盛下虚,头目晕眩,心神恍惚"等多种病证。

本方配伍是收敛、化瘀并用,对于真元虚衰而无瘀滞者,不宜使用。

完 带 汤
《傅青主女科》

【组成】 白术一两,土炒(30 g)　山药一两,炒(30 g)　人参二钱(6 g)　白芍五钱,酒炒(15 g)　车前子三钱,酒炒(9 g)　苍术三钱,制(9 g)　甘草一钱(3 g)　陈皮五分(1.5 g)　黑介穗五分(1.5 g)　柴胡六分(1.8 g)

【用法】 水煎服。

【功用】 补中健脾,化湿止带。

【主治】 脾虚肝郁,湿浊下注。带下色白或淡黄,清稀无臭,面色㿠白,倦怠便溏,舌淡苔白,脉缓或濡弱。

【方解】 带下一证多与脾肝关系密切。盖脾主运化,肝主疏泄。如脾虚不运,则水谷之精微不化,湿浊内停,下注成带;若肝郁乘脾,脾失健运,则湿浊下注,亦可致带。故带下色白或淡黄,清稀无臭,面色㿠白,倦怠便溏,舌淡苔白,脉缓濡弱,均为脾虚湿盛之象。治宜益气疏肝、化湿止带之法。方中人参、白术、山药均为补气健脾之品,白术并能燥湿,山药兼可涩精,更合健脾止带之用,是为君药。苍术、陈皮燥湿运脾,芳香行气,既使君药补而不滞,亦取气行湿自祛之意;车前子淡渗利湿,使水湿从小便而去,共为臣药。君臣相配,止带而不留湿,利湿而不伤正。白芍疏肝扶脾,柴胡升阳,使湿气不致下流入里;芥穗入血分祛风胜湿以止带,共为佐药。甘草调药和中,是为使药。诸药配合,补散并用,使气旺脾健而阳升湿化,则带下自止。所以本方为脾虚带下之常用方剂。

【附方】 (1) 易黄汤(《傅青主女科》)　山药一两,炒(30 g)　芡实一两,炒(30 g)　黄柏二钱,盐水炒(6 g)　车前子一钱,酒炒(3 g)　白果十枚,碎(10 枚)　水煎服。功用:健脾燥湿,清热止带。主治:脾虚湿热,带下黄白,稠粘腥臭,腰痠腿软者。

(2) 清带汤(《医学衷中参西录》)　生山药一两(30 g)　生龙骨六钱,捣细(18 g)　生牡蛎六钱,捣细(18 g)　海螵蛸四钱,去净甲,捣(12 g)　茜草三钱(9 g)　水煎服。功用:健脾止带。主治:脾虚带下赤白,清稀量多,连绵不断,腰痠体乏,舌淡苔白,脉细缓而沉者。

完带汤、易黄汤、清带汤三方皆治脾虚带下者。其中完带汤为治脾虚带下而兼肝郁,重在补气健脾,兼以疏肝止带;易黄汤为治脾虚带下而有湿热,健脾止带之中兼清湿热;清带汤为治脾虚带下赤白而清稀量多,健脾止带之中兼以和营。

小 结

固涩剂共选方11首。按其功用不同,分为固表止汗、敛肺止咳、涩肠固脱、涩精止遗和固崩止带五类。

(1) 固表止汗 玉屏风散、牡蛎散均有固表止汗的作用,用于治疗汗多证。但玉屏风散益气固表之力较大,适用于表虚自汗,以及易感风邪者;牡蛎散则敛汗之力较强,兼能益阴潜阳,适用于气阴不足之汗出,夜卧尤甚者。

(2) 敛肺止咳 九仙散补气益肺,敛肺止咳,用治肺虚气弱之久咳不止,短气自汗。

(3) 涩肠固脱 真人养脏汤、四神丸、桃花汤三方均有涩肠固脱之功,用治泻痢日久、滑脱不禁之证。但真人养脏汤与四神丸皆能温阳补肾,主要用于脾肾虚寒之泻痢不止;其中真人养脏汤又长于益气健脾,固涩之力亦较大,四神丸则偏重于温肾暖脾而固肠止泻;桃花汤功专温中涩肠,适用于脾胃虚寒之泻痢不止者。

(4) 涩精止遗 金锁固精丸、桑螵蛸散、缩泉丸都有涩精止遗的作用,以治遗精遗尿诸证。但金锁固精丸重在固肾涩精,主要用于肾虚遗精;桑螵蛸散重在两调心肾、补益气血,主要用于心肾两虚之尿频,色如米泔而见神志恍惚健忘之证;缩泉丸则专以固肾缩泉为用,以治肾虚遗尿者。

(5) 固崩止带 固经丸与震灵丹均能固经止血,用治崩漏下血。但固经丸重于滋阴清热,适用于阴虚内热之崩漏;震灵丹则于温涩之中,兼能化瘀止痛,主要用治崩漏挟瘀,并有腹痛之证;完带汤补气健脾,化湿止带,专以脾虚湿盛之带下为用。

复习思考题

(1) 什么叫固涩剂?它与补益剂有何异同之处?试分析说明之。
(2) 试分析真人养脏汤与桑螵蛸散之用药特点,并比较两方的功用、主治有何不同。
(3) 试分析完带汤的组成意义及其主治证。

12. 理 气 剂

凡以理气药为主组成,具有行气或降气的作用,以治气滞、气逆病证的方剂,统称理气剂。

气是一身之主,升降出入,周行全身,以温养内外,使四肢百骸均得以正常活动。但当劳倦过度,或情志失调,或饮食失节,或寒温不适等,均可使气之升降失常,导致气机郁结或气逆不降等病证。气机郁结致病者,须行气以解郁散结为治;气逆上冲者,则须降气以降逆平冲为治。由于气机郁结与气逆上冲常相兼为病,所以行气与降气也常互相配合使用。此外,病有虚实,行气与降气之品又每易伤气耗气,故每又配伍适量补气药。但病有主次,方有专攻,所以本剂根据所选方剂的主要功用分别归纳为行气和降气两类。

使用理气剂时,应注意辨清病情的寒热虚实与有无兼夹,分别予以不同的配伍,使方药与病证相合。再者,理气药多属芳香辛燥之品,容易伤津耗气,应适可而止,勿使过剂,尤其是年老体弱,以及孕妇或素有崩漏吐衄者,更应慎用。

12·1 行　　气

行气剂,具有疏畅气机的作用,适用于气机郁滞的病证。气滞一般以脾胃气滞和肝气郁滞为多见。脾胃气滞的主要见症是脘腹胀满,嗳气吞酸,呕噁食少,大便失常等。肝郁气滞的主要见症是胸胁胀痛,或疝气痛,或月经不调,或痛经等。常用行气通滞、疏肝解郁药如陈皮、厚朴、木香、枳实、川楝子、乌药、香附、小茴香、橘核等,代表方如越鞠丸、金铃子散、半夏厚朴汤、枳实薤白桂枝汤、橘核丸、天台乌药散,暖肝煎、厚朴温中汤。

越鞠丸(又名芎术丸)
《丹溪心法》

【组成】　苍术　香附　川芎　神曲　栀子各等分

【用法】　为末,水丸如绿豆大(原书未著用法用量。现代用法:水丸,每服6~9 g,温开水送服。亦可按原方用量比例酌定作汤剂煎服)。

【功用】　行气解郁。

【主治】　气郁所致胸膈痞闷,脘腹胀痛,嗳腐吞酸,恶心呕吐,饮食不消等症。

【方解】　本方为治疗气郁乃至血、痰、火、湿、食诸郁轻症之常用方。气郁则升降不行,运化失常,故见胸膈痞闷、脘腹胀痛、嗳腐吞酸、恶心呕吐、饮食不消等症。气郁或因血、痰、火、湿、食诸郁所致,而气郁又可导致血、痰、火、湿、食诸郁,因此,本方着重于行气解郁,使气机流汤,则痰、火、湿、食诸郁自解,痛闷呕噁诸症可除。方中用香附行气解郁,以治气郁,为主要药物。川芎活血祛瘀,以治血郁;栀子清热泻火,以治火郁;苍术燥湿运脾,以治湿郁,神曲消食导滞,以治食郁;均为辅助药物。气郁则湿聚痰生,若气机流畅,五郁得解,则痰郁随之而解,故方中不另加药。

本方以行气解郁为主,在临床运用时,须随诸郁的轻重不同,而变更其主药,并适当加味使用。

【文献摘录】

方论　吴谦等:"夫人以气为本,气和则上下不失其度,运行不停其机,病从何生。若饮食不节,寒温不适,喜怒无常,忧思无度,使冲和之气升降失常,以致胃郁不思饮食,脾郁不消水谷,气郁胸腹胀满,血郁胸膈刺痛,湿郁痰饮,火郁为热,及呕吐恶心;吞酸吐酸,嘈杂嗳气,百病丛生。故用香附以开气郁,苍术以除湿郁,抚芎以行血郁,山栀以清火郁,神曲以消食郁。此朱震亨因五郁之法,而变通者也。五药相须,共收五郁之效。然当何郁病甚,便当以何药为主。至若气虚加人参,气痛加木香,郁甚加郁金,懒食加谷蘖,胀加厚朴,痞加枳实,呕痰加姜、夏,火盛加萸、连,则又存乎临证者之详审也。"(《医宗金鉴·删补名医方论》)

金铃子散
《素问病机气宜保命集》

【组成】　金铃子　玄胡各一两(各30 g)

【用法】 为细末,每服三钱,酒调下(现代用法:为末,每服9g,酒或开水送下。亦常按原方用量比例酌定,单独或同其他方药煎服)

【功用】 行气疏肝,活血止痛。

【主治】 肝郁有热。心腹胁肋诸痛,时发时止,口苦,舌红苔黄,脉弦数。

【方解】 本方所治诸痛,乃由肝郁气滞、气郁化火所致。肝藏血而喜条达,主疏泄,其经脉布两胁,肝郁气滞则疏泄失常,血行不畅,故见心腹胁肋诸痛。肝气最易受情志变化所影响,故疼痛时发时止。气郁化火,故见口苦、舌红苔黄脉弦数。治宜疏肝气,泄肝火,畅血行,止疼痛。方中用金铃子疏肝气,泄肝火,为君药。玄胡(延胡索)行气活血,为臣使药。二药相配,气行血畅,疼痛自止,为气郁血滞而致诸痛的常用基本方剂。

【附方】 延胡索散(《济生方》) 当归去芦,浸酒,锉,炒 延胡索炒,去皮 蒲黄炒 赤芍药 肉桂不见火,各半两(各15g) 片子姜黄洗 乳香 没药 木香不见火各三钱(各9g) 甘草炙,二钱半(7g) 上药叹咀,每服四钱(12g),水一盏半,生姜七片,煎至七分去滓,食前温服。功用:行气活血,调经止痛。主治:妇人室女,七情伤感,遂使气与血并,心腹作痛,或连腰胁,或连背膂,上下攻刺,经候不调,一切血气疼痛,并可服之。

金铃子散与本方功用均能行气活血,但本方行气活血之力均较强,且性偏温,主要用于气滞血瘀作痛属寒者;金铃子散则药少力薄,性偏寒,用治气郁血滞诸痛属热者为宜。

半夏厚朴汤
《金匮要略》

【组成】 半夏一升(12g) 厚朴三两(9g) 茯苓四两(12g) 生姜五两(9g) 苏叶二两(6g)

【用法】 以水七升,煮取四升,分温四服,日三、夜一服。

【功用】 行气散结,降逆化痰。

【主治】 梅核气。咽中如有物阻,咯吐不出,吞咽不下,胸胁满闷,或咳或呕等。

【方解】 本方证多由情志不畅,肝气郁结,肺胃宣降失常,津聚为痰,与气相搏,结于咽喉,致咽中如有物阻,咯吐不出,吞咽不下。《金匮》谓之"咽中如有炙脔",即今称为梅核气之证。痰气互结于咽喉,肺失宣降,故见胸胁满闷,或为咳嗽喘急;甚则胃气上逆,又可见恶心呕吐。治宜行气散结,降逆化痰之法。方用半夏化痰散结,降逆和胃,为君药。厚朴下气除满,助半夏以散结降逆;茯苓甘淡渗湿,助半夏以化痰,共为臣药。生姜辛温散结,和胃止呕;苏叶芳香行气,理肺疏肝,共为佐使药。诸药合用,共成行气散结、降逆化痰之功。但方中多辛温苦燥之品,仅适宜于痰气互结而无热者,如见有颧红口苦,舌红少苔,属于气郁化火、阴伤津少者,虽具有梅核气之特征,亦不宜使用本方。

【文献摘录】

方论 吴谦等:"咽中如有炙脔,谓咽中有痰涎,如同炙肉,咯之不出,咽之不下者,即今之梅核气病也。此病得于七情郁气,凝涎而生,故用半夏、厚朴、生姜,辛以散结,苦以降逆;茯苓佐半夏,以利饮行涎;紫苏芳香,以宣通郁气,俾气舒涎去,病自愈矣。此证男子亦有,不独妇人也。"(《医宗金鉴》)

枳实薤白桂枝汤
《金匮要略》

【组成】 枳实四枚(12g) 厚朴四两(12g) 薤白半升(9g) 桂枝一两(6g) 瓜蒌一枚,捣(12g)

【用法】 以水五升,先煮枳实、厚朴,取二升,去滓,内诸药,煮数沸,分温三服。

【功用】 通阳散结,祛痰下气。

【主治】 胸痹。胸满而痛,甚或胸痛彻背,喘息咳唾,短气,气从胁下上抢心,舌苔白腻,脉沉弦或紧。

【方解】 本方证是因于胸阳不振,痰浊中阻,气结胸中所致。胸阳不振,津液不能输布,凝聚为痰,痰阻气机,结于胸中,故胸满而痛,甚则胸痛彻背;痰浊中阻,肺失宣降,则见咳唾喘息、短气。由于胸阳不振,阴寒之气上逆,故有气从胁下上抢心之候。此时当通阳散结、祛痰下气为治。方中枳实下气破结,消痞除满;薤白辛温通阳,宽胸散结;桂枝通阳散寒,降逆平冲;三药相配,通阳散结之力颇强。再配以瓜蒌涤痰散结;厚朴下气除满;则祛痰下气,散结除满之力益彰。诸药合用,使胸阳振,痰浊除,阴寒消,气机宣畅,则胸痹而气逆上冲诸证可除。

【附方】 （1）瓜蒌薤白白酒汤(《金匮要略》) 瓜蒌实一枚(12g) 薤白半升(12g) 白酒七升(适量) 三味同煮,取二升,分温再服(现代用法:用适量黄酒加水煎服)。功用:通阳散结,行气祛痰。主治:胸痹。胸部满痛,甚至胸痛彻背,喘息咳唾,短气,舌苔白腻,脉沉弦或紧。

（2）瓜蒌薤白半夏汤(《金匮要略》) 瓜蒌实一枚(12g) 薤白三两(9g) 半夏半升(12g) 白酒一斗(适量) 四味同煮,取四升,温服一升,日三服(现代用法:用黄酒适量,加水煎服)。功用:通阳散结,祛痰宽胸。主治:胸痹而痰浊较甚,胸中满痛彻背,不能安卧者。

以上三方,同治胸痹,都有通阳散结、行气祛痰的作用。但枳实薤白桂枝汤通阳散结之力尤大,并能下气祛寒,消痞除满,用以治疗胸痹而痰气互结较甚,胸中痞满,并有逆气从胁下上冲心者;瓜蒌薤白白酒汤专以通阳散结、行气祛痰为主,用以治疗胸痹而痰浊较轻者;瓜蒌薤白半夏汤祛痰散结之力较大,用以治疗胸痹而痰浊较盛者。

橘核丸
《济生方》

【组成】 橘核炒 海藻洗 昆布洗 海带洗 川楝子去肉,炒 桃仁麸炒各一两(各30g) 厚朴去皮,姜汁炒 木通 枳实麸炒 延胡索炒,去皮 桂心不见火 木香不见火,各半两(各15g)

【用法】 为细末,酒糊为丸,如桐子大,每服七十丸,空心盐酒盐汤任下(现代用法:为细末,酒糊为小丸,每日服1~2次,每次9g,空腹温酒或淡盐汤送下。亦可按原方比例酌定用量,水煎服)。

【功用】 行气止痛,软坚散结。

【主治】 寒湿疝气。睾丸肿胀偏坠,或坚硬如石,或痛引脐腹。

【方解】 本方治证以睾丸肿胀为特征,是因寒湿内侵,留滞厥阴肝经,气血郁滞而致。其病位在肾(睾丸为外肾),而病变在肝。盖肝脉络于阴器,上抵少腹,为寒湿阻滞肝脉,初起睾丸肿大,胀坠疼痛,久则气滞血瘀,而致坚硬如石,痛引少腹。治宜行气活血、散结止痛为主,兼以逐寒祛湿为辅。方用橘核行气散结,专治疝痛者,为君药。川楝子、木香助橘核行气止痛;桃仁、延胡索活血散结,延胡索并善行气止痛;以上共为臣药。君臣相配,散厥阴肝经气血之郁滞。肉桂温肾暖肝而散寒;木通通利血脉而除湿;厚朴下气燥湿;枳实行气破坚;海藻、昆布、海带软坚散结;共为佐使药。综观全方,诸药合用可直达厥阴肝经而行气血,散寒湿,消肿胀,对于寒湿疝气、睾丸肿胀之症,甚为合适。

天台乌药散
《医学发明》

【组成】 天台乌药(12g) 木香(6g) 小茴香(6g) 青皮(6g) 高良姜(9g)各半两 槟榔(9g)二个 川楝子(12g)十个 巴豆七十粒

【用法】 上八味,先将巴豆微打破,同川楝子用麸炒黑,去巴豆及麸皮不用,合余药共研为末,和匀,每服一钱,温酒送下(现代用法:巴豆与川楝子同炒黑,去巴豆,水煎,冲入适量黄酒服)。

【功用】 行气疏肝,散寒止痛。

【主治】 寒凝气滞。小肠疝气,少腹引控睾丸而痛,偏坠肿胀。

【方解】 足厥阴肝经络于阴器,上抵少腹,故张子和说"治疝皆归肝经"[1],张景岳亦有"治疝必先治气"[2]之说,故治疝之法总不离乎理气疏肝。本方所治之小肠疝气,由寒凝肝脉、气机阻滞所致。因此,本方以行气散寒为法。方中乌药行气疏肝,散寒止痛,为君药。配入木香、小茴香、青皮、高良姜一派辛温芳香之品,行气散结,祛寒除湿,以加强行气疏肝、散寒止痛之力,共为臣药。更以槟榔直达下焦,行气化滞而破坚;以苦寒之川楝子与辛热之巴豆同炒,去巴豆而用川楝子,既可减川楝子之寒,又能增强其行气散结之功,共为佐使药。诸药合用,使寒凝得散,气滞得疏,肝络和调,则疝痛自愈。

【附方】 (1) 三层茴香丸(录自《景岳全书》) 第一料 舶上茴香用盐半两同炒焦黄和盐称用一两(30g) 沙参洗 川楝子炮,去核 木香各一两(各30g) 共为细末,米糊为小丸如绿豆大,每服二三十丸,空腹温酒或盐汤送服,日服三次。小病一料可安;病深者,一料服尽,便可用第二料。

第二料 如前方加荜茇一两(30g) 槟榔五钱(15g) 上六味共重五两半(165g),依前糊丸,服如前。若未愈,再服第三料。

第三料 如前方加白茯苓四两(120g) 附子炮,去皮脐,或五钱或一两(15~30g) 上八味共重十两(300g),丸服如前,渐加至三四十丸。功用:温肾祛寒,行气疏肝,消疝止痛。主治:寒疝,脐腹疼痛,睾丸偏大,阴囊肿胀重坠,有妨行步,或外肾冷硬如石,日以渐大。凡一应小肠气寒疝之疾,久新不过三料。

(2) 导气汤(《沈氏尊生书》) 川楝子四钱(12g) 木香三钱(9g) 茴香二钱(6g) 吴茱萸一钱,汤泡(3g) 水煎服。功用:行气疏肝,散寒止痛。主治:寒疝疼痛。

以上三方均能行气疏肝,散寒止痛,用治寒凝气滞之小肠疝痛。但天台乌药散行气疏肝之力较大;导气汤则药简力缓;而三层茴香丸以温肾祛寒为主,消疝之力较胜。

暖 肝 煎
《景岳全书》

【组成】 当归二、三钱(6~9g) 枸杞三钱(9g) 小茴香二钱(6g) 肉桂一、二钱(3~6g) 乌药二钱(6g) 沉香一钱(或木香亦可)(3g) 茯苓二钱(6g)

【用法】 水一盅半,加生姜三五片,煎七分,食远温服。

---

[1] 《儒门事亲》P.33,1958年,上海卫生出版社
[2] 《景岳全书》P.565,1958年,上海卫生出版社

【功用】 暖肝温肾,行气止痛。

【主治】 肝肾阴寒。小腹疼痛,疝气等。

【方解】 肝肾阴寒,则气机阻滞,故见少腹疼痛,或疝气痛诸症。治宜暖肝温肾,行气止痛。方中当归、枸杞子温补肝肾;肉桂、小茴香温肾散寒;乌药、沉香行气止痛;茯苓渗湿健脾;生姜散寒和胃。诸药合用,以温补肝肾治其本,行气逐寒治其标,使下元得温,气滞得散,则少腹疼痛、疝气诸症可愈。

原书于方后说:"如寒甚者加吴茱萸、干姜,再甚者加附子。"说明寒有轻重,用药亦当相应递增。否则,药不及病,疗效必差。如因湿热下注,阴囊红肿热痛者,切不可误用。

厚朴温中汤
《内外伤辨惑论》

【组成】 厚朴姜制 陈皮去白,各一两(各30 g) 甘草炙 茯苓去皮 草豆蔻仁 木香各五钱(各15 g) 干姜七分(2 g)

【用法】 合为粗散,每服五钱匕,水二盏,生姜三片,煎至一盏,去滓温服,食前。忌一切冷物(现代用法:按原方比例酌定用量,加姜三片,水煎服)。

【功用】 温中行气,燥湿除满。

【主治】 脾胃伤于寒湿。脘腹胀满或疼痛,不思饮食,四肢倦怠。

【方解】 本方主治脾胃受寒湿所伤而致诸症。寒性凝滞,湿性黏腻,两者着而不行,气机阻滞,致升降失常,遂成胀满疼痛,不思饮食,四肢倦怠。治当温其中,行其气,祛其寒,燥其湿,使寒湿得除,气滞得行,脾胃复健,则痛胀自解。方中厚朴行气消胀,燥湿除满,为君药。草豆蔻温中散寒,燥湿除痰,为臣药。陈皮、木香行气宽中;干姜、生姜温脾暖胃以散寒;茯苓、甘草渗湿健脾以和中;共为佐使药。诸药合用,共成温中行气、燥湿除满之功。本方重点在于温中,对于客寒犯胃,脘痛呕吐者,亦可使用。

【附方】 良附丸(《良方集腋》) 高良姜酒洗七次,焙,研 香附子醋洗七次,焙,研各等分 上二味须要各研各贮,用时以米饮汤加入生姜汁一匙,盐一撮为丸,服之立止(现代用法:上二味为细末,作散剂或水丸,每日1~2次,每次6 g,开水送下)。功用:行气疏肝,祛寒止痛。主治:肝气或客寒犯胃。脘痛呕吐,或连胸胁胀痛等症。

本方与厚朴温中汤均能温中行气止痛,但厚朴温中汤逐寒燥湿,脾胃并治;本方则专治胃,兼能疏肝,是二方同中之异。

【文献摘录】

方论 张秉成:"治脾胃虚寒,心腹胀满,及秋冬客寒犯胃,时作疼痛等证。夫寒邪之伤人也,为无形之邪,若无有形之痰血食积互结,则亦不过为痞满为呕吐,即疼痛亦不致拒按也。故以厚朴温中散满者为君;凡人之气,得寒则凝而行迟,故以木香草蔻之芳香辛烈,入脾脏以行诸气;脾恶湿,故用干姜、陈皮以燥之,茯苓以渗之;脾欲缓,故以甘草缓之;加生姜者,取其温中散逆、除呕也。以上诸药,皆入脾胃,不特可以温中,且能散表。用之贵得其宜耳"。(《成方便读》)

12·2 降 气

降气剂,适用于肺胃气逆不下,以致咳喘、呕吐、噫气、呕逆等症。如属肺气逆而咳喘者,常用降气祛痰、止咳平喘药如苏子、杏仁、沉香等分别组成方剂,代表方如苏子降气汤、定喘汤。如属胃气逆而呕吐、噫气、呃逆者,常用降逆和胃、镇冲止呕药如旋覆花、代赭石、半夏、陈皮、丁香、柿蒂等分别组成方剂,代表方如旋覆代赭汤、橘皮竹茹汤、丁香柿蒂散。

苏子降气汤
《太平惠民和剂局方》

【组成】 紫苏子　半夏汤洗七次,各二两半(各9g)　川当归去芦,两半(6g)　甘草炙,二两(6g)　前胡去芦　厚朴去粗皮,姜汁拌炒,各一两(各6g)　肉桂去皮,一两半(3g)

【用法】 上为细末,每服二大钱,水一盏半,入生姜二片,枣子一个,苏叶五片,同煎至八分,去滓热服,不拘时候(现代用法:加生姜二片,枣子一个,苏叶2g,水煎服)。

【功用】 降气平喘,祛痰止咳。

【主治】 上实下虚。痰涎壅盛,喘咳短气,胸膈满闷;或腰疼脚弱,肢体倦怠;或肢体浮肿,舌苔白滑或白腻等。

【方解】 本方所治之喘咳证乃属上实下虚者。所谓上实,是指痰涎上壅于肺,致肺气不得宣畅,而见胸膈满闷,喘咳痰多之症;下虚是指肾阳虚乏,一则可见腰疼脚弱,二则肾不纳气,而见呼多吸少,喘逆短气,三则水不化气,而致水泛为痰,外溢为肿。本方治上顾下,但急则治标,故以降气平喘、止咳祛痰治上实为主,温肾纳气治下虚为辅。方中用苏子降气祛痰,止咳平喘,为君药。半夏、厚朴、前胡,祛痰,止咳平喘,共为臣药。君臣相配,以治上实之有余。肉桂温肾祛寒,纳气平喘;当归既养血补肝,同肉桂以温补下虚,又能治咳逆上气;略加生姜、苏叶以散寒宣肺,共为佐药。甘草、大枣和中调药,是为使药。诸药合用,上下兼顾而以上为主,使气降痰消,则喘咳自平。

本方药偏温燥,以降气祛痰为主,对于肺肾两虚而无邪的喘咳,以及肺热痰喘之证,均不宜使用。

本方原书注"一方有陈皮去白一两半",则燥湿祛痰之力增强。《医方集解》载"一方无桂,有沉香",则温肾之力减弱,纳气平喘之力增强。

【文献摘录】

方论　汪昂:"苏子、前胡、厚朴、橘红、半夏,皆能降上逆之气,兼能除痰,气行则痰行也。数药亦能发表,既以疏内壅,兼以散外寒也。当归润以和血,甘草甘以缓中,下虚上盛,故又用肉桂引火归元也。"(《医方集解》)

定喘汤
《摄生众妙方》

【组成】 白果去壳,砸碎炒黄,二十一枚(9g)　麻黄三钱(9g)　苏子二钱(6g)　甘草一钱(3g)　款冬花三钱(9g)　杏仁一钱五分(9g)　桑白皮三钱(9g)　黄芩一钱五分(6g)　半夏三钱(9g)

【用法】 水三盅,煎二盅,作二服,每服一盅,不用姜,不拘时,徐徐服。

【功用】 宣肺降气,祛痰平喘。

【主治】 风寒外束,痰热内蕴。痰多气急,痰稠色黄,哮喘咳嗽,舌苔黄腻,脉滑数者。

【方解】 素体多痰,又感风寒,肺气壅闭,不得宣降,郁而化热,故为哮喘咳嗽,痰多色黄,质稠不易咯出,治当宣肺以祛外邪,祛痰以平咳喘。治宜宣肺降气,止咳平喘,清热祛痰。

方中麻黄宣肺散邪以平喘；白果敛肺定喘而祛痰，共为君药。一散一收，既可加强平喘之功，又可防麻黄耗散肺气。苏子、杏仁、半夏、款冬花降气平喘，止咳祛痰，共为臣药。桑白皮、黄芩清泄肺热，止咳平喘，共为佐药。甘草调和诸药，是为使药。诸药合用，使肺气得宣，痰热得清，风寒得解，则喘咳痰多诸证自除。

本方主要用于素体痰多，复感风寒，致肺气壅闭，而见哮喘咳嗽、痰多气急之症。若新感风寒，虽恶寒发热，无汗而喘，但内无痰热者，本方不宜使用。

四 磨 汤
《济生方》

【组成】 人参(3g) 槟榔(9g) 沉香(3g) 天台乌药(9g)

【用法】 四味各浓磨水，和作七分盏，煎三五沸，放温服(现代用法：水煎服)。

【功用】 行气降逆，宽胸散结。

【主治】 七情所伤，肝气郁结。胸膈烦闷，上气喘急，心下痞满，不思饮食。

【方解】 七情所伤，每致肝气郁结，横逆胸膈之间，故为烦闷。如上犯于肺，则肺气上逆，故见气急而喘；如横犯于胃，则胃失和降，故见心下痞满，不思饮食。是病之标在肺与胃，病之本则在于肝。治宜行气疏肝、降逆平喘为主，兼以益气扶正。方中乌药行气疏肝以解郁；沉香顺气降逆以平喘；槟榔行气化滞以除满。互相配合，顺气破结，可使烦闷解，逆气平，痞满亦除。然而气为人身之宝，破气之品每易耗损正气，故又用人参益气扶正，使郁结之气散而正气不伤，诸证平而无遗患。

本方原书名四磨汤，至《成方便读》改称四磨饮，方药不变。方用磨汁煎服，亦有深意，正如《时方歌括》引王又原说："四品气味俱厚，磨则取其味之全，煎则取其气之达，气味齐到，效如桴鼓矣。"①所以用"四磨"名方，正是点明其意。

【附方】 五磨饮子(《医便》) 木香(6g) 乌角沉香(6g) 槟榔(9g) 枳实(9g) 台乌药(9g)各等分 以白酒磨服(现代用法：水煎服)。功用：行气降逆。主治：大怒暴厥，或七情郁结等。心腹胀痛，或走注攻痛。

四磨饮与本方同能行气降逆，主治气滞气逆之证，但四磨饮兼以益气扶正，治实防虚，邪正兼顾；本方则全用行气破结之品，力猛势峻，仅宜于体壮气实而气结较甚之证。两者同中有异，应用须加辨别。

【文献摘录】
方论 张秉成："大抵此方所治，皆为忧愁思怒得之者多。因思则气结，怒则气上，忧愁不已，气多厥逆，故为上气喘急，妨闷不食等证。然气之所逆者，实也。实者泻之，故以槟榔、沉香之破气快膈、峻利之品，可升可降者，以之为君。而以乌药之宣行十二经气分者助之。其所以致气之逆者，虚也。若元气充足，经脉流行，何有前证？故以人参辅其不逮，否则气暂降而郁暂开，不久又闭矣。是以古人每相需而行也。若纯实无虚者，即可去参加枳壳。"(《成方便读》)

旋 覆 代 赭 汤
《伤寒论》

【组成】 旋覆花三两(9g) 人参二两(6g) 生姜五两(10g) 代赭石一两(9g) 甘草炙，三两

---
① 《时方歌括》P.5，上海锦章书局

(6 g) 半夏洗,半升(9 g) 大枣十二枚,擘(4 枚)

【用法】 以水一斗,煮取六升,去滓,再煎取三升,温服一升,日三服(现代用法:水煎服)。

【功用】 降逆化痰,益气和胃。

【主治】 胃气虚弱,痰浊内阻。心下痞硬,噫气不除。

【方解】 本方原书用于"伤寒发汗,若吐若下,解后,心下痞硬,噫气不除者"。此乃外邪虽经汗、吐、下而解,但治不如法,中气已伤,痰涎内生,胃失和降,虚气上逆之故。《灵枢·口问篇》亦曰:"寒气客于胃,厥逆从下上散,复出于胃,故为噫。"所以治当用性温之品,降气以平上逆,益气以补正虚。方中旋覆花性温而能下气消痰涎,降逆以除噫,故为君药。代赭石体重而沉降,善镇冲逆,但味苦气寒,故用小量为臣药。生姜温胃化痰,散寒止呕;半夏祛痰散结,降逆和胃,并为佐药,助君臣药以平噫气而消痞硬。人参益气补虚,炙草温益中气,扶助已伤之中气,亦为佐药。大枣养胃补脾,为佐使药。诸药配合,共成降逆化痰、益气和胃之剂,使痰涎得消,逆气得平,中虚得复,则心下之痞硬除而噫气自止。后世用治胃气虚寒之反胃,呕吐涎沫,以及中焦虚痞而善嗳气者,亦取本方益气和胃,降逆化痰之功。

【附方】 干姜人参半夏丸(《金匮要略》) 干姜一两(6 g) 人参一两(6 g) 半夏二两(9 g) 上三味,末之,以生姜汁糊为丸,如梧子大,饮服十丸,日三服(现代用法:为末,用姜汁和水做丸,每服 3~6 g;或按原方比例,酌定用量,加生姜三片,水煎服)。功用:温中补虚,降逆止呕。主治:妊娠及脾胃虚寒之呕吐。

旋覆代赭汤与本方均能降逆,补虚,用治胃虚呕逆。但本方原书用于"妊娠呕吐不止",乃温补为主,少佐降逆之品,服量亦小,是恐伤胎元之意,而旋覆代赭汤则降逆甚于补虚,重在除噫气,止呕吐,是二方不同之处,用时须注意区别。

【文献摘录】

方论 罗谦甫:"汗、吐、下解后,邪虽去而胃气已亏矣。胃气既亏,三焦因之失职,清无所归而不升,浊无所纳而不降,是以邪气留滞,伏饮为逆,故心下痞硬,噫气不除。方中以人参、甘草养正补虚;姜、枣和脾养胃,所以安定中州者至矣。更以代赭石之重,使之敛浮镇逆。旋覆花之辛,用以宣气涤饮,佐人参以归气于下,佐半夏以蠲饮于上。浊降痞硬可消,清升噫气自除。"(《医宗金鉴·删补名医方论》)

橘 皮 竹 茹 汤
《金匮要略》

【组成】 橘皮二斤(12 g) 竹茹二升(12 g) 大枣三十枚(5 枚) 生姜半斤(9 g) 甘草五两(6 g) 人参一两(3 g)

【用法】 上六味,以水一斗,煮取三升,温服一升,日三服。

【功用】 降逆止呃,益气清热。

【主治】 胃虚有热,气逆不降。呃逆或干呕。

【方解】 呃逆之证,皆因胃病而起,但有寒热虚实之分。本方所治乃属胃虚有热,气逆不降所致。胃虚宜补,热则宜清,气逆宜降,故立清补降逆之法。方中橘皮行气和胃以止呃;竹茹清热安胃以止呃,并用大量,共为君药。人参补气扶正,与橘皮合用,行中有补;生姜和胃止呕,与竹茹合用,清中有温,共为臣药。甘草、大枣助人参以益气和胃,并调药性,是为佐使药。诸药合用,补胃虚,清胃热,降胃逆,且补而不滞,清而不寒,对于胃虚有热之呃逆、干呕,最为适合。如由于实热或虚寒而致者,则非所宜。

【附方】 (1) 橘皮竹茹汤(《济生方》) 赤茯苓 橘皮去白 枇杷叶拭去毛 麦门冬去心 青竹茹 半夏汤洗七次,各一两(30g) 人参 甘草炙,各半两(15g) 上哎咀,每服四钱,水一盏半,姜五片,煎至八分,去滓温服,不拘时候(现代用法:加姜五片,水煎服)。功用:降逆止呕,和胃清热。主治:胃热多渴,呕哕不食。

(2) 新制橘皮竹茹汤(《温病条辨》) 橘皮三钱(9g) 竹茹三钱(9g) 柿蒂七枚(9g) 姜汁三茶匙(冲) 水煎服。功用:理气降逆,消热止呃。主治:胃热呃逆,胃气不虚者。

以上三方均能理气和胃,清热止呃,用治胃中有热、胃气上逆之呃逆诸证。但橘皮竹茹汤是治胃热呃逆而胃气虚弱者;《济生》橘皮竹茹汤是治胃热呕逆而气阴俱虚者;新制橘皮竹茹汤是治胃热呃逆而胃气不虚者。三者功用同中有异,治法用药亦各有侧重,临证时须善为抉择。

【文献摘录】

方论 吴崑:"大病后,呃逆不已,脉来虚大者,此方主之。呃逆者由下达上,气逆作声之名也。大病后则中气皆虚,余邪乘虚入里,邪正相搏,气必上腾,故令呃逆。脉来虚大,虚者正气弱,大者邪热在也。是方也,橘皮平其气,竹茹清其热,甘草和其逆,人参补其虚,生姜正其胃,大枣益其脾。"(《医方考》)

丁 香 柿 蒂 汤
《症因脉治》

【组成】 丁香(6g) 柿蒂(9g) 人参(3g) 生姜(6g) (原书不著分量)

【用法】 水煎服。

【功用】 温中益气,降逆止呃。

【主治】 胃气虚寒。呃逆不已,胸痞脉迟者。

【方解】 本方所治之呃逆乃属于胃气虚寒,胃失和降,气逆于上所致;脉迟为寒象,胸痞亦是气逆不下之故。治宜温中益气,降逆止呃,而以温中降逆为主。故方用丁香温胃散寒,下气止呃;柿蒂性温而苦涩,专止呃逆;二药相配,为治疗胃寒呃逆之要药。更配伍人参益气补虚,生姜温胃降逆。诸药相得,能使胃寒去,逆气平,胃虚复,则呃逆自止,胸痞亦除。

【附方】 柿蒂汤(《济生方》) 即丁香柿蒂汤去人参而成。水煎服。功用:温中降逆。主治:胃寒呃逆不止。

【文献摘录】

方论 张秉成:"夫呃逆一证,其声短促,连续不断之象,虽其证有火有寒,皆能所致,然无不皆自胃腑而来者,以胃气下行为顺,上行为逆,或邪搏胃中,则失其下降之令,即上出于口而为呃矣……方中以丁香温胃散寒,补火生土,柿蒂苦温降气,生姜散逆疏邪,二味皆胃经之药。用人参者,以祛邪必先补正,然后邪退正安,且人参入胃,镇守于中,于是前三味之功,益臻效验耳。"(《成方便读》)

小 结

理气剂共选方剂 14 首。按其功用分为行气和降气两大类。

(1) 行气 本类方剂均有行气作用,适用于气机郁滞的病证。其中越鞠丸长于行气解郁,以治诸郁而以气郁为主之证;金铃子散长于行气止痛,并能活血清肝,用于肝郁化火之心腹胁肋诸痛或兼有瘀滞者;半夏厚朴汤与枳实薤白桂枝汤都能行气祛痰,但前者又能开郁降逆,主治情志不舒、痰气郁结而致的梅核气,后者则长于通阳散结,主治胸阳不振、痰浊中阻、阴寒偏盛的胸痹证;厚朴温中汤行气之中而以温中燥湿见长,常用于寒湿内困脾胃、气机阻滞之脘腹胀满疼痛。

天台乌药散、橘核丸和暖肝煎都能行气逐寒,止痛散结,专治寒疝。但天台乌药散行气散寒之力较大,多用于一般寒凝气滞之小肠疝气;橘核丸软坚散结之力较强,长于治疗阴囊睾丸肿胀硬痛的癞疝;暖肝煎则并能温肾养肝,适宜于肝肾阴寒、凝滞经脉之疝气及少腹疼痛者。

(2) 降气　本类方剂都有降气作用,适用于气逆诸证,而以肺逆喘咳和胃逆呕呃为主。其中苏子降气汤、定喘汤和四磨饮长于降肺气而定喘逆。但苏子降气汤兼能温化寒痰,主要用于上实下虚的寒湿痰喘证;定喘汤则兼能宣肺除痰,多用于风寒外束、痰热内蕴的哮喘证;而四磨饮降逆疏肝之外,兼有益气之功,用于七情郁结的上气喘急为主。旋覆代赭汤、橘皮竹茹汤和丁香柿蒂汤均长于降逆气,止呕呃,并有补气益胃的作用,前二方还兼祛痰之功。但旋覆代赭汤重在温胃以止呕除噫,适用于胃中虚寒,痰阻气逆的痞闷噫气及反胃呕吐;橘皮竹茹汤和丁香柿蒂汤则长于止呃逆,前者兼清胃热,以治胃虚呃逆或呕哕偏于热者;后者温散胃寒,用治胃虚呃逆而偏于寒者。

复习思考题

(1) 行气剂与降气剂的运用与哪些脏腑关系密切? 在配伍组方时各应注意些什么?

(2) 厚朴在半夏厚朴汤和厚朴温中汤各起什么作用? 试结合两方的主治证候加以说明。

(3) 苏子降气汤、定喘汤和旋覆代赭汤都有降逆化痰作用,它们在主治和药物组成上各有何不同?

(4) 天台乌药散和暖肝煎同为治疝之剂,它们在药物配伍上各有何特点? 怎样区别使用?

13. 理　血　剂

凡以理血药为主组成,具有活血调血或止血作用,以治血瘀或出血证的方剂,统称理血剂。

血是营养人体的重要物质,在正常情况下,周流不息地循行于脉中,灌溉五脏六腑,濡养四肢百骸。一旦由某种原因,造成血行不畅,瘀蓄内停,或离经妄行,均可造成血瘀为患或出血之证。

血病辨证,有寒热虚实之分,故血病治法上较广泛。本剂据血瘀、血溢两证而分为活血祛瘀和止血的两种治法。

血证病情复杂,除有寒热虚实之分外,还有轻重缓急之别。使用理血剂时,必须辨清血证致病原因,分清标本缓急,做到急则治其标,缓则治其本,或标本兼顾。同时逐瘀过猛,易于伤血,久用逐瘀亦易伤正,必要时可配以补血益气之品,使消瘀而不伤正。止血过急,易致留瘀,单纯固涩止血,每因固涩而致留瘀,必要时可配伍活血祛瘀之品,或选用兼有活血祛瘀作用的止血药,使止血而不留瘀。此外,活血祛瘀剂能促进血行,性多破泄,易于动血、堕胎,故凡月经过多及孕妇均当慎用。

13·1 活血祛瘀

活血祛瘀剂,适用于蓄血及瘀血证,如瘀积肿痛、外伤瘀肿、瘀阻经脉之半身不遂,瘀血内停之胸腹诸痛、痈肿初起,以及经闭、痛经、产后恶露不行等。常以活血祛瘀药如川芎、桃仁、红花、赤芍、丹参等为主组成方剂,或适当配以理气药,因气为血之帅、气行则血行之故。此外,还应根据病情的寒热虚实,酌配相应的药物,如兼寒者,配以温经散寒药;瘀血化热者,配以荡涤瘀热药;瘀久正虚者,又当与补养气血药同用。代表方如桃核承气汤、血府逐瘀汤、复元活血汤、补阳还五汤、温经汤、生化汤、失笑散等。

桃核承气汤
《伤寒论》

【组成】 桃核 去皮尖,五十个(12 g) 大黄 四两(12 g) 桂枝 二两(6 g) 甘草 炙,二两(6 g) 芒硝 二两(6 g)

【用法】 上四味,以水七升,煮取二升半,去滓、内芒硝,更上火,微沸,下火,先食,温服五合,日三服当微利(现代用法:水煎服)。

【功用】 破血下瘀。

【主治】 下焦蓄血。少腹急结,小便自利,谵语烦渴,至夜发热,甚则其人如狂。

【方解】 本方又名桃仁承气汤,由调胃承气汤加桃仁、桂枝组成。《伤寒论》原治邪在太阳不解,随经入府化热,以及血搏结于下焦所致之蓄血证,故有少腹急结。因系下焦蓄血而非蓄水,故小便自利。热在血分,故谵语烦渴,至夜发热;瘀热甚则心神不宁,故其人如狂。此时治当破血下瘀以泄下焦结于血分之热。方中桃仁破血祛瘀,大黄下瘀泄热,二药合用,瘀热并泄,共为君药。桂枝通行血脉,助桃仁破血祛瘀;芒硝泻热软坚,助大黄下瘀泄热,共为臣药。炙甘草益气和中,并缓诸药峻烈之性,使祛瘀而不伤正,为佐使药。五味配合,共奏破血下瘀之功,服后"微利",使蓄血去,瘀热清,诸症自平。

后人对本方的临床应用有所发展。如对跌打损伤,瘀血停留,疼痛不能转侧,二便秘涩者;火旺而血郁于上,头痛头胀,目赤齿痛者;血热妄行而致鼻衄,或吐血紫黑者;以及妇人血瘀经闭,或产后恶露不下,少腹坚痛,喘胀欲死等症,都有很好疗效。总之,不外乎破血下瘀,引热下行。如表证未解者,当先解表,而后再用本方。

【附方】 下瘀血汤(《金匮要略》) 大黄三两(9 g) 桃仁二十枚(9 g) 䗪虫 熬,去足,二十枚(9 g) 水煎服。三味末之,炼蜜和为四丸,以酒一升,煎一丸,取八合,顿服之。功用:破血下瘀。主治:产妇腹痛,因干血内结,著于脐下者;亦治血瘀而致经水不利之证。

本方与桃核承气汤均有破血下瘀作用,但本方是主治产妇腹痛,所谓"干血著脐下"的有块硬痛者;桃仁承气汤是主治下焦蓄血的少腹急结;以及瘀热互结,上扰心神的夜热、如狂等症。

【文献摘录】
方论："桃仁承气汤是调胃承气汤加桂枝、桃仁。桃仁活血通瘀，桂枝疏通经络，宣导瘀血邪热，同时借调胃承气汤的泻下作用，使瘀血从肠腑而出。这里使用桂枝并非取其解外，因大黄的用量倍于桂枝，则桂枝不得不从大黄下行而削弱其辛散走表的功用。且大黄得桂枝之辛甘，亦不致直泻肠胃，使能随入经脉，发挥其攻热逐瘀之力。"（《伤寒论译释》）

血 府 逐 瘀 汤
《医林改错》

【组成】　桃仁四钱(12g)　红花三钱(9g)　当归三钱(9g)　生地黄三钱(9g)　川芎一钱半(5g)　赤芍二钱(6g)　牛膝三钱(9g)　桔梗一钱半(6g)　柴胡一钱(3g)　枳壳二钱(6g)　甘草一钱(3g)

【用法】　水煎服。

【功用】　活血祛瘀，行气止痛。

【主治】　胸中血瘀，血行不畅。胸痛、头痛日久不愈，痛如针刺而有定处，或呃逆日久不止，或饮水即呛，干呕，或内热瞀闷，或心悸怔忡，或夜不能睡，或夜寐不安，或急躁善怒，或入暮潮热，或舌质黯红、舌边有瘀斑，或舌面有瘀点，唇暗或两目暗黑，脉涩或弦紧。

【方解】　本方是王清任用以治疗"胸中血府血瘀"所致诸证，由桃红四物汤合四逆散加桔梗、牛膝而成。胸胁为肝经循行之处，瘀血在胸中，气机阻滞，则肝郁不疏，故胸胁刺痛，日久不愈，急躁易怒。瘀久化热，气郁化火，故内热瞀闷，或心悸失眠，或入暮潮热；上扰清窍，则为头痛；横犯胃府，胃失和降，则干呕呃逆，甚至饮水即呛。至于唇、目、舌、脉所见，皆为瘀血之证。故治当活血化瘀，兼以行气解郁。方中桃红四物汤活血化瘀而养血，四逆散行气和血而疏肝，桔梗开肺气，载药上行，合枳壳则升降上焦之气而宽胸，尤以牛膝通利血脉，引血下行，互相配合，使血活气行，瘀化热消而肝郁亦解，诸证自愈。

近代以本方活血化瘀而不伤血，疏肝解郁而不耗气的特点，常加减用于治疗冠状动脉硬化性心脏病的心绞痛、风湿性心脏病、胸部挫伤与肋软骨炎之胸痛，以及脑震荡后遗症之头痛头晕、精神抑郁等症，有一定效果。临床运用，必须审知上述诸证确有瘀血在内，否则不宜。

【附方】　(1)通窍活血汤(《医林改错》)　赤芍一钱(3g)　川芎一钱(3g)　桃仁三钱,研泥(9g)　红花三钱(9g)　老葱三根,切碎(3g)　红枣七个,去核(5g)　麝香五厘,绢包　黄酒半斤　将前七味煎一盅，去渣，将麝香入酒内再煎二沸，临卧服（现代用法：加黄酒适量，水煎服）。功用：活血通窍。主治：瘀阻头面的头痛昏晕，或耳聋年久或头发脱落，面色青紫，或酒渣鼻，或白癜风，以及妇女干血痨，小儿疳积而见肌肉消瘦、腹大青筋、潮热等。

(2)膈下逐瘀汤(《医林改错》)　五灵脂炒,三钱(9g)　当归三钱(9g)　川芎二钱(6g)　桃仁研如泥,三钱(9g)　丹皮二钱(6g)　赤芍二钱(6g)　乌药二钱(6g)　延胡索一钱(3g)　甘草三钱(9g)　香附一钱半(3g)　红花三钱(9g)　枳壳一钱半(5g)　水煎服。功用：活血祛瘀，行气止痛。主治：瘀在膈下，形成积块；或小儿痞块；或肚腹疼痛，痛处不移；或卧则腹坠似有物者。

(3)少腹逐瘀汤(《医林改错》)　小茴香七粒,炒(1.5g)　干姜二分,炒(3g)　延胡索一钱(3g)　当归三钱(9g)　川芎一钱(3g)　官桂一钱(3g)　赤芍二钱(6g)　蒲黄三钱(9g)　五灵脂二钱,炒(6g)　水煎服。功用：活血祛瘀，温经止痛。主治：少腹瘀血积块疼痛或不痛，或痛而无积块，或少腹胀满；或经期腰痠少腹胀，或月经一月见三五次，连接不断，断而又来，其色或紫或黑，或有瘀块,或崩漏兼少腹疼痛等症。

(4) 身痛逐瘀汤(《医林改错》) 秦艽一钱(3g) 川芎二钱(6g) 桃仁三钱(9g) 红花三钱(9g) 甘草二钱(6g) 羌活一钱(3g) 没药二钱(6g) 当归三钱(9g) 五灵脂二钱,炒(6g) 香附一钱(3g) 牛膝三钱(9g) 地龙二钱,去土(6g) 水煎服。功用：活血行气,祛瘀通络,通痹止痛。主治：气血瘀阻经络所致的肩痛、臂痛、腰痛、腿痛,或周身疼痛,经久不愈。

以上各方皆以川芎、当归、桃仁、红花为基础,均有活血祛瘀止痛作用,主治血瘀所致诸证。其中血府逐瘀汤中配有行气开胸的枳壳、桔梗、柴胡以及引血下行的牛膝,故宣通胸胁气滞、引血下行之力较好,主治胸中瘀阻之证；通窍活血汤中配有开窍通阳的麝香、老葱,故活血通窍作用较强,主治瘀阻头面之证；膈下逐瘀汤中配有香附、延胡索、乌药、枳壳等疏肝行气止痛药,故行气止痛的作用较大,主治瘀血结于膈下,两胁及腹部胀痛有积块者；少腹逐瘀汤中配有温通下焦之小茴香、官桂、干姜,故温经止痛作用较优,主治血瘀少腹之癥块,月经不调、痛经等；身痛逐瘀汤中配有通络宣痹之秦艽、羌活、地龙等,故多用于瘀血痹阻于经络而致的肢体痹痛或关节疼痛等证。

复元活血汤
《医学发明》

【组成】 柴胡半两(15g) 瓜蒌根 当归各三钱(各9g) 红花 甘草 穿山甲炮,各二钱(各6g) 大黄酒浸,一两(30g) 桃仁酒浸,去皮尖,研如泥,五十个(9g)

【用法】 除桃仁外,到如麻豆大,每服一两,水一盏半,酒半盏,同煎至七分,去滓,大温服之,食前,以利为度,得利痛减,不尽服(现代用法：水煎服)。

【功用】 活血祛瘀,疏肝通络。

【主治】 跌打损伤,瘀血留于胁下,痛不可忍。

【方解】 本方证为跌打损伤,瘀血停滞于胁下所致。血瘀气阻,故痛不可忍。治当活血祛瘀为主,兼以疏肝行气通络。方中重用大黄荡涤留瘀败血；柴胡疏肝调气；两药合用,以攻散胁下之瘀滞,共为君药。当归、桃仁、红花活血祛瘀,消肿止痛,共为臣药。穿山甲破瘀通络；瓜蒌根既能入血分助诸药而消瘀散结,又能清热润燥,正合血气郁久化热化燥之治,共为佐药。甘草缓急止痛,调和诸药,是为使药。各药合用,使瘀祛新生,气行络通,则胁痛自平。故张秉成说："去者去,生者生,痛自舒而元自复。"①故方名"复元"。

本方以活血祛瘀为主,行气之药较少,故运用时可酌加行气止痛之品,以加强疗效。由于本方活血祛瘀止痛之力较大,亦常用于各种外伤,软组织扭伤所致的积瘀疼痛。

【文献摘录】

方论 张秉成："夫跌打损伤一证,必有瘀血积于两胁间,以肝为藏血之脏,其经行于两胁,故无论何经之伤,治法皆不离于肝。且跌仆一证,其痛者在腰胁间,尤为明证。故此方以柴胡之专入肝胆者,宣其气道,行其郁结。而以酒浸大黄,使其性不致直下,随柴胡之出表入里,以成搜剔之功。当归能行血中之气,使血各归其经。甲片可逐络中之瘀,使血各从其散。血瘀之处,必有伏阳,故以花粉清之。痛盛之时,气脉必急,故以甘草缓之。桃仁之破瘀,红花之活血。去者去,生者生,痛自舒而元自复矣。"(《成方便读》)

---

① 《成方便读》P.51,1960年,上海科学技术出版社

七 厘 散
《良方集腋》

【组成】 血竭一两(30g) 麝香 冰片各一分二厘(各0.4g) 乳香 没药 红花各一钱五分(各5g) 朱砂一钱二分(4g) 儿茶二钱四分(7.5g)

【用法】 上八味,研极细末,收贮瓷瓶,黄蜡封口。急用于渗,定痛止血,先将此药七厘冲服,冲烧酒服之,后用烧酒调敷(现代用法:共研极细末,密闭贮存备用。每服0.22~1.5g,黄酒或温开水送服。外用适量,以酒调敷伤处)。

【功用】 活血散瘀,止痛止血。

【主治】 跌打损伤,筋断骨折之瘀血肿痛,或刀伤出血。并治一切无名肿毒,烧伤烫伤等。

【方解】 跌打损伤,或血瘀气滞,阻塞不通,为肿为痛,或损伤血络,致血流不止。治当活血祛瘀,行气止痛,收敛止血。方中主以血竭祛瘀止痛,并能收敛止血;辅以红花活血祛瘀,乳香、没药祛瘀行气,消肿止痛,并配伍气味辛香、走窜通络之麝香、冰片,助诸活血祛瘀药以活血通络,散瘀止痛;儿茶味涩性凉,收敛、清热,助血竭以止血、生肌;跌仆受惊,每致气乱心慌,所谓"惊则气乱",故用朱砂定惊安神。诸药合用,既可祛瘀行气,消肿止痛,又可收敛清热,生肌止血,是外敷、内服的伤科常用方剂。不但对外伤瘀血作痛,或血流不止,确有良效;而且对内伤之血瘀疼痛、吐血等症,也有较好疗效。

本方一般每服七厘,不可多服,故名七厘散。

补 阳 还 五 汤
《医林改错》

【组成】 黄芪生,四两(120g) 当归尾二钱(6g) 赤芍一钱半(6g) 地龙一钱(3g) 川芎一钱(3g) 红花一钱(3g) 桃仁一钱(3g)

【用法】 水煎服。

【功用】 补气,活血,通络。

【主治】 中风后遗证。半身不遂,口眼歪斜,语言謇涩,口角流涎,下肢痿废,小便频数或遗尿不禁,苔白,脉缓。

【方解】 正气亏虚,脉络瘀阻,筋脉肌肉失养,故见半身不遂,口眼歪斜;气虚血滞,舌本失养,故语言謇涩,口角流涎;气虚不能固摄,则小便频数,遗尿不禁;苔白,脉缓为气虚之象。综上诸症,皆由正气亏虚、瘀血阻络所致。原书称为"因虚致瘀",治法应以补气为主,兼以活血通络。方中重用生黄芪取其大补脾胃之元气,使气旺以促血行,祛瘀而不伤正,并助诸药之力,为君药。配以归尾活血,有祛瘀而不伤好血之妙,是为臣药。川芎、赤芍、桃仁、红花助归尾活血祛瘀;地龙通经活络,均为佐使药。诸药合用,使气旺血行,瘀祛络通,诸证自可渐愈。

本方主要用治半身不遂,属于正气亏虚而致血脉不利者,故使用时黄芪用量宜重,但开始可先用小量,一般从30~60g开始,逐渐加大,且愈后还须继续服用,防止复发。

【文献摘录】

方论 陆九芝:"观其方用黄芪四两,归尾二钱,赤芍钱半,川芎、桃仁、红花各一钱,加地龙亦一钱,主治半身不遂。方以黄芪为君,当归为臣,若例以古法当归补血汤,黄芪五倍于当归,则二钱之归宜君以一两

之芪。若四两之芪即当臣以八钱之归。今则芪且二十倍于归矣。大约欲以还五成之亏,有必需乎四两之多者。"(《世补斋医书》)

失 笑 散
《太平惠民和剂局方》

【组成】 五灵脂酒研,淘去砂土　蒲黄炒香,各等分
【用法】 先用酽醋调二钱,熬成膏,入水一盏,煎七分,食前热服(现代用法:共为细末,每服6g,用黄酒或醋冲服。亦可作汤剂水煎服,用量酌定)。
【功用】 活血祛瘀,散结止痛。
【主治】 瘀血停滞。心腹剧痛,或产后恶露不行,或月经不调,少腹急痛等。
【方解】 本方所治诸痛,都由瘀血内停、脉道阻滞、血行不畅所致。瘀血阻滞,不通则痛,故治当活血祛瘀以止痛。方中五灵脂、蒲黄相须为用,通利血脉,祛瘀止痛。用醋或黄酒冲服,取其活血脉,行药力,化瘀血,以加强活血止痛作用。本方药性平和,合用以奏祛瘀止痛、推陈致新之功。

本方是治疗血瘀作痛的常用方。一切瘀血积滞作痛,如胃痛、痛经等均可应用,尤以肝经血瘀者为宜。本方着重以活血祛瘀为主,行气之力不足,可酌加行气止痛之品。常以金铃子散配合使用。近代有用本方加味治疗心绞痛及宫外孕等病属于瘀血停滞者。

【附方】 手拈散(《奇效良方》) 延胡索　五灵脂　草果　没药各等分　研末,每服6g,开水送下。功用:活血祛瘀,行气止痛。主治:气血凝滞之脘腹疼痛。本方止痛之力较失笑散为优,以痛而偏瘀偏寒者宜之。

【文献摘录】
方论　吴谦:"《经》云:心主血,脾统血,肝藏血。故产后瘀血停滞,三经皆受其病。以致心腹瘀痛,恶寒发热,神迷眩晕,胞膈满闷。凡兹者,由寒凝不消散,气滞不流行,恶露停留,小腹结痛,迷闷欲绝,非纯用甘温破血行血之剂,不能攻逐荡平也。是方用灵脂之甘温走肝,生用则行血,蒲黄辛平入肝,生用则破血。佐酒煎以行其力,庶可直抉厥阴之滞,而有推陈致新之功。甘不伤脾,辛能散瘀,不觉诸证悉除,直可以一笑而置之矣。"(《医宗金鉴·删补名医方论》)

丹 参 饮
《时方歌括》

【组成】 丹参一两(30g)　檀香　砂仁各一钱半(5g)
【用法】 以水一杯,煎七分服。
【功用】 活血祛瘀,行气止痛。
【主治】 血瘀气滞,心胃诸痛。
【方解】 本方所治之心胃诸痛,为气血瘀滞互结于中所致,故治宜祛瘀行气止痛之法。方中重用丹参活血祛瘀,为君药。檀香、砂仁行气宽中而止痛,为佐使药。三药合用,使气血通畅,则疼痛自止。

本方仅用三味,且药性平和,为治疗气滞血瘀胃痛的有效方剂,原书说:"治心胃诸痛,服热药而不效者宜之。"说明本方药性稍偏于寒,故尤宜于心胃痛偏瘀偏热者。

温 经 汤
《金匮要略》

【组成】 吴茱萸 三两(9g)　当归 三两(9g)　芍药 二两(6g)　川芎 二两(6g)　人参 二两(6g)　桂枝 二两(6g)　阿胶 二两(9g)　牡丹皮 二两,去心(6g)　生姜 二两(6g)　甘草 二两(6g)　半夏 半升(6g)　麦冬 去心,一升(9g)

【用法】 上十二味,以水一斗,煮取三升,分温三服(现代用法:水煎服)。

【功用】 温经散寒,祛瘀养血。

【主治】 冲任虚寒,瘀血阻滞。漏下不止,月经不调,或前或后,或逾期不止,或一个月再行,或经停不至,而见傍晚发热,手心烦热,唇口干燥,少腹里急,腹满;亦治妇人久不受孕。

【方解】 本方治证皆因冲任虚寒,瘀血阻滞所致。冲为血海,任主胞胎,二经皆起于小腹,与月经关系密切。冲任虚寒,血凝气滞,故漏下不止,或月经不调,或小腹冷痛,久不受孕;瘀血不去,新血不生,则濡润不足,故口唇干燥;气血凝滞,内阻于里,故少腹里急而腹满;至于傍晚发热,手心烦热,均属阴血不足所致。证属虚实寒热夹杂,故非纯用祛瘀之法所宜,当以温经散寒与养血祛瘀并用,使血得温则行,血行瘀消,诸症可愈。方中吴茱萸、桂枝温经散寒,通利血脉,为君药。当归、川芎、芍药活血祛瘀,养血调经;丹皮祛瘀通经,并退虚热,共为臣药。阿胶、麦冬养阴润燥而清虚热,阿胶还能止血;人参、甘草益气健脾,以资生血之源,并达统血之用;冲任二脉均与足阳明胃经相通,半夏能通降胃气而散结,有助于祛瘀调经;生姜温胃气以助生化,共为佐药。甘草又能调和诸药,兼为使药。诸药合奏温经通脉、养血祛瘀之用,则瘀血去,新血生,虚热消,月经调而病自解。

本方虽寒热消补并用,但以温养冲任为主,为妇科调经常用方,主要用于冲任虚寒而有瘀滞的月经不调、痛经、崩漏等症,故名"温经"。

【附方】 艾附暖宫丸(《仁斋直指》)　艾叶 大叶者,去枝梗,三两(90g)　香附 去毛,六两,俱要合时采者,用醋五升,以石罐煮一昼夜,捣烂为饼,慢火焙干(180g)　吴茱萸 去枝梗,三两(90g)　大川芎 雀脑者,三两(90g)　白芍药 用酒炒,三两(90g)　黄芪 取白色软者,三两(90g)　续断 去芦,一两五钱(45g)　生地黄 生用一两,酒洗焙干(30g)　官桂 五钱(15g)　川归 酒洗,三两(90g)　为细末,米醋打糊为丸,如梧子大,每服五、七十丸,淡醋汤食远送下。忌恼怒,生冷(近代用法:为末,米醋打糊为丸,淡醋汤送下,每服6g)。功用:暖宫温经,养血活血。主治:妇人子宫虚冷,带下白淫,面色萎黄,四肢疼痛,倦怠无力,饮食减少,经脉不调,肚腹时痛,久无子息。

本方温经养血之力胜于温经汤,但祛瘀之力则逊之,多用治子宫虚冷而兼血虚之证。

生 化 汤
《傅青主女科》

【组成】 全当归 八钱(25g)　川芎 三钱(9g)　桃仁 去皮尖,十四枚(6g)　干姜 炮黑,五分(2g)　甘草 炙,五分(2g)

【用法】 黄酒、童便各半煎服(现代用法:水煎服,或酌加黄酒同煎)。

【功用】 活血化瘀,温经止痛。

【主治】 产后血虚受寒。恶露不行,小腹冷痛。

【方解】 本方主治产后血虚,寒邪乘虚而入,寒凝血瘀,留阻胞宫,致恶露不行,小腹冷痛,故方以温经散寒,养血化瘀为主,使新血生,瘀血化而自行,故名"生化"。方中重用当归补血活血,化瘀生新,为君药。川芎活血行气;桃仁活血祛瘀,均为臣药。炮姜入血散寒,温经止痛;黄酒温通血脉,以助药力;加入童便者,取其益阴化瘀,并有引败血下行之效;共为佐药。炙甘草调和诸药,为使药。合用有养血化瘀、温经止痛之效,使恶露畅行,小腹冷痛亦愈。

本方为妇女产后常用方,有些地区民间习惯作为产后必服之剂,但本方终是化瘀为主,且药性偏温,应以产后受寒而致瘀滞者为合适,若产后血热而有瘀滞者,则非本方所宜。

原书于本方后注云:"因寒凉食物,结块痛甚者,加肉桂八分于生化汤内;如血块未消,不可加参、芪,用之则痛不止。"可作临证加减之参考。

【文献摘录】

方论　张秉成:"夫产后气血大虚,固当培补,然有败血不去,则新血亦无由而生,故见腹中疼痛等证,又不可以祛瘀为首务也。方中当归养血,甘草补中,川芎理血中之气,桃仁行血中之瘀,炮姜色黑入营,助归草以生新,佐桃芎而化旧,生化之妙,神乎其神。用童便者,可以益阴除热,引败血下行故道耳。"(《成方便读》)

活络效灵丹
《医学衷中参西录》

【组成】　当归五钱(15g)　丹参五钱(15g)　生明乳香五钱(15g)　生明没药五钱(15g)

【用法】　上药四味作汤服。若为散,一剂分作四次服,温酒送下(现代用法:水煎服)。

【功用】　活血祛瘀,通络止痛。

【主治】　气血凝滞。心腹疼痛,腿痛臂痛,跌打瘀肿,内外疮疡,以及癥瘕积聚等。

【方解】　本方所治诸证皆由瘀血凝滞所致,故宜祛瘀止痛为主。方中当归活血养血;丹参助当归以加强活血祛瘀之力;乳香、没药活血祛瘀、行气止痛。诸药合用,使瘀去络通,则疼痛自止。本方祛瘀止痛之力颇强,为治疗血瘀所致心腹诸痛、癥瘕积聚,以及跌打损伤、瘀血肿痛之有效方剂。

原方附加减法颇多,如腿疼加牛膝;臂痛加连翘;妇女瘀血腹疼,加生桃仁、生五灵脂;疮红肿属阳者,加金银花、知母、连翘,白硬属阴者,加肉桂、鹿角胶或鹿角霜;疮破后生肌不速者,加生黄芪、知母、甘草;脏腑内痛,加三七、牛蒡子等,可供临证运用本方时参考。

近代有用本方加减治疗冠心病心绞痛、宫外孕、脑血栓形成、坐骨神经痛等而有血瘀气滞者,总是活血化瘀、通络止痛之功。

【附方】　宫外孕方(《山西医学院附属一院中西医结合治疗小组经验方》)　丹参五钱(15g)　赤芍五钱(15g)　桃仁三钱(9g)　此为宫外孕Ⅰ号方。若再加三棱、莪术各五分至二钱(各1.5～6g),为宫外孕Ⅱ号方。水煎服。功用:活血祛瘀,消癥止痛。主治:宫外孕破裂,突发性剧烈腹痛,多自下腹部开始,有时可延及全腹部,并见月经过多,漏下不畅,血色暗红。腹部检查:有压痛、反跳痛和肌紧张,有时亦可有移动性浊音或软硬不一的包块(内诊:可见阴道穹窿部饱满有触痛,宫颈有举痛或摇摆痛,宫体有飘浮感或因被血液包围而触诊不清,附件有具体或不具体的包块)。

子宫外孕一般分为未破损型与已破损型。已破损型又分为休克型、不稳定型和包块型三型。临床上一般用Ⅰ号方治疗不稳定型者,Ⅱ号方治疗包块型者。休克型则需中西结合进行抢救。

本方与活络效灵丹均能活血化瘀,都可用于宫外孕。但本方消癥祛瘀之力较大,为治疗宫外孕专方;活络效灵丹则行气止痛之力较强,并可广泛用于跌打瘀痛、癥瘕积聚等瘀血为患诸证。

桂 枝 茯 苓 丸
《金匮要略》

【组成】 桂枝　茯苓　丹皮　桃仁去皮尖　芍药各等分(各9 g)

【用法】 炼蜜和丸,如兔屎大,每日食前服一丸,不知,加至三丸(现代用法:多作汤剂,水煎服,用量按原方比例酌定;亦可为末,炼蜜为丸,每日服3~5 g)。

【功用】 活血化瘀,缓消癥块。

【主治】 瘀血留结胞宫。妊娠胎动不安,漏下不止,血色紫黑晦暗、腹痛拒按等。

【方解】 本方治妇人原有瘀血在胞宫,致妊娠胎动不安、腹痛漏下之症。瘀血癥块不消,漏下终不能止,势必影响胎元。但消散过猛,亦容易损胎,故本方立缓消癥块之法,宗"有故无殒,亦无殒也"之旨。方用桂枝温通血脉;茯苓渗利下行而益心脾之气,既有助于行瘀血,亦有利于安胎元,共为君药。宿有癥块,郁久多能化热,故又配伍丹皮、赤芍合桃仁以化瘀血,并能清瘀热,共为臣佐药。丸以白蜜,亦取其有缓和诸祛瘀药力,起到缓消的作用,以之为使。诸药合用,共奏活血化瘀、缓消癥块之效。

原书对本方服法规定极严,每日服兔屎大一丸,不知,加至三丸。说明对妇人妊娠而有瘀血,只能渐消缓散,不可峻攻猛破,这是应加注意的。

《妇人良方》称本方为夺命丸,用治妇人小产,子死腹中,而见"胎上抢心,闷绝致死,冷汗自出,气促喘满者"。但剂量增大,每次服如弹丸大一丸,而且用醋汤送服,并连进两丸。醋既能收敛,又可化瘀。

《济阴纲目》将本方改汤剂,易名催生汤,改用于产妇临产,见腹痛腰痛而胞浆已下时服,有催生之力。但本方原为消癥祛瘀之剂,须壮实之人为宜。

此外,本方亦可用治妇女经行不畅或经后腹痛,或产后恶露不尽而有腹痛拒按等证。

【文献摘录】

方论　徐忠可云:"药用桂枝茯苓丸者,桂枝、芍药,一阴一阳,茯苓、丹皮,一气一血,调其寒温,扶其正气。桃仁以之破恶血消癥癖,而不嫌伤胎血者,所谓有病则病当之也。患症之初必因寒,桂能化气而消其本寒;癥之成必挟湿热为窠囊,苓渗湿气,丹清血热,芍药敛肝血而扶脾,使能统血,则养正即所以去邪耳。"(《金匮要略论注》)

大 黄 䗪 虫 丸
《金匮要略》

【组成】 大黄蒸,十分(300 g)　黄芩二两(60 g)　甘草三两(90 g)　桃仁一升(60 g)　杏仁一升(60 g)　芍药四两(120 g)　干地黄十两(300 g)　干漆一两(30 g)　虻虫一升(60 g)　水蛭百枚(60 g)　蛴螬一升(60 g)　䗪虫半升(30 g)

【用法】 上十二味,末之,炼蜜和丸小豆大,酒饮服五丸,日三服(现代用法:共为细末,炼蜜为丸,重3 g,每服一丸,温开水送服。亦可作汤剂水煎服,用量按原方比例酌减)。

【功用】 祛瘀生新。

【主治】 五劳虚极。形体羸瘦,腹满不能饮食,肌肤甲错、两目黯黑者。

【方解】 五劳虚极,多因过饱、过饥、忧郁、暴饮、或房事、疲劳过度等而成。劳伤既成,则经络荣,卫气伤,每致瘀血内留,日久而成"干血";且瘀血久郁则化热,致阴血亦伤,不能濡润肌肤,出现肌肤甲错;不能上荣于目,故见两目黯黑不华;至于羸弱消瘦、腹满不能饮食等症,亦是由于劳伤正气虚极所致。由此观之,瘀虽由虚而起,但瘀积已甚,瘀血不去,则新血不生,正气无由恢复,故本方以祛瘀为主,辅以扶正之品,使瘀去新生,则病自痊愈。但毕竟五劳虚极之人,不宜猛攻,故用丸剂,以图缓消缓散为妥。方中大黄逐瘀攻下,并能凉血清热;䗪虫攻下积血,共为君药。桃仁、干漆、蛴螬、水蛭、虻虫助君药以活血通络,攻逐瘀血,共为臣药。黄芩配大黄以清瘀热;杏仁配桃仁以润燥结,且能破血降气,与活血攻下药配伍则有利于祛瘀血;生地黄、芍药养血滋阴,共为佐药。甘草和中补虚,调和诸药,以缓和诸破血药过于峻猛伤正;酒服以行药势,是为使药。诸药合用,祛瘀血,清瘀热,滋阴血,润燥结,即尤在泾《金匮心典》所说"润以濡其干,虫以动其瘀,通以去其闭"之意。

本方专治虚劳而有瘀血干结之证,方中破血祛瘀之品较多,补虚扶正不足,虽有"去病即所以补虚"之意,但在干血去后,还应另选方药以补虚,专治其虚劳之证。

【文献摘录】

方论 张璐:"夫五劳七伤,多缘劳动不节,气血凝滞,郁积生热,致伤其阴。世俗所称干血劳是也。所以仲景乘其元气未漓,先用大黄、䗪虫、水蛭、虻虫、蛴螬等蠕动啖血之物,佐以干漆、生地、桃仁、杏仁行去其血,略兼甘草、芍药以缓中补虚,黄芩开通热郁,酒服以行药势。待干血行尽,然后纯行缓中补虚收功。"(《张氏医通》)

13·2 止 血

止血剂,适用于血液离经妄行而出现的吐血、衄血、咳血、便血、崩漏等各种出血证。常用止血药如侧柏叶、小蓟、槐花,或灶心黄土、艾叶等为主组成方剂。但出血证情颇为复杂,病因有寒热虚实的不同,出血部位有上下内外的区别,病情有缓急的差异。所以止血剂的运用,应随证情而异。如因于血热妄行者,治宜凉血止血。因于冲任虚损者,治宜补血止血以固冲任。因于阳气虚弱不能摄血者,治宜温阳益气摄血。代表方如十灰散、四生丸、小蓟饮子、槐花散、黄土汤、胶艾汤等。对于上部出血忌用升提药,可适当配合少量的引血下行的药物如牛膝、代赭石等;下部出血忌用沉降药物,可配合少量升提药物如焦荆芥、黑升麻、黄芪等。慢性出血应着重治本,或标本兼顾,如突然大出血,则需采用急则治其标之法,着重止血;如气随血脱,则又急需大补元气,以挽救气脱危证为先。至于出血兼有瘀滞者,止血又应适当配以活血祛瘀之品,以防止血留瘀。止血应治本,在止血的基础上,还要根据出血的原因适当配伍,切勿一味着眼于止血,所以又有"见血休止血"之说,总之必须做到审因论治,才能提高疗效。

十 灰 散
《十药神书》

【组成】 大蓟 小蓟 荷叶 侧柏叶 茅根 茜根 栀子 大黄 牡丹皮 棕榈皮各

等分

【用法】 上药各烧灰存性,研极细末,用纸包,碗盖于地上一夕,出火毒。用时先将白藕捣汁或萝卜汁磨京墨半碗,调服五钱,食后服下(现代用法:各药烧存性,为末。藕汁或萝卜汁磨京墨适量,调服9g,亦可作汤剂水煎服,用量按原方比例酌定)。

【功用】 凉血止血。

【主治】 血热妄行。呕血、吐血、咯血、嗽血。

【方解】 火热炽盛,损伤血络,血热妄行,离经外溢,每致出血诸证。本方宜用于气火上冲、迫血上行所致之呕血、吐血、咯血、嗽血等症。宜凉血止血为法。方中大蓟、小蓟、荷叶、茜根、侧柏叶、白茅根凉血止血;棕榈皮收涩止血。因本方证属气盛火旺、血热妄行所致,故在凉血止血的同时,又用栀子清热泻火,大黄导热下行,折其上逆之势,使气火降而血止;并用丹皮配大黄凉血祛瘀,使凉血止血而不留瘀;本方烧炭存性用,可以加强收涩止血作用;用藕汁或萝卜汁京墨调服,亦在增强清热凉血止血之功。综观全方,以凉血止血为主,兼有清降、祛瘀作用,为一首备用的急救止血方剂。但对于虚寒性出血仍不宜用。

四 生 丸
《妇人良方》

【组成】 生荷叶(9g)　生艾叶(9g)　生柏叶(12g)　生地黄(15g)各等分

【用法】 上研,丸如鸡子大,每服一丸,水煎服(现代用法:作汤剂,水煎服)。

【功用】 凉血止血。

【主治】 血热妄行。吐血、衄血,血色鲜红,口干咽燥,舌红或绛,脉弦数。

【方解】 本方主治之吐、衄皆因血热所致。血分有热,迫血妄行,若外溢则见吐血、衄血,且血色鲜红,脉弦数有力;热伤津液,故见口干咽燥,舌红或绛。治当凉血止血为主。方中以侧柏叶凉血止血,为君药。生地清热凉血,助君药加强止血之效,并能养阴生津,以兼顾伤阴之象,为臣药。荷叶、艾叶既能止血,又能散瘀滞,使止血而不留瘀,共为佐使药。诸药合用,共起凉血止血作用,使热清血宁,则吐血、衄血可止。

方中侧柏叶、荷叶、地黄生用,清热凉血止血之力增强,生艾叶温而不热,且有止血、和血作用。诸药相配,仍不失以凉血止血为主之剂。方名四生,亦是取其四药生用之意。

咳 血 方
《丹溪心法》

【组成】 青黛水飞(6g)　瓜蒌仁去油(9g)　海石去砂(9g)　栀子炒黑(9g)　诃子(6g)（原方未著分量）

【用法】 上为末。以蜜同姜汁丸,噙化(现代用法:水煎服)。

【功用】 清火化痰,敛肺止咳。

【主治】 肝火犯肺。咳嗽痰稠带血,咯吐不爽,或心烦易怒,胸胁刺痛,颊赤,便秘,舌红苔黄,脉弦数。

【方解】 咳血一证,原因很多,本方证是因肝火犯肺所致。肝火灼肺而致咳嗽,咳伤肺络,血从上溢,乃成咳血之证;肺津受灼为痰,故浓稠难咯,或见痰中带血;痰阻于肺,又可导致咳嗽加重;其心烦易怒,胸胁刺痛,便秘颊赤,舌红苔黄脉弦数,均为肝火内扰的辨证依据。

由于病位虽在肺,但病本在肝,按治病求本的原则,故治当直折肝火,使肝火清降,肺自安宁。故方中不用止血药,而用青黛、栀子清肝泻火凉血,共为君药。痰不除则咳不止,故以瓜蒌仁、海石清热降火,润燥化痰,正如汪昂说"二者降火而兼行痰"①,为臣药。咳不止则血不宁,故又以诃子清敛降肺而止咳化痰,是为佐使药。诸药合用,共奏清肝宁肺之功,使火不犯肺,肺气肃降有权,痰化咳止,血亦自止,实为图本之法。肝火灼伤肺络而为咳血,阴分每亦亏损,如再酌加清肺养阴之品,则更为全面。又,原书方后说:"咳甚者加杏仁去皮尖,后以八物汤加减调理。"亦可作临证参考。

【文献摘录】

方论　汪昂:"此手太阴药也。肝者将军之官,肝火上逆,能灼心肺,故咳嗽痰血也。青黛泻肝而理血,散五脏郁火;栀子凉心而清肺,使邪热下行,二者所以治火;瓜蒌润燥滑痰,为治嗽要药;海石软坚止嗽,清水之上源,二者降火而兼行痰;加诃子者,以能敛肺而定痰喘也。不用治血之药者,火退则血自止也。"(《医方集解》)

槐　花　散
《本事方》

【组成】　槐花炒(12 g)　柏叶杵,焙(12 g)　荆芥穗(6 g)　枳壳麸炒(6 g)各等分

【用法】　上修事了,方称等分,细末,用清米饮调下二钱,空心食前服(现代用法:水煎服)。

【功用】　清肠止血,疏风下气。

【主治】　肠风脏毒下血。便前出血,或便后出血,或粪中带血,以及痔疮出血,血色鲜红或晦暗。

【方解】　本方原书主治"肠风脏毒"。张秉成说:"肠风者,下血新鲜,直出四射,皆由便前而来……脏毒者,下血瘀晦,无论便前便后皆然。此皆由于湿热蕴结,或阴毒之气,久而酿成。"②可知肠风、脏毒皆因风邪热毒或湿毒壅遏于肠胃血分,血渗肠道所致。治宜清肠凉血止血为主。方中用槐花专清大肠湿热,凉血止血,为君药。侧柏叶助槐花凉血止血;荆芥炒用,疏风并入血分而止血,共为臣药。枳壳下气宽肠,为佐使药。诸药合用,既能凉血止血,又能清肠疏风,风热湿毒既清,便血自止。本方药性寒凉,不宜久服。如便血日久,见有气虚或阴虚者,又当别求治法,非本方所宜。

【附方】　槐角丸(《太平惠民和剂局方》)　槐角去枝梗,炒一斤(500 g)　防风去芦　地榆　当归酒浸一宿,焙　黄芩　枳壳去瓤,麸炒,各半斤(各250 g)　为末,酒糊丸如梧桐大。每服三十丸,米饮下,不拘时候(现代用法:研末为丸,每服9 g,开水送下;或作汤剂,用量按原方比例酌定)。功用:清肠止血,疏风利气。主治:肠风下血,痔疮,脱肛属风邪热毒或湿热者。

小　蓟　饮　子
《济生方》

【组成】　生地黄洗,四两(30 g)　小蓟半两(15 g)　滑石半两(15 g)　木通半两(9 g)　蒲黄半两(炒)(9 g)　藕节半两(9 g)　淡竹叶半两(9 g)　当归(酒浸)半两(6 g)　栀子半两(9 g)　炙甘草半两(6 g)

---

① 《医方集解》P.121,1979年,上海科学技术出版社
② 《成方便读》P.48,1958年,上海科学技术出版社

【用法】 㕮咀,每服四钱,水一盏半,煎至八分,去滓温服,空心食前(现代用法:水煎服)。

【功用】 凉血止血,利水通淋。

【主治】 下焦瘀热,而致血淋,尿中带血,小便频数,赤涩热痛,或尿血,而见舌红脉数等。

【方解】 《素问·气厥论》说"胞移热于膀胱,则癃溺血",故血淋、尿血总由热聚膀胱,损伤血络,血随尿出,故见尿中带血或尿血;由于瘀热蕴结下焦,膀胱气化失常,故见小便频数,赤涩热痛;舌红脉数亦为下焦热结之证。治当凉血止血,利尿通淋。本方为导赤散加味组成。方中主以小蓟凉血止血,为君药。辅以藕节、蒲黄助君药凉血止血,并能消瘀,可使血止而不留瘀;滑石清热利水通淋;木通、淡竹叶、栀子清泄心、肺、三焦之火热从下而去;因热出血,且多伤阴,故用生地养阴清热、凉血止血;当归养血和血而性温,亦有防方中诸药寒凉太过之意,以上共为臣、佐药。甘草和中调药,是为使药。诸药合用,共成凉血止血为主、利水通淋为辅之功。本方止血之中寓以化瘀血,清利之中寓以养阴血,是治疗血淋、尿血属于实热的常用方剂。

【文献摘录】

方论 吴崑:"下焦结热血淋者,此方主之。下焦之病责于湿热,经曰:病在下者引而竭之。故用生地、栀子凉而导之,以竭其热;用滑石、通草、竹叶淡而渗之,以竭其湿;用小蓟、藕节、蒲黄消而逐之,以去其瘀血;当归养血于阴;甘草调气于阳。古人治下焦瘀热之病,必用渗药开其溺窍者,围师必缺之义也。"(《医方考》)

黄 土 汤
《金匮要略》

【组成】 甘草 干地黄 白术 附子(炮) 阿胶 黄芩各三两(各9g) 灶心黄土半斤(30g)

【用法】 上七味,以水八升,煮取三升,分温二服(现代用法:先将灶心土水煎取汤,再煎余药)。

【功用】 温阳健脾,养血止血。

【主治】 脾阳不足,中焦虚寒。大便下血,或吐血、衄血,及妇人崩漏,血色黯淡,四肢不温,面色萎黄,舌淡苔白,脉沉细无力者。

【方解】 脾主统血,气能摄血。若脾阳不足,脾气亦虚,失去统摄之权,则血从上溢为吐、衄,下溢而为便血、崩漏。但必血色黯淡,四肢不温,面色萎黄,舌淡苔白,脉沉细无力,才是脾气虚寒及阴血不足之象。治当温阳止血为主。方中灶心黄土(即伏龙肝)温中止血,为君药。配以白术、附子温脾阳而补中气,助君药以复统摄之权,为臣药。但辛温之术、附易耗血动血,且出血量多,阴血每亦亏耗,故佐以生地、阿胶滋阴养血,并能止血;更配苦寒之黄芩与甘寒滋润之生地、阿胶共同制约术、附过于温燥之性,生地、阿胶得术、附又不虑其滋腻呆滞。甘草调药和中为使药。诸药配合,寒热并用,标本兼治,刚柔相济,温阳而不伤阴,滋阴而不碍阳。吴瑭称本方为"甘苦合用,刚柔互济法"[①]。对便血、吐、衄、崩漏下血因于阳气虚乏所致者,本方有较好疗效。

【文献摘录】

方论 唐容川:"血者,脾之统也。先便后血,乃脾气不摄,故便行气下泄,而血因随之以下。方用灶土、

[①] 《温病条辨》P.163,1963年,人民卫生出版社

草、术健补脾土,以为摄血之本。气陷则阳陷,故用附子以振其阳。血伤则阴虚火动,故用黄芩以清火。而阿胶、熟地又滋其既虚之血。合计此方,乃滋补气血,而兼用温清之品以和之,为下血崩中之总方。"(《血证论》)

胶艾汤
《金匮要略》

【组成】 川芎二两(6 g) 阿胶二两(9 g) 艾叶三两(9 g) 甘草二两(6 g) 当归三两(9 g) 芍药四两(12 g) 干地黄六两(12 g)

【用法】 上七味,以水五升,清酒三升合煮,取三升,去滓,内胶令消尽,温服一升,日三服,不差,更作(现代用法:水煎去渣,或加酒适量;入阿胶化,温服)。

【功用】 补血止血,调经安胎。

【主治】 妇人冲任虚损。崩中漏下,月经过多,淋漓不止,或半产后下血不绝,或妊娠下血,腹中疼痛者。

【方解】 冲为血海,任主胞胎,冲任虚损,阴血不能内守,故崩中漏下,月经过多,或半产后下血不止,或妊娠下血(胎漏),胎动不安,腹中疼痛。治当补血止血,调经安胎。方中阿胶补血、止血;艾叶温经止血;二药又为调经安胎、治崩止漏的要药,共为君药。熟地、当归、白芍、川芎(即四物汤,见补益剂)补血调经,并能活血调血,以防出血日久留瘀,共为臣佐药。甘草调和诸药;配阿胶则善于止血;配白芍能缓急止痛;加入清酒助药力运行,亦防出血日久留瘀之意,共为使药。诸药合用,以补血止血为主,兼以调经安胎,为治疗血虚崩漏以及安胎的常用方剂。

【文献摘录】

方论 汪昂:"此足太阴厥阴药也。四物以养其血,阿胶以益其阴,艾叶以补其阳,和以甘草,行以酒势。使血能循经养胎,则无漏下之患矣。"(《医方集解》)

小 结

理血剂共选方剂19首,按其功用不同,分为活血祛瘀和止血两类。

(1) **活血祛瘀** 本类方剂均有通利血脉以祛除瘀血的作用,适用于血行不畅或瘀血内结之证。其中桃核承气汤破血下瘀,以荡涤瘀热为主,多用治血热互结的下焦蓄血证;复元活血汤与血府逐瘀汤均治胸胁瘀积疼痛,但前方以治跌打损伤,瘀留胁下为主,后者以治血瘀气滞,留结胸中为主;补阳还五汤补气祛瘀,为主治气虚血滞,脉络瘀阻所致的半身不遂的常用方;七厘散以活血散瘀、止痛止血为主,用于跌打损伤、筋断骨折之血瘀肿痛,外用内服均可。温经汤与生化汤均为妇科经产之剂。温经汤温经散寒,养血行瘀,重在温养,是治疗冲任虚寒兼瘀血内阻的月经不调常用方;生化汤活血化瘀,温经止痛,多用治产后恶露不行、少腹疼痛而血虚有寒之证,是产后的常用方。失笑散、活络效灵丹和丹参饮均能治疗血瘀心腹疼痛。失笑散与活络效灵丹以活血化瘀见长,前者多用于产后恶露不行,或月经不调而见少腹急痛之证;后者祛瘀之力较大,尤为跌打肿痛、心腹瘀痛的常用方;丹参饮是行气配活血祛瘀药,用治心胃诸痛为主。桂枝茯苓丸与大黄䗪虫丸均为活血祛瘀、缓消渐散之剂。但前者以治妇人妊娠有瘀之漏下不止见长;后者祛瘀之力较大,且兼能扶正,多用于瘀血成劳之证。

(2) 止血　本类方剂均有止血作用,主治各种出血证。其中十灰散、四生丸、咳血方、小蓟饮子、槐花散均为凉血止血之剂,主治血热妄行的出血证。但十灰散凉血止血之中收涩清降与祛瘀并用,可广泛用于上部各种热证出血,为常用的急救止血剂;四生丸以凉血止血为主,长于治疗血热妄行的吐血衄血;以上二方凉血之品较多,故宜中病即止。咳血方主要用于肝火犯肺的咳血,重在清肝火化痰热而治本,使火降而肺宁,咳减则血止。槐花散、小蓟饮子均治下部出血;但槐花散善于清肠疏风,主要用于肠风便血;而小蓟饮子则兼利水通淋,主要用于血淋、尿血。黄土汤与胶艾肠均属温补止血之剂,用治虚寒性出血。但黄土汤以温阳补脾为主,适用于脾阳不足所致的出血,尤多用于便血;胶艾汤则善于补血调经安胎,适用于妇人冲任虚损所致的月经过多、崩漏胎漏等。

复 习 思 考 题

(1) 活血祛瘀剂中常配伍行气药或补益药,止血剂中常配祛瘀药,为什么?
(2) 血府逐瘀汤与复元活血汤的主治及组成意义有何不同?
(3) 补阳还五汤为活血通络之剂,为什么重用补气之黄芪为君药?
(4) 温经汤与生化汤均为治疗妇产科血瘀证的常用方,两者如何区别使用?
(5) 槐花散与黄土汤均用于治疗便血,两者如何区别使用?
(6) 试结合小蓟饮子之主治证候,分析其药物配伍关系。

14. 治　风　剂

凡是运用辛散祛风或熄风止痉的药物为主组成,具有疏散外风或平熄内风作用,治疗风病的方剂,统称治风剂。

风病的范围很广,病情变化比较复杂,概言之,可分为"外风"和"内风"两大类。外风是指风邪侵入人体,留于肌表、经络、筋肉、骨节等所致。由于寒、湿、燥、热诸邪与风邪结合为患,故其证型又有风热、风湿、风寒等区别。其他,如风邪毒气,从皮肤破伤处侵入人体而致的破伤风,亦属外风范围。外风主要表现为头痛、恶风、肌肤瘙痒、肢体麻木、筋骨挛痛、关节屈伸不利,或口眼㖞斜,甚则角弓反张等症。内风大多是指内脏病变所致的风病,其病机有肝风上扰、热盛动风、阴虚风动及血虚生风等。内风之证,常见眩晕、震颤、四肢抽搐、足废不用、语言謇涩,或卒然昏倒、不省人事、口眼㖞斜、半身不遂等症。在治疗上,外风宜疏散,内风宜平熄。因此,本类方剂可分为疏散外风和平熄内风两类。

治风剂的运用,首先必须辨别风病的属内、属外,分别其寒、热、虚、实。若属外风,则宜疏散,而不宜平熄;属于内风,则宜平熄,而切忌辛散。如风邪夹寒、夹热、夹湿、夹痰者,则应与祛寒、清热、化湿、化痰等法配合。此外,外风与内风之间,亦可相互影响,外风可以引动内风,而内风又可兼夹外风,这种错综复杂的证候,立法用方,就得分清主次,全面照顾。

14·1 疏 散 外 风

疏散外风法,适用于外风所致诸病。若人体正气不足,腠理疏松,则易于感受外界风邪,发生风病。《灵枢·五变》说:"肉不坚,腠理疏,则善病风。"即是指此而言。由于感邪有轻重,体质有强弱,病邪有兼夹,因而产生的证候也就不同。外感风邪,病在肌表,而出现表证者,已在解表剂中论述。本章所述外风诸病,是指风邪外袭,侵入肌肉、经络、筋骨、关节等处而致。症见头痛、眩晕、风疹、湿疹、口眼㖞斜、语言謇涩、关节疼痛、麻木不仁、屈伸不利,以及破伤风所致的口噤、手足拘急、角弓反张等。常用辛散祛风的药物,如羌活、独活、防风、川芎、白芷、荆芥、白附子等为主组成方剂,代表方如大秦艽汤、消风散、川芎茶调散、牵正散、小活络丹等。

大 秦 艽 汤
《素问病机气宜保命集》

【组成】 秦艽三两(90 g) 甘草二两(60 g) 川芎二两(60 g) 当归二两(60 g) 白芍二两(60 g) 细辛半两(15 g) 羌活 防风 黄芩各一两(各30 g) 石膏二两(60 g) 白芷一两(30 g) 白术一两(30 g) 生地一两(30 g) 熟地一两(30 g) 白茯苓一两(30 g) 独活二两(60 g)

【用法】 上十六味判,每服一两,水煎去滓,温服无时。如遇天阴,加生姜七八片。如心下痞,每两加枳实一钱同煎(现代用法:为散,每次30 g,水煎去滓服。或作汤剂,水煎服,用量按原方比例酌情增减)。

【功用】 祛风清热,养血活血。

【主治】 风邪初中经络。口眼㖞斜,舌强不能言语,手足不能运动,风邪散见,不拘一经者。

【方解】 此方主治风邪初中经络之证。中风每多正气先虚,而后风邪乘虚入中,气血痹阻,络道不通,因而口眼㖞斜;"血弱不能养筋,故手足不能运动,舌强不能言语"①。治宜祛风通络为主,兼用血药气药以调里,使风邪外解,气血调和,则手足健运,舌本柔和。方中以秦艽为君,祛风而通行经络;羌活、独活、防风、白芷、细辛,均为辛温之品,能祛风散邪,俱为臣药。另外,言语和手足运动的障碍,与血虚不能养筋有关,且风药多燥,故配以当归、白芍、熟地养血柔筋,使祛风而不伤津;复用川芎和归、芍相协,使之活血通络,"血活则风散而舌本柔矣"②。又气能生血,故用白术、茯苓益气健脾,以助生化之源。至于黄芩、石膏、生地凉血清热,是为风邪化热而设。以上俱为佐药。另以甘草调和诸药为使。合而成方,共奏祛风清热、养血活血之效。

本方为风邪初中经络而设,汪昂称之为"六经中风轻者之通剂也"③。然本方毕竟风药较多,辛燥太过,有耗伤阴血之弊,临床宜斟酌加减。

【文献摘录】

方论 汪昂:"此六经中风轻者之通剂也。以秦艽为君药,祛一身之风也;以石膏为臣药,散胸中之火

---

① 《素问病机气宜保命集》P.31,1959年,人民卫生出版社
② 《素问病机气宜保命集》P.31,1959年,人民卫生出版社
③ 《医方集解》P.136,1979年,上海科学技术出版社

也。羌活散太阳之风,白芷散阳明之风,川芎散厥阴之风,细辛、独活散少阴之风,防风为风药卒徒,随所引而无所不至者也。大抵内伤必因外感而发,诸药虽云搜风,亦兼发表,风药多燥,表药多散,故疏风必先养血,芎䓖活血,芍药敛阴和血,血活则风散而舌本柔矣。又气能生血,故白术、茯苓、甘草补气以壮中枢,脾运湿除,则手足健矣。又风能生热,故用黄芩清上,石膏泻中,生地凉下,以共平逆上之火也。"(《医方集解》)

消 风 散
《外科正宗》

【组成】 当归　生地　防风　蝉蜕　知母　苦参　胡麻　荆芥　苍术　牛蒡子　石膏各一钱(各3 g)　甘草　木通各五分(各1.5 g)

【用法】 水二盅,煎八分,食远服(现代用法:水煎,空腹服)。

【功用】 疏风养血,清热除湿。

【主治】 风疹、湿疹。皮肤疹出色红,或遍身云片斑点,瘙痒,抓破后渗出津水,苔白或黄,脉浮数有力。

【方解】 本方所治各证,是因风湿或风热之邪侵袭人体,浸淫血脉,郁于肌肤腠理之间而发。故见皮肤疹出瘙痒,或津水流溢。治宜疏风为主,辅以清热除湿。痒自风来,止痒必先疏风。方中以荆芥、防风、牛蒡子、蝉蜕疏风透表为君,以祛除在表之风邪。配伍苍术散风除湿,苦参清热燥湿,木通渗利湿热,更以石膏、知母清热泻火,俱为臣药。由于风邪浸淫血脉,损伤阴血,故配当归、生地、胡麻以养血活血,滋阴润燥,并寓有"治风先治血,血行风自灭"之意,是为佐药。生甘草清热解毒,调和诸药,为使药。诸药合用,共奏疏风养血、清热除湿之效。

本方为治风疹、湿疹的常用方,原书谓治:"大人小儿风热隐疹,遍身云片斑点,乍有乍无并效。"

本方在临床运用,如属风热甚者,加银花、连翘以疏风清热解毒;湿热盛者,加地肤子、车前子以清热利湿;血分热甚者,加赤芍、紫草以清热凉血。服用本方时,不宜食辛辣、鱼腥、烟酒、浓茶等,以免影响疗效。

川芎茶调散
《太平惠民和剂局方》

【组成】 川芎　荆芥去梗,各四两(各120 g)　白芷　羌活　甘草烂,各二两(各60 g)　细辛去芦,一两(30 g)　防风去芦,一两半(45 g)　薄荷不见火,八两(240 g)

【用法】 为细末,每服二钱,食后清茶调下,常服清头目(现代用法:共为细末,每服6 g,每日二次,清茶调下。亦可水煎服,用量按原方比例酌减)。

【功用】 疏风止痛。

【主治】 外感风邪头痛。偏正头痛或巅顶作痛,恶寒发热,目眩鼻塞,舌苔薄白,脉浮者。

【方解】 头痛的原因甚多,本方所治者,为外感风邪所致。风邪外袭,循经上扰头部,阻遏清阳之气,故见头痛。《素问·太阴阳明论》说"伤于风者,上先受之",即是此意。风邪袭表,邪正相争,故见恶寒发热、目眩鼻塞、脉浮等症。若风邪稽留不去,头痛久而不愈者,其痛或偏或正,休作无时,即为头风。外风宜散,治宜散风邪,止头痛。方中川芎、白芷、羌活疏风止痛,其中川芎长于止痛,善治少阳、厥阴经头痛(头顶痛或两侧头痛),羌活善治太阳经头痛(后头痛牵连项部),白芷善治阳明经头痛(前额部),均为君药。如头痛的部位有所侧重,则用药亦相应进退。细辛散寒止痛,并长于治少阴经头痛;薄荷用量较重,能清利头目,搜风散热;荆芥、防风辛散上行,疏散上部风邪。上述各药,辅助君药,以增强疏风止痛之效,并能解表,均为臣药。甘草调和诸药,用时以清茶调下,取茶叶的苦寒性味,既可上清头目,又能制约风药的过于温燥与升散,使升中有降,为佐使药。

本方所用药物,多为擅长祛风解表的风药,汪昂说:"以巅顶之上,惟风药可到也。"①但如气虚、血虚,或因肝风、肝阳而引起的头痛,则非本方所宜。

【附方】 (1)菊花茶调散(录自《医方集解》) 本方由川芎茶调散加菊花、僵蚕而成。功用:疏风止痛,清利头目。主治:风热上犯。头晕目眩及偏正头痛。本方在川芎茶调散的基础上,加菊花、白僵蚕以疏散风热,故对偏正头痛及眩晕而偏于风热者较为适用。

(2)苍耳子散(《重订严氏济生方》) 辛夷半两(15 g) 苍耳子炒,二钱半(7.5 g) 香白芷一两(30 g) 薄荷叶半钱(1.5 g) 上并晒干,为细末,每二钱,用葱茶清,食后调服。功用:祛风通窍。主治:鼻渊。鼻塞,流浊涕不止,前额头痛。

牵 正 散
《杨氏家藏方》

【组成】 白附子　僵蚕　全蝎去毒,各等分,并生用

【用法】 为细末,每服一钱,热酒调下(现代用法:为细末,每次3 g,温开水送下。亦可水煎服,用量按原方酌情增减)。

【功用】 祛风化痰止痉。

【主治】 中风,口眼㖞斜。

【方解】 中风有中经络、中脏腑之别。本方证为风痰阻于头面经络而设。足阳明之脉挟口环唇,足太阳之脉起于目内眦。阳明内蓄痰浊,太阳外中于风,风痰阻于头面经络,则经隧不利,筋肉失养,故不用而缓。无邪之处,气血尚能运行,相对而急,缓者为急者牵引,故口眼㖞斜。治法宜祛风痰、通经络、止痉挛,使风去痰消,经络通畅,则病证可愈。方中白附子辛散,祛风化痰,并长于治头面之风;僵蚕、全蝎均能祛风止痉,其中僵蚕并有化痰作用,全蝎善于通络。三药合用,力专效著。更用热酒调服,宣通血脉,并能引药入络,直达病所。

方中白附子偏于温燥,适宜于风痰属寒性者。如气虚血瘀或肝风内动而引起的口角㖞斜,或半身不遂者,本方不宜使用。另外,白附子、全蝎为有毒之品,用量宜慎。

【附方】 止痉散(《方剂学》上海中医学院编) 全蝎　蜈蚣各等分　为细末,每服1~1.5 g,开水送服,1日2~4次。功用:祛风止痉。主治:痉厥,四肢抽搐等。对顽固性头痛、关节痛,本方亦有良好的止痛作用。

【文献摘录】

方论 张秉成:"此方治口眼㖞斜无他证者,其为风邪在经而无表里之证可知。故以全蝎色青善走者,独入肝经,风气通于肝,为搜风之主药;白附之辛散,能治头面之风;僵蚕之清虚,能解络中之风。三者皆治风之专药,用酒调服,以行其经,所为同气相求,衰之以属也。"(《成方便读》)

---

①《医方集解》P.53,1979年,上海科学技术出版社

玉 真 散
《外科正宗》

【组成】 南星　防风　白芷　天麻　羌活　白附子各等分

【用法】 上为末,每服二钱,热酒一盏调服,更敷患处。若牙关紧急,腰背反张者,每服三钱,用热童便调服。虽内有瘀血亦愈。至于昏死,心腹尚温者,连进二服,亦可保全。若治疯犬咬伤,要用漱口水洗净,搽伤处亦效(现代用法:为细末,过筛,混匀,每服 3 g,用热酒或童便调服;外用适量,敷患处)。

【功用】 祛风化痰,解痉止痛。

【主治】 破伤风。牙关紧急,口撮唇紧,身体强直,角弓反张。

【方解】 破伤风的原因,《外科正宗》指出:"因皮肉损破,复被外风袭入经络,渐传入里。"由此可见,破伤风亦属外风为患。风邪通过创口,侵入经脉后,发为牙关紧急,四肢抽搐,角弓反张。治疗上应采取祛风解痉为主。方中白附子、天南星祛风化痰,解痉止痛;羌活、防风、白芷疏散经络中之风邪,驱邪外出;天麻熄风解痉;热酒与童便有通经络、行气血之功。合而用之,有祛风解痉和止痛之效。

本方是由《普济本事方》玉真散发展而来,原方只南星、防风二味,主治破伤风。《外科正宗》在此基础上增加白附子、白芷、天麻、羌活等祛风之品,功效较前方为强。

方中白附子、南星均生用,有毒性。因此,不宜过量。

【附方】 五虎追风散(史传恩家传方《中医杂志》)　蝉蜕 30 g　制南星 6 g　天麻 6 g　全蝎 7~9 个　僵蚕炒,7~9 个　水煎服。另用朱砂 1.5 g,研细,以黄酒 60 ml,冲服。服后五心出汗即有效,但出汗与否,应于第二日再服,连服 3 日。功用:祛风解痉,止痛。主治:破伤风,牙关紧急,手足抽搐,角弓反张者。

本方与玉真散均为治破伤风之常用方,都有祛风解痉之效。其中玉真散祛风化痰之力较强,而解痉之力不足;五虎追风散则长于祛风解痉。

小活络丹(原名活络丹)
《太平惠民和剂局方》

【组成】 川乌炮,去皮脐　草乌炮,去皮脐　地龙去土　天南星炮,各六两(180 g)　乳香研　没药研,各二两二钱(各66 g)

【用法】 上为细末,入研药令匀,酒面糊为丸,如梧桐子大,每服二十丸,空心日午冷酒送下,荆芥茶下亦得(现代用法:以上六味,粉碎成细粉,过筛,混匀,加炼蜜制成大蜜丸。每丸重 3 g。口服,用陈酒或温开水送服,一次 1 丸,一日 2 次)。

【功用】 祛风除湿,化痰通络,活血止痛。

【主治】 风寒湿邪留滞经络之证。肢体筋脉挛痛,关节伸屈不利,疼痛游走不定。亦治中风,手足不仁,日久不愈,经络中有湿痰死血,而见腰腿沉重,或腿臂间作痛。

【方解】 风寒湿邪或痰湿瘀血留滞经络,以致气血不得宣通,营卫失其流畅,故见肢体挛痛、关节伸屈不利等症。《素问·至真要大论》说:"留者攻之。""逸者行之。"治宜祛风湿与化痰、活血三者兼顾。方中川乌、草乌均为辛热之品,功能祛风除湿、温通经络,且具有较强的止痛作用,是为君药。天南星燥湿化痰,以除经络中之痰湿,亦有止痛之效,用为臣药。

佐以乳香、没药行气活血,以化络中之瘀血,使气血流畅。地龙为入络之良品,功能通经活络,并加用陈酒以助药势,可引诸药直达病所,为使药。合而用之,则风寒湿邪与痰浊、瘀血均能祛除,使经络得通,诸证可愈。

本方药力颇峻,宜于体实气壮者,阴虚有热及孕妇慎用。

【附方】 大活络丹(录自《兰台轨范》) 白花蛇 乌梢蛇 威灵仙 两头尖俱酒浸 草乌 天麻煨 全蝎去毒 首乌黑豆水浸 龟板炙 麻黄 贯众 甘草炙 羌活 官桂 藿香 乌药 黄连 熟地黄 大黄蒸 木香 沉香用心,各二两(各60g) 细辛 赤芍药去油 丁香 乳香去油 僵蚕 天南星姜制 青皮 骨碎补 白豆蔻仁 安息香酒熬 黑附子制 黄芩蒸 茯苓 香附酒浸,焙 玄参 白术各一两(各30g) 防风二两五钱(75g) 葛根 虎胫骨炙 当归各一两五钱(各45g) 血竭七钱(21g) 地龙炙 犀角 麝香 松脂各五钱(各15g) 牛黄 冰片各一钱五分(各4.5g) 人参三两(90g) 以上四十九味,合和研末,蜜丸如桂圆核大,金箔为衣。每服一丸,陈酒送下。功用:祛风扶正,活络止痛。主治:中风瘫痪、痿痹、痰厥、阴疽、流注等。

本方与小活络丹功用相仿,惟本方为祛风通络药配伍补气、补血等扶正药组成,故宜于邪实正虚之证,属标本兼顾之法。徐灵胎说:"顽痰恶风,热毒瘀血,入于经络,非此方不能透达,凡治肢体大症,必备之药也。"①

14·2 平熄内风

平熄内风剂,适用于内风病证。内风即《素问·至真要大论》所说"诸风掉眩,皆属于肝",以及"风从内生"之类。其发病机理和临床表现,亦各有不同。如阳邪亢盛,热极动风,常见高热不退,神志昏迷,四肢抽搐等症;肝阳偏亢,肝风内动,常见眩晕,头部热痛,面色如醉,甚则猝然昏倒,口眼㖞斜,半身不遂等。这类风病,属于内风之实证,治宜平肝熄风。常用平肝熄风药为主,如羚羊角、钩藤、石决明、天麻、菊花、牡蛎、白蒺藜等,配伍清热、化痰、养血之品组成方剂,代表方如羚角钩藤汤、镇肝熄风汤。若温病邪热伤阴,阴虚生风,虚风内动,则见筋脉拘挛,手足蠕动等症;或下元虚衰,虚阳浮越,痰浊上泛,发为瘖痱等。此类风病,属于内风之虚证,治宜补养熄风。常用滋养药为主,如地黄、白芍、阿胶、鸡子黄、巴戟天、肉苁蓉等,配伍平肝熄风、清热或化痰开窍之品组成方剂,代表方如大定风珠、地黄饮子。

羚角钩藤汤
《通俗伤寒论》

【组成】 羚角片先煎,钱半(4.5g) 霜桑叶二钱(6g) 京川贝去心,四钱(12g) 鲜生地五钱(15g) 双钩藤后入,三钱(9g) 滁菊花三钱(9g) 茯神木三钱(9g) 生白芍三钱(9g) 生甘草八分(2.4g) 淡竹茹鲜制,与羚羊角先煎代水,五钱(15g)

【用法】 水煎服。

【功用】 凉肝熄风,增液舒筋。

【主治】 肝经热盛,热极动风。高热不退,烦闷躁扰,手足抽搐,发为痉厥,甚则神昏,舌质绛而干,或舌焦起刺,脉弦而数。

---

① 《兰台轨范》P.32,木刻本

【方解】 本方证为邪热传入厥阴,肝经热盛,热极动风所致。邪热内盛,则见高热不退;热扰心神,则烦闷躁扰,甚则神昏。由于热盛动风,风火相煽,故见手足抽搐,发为痉厥。舌绛、脉弦数等,为肝经热盛之证。方用羚羊角、钩藤为君,凉肝熄风,清热解痉;配合桑叶、菊花为臣,以加强熄风之效。风火相煽,最易耗阴灼液,故用白芍、生地养阴增液以柔肝舒筋,和羚羊角、钩藤等凉肝熄风药同用,有标本兼顾之义。邪热亢盛,每易灼津成痰,故用贝母、竹茹清热化痰;热扰心神,又以茯神木平肝、宁心安神,俱为佐药。生甘草调和诸药为使,与白芍相配,又能酸甘化阴,舒筋缓急。

另外,对于肝阳上亢引起的头痛、头晕、震颤等,用本方凉肝熄风,亦甚合适。

本方为治疗热极动风的代表方剂,凡温热病过程中出现高热烦躁,手足抽搐,发为痉厥者,均可使用。若热邪内闭,神志昏迷者,可配合安宫牛黄丸、紫雪丹等清热开窍之剂同用。

【附方】 钩藤饮(《医宗金鉴》) 钩藤(9g) 羚羊角(0.3g,磨粉冲服) 全蝎去毒(0.9g) 人参(3g) 天麻(6g) 甘草炙(1.5g) 水煎服。功用:清热熄风,益气解痉。主治:小儿天钩。牙关紧闭,手足抽搐,惊悸壮热,头目仰视兼见气虚者。

本方与羚角钩藤汤均属平肝熄风之剂,俱用钩藤、羚羊角为君药,但后者配养阴增液、清化痰热药同用,故宜于热极动风而兼有阴伤者;前者配益气之品,宜于热极动风而兼有气虚者。

【文献摘录】

方论 秦伯未:"本方原为邪热传入厥阴,神昏搐搦而设。因热极伤阴,风动痰生,心神不安,筋脉拘急,故用羚羊、钩藤、桑叶、菊花凉肝熄风为主;佐以生地、白芍、甘草甘酸化阴,滋液缓急;川贝、竹茹、茯神化痰通络,清心安神。由于肝病中,肝热风阳上逆,与此病机一致,故亦常用于肝阳重证,并可酌加石决明等潜镇。"(《谦斋医学讲稿》)

镇 肝 熄 风 汤
《医学衷中参西录》

【组成】 怀牛膝一两(30g) 生赭石轧细,一两(30g) 生龙骨捣碎,五钱(15g) 生牡蛎捣碎,五钱(15g) 生龟板捣碎,五钱(15g) 生杭芍五钱(15g) 玄参五钱(15g) 天冬五钱(15g) 川楝子捣碎,二钱(6g) 生麦芽二钱(6g) 茵陈二钱(6g) 甘草钱半(4.5g)

【用法】 水煎服。

【功用】 镇肝熄风,滋阴潜阳。

【主治】 肝肾阴亏,肝阳上亢,气血逆乱。头目眩晕,目胀耳鸣,脑部热痛,心中烦热,面色如醉,或时常噫气,或肢体渐觉不利,口角渐形歪斜;甚或眩晕颠仆,昏不知人,移时始醒;或醒后不能复原,精神短少,脉长有力者。

【方解】 本方证由肝肾阴亏,肝阳偏亢,气血逆乱所致。肝阳上亢,风阳上扰,故见头目眩晕,目胀耳鸣,面色如醉,脑中热痛;肝胃不和,胃气上逆,故时觉噫气;若肝阳过亢,血随气逆,并走于上,则出现眩晕颠仆,不知人事,或肢体活动不便、半身不遂等中风症状。《素问·调经论》说:"血之与气,并走于上,则为大厥。"即是此意。脉弦长有力者,为肝阳亢盛之象。治宜镇肝熄风为主,佐以滋养肝肾阴液。方中怀牛膝归肝肾之经,重用以引血下行,并有补益肝肾之效,为君药。代赭石和龙骨、牡蛎相配,降逆潜阳,镇熄肝风,是为臣药。龟板、玄参、天冬、白芍滋养阴液,以制肝亢;茵陈、川楝子、生麦芽三味,配合君药清泄肝阳之有余,条达肝气之郁滞,以有利于肝阳之平降镇潜;甘草调和诸药,与麦芽相配,并能和胃调中,防止金石类药物碍胃之弊,均为佐使药。诸药合用,成为镇肝熄风之良剂。

原书方后有加减法:"心中热甚者,加生石膏一两;痰多者,加胆星二钱;尺脉重按虚者,加熟地黄八钱、净萸肉五钱;大便不实者,去龟板、赭石,加赤石脂一两。"

本方中的茵陈,张锡纯曾谓"茵陈为青蒿之嫩者",后之医家对此有所争议,有的改为青蒿,有的仍用茵陈,从附案中的辨证立法分析,仍以茵陈为是。

【附方】 建瓴汤(《医学衷中参西录》) 生怀山药一两(30g) 怀牛膝一两(30g) 生赭石轧细,八钱(24g) 生龙骨捣细,六钱(18g) 生牡蛎捣细,六钱(18g) 生地黄六钱(18g) 生杭芍四钱(12g) 柏子仁四钱(12g) 磨取铁锈水,以之煎药。功用:镇肝熄风,滋阴安神。主治:肝阳上亢。头目眩晕,耳鸣耳胀,心悸健忘,烦躁不宁,失眠多梦,脉弦硬而长等。

本方与镇肝熄风汤均用治肝阳上亢之头目眩晕,但镇肝熄风汤镇潜清降之力较建瓴汤强,而建瓴汤兼能宁心安神。

【文献摘录】

方论 张锡纯:"方中重用牛膝以引血下行,此为治标之主药。而复深究病之本源,用龙骨、牡蛎、龟板、芍药以镇熄肝风,赭石以降胃降冲,玄参、天冬以清肺气,肺中清肃之气下行,自能镇制肝木……茵陈为青蒿之嫩者,得初春少阴生发之气,与肝木同气相求,泻肝热兼疏肝郁,实能将顺木之性。麦芽为谷之萌芽,生用之亦善将顺肝木之性,使不抑郁。川楝子善引肝气下达,又能折其反动之力。方中加此三味,而后用此方者,自无他虞也。"(《医学衷中参西录》)

天麻钩藤饮
《杂病证治新义》

【组成】 天麻(9g) 钩藤(后下,12g) 石决明(先煎,18g) 栀子 黄芩(各9g) 川牛膝(12g) 杜仲 益母草 桑寄生 夜交藤 朱茯神(各9g)

【用法】 水煎服。

【功用】 平肝熄风,清热活血,补益肝肾。

【主治】 肝阳偏亢,肝风上扰。头痛,眩晕,失眠。

【方解】 本方证为肝阳偏亢,风阳上扰,以致头部胀痛,眩晕;肝阳偏亢,影响神志,故夜寐多梦,甚至失眠。治宜平肝熄风为主,配合清热活血,补益肝肾。方中天麻、钩藤、石决明均有平肝熄风之效,用以为君。栀子、黄芩清热泻火,使肝经之热不致偏亢,是为臣药。益母草活血利水;牛膝引血下行,配合杜仲、桑寄生能补益肝肾;夜交藤、朱茯神安神定志,俱为佐使药。如病重者,加羚羊角。

【文献摘录】

方论 胡光慈:"本方为平肝降逆之剂。以天麻、钩藤、生决明之平肝祛风降逆为主。辅以清降之山栀、黄芩,活血之牛膝,滋肝肾之桑寄生、杜仲等,滋肾以平肝之逆。并辅夜交藤、朱茯神,以安神安眠,缓解其失眠。故为用于肝厥头痛、晕眩、失眠之良剂。"(《杂病证治新义》)

阿胶鸡子黄汤
《通俗伤寒论》

【组成】 陈阿胶烊冲,二钱(6g) 生白芍三钱(9g) 石决明杵,五钱(15g) 双钩藤二钱(6g) 大生地四钱(12g) 清炙草六分(1.8g) 生牡蛎杵,四钱(12g) 络石藤三钱(9g) 茯神木四钱(12g) 鸡

子黄二枚(2个)先煎代水

【用法】 水煎服。

【功用】 滋阴养血,柔肝熄风。

【主治】 邪热久羁,灼烁阴血。筋脉拘急,手足瘛疭,类似风动,或头目眩晕,舌绛苔少,脉细数者。

【方解】 本方证为邪热久羁,热伤阴血,虚风内动所致。温热病后每见此证。血不养筋则筋脉拘挛,伸缩不能自如,故手足瘛疭。头目眩晕,为水不涵木、肝虚风动之象。治以滋阴养血熄风为主,辅以潜阳通络。方中以阿胶、鸡子黄为君,滋阴血,熄风阳;生地、芍药、甘草为臣,酸甘化阴,柔肝熄风。然阴血虚者,肝阳偏亢,故以钩藤协石决明、牡蛎为佐,取其介类潜阳,合用以平熄肝木之亢;复用茯神木平肝安神,以加强其效。痉挛则络亦不舒,故用络石藤为使,配合白芍、甘草,以舒筋通络。合而用之,成为养血滋阴、柔肝熄风之剂。

本方与羚角钩藤汤同为平肝熄风之剂,但两者有所区分。羚角钩藤汤证系风火相煽,热极生风,证情属热属实,故重在凉肝熄风;此为热伤阴血,虚风内动,病情属虚而有热,故重在滋阴养血熄风。其间虚实主次,应加以区别。

【文献摘录】

方论 何秀山:"血虚生风者,非真风也,实因血不养筋,筋脉拘挛,伸缩不能自如,故手足瘛疭。类似风动,故名曰内虚暗风,通称肝风。温热病末路,多见此症者,以热伤血液故也。方以阿胶、鸡子黄为君,取其血肉有情,液多质重,以滋血液而熄肝风。臣以芍、草、茯神木,一则酸甘化阴以柔肝,一则以木制木而熄风。然心血虚者,肝阳必亢,故佐以决明、牡蛎介类潜阳。痉挛者络亦不舒,故使以钩藤、络石通络舒筋也。此为养血滋阴、柔肝熄风之良方。"(《重订通俗伤寒论》)

大 定 风 珠

《温病条辨》

【组成】 生白芍六钱(18g)　阿胶三钱(9g)　生龟板四钱(12g)　干地黄六钱(18g)　麻仁二钱(6g)　五味子二钱(6g)　生牡蛎四钱(12g)　麦冬连心,六钱(18g)　炙甘草四钱(12g)　鸡子黄生,二枚(2个)　鳖甲生,四钱(12g)

【用法】 水八杯,煮取三杯,去滓,再入鸡子黄,搅令相得,分三次服(现代用法:水煎去滓,再入鸡子黄搅匀,温服)。

【功用】 滋阴熄风。

【主治】 温病热邪久羁,热灼真阴,或因误用汗、下,重伤阴液。神倦瘛疭,脉气虚弱,舌绛苔少,有时时欲脱之势。

【方解】 本方证是因温病时久,邪热灼伤真阴,或因误汗、妄攻,重伤阴液所致。真阴大亏,故见神倦脉虚,舌绛少苔,有时欲脱之势;虚风内动,故手足瘛疭。此时邪气已去八九,真阴仅存一二,故治用味厚滋补的药物为主以滋阴养液,填补欲竭之真阴,平熄内动之虚风。方中鸡子黄、阿胶滋阴养液以熄内风,为君药。地黄、麦冬、白芍滋阴柔肝;龟板、鳖甲滋阴潜阳,均为臣药。麻仁养阴润燥,牡蛎平肝潜阳;五味子、炙甘草酸甘化阴,以加强滋阴熄风之功,均为佐使药。合用具有滋阴养液、柔肝熄风之效。

本方是由《温病条辨》加减复脉汤(炙甘草、干地黄、生白芍、麦冬、阿胶、麻仁)衍化而成。由于邪热久羁,阳伤更甚,故又增加了鸡子黄、五味子、龟板、鳖甲、牡蛎等滋阴潜阳之品,从而由滋阴复脉转变成滋阴熄风之剂。

本方在临床运用,以真阴大亏,虚风内动,而见神昏瘛疭、脉气虚弱、舌绛少苔为辨证要点。如阴液虽虚,而邪气犹盛者,非本方所宜。吴鞠通说:"壮热尚盛者,不得用定风珠。"①又当考虑清热熄风为主,配合养阴,始治病情。

原书方后云:"喘加入参;自汗者,加龙骨、人参、小麦;悸者加茯神、人参、小麦。"盖喘、悸、自汗,是气虚之证,故加人参以补气生津,龙骨、小麦以止汗,茯神以治悸。

【附方】 (1) 小定风珠(《温病条辨》) 鸡子黄生用,一枚(1个) 真阿胶二钱(6g) 生龟板六钱(18g) 童便一杯(15ml) 淡菜三钱(9g) 水五杯,先煮龟板、淡菜得二杯,去滓,入阿胶,上火烊化,内鸡子黄,搅令相得,再冲童便,顿服之。功用:滋阴熄风。主治:温邪久羁下焦。烁肝液为厥,扰冲脉为哕,脉细弦。

本方与大定风珠均为滋阴熄风之剂,但功用有强弱不同,故有大小之分,临床可视阴虚风动的病情轻重而分别选择。

(2) 三甲复脉汤(《温病条辨》) 炙甘草六钱(18g) 干地黄六钱(18g) 生白芍六钱(18g) 麦冬不去心,五钱(15g) 阿胶三钱(9g) 生牡蛎五钱(15g) 生鳖甲八钱(24g) 生龟板一两(30g) 水煎服。功用:滋阴复脉,潜阳熄风。主治:温病邪热羁留下焦,热深厥甚。脉细促,心中憺憺大动,甚则心中痛者。

本方是由《伤寒论》炙甘草汤(复脉汤)衍化而来,由于不用人参、桂枝、生姜等,而加牡蛎、鳖甲、龟板,故变益气养血复脉之方,而为滋阴熄风之剂,这是吴氏的活用之法。

地 黄 饮 子
《黄帝素问宣明论方》

【组成】 熟干地黄 巴戟天去心 山茱萸 石斛 肉苁蓉酒浸,焙 附子炮 五味子 官桂 白茯苓 麦门冬去心 菖蒲 远志去心,等分

【用法】 上为末,每服三钱,水一盏半,生姜五片,枣一枚,薄荷五、七叶,同煎至八分,不计时候(现代用法:加生姜、大枣、薄荷适量,水煎服。用量按原方酌情增减)。

【功用】 滋肾阴,补肾阳,开窍化痰。

【主治】 喑痱证。舌强不能言,足废不能用,口干不欲饮,脉沉细弱。

【方解】 本方证是下元虚衰,虚阳上浮,痰浊随之上泛,堵塞窍道所致。"喑"是舌不能言,"痱"是足废不能用。由于下元虚衰,筋骨痿软无力,故足废不能用;痰浊上泛,堵塞窍道,故舌强不能言。治宜温补下元,摄纳浮阳,开窍化痰,宣通心气。方中熟地黄、山茱萸滋补肾阴;肉苁蓉、巴戟天温壮肾阳,为君药。而以附子、肉桂之辛热,协上药以温养真元,摄纳浮阳;麦冬、石斛、五味子滋阴敛液,使阴阳相配,均为臣药。菖蒲、远志、茯苓交通心肾,开窍化痰,是为佐药。少用姜、枣、薄荷为引,和其营卫,均为使药。综观全方,上下并治,标本兼顾,而以治下、治本为主。诸药合用,共成滋肾阴、补肾阳、开窍化痰之功。使水火相济,痰浊得除,则喑痱可愈。

本方是治疗喑痱的主要方剂。若只痱证,可将石菖蒲、远志、薄荷等宣通开窍之品减去;如纯属阴虚而痰火盛者,可去温燥的桂、附,加贝母、竹沥、胆星、天竹黄以清化痰热。此方温而不燥,为其特长,然毕竟偏于温补,故肝阳偏亢之证,不宜使用。

---

① 《温病条辨》P.127,1964年,人民卫生出版社

【文献摘录】

方论　王子接："饮,清水也。方名饮子者,言其煎有法也。瘖痱之证,机窍不灵,升降失度,乃用一派重浊之药,务在药无过煎,数滚即服,取其轻清之气,易为升降,迅达经络,流走百骸,以交阴阳。附子、官桂开诸窍而祛浊阴,菖蒲、远志通心肾以返真阳,川石斛入肾以清虚热,白茯苓泄胃火以涤痰饮,熟地、山萸滋乙癸之源,巴戟、苁蓉温养先天之气,麦冬、五味入肺肾以都气。开之、通之、清之、泄之、补之、都之,不使浊阴之气横格于喉舌之间,则语自解,体自正矣。"(《绛雪园古方选注》)

小　　结

治风剂共选方 12 首,按其功效,分为疏散外风和平熄内风两类。

(1) 疏散外风　大秦艽汤祛风清热,调理气血,运用于风邪初中经络之证。消风散疏风养血,清热除湿,是风疹、湿疹的常用方剂。川芎茶调散长于疏散上部风邪,适用于风邪上犯头目所致的偏正头痛。牵正散、玉真散均善于祛风化痰,但前者长于祛头面之风,适用于风痰阻滞经络所致的口眼㖞斜;后者祛风解痉之力较大,长于治疗破伤风。小活络丹祛风除湿,化痰通络,活血止痛,适用于风寒湿邪或痰湿瘀血留滞经络,以致关节疼痛、屈伸不利等。

(2) 平熄内风　羚角钩藤汤、镇肝熄风汤、天麻钩藤饮均能平肝熄风。但羚角钩藤汤清热熄风之力较强,适用于肝经热盛、热极动风之证;镇肝熄风汤镇肝潜阳熄风之力较大,多用于肝阳上亢、肝风内动之证;天麻钩藤饮兼有清热活血安神之效,适用于肝阳偏亢、肝风上扰所致的头痛、眩晕、失眠。阿胶鸡子黄汤、大定风珠均为滋阴熄风之方,适用于热灼阴伤的阴虚风动之证,但前者潜阳熄风之力较胜,后者偏重于滋阴增液。地黄饮子功专滋肾阴、补肾阳、开窍化痰,善治下元虚弱、痰浊上逆之瘖痱证。

复习思考题

(1) 试述川芎茶调散和消风散的组成意义及主治病证。

(2) 羚角钩藤汤和大定风珠均为平熄内风之剂,两者在组成、功用、主治方面的区别点何在？试分析说明之。

(3) 略述天麻钩藤饮的组成意义和主治病证。

15. 治　燥　剂

凡具有轻宣燥邪或滋阴润燥作用,以治疗燥证的方剂,统称治燥剂。

燥证有外燥和内燥之分。外燥是外感燥邪所致,立秋后,湿气去而燥气来,秋月燥胜,则人病秋燥。燥属次寒,易从火化。故随着秋令气候的差异,其发病有凉燥与温燥之不同。俞根初说："秋深初凉,西风肃杀,感之者多病风燥,此属燥凉,较严冬风寒为轻;若久晴无雨,秋阳以曝,感之者多病温燥,此属燥热,较暮春风温为重。"[①] 燥为六淫之一,最易伤肺耗津,故其初起,除发热恶寒外,即有口干咽痛,干咳无痰,或咳嗽少痰等。内燥是脏腑精亏液耗所

---

① 《通俗伤寒论》P.258,1956 年,上海卫生出版社

致,所谓"精血夺而燥生"①。诸如大病而攻伐太过,吐利而亡津液,房劳致虚,辛热太过,皆能损害真阴而成燥病。由于脏腑的部位和生理特点各不相同,所以内燥病的临床表现亦较为复杂。从发病部位上来说,有上燥、中燥、下燥之分;从累及脏腑来说,有肺、脾、肾、大肠之别。从具体症状来说,上燥则上逆而干咳;中燥则呕逆而食不下;下燥则消渴或大便燥结等。

治疗方法,外燥宜轻宣,内燥宜滋润,凉燥宜温宣,温燥宜清宣。然人体内外、脏腑之间是互相联系的,临床上每多内外相兼,上下互见,治法亦须随证而施。如温燥初起,不但有发热微、恶风寒之外证,也有咽喉燥痛、干咳无痰等内燥证。治疗上又应清宣燥邪与滋润肺燥并用。又如咽喉燥痛、干咳无痰的上燥证,有时与肾阴不足、虚火上炎有关,临床上多以润肺滋肾之法治之。总之,要根据病情上的变化,灵活配伍应用。

治燥剂多为滋腻之品,易于助湿碍气,故素体多湿者忌用。脾虚便溏以及气滞、痰盛者亦应慎用。至于辛香耗气、苦燥伤阴之品,又非燥病之所宜。

15·1 轻宣润燥

轻宣润燥剂,适用于外感凉燥或温燥之证。凉燥犯肺,则肺气不宣,常见恶寒头痛、咳嗽鼻塞、咽干口燥等症。治宜轻宣温润,常用苏叶、桔梗、前胡、杏仁等药组方。代表方如杏苏散。温燥伤肺,则肺失清肃,常见身热头痛、干咳少痰,或气逆喘急、心烦口渴等症。治宜清宣润肺,常用桑叶、杏仁、沙参、麦冬等药组方,代表方如桑杏汤、清燥救肺汤。

杏 苏 散
《温病条辨》

【组成】 苏叶 半夏 茯苓 前胡 苦桔梗 枳壳 甘草 生姜 橘皮 杏仁(各6g) 大枣(2枚)

【用法】 水煎服。

【功用】 轻宣凉燥,宣肺化痰。

【主治】 外感凉燥。头微痛,恶寒无汗,咳嗽痰稀,鼻塞嗌干,苔白,脉弦。

【方解】 本方所治之证,乃因凉燥外袭、肺失宣降所致。凉燥伤表,则恶寒无汗,头痛;凉燥伤肺,肺失输布,津液内结,则咳嗽痰稀。肺开窍于鼻,嗌为肺系,凉燥犯肺,肺气郁遏,则鼻塞嗌干。治宜轻宣凉燥,宣肺化痰。方中苏叶、前胡解表散邪,微发其汗;杏仁、桔梗宣肺达邪,利气止咳;半夏、茯苓祛湿化痰;枳壳、橘皮理气宽胸;生姜、大枣、甘草调营卫,和诸药。综合全方,发表宣肺而解凉燥,利气化痰而止咳嗽。

本方乃参苏饮去人参、葛根、木香,加杏仁而成。参苏饮原治虚人外感,内寒袭肺,外涉皮毛,故其人咳嗽痰多,胸膈满闷,头痛鼻塞、恶寒发热。本方凉燥袭肺,表证轻微,故去葛根之发散,加杏仁之宣肺。因正气不虚,则去人参。余者均与参苏饮证相同,故二方用药颇近。由此观之,凉燥一病,实乃秋之"小寒"犯肺,故治从风寒袭肺入手。所不同者,但易于伤津化热耳。

【文献摘录】

方论 吴瑭:"燥伤皮毛,故头微痛恶寒也,微痛者,不似伤寒之痛甚也。阳明之脉,上行头角,故头亦

---

① 《类证治裁》P.56,1959年,上海科学技术出版社

痛也。咳嗽稀痰者,肺恶寒,古人谓燥为小寒也。肺为燥气所搏,不能通调水道,故寒饮停而咳也。鼻塞者,鼻为肺窍;嗌塞者,嗌为肺系也;脉弦者,寒兼饮也;无汗者,凉搏皮毛也。按杏苏散,减小青龙一等……若伤燥凉之咳,治以苦温,佐以甘辛,正为合拍。若受重寒夹饮之咳,则有青龙;若伤春风,与燥已化火无痰之证,则仍从桑菊饮、桑杏汤例。"(《温病条辨》)

桑 杏 汤
《温病条辨》

【组成】 桑叶一钱(3g) 杏仁一钱五分(4.5g) 沙参二钱(6g) 象贝一钱(3g) 香豉一钱(3g) 栀皮一钱(3g) 梨皮一钱(3g)

【用法】 水二杯,煮取一杯,顿服之,重者再作服。

【功用】 消宣温燥。

【主治】 外感温燥,邪在肺卫。身不甚热,干咳无痰,咽干口渴,右脉数大。

【方解】 本方所治为温燥袭肺之轻证。盖燥邪袭人,肺先受之,肺失清肃,温燥灼液,故咳嗽无痰,咽干口渴,或痰少稠黏,咯之不爽;肺合皮毛,感邪轻浅,故身不甚热。治以清宣燥邪,兼以润肺止咳。方中以桑叶、豆豉宣肺散邪;以杏仁宣肺利气;沙参、贝母、梨皮润肺止咳;栀子清泄胸膈之热。诸药合用,共奏清宣温燥、润肺止咳之效。

本方证邪气轻浅,肺药亦宜轻清,故用药既取气味之轻,且煎煮时间亦不宜过长,原书方后注云:"轻药不得重用。"即此义也。

【附方】 翘荷汤(《温病条辨》) 薄荷 连翘 黑栀皮各一钱五分(各4.5g) 生甘草一钱(3g) 桔梗二钱(6g) 绿豆皮二钱(6g) 水二杯,煮取一杯,顿服之,日服二剂,甚者日三服。功用:清上焦气分燥热。主治:燥气化火,清窍不利,耳鸣目赤,龈胀咽痛等。

清 燥 救 肺 汤
《医门法律》

【组成】 冬桑叶三钱(9g) 石膏二钱五分(7.5g) 人参七分(2g) 甘草一钱(3g) 胡麻仁炒,研,一钱(3g) 真阿胶八分(2.4g) 麦门冬去心,一钱二分(3.6g) 杏仁去皮尖,炒,七分(2g) 枇杷叶一片,刷去毛,蜜涂炙黄(3g)

【用法】 水一碗,煎六分,频频二三次热服。

【功用】 清燥润肺。

【主治】 温燥伤肺。头痛身热,干咳无痰,气逆而喘,咽喉干燥,鼻燥,胸满胁痛,心烦口渴,舌干无苔,脉虚大而数。

【方解】 本方所治乃温燥伤肺之重证。燥热伤肺,肺失肃降,故气逆而喘,胸胁满痛。热伤气,燥伤阴,燥热偏胜,则耗气伤阴,故其病除身热头痛、干咳无痰外,并见咽喉干燥、心烦口渴、脉虚大等气阴两伤之症状,治宜清燥润肺,切忌辛香苦燥之品,重损气阴。方中以桑叶为君,清宣肺燥。以石膏、麦冬为臣,一者清肺经之热,一者润肺金之燥。如此配合,宣中有清,清中有润,石膏虽质重沉寒而量少,故不碍桑叶轻宣之性。余皆为佐药,杏仁、枇杷叶利肺气,使肺气肃降有权;阿胶、胡麻仁润肺养阴,使肺得濡润之性;人参、甘草益气和中,使土旺金生,肺气自旺。诸药相伍,燥邪得宣,气阴得复。而奏清燥救肺之功,故以清燥救肺名之。若痰多难咯者,加贝母、瓜蒌以润肺化痰。

本方与桑杏汤同治温燥伤肺,但邪气有深浅,病症有重轻。桑杏汤证燥热较轻,故身热不高,咳嗽不甚;清燥救肺汤证燥热较重,故身热偏高,咳嗽较频,甚则气逆而喘,胸胁满痛,以及心烦口渴,咽干而痛等。故桑杏汤以轻宣肺燥为主,兼以润肺;清燥救肺汤是轻宣润肺与养阴并进。

【附方】 沙参麦冬汤（《温病条辨》） 沙参三钱(9g) 玉竹二钱(6g) 生甘草一钱(3g) 冬桑叶 生扁豆 花粉各一钱五分(各4.5g) 麦冬三钱(9g) 水五杯,煮取二杯,日再服。功用：清养肺胃,生津润燥。主治：燥伤肺胃阴分,咽干口渴,或热,或干咳少痰。

以上二方功能相近,但清燥救肺汤证燥热较重,病在肺经气分;而本方证燥热较轻,且肺胃同病,燥伤阴分。

【文献摘录】

方论 张秉成："细阅其方,仍从火燥一端起见。此必六淫火邪,外伤于肺,而肺之津液素亏,为火刑逼,是以见诸气膹郁,诸痿喘呕之象。然外来之火,非徒用清降可愈。《经》有火郁发之之说,故以桑叶之轻宣肌表者,以解外来之邪,且此物得金气而柔润不凋,取之为君。石膏甘寒色白,直清肺部之火,禀西方清肃之气,以治其主病。肺与大肠为表里,火逼津枯,肺燥则大肠亦燥,故以杏仁、麻仁,降肺而润肠。阿胶、麦冬,以保肺之津液。人参、甘草,以补肺之每气。枇杷叶苦平降气,除热清痰,使金令得以下行,则膹郁喘呕之证皆可瘥矣。"（《成方便读》）

15·2 滋阴润燥

滋阴润燥剂,适用于脏腑津液不足之内燥证。临床上常见干咳少痰,呕逆不食,口中燥渴,消渴,大便燥结等。常用滋阴润燥药如沙参、麦门冬、生地、玄参等药为主组方,代表方如养阴清肺汤、麦门冬汤、增液汤等。

养阴清肺汤
《重楼玉钥》

【组成】 大生地二钱(6g) 麦冬一钱二分(5g) 生甘草五分(2g) 玄参一钱半(5g) 贝母八分,去心(3g) 丹皮八分(3g) 薄荷五分(2g) 炒白芍八分(3g)

【用法】 水煎服。

【功用】 养阴清肺。

【主治】 白喉。喉间起白如腐,不易拨去,咽喉肿痛,初起发热,或不发热,鼻干唇燥,或咳或不咳,呼吸有声,似喘非喘。

【方解】 本方为治疗白喉的常用方。白喉一证,多由素质阴虚蕴热,复感疫毒所致。《重楼玉钥》说："此症发于肺肾,凡质不足者,或遇燥气流行,或多食辛热之物,感触而发。"[①]喉为肺系,肾脉挟咽系舌本,肺肾阴虚,虚火上炎,复加疫毒上犯,故咽喉肿痛,鼻干唇燥。治宜养阴清肺为主,兼散疫毒。故郑梅涧说："经治之法,不外肺肾,总要养阴清肺,兼辛凉而散为主。"[②]方中以生地养肾阴;麦冬养肺阴;玄参清虚火而解毒;丹皮凉血而消肿;贝母润肺化痰;白芍敛阴泄热;少佐薄荷散邪利咽;甘草和药解毒。综合全方,滋养肺肾,消肿利

---
① 《重楼玉钥》P.25,1956年,人民卫生出版社
② 《重楼玉钥》P.25,1956年,人民卫生出版社

咽,微散表邪,对于肺肾阴虚、外感疫毒而病白喉者,确有良效。若初起表证明显者,可加桑叶、金银花;热毒重者,可加连翘、黄芩;若音哑气急,多属危候。

【文献摘录】

实验研究 养阴清肺汤(大生地一两 玄参八钱 麦冬六钱 炒白芍四钱 贝母四钱 丹皮四钱 薄荷二钱半 甘草二钱)"对白喉杆菌有很高的抑菌和杀菌能力"。"其中大生地、丹皮、白芍、甘草对白喉杆菌有极高的抑杀作用";"中和"能力强的,有白芍、麦冬、玄参、贝母。(《福建中医药》(5):P.2~3,1964年)

百合固金汤
《医方集解》引赵蕺庵方

【组成】 生地黄二钱(6g) 熟地黄三钱(9g) 麦冬钱半(5g) 百合 白芍炒 当归 贝母 生甘草各一钱(各3g) 玄参 桔梗各八分(各3g)

【用法】 水煎服。

【功用】 养阴润肺,化痰止咳。

【主治】 肺肾阴虚。咳痰带血,咽喉燥痛,手足心热,骨蒸盗汗,舌红少苔,脉细数。

【方解】 本方所治之咳痰带血,咽喉燥痛,乃肺肾阴虚所致。阴虚生内热,虚火上炎,故咽喉燥痛;火上蒸肺,伤及血络,故咳嗽痰血;手足心热,骨蒸盗汗,舌红少苔,脉细数等,皆为阴虚内热之象。治宜养阴润肺,清热止血。方中以二地为君,滋阴补肾,生地黄又能凉血止血。以麦冬、百合、贝母为臣,润肺养阴;且能化痰止咳。佐以玄参滋阴凉血清虚火;当归养血润燥;白芍养血益阴,桔梗宣利肺气而止咳化痰。使以甘草调和诸药,与桔梗合用,更利咽喉。合而用之,可使阴液渐充,虚火自靖,肺肾得养,诸症自愈。

【文献摘录】

方论 汪昂:"此手太阴足少阴药也。金不生水,火炎水干,故以二地助肾滋水退热为君。百合保肺安神,麦冬清热润燥,元参助二地以生水,贝母散肺郁而除痰,归芍养血兼以平肝,甘橘清金,成功上部。皆以甘寒培元清本,不欲以苦寒伤生发之气也。"(《医方集解》)

麦门冬汤
《金匮要略》

【组成】 麦门冬七升(60g) 半夏一升(9g) 人参三两(6g) 甘草二两(4g) 粳米三合(6g) 大枣十二枚(3枚)

【用法】 上六味,以水一斗二升,煮取六升,温服一升,日三夜一服(现代用法:水煎服)。

【功用】 滋养肺胃,降逆和中。

【主治】 (1)肺阴不足。咳逆上气,咯痰不爽,或咳吐涎沫,口干咽燥,手足心热,舌红少苔,脉虚数。(2)胃阴不足。气逆呕吐,口渴咽干,舌红少苔,脉虚数。

【方解】 本方所治之证,乃肺胃阴亏、虚火上炎、气机逆上所致。《金匮要略》云:"火逆上气,咽喉不利,止逆下气,麦门冬汤主之。"其咽喉不利,一因肺胃阴伤,不得濡润,一因虚火上炎,灼津碍气之故。治宜滋养肺胃之阴,阴津得充,虚火自降。故方中重用麦门冬为君药,以其甘寒之性,滋养肺胃之阴,且清虚火。以半夏为臣,意在降逆化痰,其性虽燥,但与大量麦门冬配伍,则燥性减而降逆之性存,独取其善降肺胃虚逆之气,且又使麦门冬滋而不腻。佐以人参补益中气,与麦门冬配伍,大有补气生津之功。复加粳米、大枣、甘草补脾益胃,使中气健运,则津液自能上输于肺,于是胃得其养,肺得其润,此亦"培土生金"之意。药仅六味,主从有序,润降相宜,既滋肺胃,又降逆气。对于虚热肺痿,咳唾涎沫者,是为正治之方;对于胃阴不足,气逆呕吐者,亦为惬当之剂。

【文献摘录】

方论 张璐:"此胃中津液干枯,虚火上炎之证。凡肺病有胃气则生,无胃气则死,胃气者,肺之母气也,故于竹叶石膏汤中偏除方名二味,而用麦冬数倍为君,兼参、草、粳米以滋肺母,使水谷之精微皆得上注于肺,自然沃泽无虞。当知火逆上气,皆是胃中痰气不清,上溢肺隧,占据津液流行之道而然,是以倍用半夏,更加大枣通津涤饮为先,奥义全在乎此。若浊饮不除,津液不致,虽日用润肺生津之剂,乌能建止逆下气之勋哉?俗以半夏性燥不用,殊失仲景立方之旨。"(《张氏医通》)

琼 玉 膏
《洪氏集验方》引铁瓮方

【组成】 人参二十四两,为末(750 g) 生地黄十六斤,捣汁(8 kg) 白茯苓四十九两,为末(1.5 kg) 白蜜十斤(5 kg)

【用法】 人参、茯苓为细末,蜜用生绢滤过,地黄取自然汁,捣时不得用铁器,取汁尽去滓,用药一处,拌和匀,入银、石器或好瓷器内封闭留用。每晨二匙,温酒化服,不饮酒者白汤化之(现代用法:以生地黄汁,无鲜生地时,将干生地熬取汁,入蜂蜜与人参、茯苓细末,和匀,放瓷罐内封存,每服6~9 g,早晚各一次,米酒或温开水调下)。

【功用】 滋阴润肺,益气补脾。

【主治】 肺阴亏损。虚劳干咳,咽燥咯血,肌肉消瘦,气短乏力等。

【方解】 此方主治之肺痨,以日久干咳、咽燥口干、气短乏力为主要见症。此乃肺肾阴亏,元气不足,虚火灼津,肺失清肃所致。治宜滋阴润燥,益气生津。方中以生地黄滋阴壮水为君;白蜜养肺润燥为臣;两者合用,有金水相生之义,壮水制火之功。佐以人参、茯苓补脾益气,不仅培后天之本,且可使土旺金生;茯苓又能化痰,以消肺失输布所聚之痰。诸药相合,共奏滋阴润肺、益气补脾之效,使水盛则火制,土旺则金生,肺得濡润,治节有权,其咳自愈。

本方与麦门冬汤、百合固金汤功效颇近,三方均为养阴润肺之剂,皆可用于阴虚肺热之证。其主要区别在于:麦门冬汤滋养肺胃,兼降逆气,主治肺胃阴虚,气逆上的咳吐涎沫,或呕吐不食;百合固金汤滋养肺肾,兼清虚热,主治肺肾阴虚,虚火上炎的咳嗽有痰,痰中带血;本方则滋肾润肺,益气补脾,主治肺肾阴亏,元气不足的虚劳干咳。

【文献摘录】

方论 李士材:"干咳者,有声无痰,火来乘金,金极而鸣也。此本元之病,非悠游渐渍,难责成功。若误用苦寒,只伤脾土,金反无母。故丹溪以地黄为君,令水盛则火自熄;又损其肺者益其气,故用人参以鼓生发之元;虚则补其母,故用茯苓以培万物之本;白蜜为百花之精,味甘归脾,性润悦肺,且缓燥急之火。四者皆温良和厚之品,诚堪宝重。郭机曰:起吾沉瘵,珍赛琼瑶,故有琼玉之名。"(《古今名医方论》)

玉 液 汤
《医学衷中参西录》

【组成】 生山药一两(30 g) 生黄芪五钱(15 g) 知母六钱(15 g) 生鸡内金二钱(6 g) 葛根钱半

(4.5 g)　五味子三钱(9 g)　天花粉三钱(9 g)

【用法】　水煎服。

【功用】　益气生津,润燥止渴。

【主治】　消渴病。气不布津,肾虚胃燥,口渴引饮,小便频数量多,或小便混浊,困倦气短,脉虚细无力。

【方解】　消渴一病,有虚有实,有燥有热。其初起多由阳明热盛、消烁肺胃所致,久则耗气伤津,愈消愈渴。本方所治之消渴,乃属气不布津、肾虚而胃燥者。气虚则水精不布,加之胃燥耗津,因而口渴引饮,饮不解渴。肾虚则摄纳无权,加之脾气失摄,则水精下流,故小便频数而量多。方中用生山药补脾固肾以止便数,润肺生津而止口渴,以黄芪升阳益气,助脾气上升,复其散精达肺之职,《名医别录》亦言黄芪能止渴,两者共为君药。以知母、天花粉为臣,滋阴润燥而止渴。张锡纯说:"黄芪能大补肺气,以益肾水之上源,使气旺自能生水,而知母又能滋肺中津液,俾阴阳不至偏胜,而生水之功益普也。"①佐以鸡内金助脾之运化,使水谷化生津液;葛根升脾中清阳,输津液以溉五脏;五味子敛阴生津,且能固肾涩精。诸药相伍,共奏补气生津、润燥止渴之效。

增　液　汤
《温病条辨》

【组成】　玄参一两(30 g)　麦冬连心,八钱(24 g)　细生地八钱(24 g)

【用法】　水八杯,煮取三杯,口干则与饮令尽;不便,再作服(现代用法:水煎服)。

【功用】　滋阴清热,润燥通便。

【主治】　阳明温病。津液不足,大便秘结,或下后二三日,下证复现,脉沉无力者。

【方解】　本方所治之大便秘结,乃热邪伤津,无水舟停所致。阳明热结,必伤阴液,若其人邪热炽盛,形证俱实,当用承气汤攻下,泻热以救阴;若其人阴素虚,或津液大伤者,不可予承气汤,攻之必重竭其津。治宜滋阴润燥通便。吴瑭说:"阳明温病,无上焦证,数日不大便,当下之,若其人阴素虚,不可行承气者,增液汤主之。"方中以玄参咸寒润下为君。伍以麦冬之甘寒滋润,生地之滋阴壮水。三者均属质润多汁之品,合用共奏滋阴清热、润燥通便之功。然本方旨在助水行舟,非属攻下,欲使其通便,必须重用。若服后不大便者,尚需再服,或加大黄、芒硝服之。故吴氏又说:"服增液汤已,周十二时观之,若大便不下者,合调胃承气汤微和之。"②总之,本方乃滋阴润燥之剂,只适用于液干多而热结少者。

【文献摘录】

　　方论　吴瑭:"温病之不大便,不出热结、液干二者之外。其偏于阳邪炽甚,热结之实证,则从承气法矣;其偏于阴亏液涸之半虚半实证,则不可混施承气,故以此法代之。独取元参为君者,元参味苦咸微寒,壮水制火,通二便,启肾水上潮于天,其能治液干,固不待言,《本经》称其主治腹中寒热积聚,其并能解热结可知。麦冬主治心腹结气,伤中伤饱,胃络脉绝,羸瘦短气,亦系能补能润能通之品,故以为之佐。生地亦主寒热积聚,逐血痹,用细者,取其补而不腻,兼能走络也。三者合用,作增水行舟之计,故汤名增液,但非重用不为功。"(《温病条辨》)

---

　　①《医学衷中参西录》P.304,1974 年,河北人民出版社
　　②《温病条辨》P.65,1963 年,人民卫生出版社

小 结

治燥剂共选方9首,按其功效分为轻宣外燥和滋阴润燥两类。

(1) 轻宣外燥　杏苏散轻宣凉燥,是治疗凉燥袭肺的常用方剂,以恶寒无汗、咳嗽痰稀、头痛鼻塞为主要见症。桑杏汤与清燥救肺汤都能轻宣温燥,治疗燥热伤肺。桑杏汤清热之力较弱,适用于温燥伤肺之轻证,其症为身热不盛、咳嗽少痰;清燥救肺汤清热滋阴之力俱大,适用于燥热伤肺之重证,以身热、口渴、咳逆而喘、胸胁满痛为主要见症。

(2) 滋阴润燥　养阴清肺汤、百合固金汤、琼玉膏均能滋养肺肾。其中,养阴清肺汤兼能疏散外邪,为治疗白喉的有效方剂,并可用于阴虚咽痛;百合固金汤兼能化痰止血,主治虚火上炎的咳痰带血,亦治咽喉燥痛;琼玉膏重有润肺补虚,善治肺阴亏损、虚劳干咳久嗽。麦门冬汤滋养肺胃,兼降逆气,主治肺胃阴虚的肺痿,亦治胃阴虚呕吐;玉液汤则益气生津,润燥止渴,专治气不化津、肾虚胃燥的消渴;增液汤润燥清热通便,主治阳明温病、津液不足、无水舟停的大便秘结。

复习思考题

(1) 治燥剂多治疗哪些燥病?各以何方治之?并分析各方组成的意义。
(2) 麦门冬汤、百合固金汤、琼玉膏三方的功效、主治有何异同?

16. 祛 湿 剂

凡以祛湿药物为主组成,具有化湿利水、通淋泄浊作用,治疗水湿病证的一类方剂,统称为祛湿剂。

湿为阴邪,其性重滞,其中入缓,病势缠绵。湿邪为病,有从外袭,有自内生。从外袭者,每由居处卑湿,天雨湿蒸,冒雾涉水,汗出沾衣,人久处之,正不胜邪所致。此则多伤人体肌表经络,其发病则见恶寒发热、头胀身重、肢节烦疼,或面目浮肿等。自内生者,每因恣啖生冷,过饮酒酪,湿浊内盛,困伤脾气,健运失司所致。其病则见胸脘痞闷,呕恶泄利,黄疸淋浊,足跗浮肿等。然肌表与脏腑,表里相关,表湿可以内传脏腑,里湿亦可外溢肌肤,故外湿内湿,亦可相兼并见。

湿邪为病,常有风、寒、暑、热相间,人体又有虚实强弱之别,所犯部位又有上下表里之分,病情亦有寒化、热化之异。因此,祛湿之法亦较为复杂。大抵湿邪在上在外者,可表散微汗以解之;在内在下者,可芳香苦燥以化之,或甘淡渗利以除之;从寒化者,宜温阳化湿;从热化者,宜清热祛湿;体虚湿盛者,又当祛湿扶正兼顾。祛湿剂分为燥湿和胃、清热祛湿、利水渗湿、温化水湿、祛风胜湿五类。

湿之与水,异名同类。湿为水之渐,水为湿之积。人身之中,主水在肾,制水在脾,调水在肺,故水湿为病,与肺脾肾三脏有密切关系,脾虚则生湿,肾虚则水泛,肺失宣降则水津不布,所以在治疗上又须密切联系脏腑,辨证施治。他如三焦、膀胱亦与水湿相关,三焦气阻则决渎无权,膀胱不利则小便不通,是以畅三焦之机,化膀胱之气,均可使水湿有其去路。另外,湿邪其性重着黏腻,易于阻碍气机,故祛湿剂中,常配伍理气药,以求"气化则湿亦化"①。

祛湿剂多由辛香温燥或甘淡渗利之药组成,易于耗伤阴津,故对素体阴虚津亏,病后体弱及孕妇水肿者慎用。

16·1 燥湿和胃

燥湿和胃剂,适用于湿浊阻滞、脾胃失和所致的脘腹痞满,嗳气吞酸,呕吐泄泻,食少体倦等症。常由苦温燥湿与芳香化浊药物,如苍术、陈皮、藿香、白豆蔻等组成方剂,其代表方如平胃散、藿香正气散等。

平 胃 散
《太平惠民和剂局方》

【组成】 苍术去粗皮,米泔浸二日,五斤(15 g) 厚朴去粗皮,姜汁制,炒香 陈皮去白,各三斤二两(各9 g) 甘草锉,炒,三十两(4 g)

【用法】 上为细末,每服二钱,以水一盏,入姜二片,干枣两枚,同煎至七分,去姜、枣,带热服,空心食前;入盐一捻,沸汤点服亦得。常服调气暖胃,化宿食,消痰饮,辟风寒冷湿四时非节之气(现代用法:共为细末,每服3~5 g,姜、枣煎汤送下;或作汤剂水煎服)。

【功用】 燥湿运脾,行气和胃。

【主治】 湿滞脾胃。脘腹胀满,不思饮食,口淡无味,呕吐恶心,嗳气吞酸,肢体沉重,怠惰嗜卧,常多自利,舌苔白腻而厚,脉缓。

【方解】 本方为治湿滞脾胃之主方。脾主运化,喜燥恶湿,若湿浊困阻脾胃,运化失司,则食少乏味,大便常自下利;湿阻气滞,则脘腹胀满;胃失和降,则呕吐恶心,嗳气吞酸;湿注肢体,则体重怠惰;舌苔白腻、脉缓,皆为湿郁之象。治宜燥湿运脾,行气和胃。方中重用苍术为君药,以其苦温性燥,最善除湿运脾。以厚朴为臣,行气化湿,消胀除满。佐以陈皮,理气化滞。使以甘草,甘缓和中,调和诸药;生姜、大枣调和脾胃。诸药相合,可使湿浊得化,气机调畅,脾胃复健,胃气和降,则诸症自除。

本方以燥湿运脾、行气和胃为功,临床运用以脘腹胀满、舌苔白腻而厚为辨证要点。证属湿热,宜加黄芩、黄连以燥湿清热。证属寒湿,可加干姜、肉桂以温化寒湿。

【附方】 (1) 不换金正气散(《太平惠民和剂局方》) 厚朴 藿香 甘草 半夏 苍术 陈皮去白,等分 为散,每服三钱,水一盏半,生姜三片,枣子二枚,煎至八分,去滓,食前稍热服(散剂,每服3~6 g,姜、枣煎汤送下)。功用:行气化湿,和胃止呕。主治:瘴疫时气,霍乱吐泻等。

(2) 柴平汤(《景岳全书》) 柴胡 人参 半夏 黄芩 甘草 陈皮 厚朴 苍术 水煎服。功用:和解少阳,祛湿和胃。主治:湿疟,一身尽痛,手足沉重,寒多热少,脉濡。

---

① 《温病条辨》P.40,1963年,人民卫生出版社

藿香正气散
《太平惠民和剂局方》

【组成】 大腹皮 白芷 紫苏 茯苓去皮,各一两(各30g) 半夏曲 白术 陈皮去白 厚朴去粗皮、姜汁炙 苦桔梗各二两(各60g) 藿香去土,三两(90g) 甘草炙,二两半(75g)

【用法】 上为细末,每服二钱,水一盏,姜钱三片,枣一枚,同煎至七分,热服;如欲出汗,衣被盖,再煎并服(现代用法:共为细末,每服6g,姜、枣煎汤送服,或作汤剂水煎服)。

【功用】 解表化湿,理气和中。

【主治】 外感风寒,内伤湿滞。霍乱吐泻,发热恶寒,头痛,胸膈满闷,脘腹疼痛,舌苔白腻,以及山岚瘴疟等。

【方解】 本方是治霍乱吐泻之常用方。其证乃外感风寒,内伤湿滞,清浊不分,挥霍变乱而成。外感风寒,卫阳被郁,则恶寒发热,头痛,湿浊内阻;气机不畅,则胸膈满闷,脘腹疼痛;湿滞肠胃,清气不升,浊气不降,发为霍乱吐泻;舌苔白腻,正为湿郁之象。治宜外散风寒,内化湿浊,兼以和中理气之法。是以方中藿香用量偏重,以其既能辛散风寒,又能芳香化浊,且兼升清降浊,善治霍乱;配以苏叶、白芷辛香发散,助藿香外解风寒,兼可芳化湿浊;半夏、陈皮燥湿和胃,降逆止呕;白术、茯苓健脾运湿,和中止泻;厚朴、腹皮行气化湿,畅中除满;桔梗宣肺利膈,既利于解表,又益于化湿;生姜、大枣、甘草调和脾胃,且和药性。诸药相伍,使风寒外散,湿浊内化,清升浊降,气机通畅,诸证自愈。

本方重在化湿和胃,解表散寒之力稍缓,对暑月感寒伤湿,脾胃失和者最宜。山岚瘴疟,水土不服者,亦可用本方治之。近代常用以治疗急性胃肠炎证属湿伤脾胃,外感风寒者。

【附方】 六和汤(《医方考》) 砂仁八分(3g) 半夏 杏仁 人参 白术 藿香 扁豆 赤茯苓各二钱(各6g) 木瓜钱半(4.5g) 厚朴八分(3g) 甘草五分(2g) 水煎服。功用:健脾化湿,升清降浊。主治:夏月饮食不调,湿伤脾胃。霍乱吐泻,胸膈痞满,舌苔白滑。

本方即藿香正气散去紫苏、白芷、大腹皮、陈皮、桔梗,加人参、扁豆、木瓜、杏仁、砂仁而成。二方均能化湿和中,治霍乱吐泻。前方以藿香为君,兼能解表,主治外感风寒,内伤湿滞之证;本方以人参为君,重在健脾,主治湿伤脾胃,清浊不分之证。

16·2 清热祛湿

清热祛湿剂,适用于湿热外感,或湿热内盛,以及湿热下注所致的暑湿、湿温、黄疸、热淋、痿痹等证。常用清热利湿药如茵陈蒿、薏苡仁、栀子、滑石等为主组成方剂,代表方如茵陈蒿汤、三仁汤、八正散等。

茵陈蒿汤
《伤寒论》

【组成】 茵陈六两(30g) 栀子十四枚(15g) 大黄二两,去皮(9g)

【用法】 上三味,以水一斗二升,先煎茵陈,减六升,内二味,煮取三升,去滓,分三服(现代用法:水煎服)。小便当利,尿如皂角汁状,色正赤,一宿腹减,黄从小便去也。

【功用】 清热,利湿,退黄。

【主治】 湿热黄疸。一身面目俱黄,黄色鲜明,腹微满,口中渴,小便不利,舌苔黄腻,脉沉数者。

【方解】 本方为治湿热黄疸之第一要方。湿热黄疸,病由湿邪与瘀热蕴结于里所致。湿邪与瘀热郁蒸肌肤,则一身面目俱黄;湿郁不行,则小便不利而腹微满;口渴、苔黄腻、脉滑数,皆为湿热内郁之象。治宜清热利湿退黄。方中重用茵陈蒿为君,以其最善清利湿热、退黄疸;以栀子为臣,通利三焦,导湿热下行,引湿热自小便出;以大黄为佐,泻热逐瘀,通利大便。三药合用,使湿热瘀滞下泄,黄疸自退。正如《伤寒论》原方后注云:"小便当利,尿如皂角汁状,色正赤,一宿腹减,黄从小便去也。"

黄疸有阴阳之分,本方所治是属于阳黄,以一身面目俱黄,色鲜如橘子色为特点。近年来广泛应用于急性黄疸型传染性肝炎、胆囊炎、胆石症、钩端螺旋体病等所引起的黄疸证,属湿热内蕴者。

【附方】 (1)栀子柏皮汤《《伤寒论》》 栀子十五个(15g) 甘草一两,炙(6g) 黄柏二两(9g) 水煎服。功用:清热利湿。主治:伤寒身热发黄。

(2)茵陈四逆汤《《张氏医通》》 茵陈蒿 炮姜各一钱五分(各9g) 附子 甘草各一钱(各6g) 水煎服。功用:温里助阳,利湿退黄。主治:阴黄。黄色晦暗,神倦食少,肢体逆冷,脉沉细无力者。

栀子柏皮汤与茵陈蒿汤均治湿热黄疸。栀子柏皮汤清热之力大于利湿,故适用于黄疸病属热多湿少者;茵陈蒿汤清热利湿并重,适用于黄疸病属湿热俱盛者。茵陈四逆汤则温阳利湿退黄,主治寒湿内阻之阴黄。

【文献摘录】

(1)方论 柯韵伯:"黄有不同,症在太阳之表,当汗而发之,故用麻黄连翘赤豆汤,为凉散法。症在太阳、阳明之间,当以寒胜之,用栀子柏皮汤,乃清火法。症在阳明之里,当泻之于内,故立本方,是逐秽法。茵陈……能除热邪留结,佐栀子以通水源,大黄以除胃热,令瘀热从小便而泄,腹满自减,肠胃无伤,仍合引而竭之之义,亦阳明利水之奇法也。"(《伤寒来苏集》)

(2)实验研究 茵陈蒿汤在临床和动物实验中,能明显地引起胆囊收缩,具有利湿作用,还可使血清胆汁酸、胆脂质含量改变。而这三个单味生药,除栀子略有缩胆囊作用外,余均无明显利胆效能。但当茵陈和大黄合用,即能利胆。栀子和大黄相配,呈轻度催胆作用,加入大黄是必要条件,似具起催胆效能的触媒作用。故以茵陈蒿汤加减治疗湿热黄疸型肝炎等疾患时,若方中不用大黄会有损该汤的效能。[天津《科技简讯》(1)1976年]

三 仁 汤
《温病条辨》

【组成】 杏仁五钱(15g) 飞滑石六钱(18g) 白通草二钱(6g) 白蔻仁二钱(6g) 竹叶二钱(6g) 厚朴二钱(6g) 生薏苡仁六钱(18g) 半夏五钱(10g)

【用法】 甘澜水八碗,煮取三碗,每服一碗,日三服(现代用法:水煎服)。

【功用】 宣畅气机,清利湿热。

【主治】 湿温初起及暑温夹湿,邪在气分。头痛恶寒,身重疼痛,面色淡黄,胸闷不饥,午后身热,舌白不渴,脉弦细而濡等。

【方解】 本方是治疗湿温初起,邪在气分,湿重于热的常用方剂。湿温的病因,吴瑭认为是"长夏初秋,湿中生热,即暑病之偏于湿者也"①。其发病每与脾虚停湿有关,故湿温初起,即见脾胃气滞之证。薛生白曾说:"太阴内伤,湿饮停聚,客邪再至,内外相引,故病湿热。"②因此,湿温初起,除头痛恶寒,身重疼痛外,兼见胸闷不饥等湿阻气机之证。其头痛恶寒,身重疼痛,乃卫阳为湿邪阻遏之候,虽似伤寒,但脉弦细而濡,则非伤寒可知。湿为阴邪,湿遏热伏,则午后身热;舌白不渴,面色淡黄,皆属湿邪为病之象。综合观之,乃暑湿阻遏气机,湿重热轻之证。治宜祛湿清热,宣畅气机。方中以杏仁宣利上焦肺气,盖肺主一身之气,气化则湿亦化;白蔻仁芳香化湿,行气宽中;薏苡仁甘淡性寒,渗利湿热而健脾;加入滑石、通草、竹叶甘寒淡渗,增强利湿清热之功;以半夏、厚朴行气化湿,散结除痞。诸药相合,三仁相伍,宣上畅中渗下,使气畅湿行,暑解热清,脾气健旺,三焦通畅,诸症自除。

湿温初起,邪气留连气分,病势虽缓而缠绵难愈,稍有失治,常可变生坏病或迁延时日,故《温病条辨》提出三点禁忌:一曰不可发汗,"汗之则神昏耳聋,甚则目瞑不欲言";二曰不可攻下,"下之则洞泄";三曰不可滋润,"润之则病深不解"③。唯以芳香苦辛,轻宣淡渗之法,宣畅气机,利湿清热,方属惬当。由于本方具有利湿清热作用,故对于暑湿、痹证、水肿、淋证等,属于湿多热少者,亦可加减用之。

【附方】 (1)藿朴夏苓汤(《医原》) 藿香二钱(6g) 半夏钱半(4.5g) 赤苓三钱(9g) 杏仁三钱(9g) 生苡仁四钱(12g) 白蔻仁六分(2g) 猪苓钱半(4.5g) 淡豆豉三钱(9g) 泽泻钱半(4.5g) 厚朴一钱(3g) 水煎服。功用:解表化湿。主治:湿温初起。身热恶寒,肢体倦怠,胸闷口腻,舌苔薄白,脉濡缓。

(2)黄芩滑石汤(《温病条辨》) 黄芩三钱(9g) 滑石三钱(9g) 茯苓皮三钱(9g) 大腹皮二钱(6g) 白蔻仁一钱(3g) 通草一钱(3g) 猪苓三钱(9g) 水煎服。功用:清热利湿。主治:湿温邪在中焦。发热身痛,汗出热解,继而复热,渴不多饮,或竟不渴,舌苔淡黄而滑,脉缓。

以上三方均能治疗湿温,其中藿朴夏苓汤利湿之中,兼有疏表之用,适于湿温初起,表证较明显者;三仁汤则利湿之中,兼有清热之力,适于湿温初起,湿重热轻者;黄芩滑石汤清热利湿,两者兼顾,适于湿温邪在中焦,湿热并见者。

【文献摘录】

方论 吴瑭:"湿为阴邪,自长夏而来,其来有渐,且其性氤氲粘腻,非若寒邪之一汗而解,温热之一凉而退,故难速已。世医不知其为湿温,见其头痛恶寒身重疼痛也,以为伤寒而汗之,汗伤心阳,湿随辛温发表之药蒸腾上逆,内蒙心窍则神昏,上蒙清窍则耳聋目瞑不言。见其中满不饥,以为停滞而大下之,误下伤阴,而重抑脾阳之升,脾气转陷,湿邪乘势内渍,故洞泄。见其午后身热,以为阴虚而用柔药润之,湿为胶滞阴邪,再加柔润阴药,二阴相合,同气相求,遂有锢结而不可解之势。惟以三仁汤轻开上焦肺气,盖肺主一身之气,气化则湿亦化也。"(《温病条辨》)

甘露消毒丹(一名普济解毒丹)

录自《温热经纬》

【组成】 飞滑石十五两(450g) 绵茵陈十一两(330g) 淡黄芩十两(300g) 石菖蒲六两(180g) 川贝母 木通各五两(各150g) 藿香 射干 连翘 薄荷 白豆蔻各四两(各120g)

---

① 《温病条辨》P.12,1963年,人民卫生出版社
② 《温热经纬》P.75,1956年,人民卫生出版社
③ 《温病条辨》P.40,1963年,人民卫生出版社

【用法】 各药晒燥,生研细末。每服三钱(9 g),开水调服,日二次;或以神曲糊丸如弹子大(9 g重),开水化服。

【功用】 利湿化浊,清热解毒。

【主治】 湿温时疫,邪在气分。发热困倦,胸闷腹胀,肢酸咽肿,身黄,颐肿口渴,小便短赤,吐泻,淋浊,舌苔淡白或厚腻或干黄者。

【方解】 本方主治乃湿温、时疫之邪留恋气分,湿热并重之证。湿热交蒸,故身热倦怠,肢体酸楚,湿蔽清阳,阻滞气机,故胸闷腹胀,甚或上吐下泻;热毒上壅,则咽颐肿痛;热为湿遏,郁阻于内,不得发越,故郁而发黄;小便短赤、舌苔黄腻,皆为湿热内蕴之象。治宜利湿化浊,清热解毒。故方中重用滑石、茵陈蒿、黄芩三药,其中滑石清利湿热而解暑;茵陈清热利湿而退黄;黄芩清热解毒而燥湿;余以石菖蒲、白豆蔻、藿香、薄荷芳香化浊,行气悦脾;贝母降肺气,利咽喉;木通助滑石、茵陈清利湿热,连翘、射干协黄芩清热解毒。诸药相伍,重在清解渗利,兼事芳化行气,理肺利咽。如此则湿邪得利,毒热得清,悦脾泄肺,行气化浊,用治湿温时疫,湿热并重者,最为相宜。

本方在夏令暑湿季节最为常用,王士雄赞之曰:"此治湿温时疫之主方也。"①临床运用以身热困倦,口渴尿赤,苔白厚腻或干黄为辨证要点。凡湿温、暑温挟湿、时疫及现代医学之肠伤寒、黄疸型传染性肝炎、胆囊炎、急性胃肠炎等证属湿热并重者,皆可以本方加减治之。

连朴饮
《霍乱论》

【组成】 制厚朴二钱(6 g) 黄连姜汁炒 石菖蒲 制半夏各一钱(各3 g) 香豉炒 焦栀子各三钱(各9 g) 芦根二两(60 g)

【用法】 水煎温服。

【功用】 清热化湿,理气和中。

【主治】 湿热蕴伏。霍乱吐利,胸脘痞闷,舌苔黄腻,小溲短赤。

【方解】 本方所治之霍乱吐利,缘于湿热蕴伏,清浊相混,胃失和降,脾失升清所致。治宜清热化湿,理所和胃,使湿热一清,脾胃调和,吐泻即止。方中以厚朴行气化湿,黄连清热燥湿,使气行则湿化,湿去热亦消。佐以栀子、豆豉清宣胸脘之郁热,又以菖蒲芳香化湿而悦脾,半夏燥湿降逆而和胃。芦根,《唐本草》谓其"疗呕逆不下食、胃中热",《医林纂要》又称其能"渗湿行水",可见方用芦根,是取其具有清热化湿、和胃止呕之功。诸药相伍,共奏清热化湿、理气和中之效,俾湿热得清,胃气得和,清升浊降、吐泻即止。

本方在湿温病常用治于湿热俱重的证候,是由湿阻中焦、郁蒸生热所致。症见身热,心烦,胸脘痞闷,口渴,干呕;或大便溏泄,舌苔黄腻等。本证运用本方,是取其具有苦降辛开,清热化湿、理气宣中之功,以使中焦湿化热清,清升浊降,胃气和调,诸症自已。

蚕矢汤
《霍乱论》

【组成】 晚蚕砂五钱(15 g) 生苡仁 大豆黄卷各四钱(各12 g) 陈木瓜三钱(9 g) 川连姜汁

---

① 《温热经纬》P.130,1956 年,人民卫生出版社

炒,三钱(9g)　制半夏　黄芩酒炒　通草各一钱(各3g)　焦栀子一钱五分(5g)　陈吴萸泡淡,三分(1g)

【用法】　地浆或阴阳水煎,稍凉徐服(现代用法:水煎服)。

【功用】　清热利湿,升清降浊。

【主治】　湿热内蕴,霍乱吐泻。腹痛转筋,口渴烦躁,舌苔黄厚而干,脉濡数者。

【方解】　脾主升清,胃主降浊,湿热相干,升降失常,清浊不分,故上吐下泻;吐泻伤津,筋脉失养,故转筋挛痛;口渴烦躁,舌苔黄厚而干,脉濡数,皆由湿热郁伏所致。治宜清热利湿,升清降浊。方中以蚕砂为君,王士雄谓其"既引浊下趋,又能化浊使之归清"①,为治霍乱转筋之主药。配用木瓜,其性酸涩,"既于湿热可疏,复于耗损可敛"②,善能化湿和中,舒筋活络,与蚕砂相伍,善治霍乱转筋。大豆黄卷,化湿而升清;薏苡仁利湿而降浊,兼能舒筋。上四药以祛湿为主,令热势亦盛,故配黄芩、黄连、焦栀子清解热邪,兼可燥湿。再加半夏降逆止呕,通草渗利泄浊,疏通经络。少用吴茱萸,既可助半夏降逆,与黄连配合更有降火止呕之功。《本草纲目》更言"其性虽热,而能引热下行"。诸药合用,使湿热去,升降复,吐泻止,转筋除。

本方与连朴饮皆治湿热内蕴之霍乱吐泻证,连朴饮重在和胃止呕,本方以治霍乱转筋为主。

八　正　散
《太平惠民和剂局方》

【组成】　车前子　瞿麦　扁蓄　滑石　栀子仁　甘草炙　木通　大黄面裹煨,去面切,焙,各一斤(各500g)

【用法】　上为散,每服二钱,水一盏,入灯心煎至七分,去滓温服,食后临卧。小儿量力与之(现代用法:为散,每服6~9g;亦可作汤剂,水煎服,用量按原方比例酌情增减)。

【功用】　清热泻火,利水通淋。

【主治】　湿热下注。热淋,血淋,小便浑赤,溺时涩痛,淋漓不畅,甚或癃闭不通,小腹急满,口燥咽干,舌苔黄腻,脉滑数。

【方解】　本方所治诸证,皆系湿热蕴于下焦所致。湿热结于膀胱,则溲时涩痛,淋沥不畅,甚或癃闭不通,小腹急满;邪热内蕴,故口燥咽干,苔黄脉数。治宜清热通淋。方中集木通、滑石、车前子、瞿麦、扁蓄诸利水通淋之品,清利湿热。伍以栀子仁,清泻三焦湿热;大黄泄热降火;灯心导热下行;甘草和药缓急。各药合用,共奏清热泻火、利水通淋之效。

本方为苦寒通利之剂,凡淋证属湿热者,均可用之。用治血淋,宜加小蓟、白茅根以凉血止血;石淋涩痛者,宜加金钱草、海金砂以化石通淋;膏淋混浊者,宜加萆薢、菖蒲以分清化浊。现代临床常用于膀胱炎、尿道炎、急性前列腺炎、泌尿系结石、肾盂肾炎等,证属下焦湿热者。

【附方】　五淋散(《太平惠民和剂局方》)　赤茯苓六两(18g)　当归　甘草生用,各五两(各15g)　赤芍　栀子各二十两(各60g)　为细末,每服二钱(6g),水一盏,煎至八分,空心食前服。功用:清热凉血,利水通淋。主治:膀胱有热。血淋涩痛,或尿如豆汁,或溲如砂石。本方与八正散所治之证,均属湿热蕴结膀胱。本方重在清热凉血,故以治血淋为主,八正散重在清热利湿,故以治热淋为主。

---

①《随息居重订霍乱论》P.30,1958年,上海科学技术出版社
②《本草求真》P.65,1959年,上海科学技术出版社

【文献摘录】

方论　汪昂："此手足太阳手少阳药也。木通、灯草,清肺热而降心火,肺为气化之源,心为小肠之合也。车前清肝热而通膀胱,肝脉络于阴器,膀胱津液之府也。瞿麦、扁蓄,降火通淋,此皆利湿而兼泻热者也。滑石利窍散结,栀子、大黄苦寒下行,此皆泻热而兼利湿者也。甘草合滑石为六一散,用梢者,取其直达茎中,甘能缓痛也。虽治下焦而不专于治下,必三焦通利,水乃下行也。"(《医方集解》)

二 妙 散
《丹溪心法》

【组成】　黄柏炒　苍术米泔浸炒(各15g)

【用法】　上二味为末,沸汤,入姜汁调服。二物皆有雄状之气(现代用法:为散剂,各等分,每服3~5g;或为丸剂,亦可作汤剂水煎服)。

【功用】　清热燥湿。

【主治】　湿热走注,筋骨疼痛,或湿热下注,两足痿软无力,或足膝红肿热痛,或湿热带下,或下部湿疮,小便短黄,舌苔黄腻。

【方解】　本方所治诸证,皆为湿热下注所致。湿热注于筋骨,则筋骨疼痛;着于下肢,则见足膝灼热,红肿疼痛;湿热不攘,筋脉弛缓,则病痿证;若下注带脉、前阴,则带下浑浊味臭,或下部湿疮;小便短黄,舌苔黄腻,皆为湿热之象。故治宜清热燥湿。方中黄柏苦寒,寒以清热,苦以燥湿,且偏入下焦;苍术苦温,善能燥湿;二药相伍,合成清热燥湿之效,使热祛湿除,诸症自愈。

本方在临床治疗时,常根据病证的变化,适当加味用之,加治湿热痿证可加豨莶草、五加皮、鹿衔草等,以祛风湿强筋骨;湿热脚气,加薏苡仁、木瓜、槟榔等,以渗湿降浊;若湿热带下,色黄黏稠,可酌加芡实、樗根白皮、赤茯苓,以加强健脾渗湿止带之力;下部湿疮,可加龙胆草、薏苡仁、赤小豆以清湿热,解疮毒。

【附方】　(1)三妙丸(《医学正传》)　黄柏酒拌,略炒,四两(120g)　苍术米泔水浸,焙干,六两(180g)　川牛膝去芦,二两(60g)　为末,面糊为丸,如梧桐子,每服五、七十丸,空心姜、盐汤下。功用:清热燥湿。主治:湿热下注。两脚麻木,或如火烙之热。

(2)四妙丸(录自《成方便读》)　川黄柏　薏苡米各八两(各200g)　苍术　怀牛膝各四两(各120g)　水泛小丸,每服6~9g,温开水送下。功用:清热利湿。主治:湿热下注。两足麻痿肿痛等症。

三妙丸,即二妙丸加牛膝。牛膝能祛风湿,补肝肾,且引药下行,故三妙丸专治下焦湿热的两脚麻木、麻痛、痿软无力。四妙丸又加薏苡米,利湿清热作用尤佳,故主治湿热下注的两足麻痿肿痛等。

16·3　利 水 渗 湿

利水渗湿剂,适用于水湿壅盛所致的癃闭、淋浊、水肿、泄泻等证。虞抟所谓"治湿不利小便,非其治也"[①],正是对此而言。常用利水渗湿药如茯苓、泽泻、猪苓等为主组成方剂,代

---

① 《医学正传》P.76,1965年,人民卫生出版社

表方如五苓散、五皮散等。

五 苓 散
《伤寒论》

【组成】 猪苓十八铢,去皮(9g)　泽泻一两六铢(15g)　白术十八铢(9g)　茯苓十八铢(9g)　桂枝半两,去皮(6g)

【用法】 捣为散,以白饮和服方寸匕,日三服,多饮暖水,汗出愈,如法将息(现代用法:做散剂,每服3~6g,或作汤剂水煎服)。

【功用】 利水渗湿,温阳化气。

【主治】 (1)外有表证,内停水湿。头痛发热,烦渴欲饮,或水入即吐,小便不利,舌苔白,脉浮。(2)水湿内停。水肿,泄泻,小便不利,以及霍乱吐泻等证。(3)痰饮。脐下动悸,吐涎沫而头眩,或短气而咳者。

【方解】 《伤寒论》原用本方治太阳表邪未解,内传太阳之腑,以致膀胱气化不利,遂成太阳经腑同病之蓄水证。表邪未尽,故仍见头痛,发热,脉浮;邪入膀胱,气化不行,小便不利则为畜水,水蓄下焦,气不化津,水精不布,故烦渴欲饮;饮入之水,不得输布,故水入即吐而成"水逆证"。总之,本方证是以水饮停蓄为患,故急应渗利蓄水,兼解外邪。方中重用泽泻为君,取其甘淡性寒,直达膀胱,利水渗湿。臣以茯苓、猪苓之淡渗,增强利水蠲饮之功;加白术健脾气而运化水湿。更佐以桂枝一药二用,既外解太阳之表,又内助膀胱气化。五药合方,则水行气化,表解脾健,而蓄水留饮诸疾自除。

本方重在渗湿利水,兼有健脾化气之功,故亦可用于水湿内停之水肿、小便不利,它如水湿下注之泄泻,以此分利小便,湿去泻必止。痰饮,脐下动悸者,用本方渗湿利水,则饮去悸止。霍乱属湿浊为患,兼有表邪者,亦可用本方治之。

【附方】 (1)四苓散(《明医指掌》) 白术　茯苓　猪苓　泽泻　水煎服。功用:渗湿利水。主治:内伤饮食有湿。小便赤少,大便溏泄。

(2)茵陈五苓散(《金匮要略》) 茵陈蒿末十分(10g)　五苓散五分(5g)　上二物合,先食饮方寸匕(6g),日三服。功用:利湿退黄。主治:湿热黄疸,湿重于热,小便不利者。

(3)胃苓汤(《丹溪心法》) 五苓散(3g)　平胃散(3g)　上合和,姜、枣煎,空心服。功用:祛湿和胃。主治:夏秋之间,脾胃伤冷。水谷不分,泄泻不止,以及水肿,腹胀,小便不利者。

四苓散即五苓散去桂枝,功专渗湿利水,随证加味,可用于各种水湿内停,小便不利之证。胃苓汤系平胃散与五苓散合方,具有行气利水、祛湿和胃作用,主要用于水湿内阻、腹胀、水肿、小便不利或大便泄泻等证。茵陈五苓散即五苓散加入一倍茵陈,具有利湿清热退黄作用,适用于黄疸病湿多热少,小便不利者。

【文献摘录】

方论　吴谦等:"是方也,乃太阳邪热入府,水气不化,膀胱表里药也。一治水逆,水入则吐;一治消渴,水入则消……二证皆小便不利,故均得而主之。然小便利者不可用,恐重伤津液也。由此可知五苓散非治水热之专剂,乃治水热小便不利之主方也。君泽泻之咸寒,咸走水府,寒胜热邪。佐二苓之淡渗,通调水道,下输膀胱,并泻水热也。用白术之燥湿,健脾助土,为之提防以制水也。用桂之辛温,宣通阳气,蒸化三焦以行水也。泽泻得二苓下降,利水之功倍,小便利而水不蓄矣。白术须桂上升,通阳之效捷,气腾津化渴自止也。"(《医宗金鉴·删补名医方论》)

猪 苓 汤
《伤寒论》

【组成】 猪苓去皮　茯苓　泽泻　阿胶碎　滑石碎,各一两(各9g)

【用法】 以水四升,先煮四味,取二升,去滓,内阿胶烊消,温服七合,日三服(现代用法:水煎服,阿胶分二次烊化)。

【功用】 利水清热养阴。

【主治】 水热互结。小便不利,发热,口渴欲饮,或心烦不寐,或兼有咳嗽,呕恶,下利。又治血淋,小便涩痛,点滴难出,小腹满痛者。

【方解】 本方原治伤寒之邪,传入阳明或少阴,化而为热,与水相搏,遂成水热互结,邪热伤阴,小便不利之证。水热相搏,不得气化,阴津不布,加之热邪伤阴,故口渴欲饮;水热互结,气化不行,则小便不利;水湿下渗于大肠,故而下利;水气上逆于肺,则为咳逆;中攻于胃,则为呕逆;阴虚且邪热上扰,则心烦不寐。此时急当利其小便以渗水湿,兼事清热养阴之法治之。方以二苓、泽泻渗利小便;滑石清热通淋;阿胶甘咸,滋阴润燥。五药合方,渗利与清热养阴并进,利水不伤阴,滋阴不敛邪,使水气去,邪热清,阴液复,诸证自解。但总以渗利为主,清热养阴为辅。血淋而小便不利者,亦可用本方利水通淋,清热止血。

本方与五苓散同为利水之剂,用治水气停滞小便不利证。五苓散用泽泻、二苓配桂枝以通阳化气,伍白术以崇土制水,合成化气利水之剂,主治膀胱气化不利之蓄水证。猪苓汤以二苓、泽泻配滑石以清热通淋,益阿胶以滋阴润燥,合成清热滋阴利水之剂,主治水热互结之小便不利。

【文献摘录】

方论　赵羽皇:"仲景制猪苓汤,以行阳明、少阴二经水热,然其旨全在益阴,不专利水。盖伤寒在表,最忌亡阳,而里虚又患亡阴。亡阴者,亡肾中之阴与胃家之津液也。故阴虚之人,不但大便不可轻动,即小便亦忌下通,倘阴虚过于渗利,津液不致耗竭乎?方中阿胶养阴,生新去瘀,于肾中利水,即于肾中养阴;滑石甘滑而寒,于胃中去热,亦于胃中养阴;佐以二苓之淡渗者行之,既疏浊热而不留其瘀壅,亦润真阴而不苦其枯燥,源清而流有不清者乎?顾太阳利水用五苓者,以太阳职司寒水,故急加桂以温之,是暖肾以行水也;阳明、少阴之用猪苓,以二经两关津液,特用阿胶、滑石以润之,是滋养无形以行有形也。利水虽同,寒温迥别,惟明者知之。"(《古今名医方论》)

防 己 黄 芪 汤
《金匮要略》

【组成】 防己一两(12g)　黄芪一两一分,去芦(15g)　甘草半两,炒(6g)　白术七钱半(9g)

【用法】 上锉麻豆大,每抄五钱匕,生姜四片,大枣一枚,水盏半,煎八分,去滓温服,良久再服。服后当如虫行皮中,以腰下如冰,后坐被上,又以一被绕腰以下,温令微汗,差(现代用法:水煎服,服后取微汗)。

【功用】 益气祛风,健脾利水。

【主治】 卫表不固,风水或风湿。汗出恶风,身重,小便不利,舌淡苔白,脉浮者。

【方解】 本方所治之风水、风湿,乃由正虚表气不固,外受风邪,以致水湿郁于肌表之证。因表虚不固而汗出恶风;水湿停滞肌腠而身体重着,小便不利;舌淡属虚;苔白脉浮,为风邪在表。风邪在表,理当汗解,表不解则邪不去,欲解其外,表气尚虚,若强汗之,必重伤其表,反招风邪,故不可单用解表除湿法,只宜益气固表与祛风行水并行。方中防己祛风行水;黄芪益气固表,且能行水消肿;二药配伍,扶正驱邪,相得益彰,共为君药。臣以白术,补气健脾,助脾运化;配黄芪,更有实卫之功。使以甘草,培土和中,调和诸药,加姜、枣调和营卫。六药相合,使表气得固,风邪得除,水道通利,脾气健运,则风水、风湿诸证自解。

【附方】 防己茯苓汤(《金匮要略》) 防己三两(9g) 黄芪三两(9g) 桂枝三两(9g) 茯苓六两(18g) 甘草二两(6g) 水煎服。功用:益气通阳利水。主治:皮水。四肢肿,水气在皮肤中,四肢聂聂动者。

以上二方均为治水肿之常用方,防己黄芪汤用于风水表虚证,见有汗出恶风、脉浮身重者;而防己茯苓汤用于皮水而兼阳虚者,症见四肢、皮肤肿盛,四肢聂聂动者。

【文献摘录】
方论 尤怡:"风湿在表,法当从汗而解,乃汗不待发而自出,表尚未解而已虚,汗解之法不可守矣。故不用麻黄出之皮毛之表,而用防己驱之肌肤之里。服后如虫行皮中,及腰以下如冰,皆湿下行之征也。然非芪、术、甘草,焉能使卫阳复振,而驱湿下行哉?"(《金匮要略心典》)

五 皮 散
《华氏中藏经》

【组成】 生姜皮 桑白皮 陈橘皮 大腹皮 茯苓皮各等分(各9g)

【用法】 上为粗末,每服三钱,水一盏半,煎至八分,去渣,不计时候温服,忌生冷油腻硬物(现代用法:水煎服)。

【功用】 利湿消肿,理气健脾。

【主治】 脾虚湿盛,皮水。一身悉肿,肢体沉重,心腹胀满,上气喘急,小便不利,以及妊娠水肿等,苔白腻,脉沉缓。

【方解】 本方所治之皮水,乃由脾虚湿盛、泛溢肌肤所致。脾虚湿盛,运化失常,水湿泛溢,故一身悉肿,肢体沉重;湿阻气机,则心腹胀满,上逆迫肺而上气喘急;水湿壅盛,水道不通,故小便不利。治宜健脾理气,利湿消肿。方中以茯苓皮利水渗湿,兼以补脾助运化;生姜皮辛散水饮;桑白皮肃降肺气,以通调水道;大腹皮行水气,消胀满;陈橘皮和胃气,化湿浊。五药相合,共奏理气健脾、利湿消肿之效。

本方为治皮水之通用方,功以行水消肿为主,若脾虚甚者,宜加白术、黄芪补气健脾;若腰以上肿甚兼有风邪者,当加防风、羌活以散风除湿;腰以下肿甚,小便短少者,常与五苓散合用,以增强利水消肿之功。

《太平惠民和剂局方》所载五皮散,为本方去桑白皮、陈皮,加五加皮、地骨皮所组成。主治亦基本相同,但行气之力较差。

《麻科活人全书》所载五皮饮,为本方去桑白皮,加五加皮而成。主治基本相同,但五加皮性较温,能通经络而祛风湿。

【文献摘录】
方论 张秉成:"治水病肿满,上气喘急,或腰以下肿,此亦肺之治节不行,以致水溢皮肤,而为以上诸症。故以桑皮之泻肺降气,肺气清肃,则水自下趋。而以茯苓之从上导下,大腹之宣胸行水,姜皮辛凉解散,陈皮理气行痰。皆用皮者,因病在皮,以皮行皮之意。然肺脾为子母之脏,子病未有不累及其母也。故肿满一证,脾实相关。否则,脾有健运之能,土旺则自可制水,虽肺之治节不行,决无肿满之患。是以陈皮、茯苓两味,本为脾药,其功用皆能行中带补,匡正除邪,一举而两治之,则上下之邪,悉皆涣散耳。"(《成方便读》)

16·4 温化水湿

温化水湿剂,适用于湿从寒化和阳不化水之痰饮、水肿、痹证以及寒湿脚气等证,常用温阳药与利湿药如桂枝、附子、茯苓、白术等为主组成方剂,代表方如苓桂术甘汤、真武汤等。

苓桂术甘汤
《金匮要略》

【组成】 茯苓四两(12 g) 桂枝三两(9 g) 白术二两(6 g) 甘草炙,二两(6 g)

【用法】 上四味,以水六升,煮取三升,去滓,分温三服(现代用法:水煎服)。

【功用】 温化痰饮,健脾利湿。

【主治】 中阳不足之痰饮病。胸胁支满,目眩心悸,或短气而咳,舌苔白滑,脉弦滑。

【方解】 本方为治疗痰饮病之主方,其所治之证,乃中阳不足、饮停心下所致。中焦阳虚,脾失运化,则湿聚成饮;饮阻气机,气上冲胸,故胸胁支满,咳而气短;饮阻于中,清阳不升,则头晕目眩;饮邪凌心则心悸;饮入于经则振振身摇。治宜温阳化饮,健脾和中,即《金匮要略》"病痰饮者,当以温药和之"之法。方中以茯苓为君,健脾渗湿,祛痰化饮。以桂枝为臣,温阳化气,既可温阳以化饮,又能化气以利水,且兼平冲降逆;与茯苓相伍,一利一温,对于水饮滞留而偏寒者,实有温化渗利之妙用。湿源于脾,脾虚则生湿,故佐以白术健脾燥湿,助脾运化,俾脾阳健旺,水湿自除。使以甘草益气和中,共收饮去脾和、湿不复聚之功。药虽四味,配伍严谨,温而不热,利而不峻,确为痰饮之和剂。《金匮要略》以之治中阳不足,饮停心下之胸胁支满,目眩短气,以及心下痞坚等。《伤寒论》以之治伤寒误用吐下,损伤中阳,水气上逆之心下逆满,气上冲胸,头眩短气,身为振振摇。证虽不一,病机相同,故均以一方治之。

【附方】 甘草干姜茯苓白术汤(又名肾着汤)(《金匮要略》) 甘草二两(6 g) 干姜四两(12 g) 茯苓四两(12 g) 白术二两(6 g) 上四味,以水五升,煮取三升,分温三服(现代用法:水煎服)。功用:暖土胜湿。主治:寒湿下侵之肾着病。身重腰下冷痛,腰重如带五千钱,但饮食如故,口不渴,小便自利。

【文献摘录】

方论 赵良:"《灵枢》谓心包络之脉动则病胸胁支满者,谓痰饮积于心包,其病则必若是也。目眩者,痰饮阻其胸中之阳,不能布精于上也。茯苓淡渗,逐饮出下窍,因利而去,故用以为君。桂枝通阳输水走皮毛,从汗而解,故以为臣。白术燥湿,佐茯苓消痰以除支满。甘草补中,佐桂枝建土以制水邪也。"(《医宗金鉴·删补名医方论》)

真武汤
《伤寒论》

【组成】 茯苓三两(9 g) 芍药三两(9 g) 白术二两(6 g) 生姜三两(9 g) 附子炮去皮,一枚,破八

【用法】 以水八升,煮取三升,去滓,温服七合,日三服(现代用法:水煎服)。

【功用】 温阳利水。

【主治】 （1）脾肾阳虚，水气内停。小便不利，四肢沉重疼痛，腹痛下利，或肢体浮肿，苔白不渴，脉沉。（2）太阳病。发汗，汗出不解，其人仍发热，心下悸，头眩，身𣂢动，振振欲擗地。

【方解】 本方为治疗脾肾阳虚、水气内停的主要方剂。水之所制在脾，水之所主在肾。脾阳虚，则湿积而为水；肾阳虚，则聚水而从其类。水湿聚而不化，溢于肌肤，则四肢沉重疼痛，其则水肿；水湿下注，则腹泻便溏；水气上冲，则或咳或呕；聚而不行，则小便不利；清阳不升，则头眩短气；至于发汗后，身𣂢动者，殆为汗出过多，阴随阳伤，经脉失养之故。治以助阳行水之法，俾阳气胜，水气消，则诸症自愈。方中君以附子之大辛大热，温肾暖土，以助阳气。臣以茯苓之甘淡渗利，健脾渗湿，以利水邪；生姜辛温，既助附子之温阳祛寒，又伍茯苓以温散水气。佐以白术健脾燥湿，以扶脾之运化。其用白芍者，一者取其利小便；一者取其缓急止腹痛。《本草经》尝言芍药"主邪气腹痛……止痛，利小便"；或取其敛阴缓急，以解身之𣂢动。诸药相伍，温中有散，利中有化，脾肾双补，阴水得制，故为脾肾阳虚、寒水为病的有效之剂。原书方后有：若咳者，加五味子、细辛、干姜；若小便利者，去茯苓；加下利者，去芍药，加干姜；若呕者，去附子、加重生姜。可资临床参考。

【附方】 附子汤（《伤寒论》） 附子二枚，炮去皮，破八片(15 g) 茯苓三两(9 g) 人参二两(6 g) 白术四两(12 g) 芍药三两(9 g) 以水八升，煮取三升，去滓，温服一升，日三服（现代用法：水煎服）。功用：温经助阳，祛寒化湿。主治：阳虚寒湿内侵，身体骨节疼痛，恶寒肢冷，苔白滑，脉沉微。

本方与真武汤相比，药物只差一味，附子汤倍附子、白术，加人参，去生姜，意在温补而祛寒湿，主治阳虚寒邪内侵之身体骨节疼痛；真武汤用生姜，不用人参，意在温散以祛水气，主治阳虚水气内停之证。

【文献摘录】

方论 赵羽皇："真武一方，为北方行水而设。用三白者，以其燥能制水，淡能伐肾邪而利水，酸能泄肝木以疏水故也。附子辛温大热，必用为佐者何居？盖水之所制者脾，水之所行者肾也。肾为胃关，聚水而从其类。倘肾中无阳，则脾之枢机虽运，而肾之关门不开，水虽欲行，熟为之主？故脾家得附子，则火能生土，而水有所归矣；肾中得附子，则坎阳鼓动，而水有所摄矣。更得芍药之酸，以收肝而敛阴气，阴平阳秘矣。若生姜者，并用以散四肢之水气而和胃也。盖五苓行有余之水，真武行不足之水，两者天渊。总之，脾肾双虚，阴水无制，而泛滥妄行者，非大补坎中之阳，大健中宫之气，即日用车前、木通以利之，岂能效也。"（《古今名医方论》）

实 脾 散
《重订严氏济生方》

【组成】 厚朴去皮，姜制，炒 白术 木瓜去瓤 木香不见火 草果仁 大腹子 附子炮，去皮脐 白茯苓去皮 干姜炮，各一两(各6 g) 甘草炙，半两(3 g)

【用法】 上㕮咀，每服四钱，水一盏半，生姜五片，枣子一枚，煎至七分，去滓温服，不拘时候（现代用法：加入生姜五片，大枣一枚，水煎服）。

【功用】 温阳健脾，行气利水。

【主治】 阳虚水肿。身半以下肿甚，手足不温，口中不渴，胸腹胀满，大便溏薄，舌苔厚腻,脉沉迟者。

【方解】 本方所治之证,是谓阴水,缘于脾肾阳虚、阳不化水、水气内停所致。水为阴邪,其性下趋,故其水肿身半以下为甚;脾主四肢,阳气不能温煦,故手足不温;水湿内阻,气机不畅,故胸腹胀满;口不渴,大便溏,苔厚腻,脉沉迟,皆为脾肾阳虚、水湿壅盛之象。治宜温阳健脾,行气利水。方中以附子、干姜为君,其中附子温脾肾,助气化,行阴水之停滞;干姜温脾阳,助运化,散寒水之沍凝;两者合用,温养脾肾,扶阳抑阴。茯苓、白术健脾燥湿,淡渗利水,使水湿从小便而利;木瓜芳香醒脾,化湿利水,以兴脾主运化之功;厚朴、木香、大腹子、草果下气导滞,化湿行水,使气行则湿邪得化。使以甘草、生姜、大枣调和诸药,益脾和中。诸药相伍,共奏温暖脾肾、行气利水之效。然本方温补脾土之功偏胜,确有脾实则水治之功,故以"实脾"名之。

本方与真武汤功效相近,其组成即真武汤去芍药,加干姜、厚朴、木香、草果仁、大腹子、木瓜、甘草、大枣,加生姜之用量。二方均能温暖脾肾,助阳行水,真武汤偏于温肾,实脾散偏于暖脾。真武汤温阳利水,兼能敛阴缓急,故主治阳虚停水,兼有腹痛或阴随阳伤之身𥆧动;本方助阳散寒之力略胜,且能行气化滞,故主治阳虚水肿,兼有胸腹胀满者。

【文献摘录】

方论 张秉成:"阴水者,纯是阳虚土败,土不制水而然。《经》云,湿胜则地泥,故脾旺则运化行而清浊分,其清者,为气为血,为津为液;浊者,则为汗为溺,而分消矣,则知治水当以实脾为首务也。白术、甘草,补脾之正药,然非姜、附之大辛大热助火生土,何以建其温补健运之功? 而后腹皮、茯苓之行水,厚朴、木香之快气,各奏厥功,草豆蔻芳香而燥,治太阴独胜之寒,宣木瓜酸涩而温,疏脾土不平之木,祛邪匡正,标本得宜耳。"(《成方便读》)

萆薢分清饮
《丹溪心法》

【组成】 益智 川萆薢 石菖蒲 乌药等分(各10 g)

【用法】 上剉,每服五钱,水煎,入盐一捻,食前服(现代用法:水煎服,入食盐少许)。

【功用】 温暖下元,利湿化浊。

【主治】 下焦虚寒。小便白浊,频数无度,白如米泔,凝如膏糊。

【方解】 本方所治之白浊,是由下焦虚寒、湿浊下注所致。肾受寒邪,封藏失职,故小便频数;肾阳不足,失于气化,清浊不分,故小便混浊,甚则凝如膏糊。治宜温肾利湿,分清化浊。方中川萆薢利湿化浊,为治白浊之主药。益智温肾阳,缩小便,止遗浊尿频。乌药温肾寒,暖膀胱,治小便频数。石菖蒲化浊除湿,去膀胱虚寒,《名医别录》谓"温肠胃,止小便利",黄宫绣言"肠胃既温,则膀胱之虚寒小便不禁自止"。[①] 盖菖蒲得萆薢,庶可除湿而分清化浊;与益智、乌药配伍则能温里止小便频数。原书方后云"一方加茯苓、甘草",其利湿化浊之力更佳。以食盐为使,取其咸以入肾,引药直达下焦。诸药合用,共奏温暖下元、分清化浊之效。

【附方】 萆薢分清饮(《医学心悟》) 川萆薢二钱(10 g) 黄柏炒褐色 石菖蒲各五分(各3 g) 茯苓 白术各一钱(各5 g) 莲子心七分(4 g) 丹参 车前子各一钱五分(各7 g) 水煎服。功用:清热

[①]《本草求真》P.116,1959年,上海科学技术出版社

利湿,分清化浊。主治:湿热渗入膀胱。白浊,膏淋,尿有余沥,小便混浊,舌苔黄腻者。

以上二方均用萆薢、菖蒲,取其利湿化浊。前者配入乌药、益智,则药性偏温,而有温暖下元作用,故用治白浊属下焦虚寒之证;后者配以黄柏、车前子等,则药性偏凉,而有清热泻火作用,故用治白浊属于下焦湿热之证。

【文献摘录】

方论 汪昂:"此手足少阴足厥阴阳明药也。萆薢能泄阳明厥阴湿热,去浊而分清。乌药能疏邪逆诸气,逐寒而温肾。益智脾药,兼入心肾,固肾气而散结。石菖蒲开九窍而通心。甘草梢达茎中而止痛。使湿热去而心肾通,则气化行而淋浊止矣。"(《医方集解》)

16·5 祛风胜湿

祛风胜湿剂,适用于外感风湿所致的头痛、身痛、腰膝顽麻痹痛,以及脚气足肿等。常用祛风湿药如羌活、独活、防风、秦艽为主组成方剂。对于风湿痹着日久、经络阻滞者,常须配伍活血药,使经络疏通,风邪无存,此即"治风先治血,血行风自灭"①之谓。若久病正虚者,尚须配以扶正之品,以期祛邪不伤正,扶正以祛邪。

羌活胜湿汤
《内外伤辨惑论》

【组成】 羌活 独活各一钱(各6g) 藁本 防风 甘草炙 川芎各五分(各3g) 蔓荆子三分(2g)

【用法】 上㕮咀,都作一服,水二盏,煎至一盏,去滓,大温服,空心食前(现代用法:水煎服)。

【功用】 祛风胜湿。

【主治】 风湿在表。肩背痛不可回顾,头痛身重,或腰脊疼痛,难以转侧,苔白脉浮。

【方解】 本方所治之证,多系汗出当风,或久居卑湿之地,风湿之邪,着于肌表所致。风湿相搏,郁于太阳经输,故见头痛身重,或腰脊疼痛,难以转侧。邪中于表,当从表解,使风湿之邪随汗出而去,故治以祛风胜湿之法。方中羌活、独活为君,羌活入太阳经,能祛上部风湿,独活善祛下部风湿,两者相合,能散周身风湿,舒利关节而通痹。以防风、藁本为臣,祛太阳经风湿,且止头痛。佐以川芎活血,祛风止痛;蔓荆子祛风止痛。使以甘草调和诸药。综合全方,共成祛风胜湿之功。服后当微发其汗,使风湿尽去,其痛即止。

本方与九味羌活汤相比,少苍术、细辛、白芷、生地、黄芩,多独活、藁本、蔓荆子。其功效均可祛风除湿,止头身痛。但九味羌活汤解表之力较本方略胜,兼能清内热,故其主治以恶寒发热为主,兼口苦微渴;本方能祛周身风湿,而解表之力较弱,故其主治以头身重痛为主,恶寒发热之表证不著。

【附方】 蠲痹汤(《百一选方》) 羌活 姜黄 当归 黄芪蜜炙 赤芍 防风各一两半(各9g) 甘草炙,半两(3g) 上㕮咀,每服半两,水二盏,姜五片,煎至一盏,去滓温服(现代用法:加姜3g,水煎服)。功用:益气和营,祛风胜湿。主治:营卫两虚,风湿痹痛,肩项臂痛,手足麻木等。

---

① 《成方便读》P.61,1958年,上海科学技术出版社

【文献摘录】

方论 汪昂:"此足太阳药也。《经》曰,风能胜湿,羌、独、防、藁、芎、蔓皆风药也。湿气在表,六者辛温升散,又皆解表之药,使湿从汗出,则诸邪散矣。藁本专治太阳寒湿,荆、防善散太阳风湿,二活祛风胜湿,兼通关节,川芎能升厥阴清气,上治头痛,甘草助诸药辛甘发散为阳,气味甘平,发中有补也。"(《医方集解》)

独活寄生汤
《备急千金要方》

【组成】 独活三两(9g) 寄生 杜仲 牛膝 细辛 秦艽 茯苓 肉桂心 防风 芎䓖 人参 甘草 当归 芍药 干地黄各二两(各6g)

【用法】 上十五味,㕮咀,以水一斗,煮取三升,分三服,温身勿令冷也(现代用法:水煎服)。

【功用】 祛风湿,止痹痛,益肝肾,补气血。

【主治】 痹证日久,肝肾两亏,气血不足。腰膝疼痛,肢节屈伸不利,或麻木不仁,畏寒喜温,心悸气短,舌淡苔白,脉象细弱。

【方解】 本方所治之痹证,乃风寒湿三气痹着日久,肝肾不足,气血两虚所致。邪气留连,病久入深,或着于筋脉,或着于肌骨,荣卫凝涩不通,气血运行不畅,久而久之,肝肾失养,气血失荣,而成肝肾不足,气血两虚之证。故其病除痹着重痛之外,并见腰膝酸软,麻木不仁,甚则屈伸不利等。《素问·痹论》说:"痹在骨则重,在于脉则血凝而不流,在于筋则屈不伸,在于肉则不仁。"《素问·逆调论》又说:"营气虚则不仁,卫气虚则不用,荣卫俱虚,则不仁且不用。"正气既虚,邪气深伏,治当搜风祛湿,以止痹痛;益肝肾,补气血,扶正以祛邪。方中以独活为君,取其理伏风,善祛下焦与筋骨间之风寒湿邪。伍以细辛发散阴经风寒,搜剔筋骨风湿而止痛;防风祛风邪在胜脱;秦艽除风湿而舒筋;寄生、杜仲、牛膝祛风湿兼补肝肾;当归、川芎、地黄、白芍养血又兼活血;人参、茯苓补气健脾;桂心温通血脉。甘草调和诸药。综合全方,祛邪扶正,标本兼顾,可使血气足而风湿除,肝肾强而痹痛愈。若疼痛较甚者,可酌加制川乌、白花蛇、地龙、红花以助搜风通络,活血止痛之效;寒邪偏重者,可加附子湿邪偏重者,可加防己;若正虚不甚者,可减地黄、人参等。

【附方】 三痹汤(《妇人良方》) 续断 杜仲 防风 桂心 细辛 人参 白茯苓 当归 白芍药 黄芪 牛膝 甘草各五分(各5g) 秦艽 生地黄 川芎 独活各三分(各3g) 加姜,水煎服。功用:益气养血,祛风胜湿。主治:血气凝滞。手足拘挛,风痹等。

【文献摘录】

方论 张秉成:"此亦肝肾虚而三气乘袭也。故以熟地、牛膝、杜仲、寄生补肝益肾,壮骨强筋,归、芍、川芎和营养血,所谓治风先治血,血行风自灭也;参、苓、甘草益气扶脾,又所谓祛邪先补正,正旺则邪自除也。然病因肝肾先虚,其邪必乘虚深入,故以独活、细辛之入肾经,能搜伏风,使之外出。桂心能入肝肾血分而祛寒。秦艽、防风为风药卒徒,周行肌表,且又风能胜湿耳。"(《成方便读》)

鸡鸣散
《证治准绳》

【组成】 槟榔七枚(15g) 陈皮去白 木瓜各一两(各9g) 吴萸 紫苏叶各三钱(各3g) 桔梗 生姜和皮各半两(各5g)

【用法】 上咬咀,只作一遍煎,用水三大碗,慢火煎至一碗半,去滓,再入水二碗煎滓,取一小碗,两次药汁相和,安置床头,次日五更,分作三、五服,只是冷服,冬月略温服亦得。服了用干物压下,如服不尽,留次日渐渐服之亦可。服药至天明,大便当下黑粪水,即是元肾家感寒湿毒之气下也。至早饭痛住肿消,只宜迟吃饭,候药力作效。此药不是宣药,并无所忌(现代用法:水煎,两次相和,凌晨空腹冷服)。

【功用】 行气降浊,宣化寒湿。

【主治】 湿脚气。足胫肿重无力,麻木冷痛,恶寒发热,或挛急上冲,甚至胸闷泛恶。亦治风湿流注,脚足痛不可忍,筋脉浮肿。

【方解】 本方为治湿脚气主方。证系寒湿之邪,下着两足所致。寒湿壅阻经络,气血不得宣通,故两足麻木冷痛,足胫肿重无力;气逆上壅于胃,则胸闷泛恶;初起外感风邪,则恶寒发热。至于风湿流注,亦不外寒湿下侵为患。治疗大法,当逐湿祛邪,宣通气机,正如杨大受所说:"脚气是为壅疾,治以宣通之剂,使气不能成壅也。"①方中以槟榔为君,质重下达,行气逐湿。吴又可谓:"槟榔能消能磨,除伏邪,为疏利之药,又除岭南瘴气。"②臣以木瓜舒筋活络,并能化湿,陈皮健脾燥湿,更能理气。佐以紫苏叶、桔梗宣通气机,外散表邪,内开郁结;吴茱萸,生姜温化寒湿,降逆止呕。诸药相合,祛湿化浊,宣通以散邪,温散寒湿,行气开壅。但总以宣通为要,适用于湿脚气而偏寒者。

本方所治之寒湿脚气,以初起者效果较好。若表证明显者,可加桂枝、防风以祛风解表;寒湿较重者,可加附子、肉桂以温散寒湿。

【文献摘录】

方论 王子接:"《经》以脚气名厥,汉名缓风,宋齐后始名脚气。按前贤论,皆由风寒暑湿乘虚袭于三阴经,宜急为重剂以治之。《外台》疗脚气,惟唐侍中方为最验。至明,周文采《医方选要》鸡鸣散,药味相同,惟多桔梗一味,取义于五更服,故曰鸡鸣散。紫苏色赤气香,通行气血,专散风毒,同生姜则去寒,同木瓜则收湿,佐以桔梗开上焦之气,广皮开中焦之气,妙在吴茱萸泄降下逆,更妙在槟榔沉重性坠,诸药直达下焦,开之散之,泄之收之,俾毒邪不得上壅入腹冲心而成危候。鸡鸣时服者,从阳注于阴也。服药须冷者,从阴以解邪也。"(《绛雪园古方选注》)

小　结

祛湿剂共选方20首,分为燥湿和胃、清热祛湿、利水渗湿、温化水湿、祛风胜湿五类。

(1) 燥湿和胃　平胃散功专燥湿行气,是治疗湿滞脾胃之主方,以脘腹胀满、舌苔厚腻为辨证要点。藿香正气散,外散风寒,内化湿浊,为治霍乱之常用方,以寒热头痛、胸脘满闷、上吐下泻为主要见症。

(2) 清热祛湿　茵陈蒿汤清热利湿,善能退黄,主治一身面目俱黄,鲜明如橘子色,身热脉数之阳黄。二妙散清热燥湿,主治湿热下注,痿痹脚气,带下疮疡等。三仁汤、甘露消毒丹皆可用治湿温;三仁汤利湿之力大于清热,适用于湿温初起,邪在气分,症见头痛恶寒,身重疼痛,胸闷不饥,舌白不渴者;甘露消毒丹清热利湿两者并重,适用于湿温、时疫、邪在气分,症见身热困倦,口渴尿赤,咽痛头肿,或身黄胸闷,或吐泻淋浊等。连朴饮与蚕矢汤均能清热

---

① 《证治准绳》P.268,1959年,上海科学技术出版社
② 《温疫论评注》P.24,1977年,人民卫生出版社

利湿化浊,治霍乱吐泻;连朴饮长于和胃止呕;蚕矢汤善治霍乱转筋。八正散清热利水通淋,主治湿热下注之热淋为佳。

（3）利水渗湿　五苓散与猪苓汤同为淡渗利水之剂,主治小便不利;五苓散利水之中兼能温阳化气而又解表,故用于太阳经腑同病之蓄水证;猪苓汤利水之中兼能清热养阴,故适用于水热互结、热邪伤阴之证。防己黄芪汤固表祛风,利湿行水,主治风水,风湿,汗出恶风,身重脉浮属表虚湿盛者。五皮散健脾理气,利水消肿,主治一身悉肿,但不恶风之皮水证。

（4）温化水湿　苓桂术甘汤温阳化饮,是治痰饮病之主方,以胸胁支满、自眩心悸,或短气而咳、舌苔白滑为辨证要点。真武汤与实脾散皆能温暖脾肾,助阳利水,为治阳虚水肿之常用方;真武汤偏于温肾,兼能敛阴缓急,主治阳虚停水,兼有腹痛,或阴随阳伤之身瞤动;实脾散偏于温脾,兼能行气化滞,主治阳虚水肿,兼有胸腹胀满之证。萆薢分清饮温暖下元,利湿化浊,专治阳虚白浊,小便频数者。

（5）祛风胜湿　羌活胜湿汤祛风胜湿,主要用于感受风湿之肩背疼痛。鸡鸣散宣化寒湿,专治寒湿下侵之脚气病。独活寄生汤则祛风湿,止痹痛,益肝肾,补气血,主治痹证日久、肝肾不足、气血两虚、腰膝疼痛之证。

复习思考题

（1）祛湿剂适用于哪些疾病？各举方例说明之。

（2）燥湿为胃剂适用于哪些病证？平胃散的组成意义和主治症是什么？藿香正气散与六和汤应如何区别运用？

（3）清热利湿剂代表方有哪些？分析三仁汤、茵陈蒿汤的组方意义。

（4）五苓散与猪苓汤在组方意义及适应证方面有何异同？

（5）真武汤与实脾散在组成、配伍、主治证方面的异同点是什么？

17. 祛 痰 剂

凡以祛痰药为主组成,具有消除痰饮作用,治疗各种痰病的方剂,统称为祛痰剂。

痰之为病,无处不到,胸膈肠胃,经络四肢,皆可有之,其发病常见咳嗽喘促,眩晕呕吐,癫狂惊痫以及痰核瘰疬等。

痰的成因很多,治法亦各不相同。如脾失健运、湿聚成痰者,治宜燥湿健脾化痰;火热内郁、炼液为痰者,治宜清热化痰;肺燥阴虚、虚火灼津为痰者,治宜润肺化痰;脾肾阳虚、寒饮内停,或肺寒留饮者,治宜温阳化痰;肝风内动、挟痰上扰者,治宜熄风化痰;若外邪袭肺、肺失宣降、聚液为痰者,治宜宣肺化痰等。据此,祛痰剂分为燥湿化痰、清热化痰、润燥化痰、温化寒痰、治风化痰五类。

痰之与饮,异名同类,稠浊者为痰,清稀者为饮,均由湿聚而成。而湿又源之于脾,所以李中梓说:"脾为生痰之源,治痰不理脾胃,非其治也。"[①]然痰与肾亦有密切关系,如肾虚不能制

[①]《医宗必读》卷9,P.16,三余堂详校本

水,则水泛为痰。故张景岳又说"五脏之病,虽具能生痰,然无不由乎脾肾"①,因此,治疗痰病时,不但要化痰,而且还要治其生痰之本,即所谓"善治痰者,惟能使之不生,方是补天之手"②。

此外,痰随气而升降,气壅则痰聚,气顺则痰消。故祛痰剂中每配伍理气药物。庞安常曾说:"善治痰者,不治痰而治气,气顺则一身之津液亦随气而顺矣。"③

至于痰流经络、肌腠而为瘰疬、痰核者,又需结合疏通经络,软坚散结等法治之。总之,要察其病本,知其所变,分清寒热虚实,辨明标本缓急,随证治之。

17·1 燥湿化痰

燥湿化痰剂,适用于湿痰证,症见痰多易咯、胸脘痞闷、呕恶眩晕、肢体困倦、舌苔白滑或腻、脉缓或弦滑等,常用燥湿化痰药如半夏、南星、陈皮为主组成方剂,代表方如二陈汤。

二 陈 汤
《太平惠民和剂局方》

【组成】 半夏汤洗七次 橘红各五两(各15 g) 白茯苓三两(9 g) 甘草炙,一两半(5 g)

【用法】 㕮咀,每服四钱,用水一盏,生姜七片,乌梅一个,同煎六分,去滓热服,不拘时候(现代用法:加生姜3 g,乌梅一个,水煎服)。

【功用】 燥湿化痰,理气和中。

【主治】 湿痰咳嗽。痰多色白易咯,胸膈痞闷,恶心呕吐,肢体困倦,或头眩心悸,舌苔白润,脉滑。

【方解】 本方为治湿痰之主方。湿痰之证,多由脾失健运、湿邪凝聚、气机阻滞、郁积而成。脾为生痰之源,肺为贮痰之器,湿痰犯肺,则咳嗽痰多;痰阻气机,胃失和降,则胸膈痞闷,恶心呕吐;阴浊凝聚,阻碍清阳,则头眩心悸;脾为湿困,运化失司,则肢体困倦,不欲饮食。治宜燥湿化痰,理气和中。方中以半夏为君,取其辛温性燥,善能燥湿化痰,且可降逆和胃而止呕。以橘红为臣,理气燥湿,使气顺而痰消。佐以茯苓健脾渗湿,俾湿去脾旺,痰无由生;生姜降逆化饮,既可制半夏之毒,且能助半夏、橘红行气消痰;复用少许乌梅收敛肺气,与半夏相伍,有散有收,相反相成,使祛痰而不伤正。使以甘草调和诸药,兼可润肺和中。药仅四味,配伍严谨,共奏燥湿化痰、理气和中之效。方中半夏、橘红以陈久者良,故以"二陈"名之。

痰由湿生,湿聚成痰。本方既为治疗湿痰之主方,随症加减,亦广泛应用于其他痰证。

《医方集解》曾说:"治痰通用二陈。风痰加南星、白附、皂角、竹沥;寒痰加半夏、姜汁;火痰加石膏、青黛;湿痰加苍术、白术;燥痰加瓜蒌、杏仁;食痰加山楂、麦芽、神曲;老痰加枳实、海石、芒硝;气痰加香附、枳壳;胁痰在皮里膜外加白芥子;四肢痰加竹沥。"以上各种加减方法,可资临床运用时参考。

【附方】 (1)导痰汤(《妇人良方》) 半夏二钱(6 g) 南星 枳实麸炒 茯苓 橘红各一钱(各3 g) 甘草五分(2 g) 生姜十片(3 g) 水煎。功用:燥湿祛痰,行气开郁。主治:痰涎壅盛,胸膈

---

① 《景岳全书》P.531,1959 年,上海科学技术出版社
② 《景岳全书》P.531,1959 年,上海科学技术出版社
③ 《证治准绳》一卷,P.136,1959 年,上海科学技术出版社

痞塞,或咳嗽恶心,饮食少思,以及肝风挟痰,呕不能食,头痛眩晕,甚或痰厥者。

(2) 涤痰汤(《济生方》) 半夏姜制 胆星各二钱二分(各8g) 橘红 枳实 茯苓各二钱(各6g) 人参 菖蒲各一钱(各3g) 竹茹七分(2g) 甘草五分(2g) 加姜枣,水煎服。功用:涤痰开窍。主治:中风痰迷心窍,舌强不能言。

以上三方均为燥湿化痰之剂。二陈汤是燥湿化痰的主方,亦是治痰的基础方,除主治湿痰外,又可加减用于其他各种痰证;导痰汤燥湿化痰之力大于二陈汤,长于祛痰行气,主要用于痰涎壅盛、胸膈痞塞,以及肝风挟痰、眩晕痰厥等;涤痰汤善于涤痰开窍,为中风痰迷、舌謇语涩之常用方。

温 胆 汤
《三因极一病证方论》

【组成】 半夏 竹茹 枳实面炒,各二两(各6g) 陈皮三两(9g) 甘草一两,炙(3g) 茯苓一两半(5g)

【用法】 上锉散,每服四大钱,水一盏半,姜五片,枣一枚,煎七分,去滓,食前服(现代用法:生姜五片,枣一枚,水煎服)。

【功用】 理气化痰,清胆和胃。

【主治】 胆胃不和,痰热内扰。虚烦不眠,或呕吐呃逆,以及惊悸不宁、癫痫等证。

【方解】 本方所治诸证,均属痰热为患。胆属木,为清净之府,喜温和而主生发,失其常则木郁不达,胃气因之不和,进而化热生痰。痰热内阻,胃气上逆,则呕吐干哕。痰热上扰,心神不安,则惊悸不宁,虚烦不眠;蒙蔽清窍,则发为癫痫。治宜利胆和胃,涤痰清热。方中以半夏为君,降逆和胃,燥湿化痰。以竹茹为臣,清热化痰,止呕除烦;枳实行气消痰,使痰随气下。佐以陈皮理气燥湿,茯苓健脾渗湿,俾湿去痰消。使以姜、枣、甘草益脾和胃而协调诸药。综合全方,共奏理气化痰、清胆和胃之效。对于痰热内扰之惊悸癫痫,服之可使热清痰消,惊平痫定。对于胆热胃逆之虚烦、呕吐,服之则胆清胃和,烦除呕止。若痰热重者,可加黄连,癫痫可加胆南星等。

本方是从《备急千金要方》温胆汤衍化而来,较之多茯苓、大枣,而减生姜之量。方名温胆者,罗东逸谓:"和即温也,温之者,实凉之也。"

【附方】 十味温胆汤(《证治准绳》) 半夏汤洗 枳实麸炒 陈皮去白,各二钱(各6g) 白茯苓去皮,钱半(4.5g) 酸枣仁炒 远志去心,甘草汁煮 五味子 熟地黄酒洗,焙 人参去芦,各一钱(各3g) 粉草炙,半钱(1.5g) 生姜五片 红枣一枚 水煎服。功用:化痰宁心。主治:心胆虚怯,触事易惊,四肢浮肿,饮食无味,心悸烦闷,坐卧不安。

十味温胆汤,即温胆汤减去清热化痰的竹茹,加入益气养血补心安神的人参、熟地、五味子、枣仁、远志而成。故适用于痰浊内扰,心胆虚怯,神志不宁之证。

【文献摘录】

方论 张秉成:"夫人之六腑,皆泻而不藏,惟胆为清净之府,无出无入,寄附于肝,又与肝相为表里。肝藏魂,夜卧则魂归于肝,胆有邪,岂有不波及于肝哉?且胆为甲木,其象应春,今胆虚即不能遂其生长发陈之令,于是土得木而达者,因木郁而不达矣。土不达则痰涎易生,痰为百病之母,所虚之处,即受邪之处,故有惊悸之状。此方纯以二陈竹茹枳实生姜,和胃豁痰,破气开郁之品,内中并无温胆之药,而以温胆名方者,亦以胆为甲木,常欲其得春气温和之意耳。"(《成方便读》)

茯 苓 丸
《百一选方》引《指迷方》

【组成】 半夏二两(60 g)　茯苓一两(30 g)　枳壳麸炒,半两(15 g)　风化朴硝一分(7.5 g)

【用法】 上为末,自然汁煮糊为丸,如梧桐子大。每服三十丸,生姜汤下(现代用法:为末,姜汁糊丸,每服6 g,姜汤或温开水送下)。

【功用】 燥湿行气,软坚消痰。

【主治】 痰停中脘。两臂疼痛,或四肢浮肿,舌苔白腻,脉弦滑等。

【方解】 本方所治之两臂疼痛与四肢浮肿,皆属痰停中脘、流于四肢所致。四肢禀气于脾,脾失运化,聚湿生痰,痰饮流于四肢,则四肢疼痛,甚则浮肿。此时,切不可以风湿论治,若误用风药,则贻误病机,且伤其气。方中以半夏燥湿化痰为君。以茯苓健脾渗湿为臣,既消已成之痰,又绝生痰之路。佐以枳壳理气宽中,俾痰随气行。风化硝软坚润下,使结癖停痰易消。用姜汁糊为丸者,非但取其制半夏之毒,而用其化痰散饮。诸药合用,则燥湿涤痰之力较强,对于痰停中脘者,用此方消痰润下,确有推陈涤垢之效。若咳嗽痰多,胸脘满闷者,亦可服之。

【文献摘录】
方论　张秉成:"夫痰之为病,在腑者易治,在脏者难医,在络者更难搜剔。四肢者皆禀气于脾,若脾病不能运化,则痰停中脘,充溢四肢,有自来矣。治之者,当乘其正气未虚之时而攻击之,使脘中之痰去而不留,然后脾复其健运之职,则络中之痰自可还之于腑,潜消默运,以成其功。故方中以半夏化其痰,茯苓行其湿,枳壳破其气,而以姜汁开之,芒硝下之。用法之周到,佐使的得宜,其痰有不去者乎?"(《成方便读》)

17·2　清 热 化 痰

清热化痰剂,适用于热痰证。症见咳嗽痰黄,黏稠难咯,舌红苔黄腻,脉滑数等。常用清热化痰药如瓜蒌、胆南星等为主组成方剂,代表方如清气化痰丸、小陷胸汤等。

清 气 化 痰 丸
录自《医方考》

【组成】 瓜蒌仁去油　陈皮去白　黄芩酒炒　杏仁去皮尖　枳实麸炒　茯苓各一两(各30 g)　胆南星　制半夏各一两半(各45 g)

【用法】 姜汁为丸,每服6 g,温开水送下。

【功用】 清热化痰,理气止咳。

【主治】 痰热内结。咳嗽痰黄,咯之不爽,胸膈痞满,小便短赤,舌质红,苔黄腻,脉滑数。

【方解】 本方所治之热痰,以痰稠色黄脉滑数为主要特征。其病缘于火邪灼津,痰气内结,故咳嗽痰黄,黏稠难咯;痰阻气机,肺失肃降,故胸膈痞满,甚则气逆于上,发为气急呕恶。治宜清热化痰,理气止咳。汪昂云:"气有余则为火,液有余则为痰,故治痰者必先降其火,治火者必顺其气也。"[1]方中以胆南星为君,取其味苦性凉,清热化痰,治实痰实火之壅闭。以

---
[1]《医方集解》P.247,1959年,上海科学技术出版社

黄芩、瓜蒌仁为臣,降肺火,化热痰,以助胆星之力;治痰当须理气,故又以枳实、陈皮下气开痞,消痰散结。脾为生痰之源,肺为贮痰之器,故佐以茯苓健脾渗湿,杏仁宣利肺气,半夏燥湿化痰。诸药相合,共奏清热化痰、理气止咳之效。热清火降,气顺痰消,则诸证自解。

【文献摘录】

方论 汪昂:"此手足太阴之药,治痰火之通剂也。气能发火,火能役痰,半夏、南星以燥湿气,黄芩、瓜蒌以平热气,陈皮以顺里气,杏仁以降逆气,枳实以破积气,茯苓以行水气。水湿火热,皆生痰之本也。盖气之亢则为火,火退则还为正气安其位矣,故化痰必以清气为先也。"(《医方集解》)

小 陷 胸 汤
《伤寒论》

【组成】 黄连一两(6 g) 半夏洗,半升(12 g) 瓜蒌实大者一枚(30 g)

【用法】 上三味,以水六升,先煮瓜蒌,取三升,去滓,内诸药,煮取二升,去滓,分温三服(现代用法:水煎服)。

【功用】 清热化痰,宽胸散结。

【主治】 痰热互结。胸脘痞闷,按之则痛,或咳痰黄稠,舌苔黄腻,脉滑数。

【方解】 本方原治伤寒表证误下,邪热内陷,痰热结于心下的"小结胸病,正在心下,按之则痛,脉浮滑者"[①]。痰热内结,气郁不通,故胸脘痞闷,按之则痛。治宜清热涤痰,理气散结。方中以瓜蒌实为君,清热化痰,通胸膈之痹;以黄连为臣,泻热降火,除心下之痞;以半夏降逆消痞,除心下之结,与黄连合用,一辛一苦,辛开苦降,得瓜蒌实,则清热涤痰,其散结开痞之功益著。药仅三味,配伍精当,诚乃痰热互结,胸脘痞痛之良剂。由于本方善能清热化痰,宽胸散结,故亦可用于热痰咳嗽,痰稠色黄,胸膈不快之症。

本方证为痰热互结心下,按之则痛的小结胸病,故方名小陷胸汤。较之水热互结胸腹,从心下至少腹硬满而痛不可近之大结胸病为轻。故大陷胸汤用硝、黄与甘遂配伍,而成峻下逐水之剂;本方则以连、半与瓜蒌配伍,而成清热涤痰之方。

【附方】 柴胡陷胸汤(《通俗伤寒论》) 柴胡一钱(3 g) 姜半夏三钱(9 g) 小川连八分(2.5 g) 苦桔梗一钱(3 g) 黄芩钱半(4.5 g) 瓜蒌仁杵五钱(15 g) 小枳实钱半(4.5 g) 生姜汁四滴分冲。水煎服。功用:清热化痰,宽胸开膈,和解少阳。主治:少阳证具,胸膈痞满,按之痛,口苦苔黄,脉弦而数。

柴胡陷胸汤,即小柴胡汤与小陷胸汤二方加减而成。小柴胡汤去人参、甘草、大枣等扶正之品,加瓜蒌、黄连、桔梗、枳实等清热化痰,快气宽胸之药,共奏和解少阳,清化痰热,宽胸散结之效,对于邪陷少阳,兼有痰热内阻,症见寒热往来,胸胁痞痛,呕恶不食,或咳嗽痰稠,口苦苔黄,脉滑数有力者,甚为适宜。

【文献摘录】

方论 程扶生:"此热结未深者在心下,不若大结胸之高在心上;按之痛,比手不可近为轻,脉之浮滑,又缓于沉紧。但痰饮素盛挟热邪而内结,所以脉见浮滑也。以半夏之辛散之,黄连之苦泻之,瓜蒌之苦润涤之,所以除热散结于胸中也。先煮瓜蒌,分温三服,皆以缓治上之法。"(《名医方论》)

[①]《伤寒论》P.46,1955年,重庆人民出版社

滚 痰 丸
《丹溪心法附余》引王隐君方

【组成】 大黄酒蒸 片黄芩酒洗净,各八两(各240g) 礞石一两(30g),捶碎,用焰硝一两(30g),放入小砂罐内盖之,铁线缚定,盐泥固济,晒干,火煅红,候冷取出 沉香半两(15g)

【用法】 上为细末,水丸梧子大,每服四五十丸,量虚实加减服,清茶、温水送下,临卧食后服(现代用法:水泛小丸,每服5~9g,日1~2次,温开水送下)。

【功用】 泻火逐痰。

【主治】 实热老痰。发为癫狂惊悸,或怔忡昏迷,或咳喘痰稠,或胸脘痞闷,或眩晕耳鸣,或绕项结核,或口眼蠕动,或不寐,或梦寐奇怪之状,或骨节卒痛难以名状,或噫息烦闷,大便秘结,舌苔黄厚,脉滑数有力。

【方解】 本方专治实热老痰为病。方中以硝煅礞石为君,取其燥悍重坠之性,善能攻逐陈积伏匿之老痰;以大黄之苦寒,荡涤实热,开痰火下行之路为臣;佐以黄芩苦寒泻火,善清上焦气分之热;复以沉香速降下气,亦为治痰必先顺气之理。四药相合,下行攻逐之力较猛,为攻坠实热老痰之峻剂。

实热老痰,久积不去,变幻多端。上蒙清窍,则发为癫狂昏迷;扰动心神,则发为怔忡惊悸、梦寐奇怪之状;内蕴于肺,则咳嗽痰稠、胸脘痞痛,甚则噫息烦闷;留于经络、关节,则口眼蠕动,或骨节卒痛,或绕项结核等。凡此种种病症,见舌苔黄厚、大便秘结、脉滑数有力者,均可使用本方泻火逐痰,俾痰积恶物,自肠道而下。但本方药力较猛,非实热老痰,以及虚人、孕妇等,均应慎用,以免损伤正气,故虞抟云:"滚痰丸止可投之于形气壮实,痰积胶固为病者,若气体虚弱之人,决不可轻用也。"①

【文献摘录】

方论 吴谦等:"治痰者,以清火为主,实者利之,虚者化之;治饮者,以燥湿为主,实者逐之,虚者温之,所以古人治饮有温补之法,而治痰则无之也。王隐君制礞石滚痰丸治老痰一方,用黄芩清胸中无形诸热,大黄泻肠胃有质实火,此治痰必须清火也。以礞石之燥悍,此治痰必须除湿也。以沉香之速降,此治痰必须利气也。二黄得礞石、沉香则能迅扫直攻老痰巢穴,浊腻之垢而不少留,滚痰之所由名也。若阳气不盛,痰饮兼作,又非此方所宜。"(《医宗金鉴·删补名医方论》)

17·3 润 燥 化 痰

润燥化痰剂,适用于燥痰证。症见痰稠而黏,咯之不爽,咽喉干燥,甚则呛咳,声音嘶哑等。常用润肺化痰药如贝母、瓜蒌等为主组成方剂,代表方如贝母瓜蒌散。

贝 母 瓜 蒌 散
《医学心悟》

【组成】 贝母一钱五分(5g) 瓜蒌一钱(3g) 花粉 茯苓 橘红 桔梗各八分(各2.5g)

【用法】 水煎服。

---

① 《医学正传》P.88,1965年,人民卫生出版社

【功用】 润肺清热,理气化痰。

【主治】 肺燥有痰。咯痰不爽,涩而难出,咽喉干燥等。

【方解】 本方所治之燥痰,以咳嗽痰稠,涩而难出为主要特征。盖肺为娇脏,喜清肃而不耐寒热,肺燥阴虚,水精不布,液郁成痰。然其性燥,故虽咳嗽有痰,却咯之不爽,涩而难出。治当润其燥,清其热,化其痰。方中以贝母为君,取其清热润肺,化痰止咳,开痰气之郁结。以瓜蒌为臣,清热润燥,理气涤痰,通胸膈之痹塞。天花粉清热化痰,且可生津润燥;茯苓健脾利湿,以杜生痰之源;橘红理气化痰,使气顺痰消;桔梗宣利肺气,俾肺金宣降有权。如此组方,则肺燥得润而痰自化,清肃有权而咳逆自止。

《医学心悟·类中风》篇,另有一贝母瓜蒌散,较本方少天花粉、茯苓、桔梗,多胆南星、黄芩、黄连、甘草、黑栀子,治肺火壅遏之"火中"。方中芩、连、栀子苦寒清热泻火,胆星清热化痰息风,故可用于痰火上壅的类中风证。

17·4 温化寒痰

温化寒痰剂,适用于寒痰证。症见咳痰清稀色白,舌苔白滑等。常用温肺化痰药如干姜、细辛为主组成方剂,代表方如苓甘五味姜辛汤。

苓甘五味姜辛汤
《金匮要略》

【组成】 茯苓四两(12 g) 甘草三两(6 g) 干姜三两(9 g) 细辛三两(6 g) 五味子半升(6 g)

【用法】 上五味,以水八升,煮取三升,去滓,温服半升,日三(现代用法:水煎服)。

【功用】 温肺化饮。

【主治】 寒饮内蓄。咳嗽痰多,清稀色白,胸膈不快,舌苔白滑,脉弦滑等。

【方解】 本方所治之寒饮,乃因阳虚阴盛、水饮内停所致。脾阳不足,寒从中生,运化失司,则停湿而成饮;复因肺寒,津失敷布,则液聚而为痰饮。进而肺失清肃,宣降违和,而致咳嗽气逆,痰多清稀,胸膈不快。治当温中化痰。方中以干姜为君,取其辛热之性,既温肺散寒以化饮,又温运脾阳以祛湿。细辛为臣,以之辛散,温肺散寒,助干姜散其凝聚之饮;以茯苓之甘淡,健脾渗湿,一以化既聚之痰,一以杜生痰之源。佐以五味子敛肺气而止咳,与细辛相伍,一散一收,散不伤正,收不留邪。使以甘草和中,调和诸药。综观全方,开合相济,温散并行,使寒邪得去,痰饮得消。药虽五味,配伍严谨,实为温肺化饮之良剂。若痰多欲呕者,加半夏降逆止呕,燥湿化痰;若兼冲气上逆者,宜加桂枝温中降逆;若咳甚颜面虚浮者,宜加杏仁宣利肺气而止咳。

【附方】 冷哮丸(《张氏医通》) 麻黄泡 川乌生 细辛 蜀椒 白矾生 牙皂去皮弦子,酥炙 半夏曲 陈胆星 杏仁去双仁者,连皮尖用 甘草生,各一两(各30 g) 紫菀茸 款冬花各二两(各60 g) 共为细末,姜汁调神曲末打糊为丸,每遇发时,临卧生姜泡服二钱,羸者一钱,更以三建膏贴肺俞穴中。服后时吐顽痰,胸膈自宽。服此数日后,以补脾肺药调之,候发如前,再服(现代用法:为末,姜汁糊丸,发作时服之,每服6 g,早晚各一次,生姜汤或温开水送下。同时以三建膏贴肺俞穴尤良)。功用:散寒涤痰。主治:背受寒邪,遇冷即发喘嗽,胸膈痞满,倚息不得卧。

附：三建膏方　天雄　附子　川乌各一枚　桂心　官桂　桂枝　细辛　干姜　蜀椒各二两　上切为片，麻油二斤，煎熬去滓，黄丹收膏，摊成加麝香少许，贴肺俞及华盖、膻中穴。

三子养亲汤
《韩氏医通》

【组成】　白芥子(6g)　苏子(9g)　莱菔子(9g)

【用法】　上各洗净微炒，击碎，看何证多，则以所主者为君，余次之。每剂不过三钱，用生绢小袋盛之，煮作汤饮，代茶水啜用，不宜煎熬太过。若大便素实者，临服加熟蜜少许；若冬寒加生姜三片(现代用法：三药捣碎，用纱布包裹，煎汤频服)。

【功用】　降气快膈，化痰消食。

【主治】　痰壅气滞。咳嗽喘逆，痰多胸痞，食少难消，舌苔白腻，脉滑等。

【方解】　本方原为老人气实痰盛之证而设。因年老中虚，运化失常，每致停食生湿，湿聚成痰，痰壅气滞，肺失肃降，故见咳嗽喘逆、痰多胸闷、食少脘痞等症。治宜顺气降逆，消食化痰。方中白芥子温肺利气，快膈消痰，苏子降气行痰，止咳平喘，莱菔子消食导滞，行气祛痰。三药均能行气，皆属治痰理气之常用药，合而用之，可使气顺痰消，食积得化，咳喘得平。临床应用时，观其何证居多，则以何药为君，其效尤佳。然本方总属沉降行气消痰之剂，意在治标，若服后得效，则应兼顾其本。

【文献摘录】

方论　张秉成："夫痰之生也，或因津液所化，或由水饮所成，然亦有因食而化者。皆由脾运失常，以致所食之物，不化精微而化为痰。然痰壅则气滞，气滞则肺气失下行之令，于是为咳嗽为喘逆等证矣。病因食积而起。故方中以莱菔子消食行气。痰壅则气滞，以苏子降气行痰。气滞则膈塞，白芥子畅膈行痰。三者皆治痰之药，而又能于治痰之中各逞其长。食消气顺，喘咳自宁，而诸证自愈矣，又在用者之得宜耳。"(《成方便读》)

17·5　治风化痰

治风化痰剂，适用于风痰证。风痰为病，有内外之分。外风生痰，由于外感风邪，肺气不宣，痰浊内生所致，症见恶风发热、咳嗽痰多等。宜用疏风化痰法治之，常用宣散风邪药与化痰药配伍成方，代表方如止嗽散。内风挟痰，多因素有痰浊、肝风内动、挟痰上扰所致，症见眩晕头痛，或发癫痫，甚则昏厥、不省人事等。宜用息风化痰法治之，常用平肝息风药与化痰药配伍组方，代表方如半夏白术天麻汤等。

半夏白术天麻汤
《医学心悟》

【组成】　半夏一钱五分(9g)　天麻　茯苓　橘红各一钱(各6g)　白术三钱(15g)　甘草五分(4g)

【用法】　生姜一片，大枣二枚，水煎服。

【功用】　燥湿化痰，平肝息风。

【主治】　风痰上扰。眩晕头痛，胸闷呕恶，舌苔白腻，脉弦滑等。

【方解】　本方所治之风痰眩晕，以头重呕恶、舌苔白腻为辨证要点。其病缘于脾湿生痰,并肝风内动所致。痰浊蒙蔽清阳,风痰上扰清空,故眩晕而头重痛;痰气交阻,浊阴不降,故胸闷呕恶。治宜化痰息风,兼以健脾祛湿。方中以半夏燥湿化痰,降逆止呕,以天麻化痰息风,而止头眩,两者合用,为治风痰眩晕头痛之要药,李杲云:"足太阴痰厥头痛,非半夏不能疗,眼黑头眩,风虚内作,非天麻不能除。"①故本方以此二味为君药。以白术为臣,健脾燥湿,与半夏、天麻配伍,祛湿化痰,止眩之功益佳。佐以茯苓健脾渗湿,与白术相合,尤能治痰之本;橘红理气化痰;姜枣调和脾胃。使以甘草和中而调药性。诸药相伍,使风息痰消,眩晕自愈。

《医学心悟·头痛》条,另有一半夏白术天麻汤,较本方多蔓荆子三钱,白术减为一钱,治痰厥头痛,胸膈多痰,动则眩晕者。

定 痫 丸
《医学心悟》

【组成】 明天麻　川贝母　半夏姜汁炒　茯苓蒸　茯神去木蒸,各一两(各30 g)　胆南星九制者　石菖蒲杵碎,取粉　全蝎去尾　甘草水洗　僵蚕甘草水洗,去嘴,炒　真琥珀腐煮　灯草研,各五钱(各15 g)　陈皮洗,去白　远志去心,甘草水泡,各七钱(各20 g)　丹参酒蒸　麦冬去心,各二两(各60 g)　辰砂细研,水飞,三钱(9 g)

【用法】 用竹沥一小碗,姜汁一杯,再用甘草四两熬膏,和药为丸,如弹子大,辰砂为衣,每服一丸(现代用法:共为细末,用甘草120 g熬膏,加竹沥100 ml、姜汁50 ml,和匀调药为小丸,每服6 g,早晚各一次,温开水送下)。

【功用】 涤痰息风。

【主治】 痰热内扰。男女小儿痫证,忽然发作,眩仆倒地,不省高下,甚则瘛疭抽掣,目斜口歪,痰涎直流,叫喊作声。亦可用于癫狂。

【方解】 痫证之由,每由痰涎内结,情志失调,或饮食失节,劳力过度,肝风挟痰上逆,壅闭经络,阻塞清窍,以致突然发作。常以涤痰息风之法治之。方中以竹沥善能清热滑痰,镇惊利窍,"治痰迷大热,风痉癫狂"②。配姜汁,用其温开以助化痰利窍。以胆星功专清火化痰,镇惊定痫,"主治一切中风、风痫、惊风"③。以半夏、陈皮、贝母、茯苓、麦冬祛痰降逆,兼防伤阴。丹参、菖蒲开瘀利窍。全蝎、僵蚕息风止痉,天麻化痰息风,辰砂、琥珀、远志、灯草、茯神镇惊宁神,以助解痉定痫之功。甘草和调诸药。共奏豁痰宣窍,息风定痫之效。

痫证的发作有轻有重,来势有急有缓,病程有长有短。一般初起较轻,反复发作则正气渐衰,痰结日深,愈发愈频,证情逐渐加重。其发作期间,应着重涤痰息风,先治其标。发作后,则健脾养心,补益肝肾,或调补气血,缓治其本。定痫丸即属涤痰息风之剂,故适用于由痰热上扰而致痫证发作者。一俟痫证缓解,则应化痰与培本兼顾,并应注意饮食,调摄精神,扶其正气,以收全效。尤其对久病频发者,更须注重调理正气。原方后有"方内加人参三钱尤佳"一语,即是此意。

---

① 《脾胃论》P.362,1976年,人民卫生出版社
② 《本草备要》P.184,1918年,商务印书局
③ 《药品化义》引自《中药大辞典》P.1712,1977年,上海人民出版社

止 嗽 散
《医学心悟》

【组成】 桔梗炒　荆芥　紫菀蒸　百部蒸　白前蒸,各二斤(各1 kg)　甘草炒,十二两(375 g)　陈皮去白,一斤(500 g)

【用法】 共为末,每服三钱,开水调下,食后,临卧服,初感风寒,生姜汤调下(现代用法:共为末,每服6 g,温开水或姜汤送下。亦可做汤剂,用量按原方比例,酌情增减)。

【功用】 止咳化痰,疏表宣肺。

【主治】 风邪犯肺,咳嗽咽痒,或微有恶寒发热,舌苔薄白等。

【方解】 本方所治之证,原为外感咳嗽,经服解表宣肺药后而咳仍不止者。风邪犯肺,肺失清肃,虽经发散,其邪未尽,故仍咳嗽,此时外邪十去八九,而肺气失于宣降,治之之法,重在理肺止咳,微加疏散之品。方中的紫菀、白前、百部止咳化痰,治咳嗽不分久新,皆可取效;以桔梗、橘红(陈皮去白)宣降肺气,止咳消痰;荆芥祛风解表,甘草调和诸药,两者与桔梗配合,更能清利咽喉。诸药合用,"温润和平,不寒不热,既无攻击过当之虞,大有启门驱贼之势。是以客邪易散,肺气安宁"①。运用得宜,可用于诸般咳嗽。

《医学心悟·咳嗽》条下云:"风寒初起,头痛鼻塞,发热恶寒而咳嗽者,用止嗽散加荆芥、防风、苏叶、生姜以散邪……若暑气伤肺,口渴烦心溺赤者,其症最重,用止嗽散加黄连、黄芩、花粉以直折其火。若湿气生痰,痰涎稠黏者,用止嗽散加半夏、茯苓、桑白皮、生姜、大枣以祛其湿。若燥气焚金,干咳无痰者,用止嗽散加瓜蒌、贝母、知母、柏子仁以润燥。"以上的加减方法,可资临床参考。

《医学心悟·伤寒兼证》条下,另有一止嗽散,较本方少荆芥,治寒邪伤肺咳嗽。方后云:"风寒初起加防风、荆芥、紫苏子。"

【文献摘录】

(1)方论　程国彭:"盖肺体属金,畏火者也,过热则咳。金性刚燥,恶冷者也,过寒亦咳,且肺为娇脏,攻击之剂,既不任受,而外主皮毛,最易受邪,不行表散则邪气留连而不解。《经》曰:微寒微咳,寒之感也,若小寇然,启门逐之即去矣。医者不审,妄用参凉酸涩之剂,未免闭门留寇,寇欲出而无门,必至穿逾而走,则咳且见红。肺有二窍,一在鼻,一在喉,鼻窍贵开而不闭,喉窍宜闭而不开。今鼻窍不通,则喉窍将启,能无虑乎? 本方温润和平,不寒不热,既无攻击过当之虞,大有启门逐贼之势,是以客邪易散,肺气安宁,宜其投之有效欤。"(《医学心悟》)

(2)临床报道　用本方加味治疗外感咳嗽280例,其中238例发病时间均在15天以内,多数伴有发热、头痛、怕冷、舌苔薄白、舌质正常或边尖红、脉浮数或浮滑等。结果治愈273例,平均服药三贴略强,7例疗效不满意,其中200例服2~3剂痊愈,其服药贴数与发病时间增长而增加,在全部观察的病例中,均无不良反应。(《江苏中医》9∶13,1965年)

小　结

祛痰剂常用方共选12首,按其作用不同分为燥湿化痰,清热化痰、润燥化痰、温化寒痰、治风化痰五类。

---

① 《医学心悟》P.106,1955年,人民卫生出版社

（1）燥湿化痰　二陈汤有燥湿化痰、理气和中作用，为祛痰的主要方剂，主治湿痰内阻、咳嗽痰多等证；温胆汤能理气化痰，清胆和胃，主治胆胃不和、痰热内扰、虚烦不眠、呕吐恶逆，以及惊悸癫痫等；茯苓丸能燥湿行气，软坚化痰，主治痰停中脘、两臂疼痛，或四肢浮肿等。

（2）清热化痰　清气化痰丸清热化痰，理气止咳，主治痰热内结、咳嗽痰稠色黄之症；小陷胸汤清热化痰，宽胸散结，主治痰热互结于心下之小结胸病；滚痰丸泻火逐痰，专治实热老痰所致的惊悸癫狂、怔忡昏迷等。

（3）润燥化痰　贝母瓜蒌散润肺化痰，用于肺经燥热所致的咳嗽痰稠、咯痰不爽、咽喉干燥之症。

（4）温化寒痰　苓甘五味姜辛汤有温肺暖脾之力，多用于寒痰内蓄、咳嗽痰多、清稀色白者；三子养亲汤降气止咳之功较胜，兼能消食，多用治痰气郁滞、咳嗽喘逆、食少难消者。

（5）治风化痰　半夏白术天麻汤燥湿化痰，平肝息风，善治风痰上扰所致的眩晕头痛；定痫丸涤痰息风，专治风痰挟热引起的各种痫证；止嗽散止咳化痰，疏表宣肺，是为外感咳嗽的常用方。

复习思考题

（1）痰是怎样生成的？痰病的治法有哪些？各举一代表方？
（2）二陈汤的组成意义？适应证是什么？如何加减运用？
（3）共学了哪些治疗饮证的方剂？说明各自的组成意义及鉴别应用。

18. 消导化积剂

凡以消导药为主组成，具有消食导滞、化积消癥作用，治疗食积痞块、癥瘕积聚的方剂，统称消导化积剂，属于"八法"中的"消法"。

消法的应用范围比较广泛，凡由气、血、痰、湿、食等壅滞而成的积滞痞块，均可用之。《医学心悟》曾说："消者，去其壅也，脏腑、经络、肌肉之间，本无此物而忽有之，必为消散，乃得其平。"而本剂主要讨论消食导滞和消痞化积的方剂。余者可参看理气、理血、祛湿、化痰等剂。

消导化积剂与泻下剂均有消除体内有形实邪的作用，但在临床运用上，两者有所不同。泻下剂多属攻逐之剂，适用于病势较急、病程较短者；消导化积剂多属渐消缓散之剂，适用于病势较缓、病程较长者。若病势急重，非攻不去者，投以消导化积剂，则病重药轻，其疾难瘳；若渐积而成，结聚为块者，妄用攻下剂，则易伤其气，病反深锢。故朱震亨说："凡积病不可用下药，徒损真气，病亦不去，当用消积药使之融化，则根除矣。"①若脾胃素虚，或积滞日久，正气虚弱者，须当配伍扶正健脾之药，组成消补兼施之剂，以期消积不伤正，扶正以祛积。

此外，积滞内停，每使气机运化不畅，气机阻滞，又可导致积滞不化，故消导积滞剂中又常配伍理气药，使气利而积消。其他尚有兼寒化热之异，处方用药亦应有温清之别。只有善于权衡寒热虚实，辨别缓急轻重，审属何积，随证遣药，才能恰合病情，以收全功。

---

① 《丹溪心法》P.214，1959年，上海科学技术出版社

18·1 消食导滞

消食导滞剂,适用于食积为病。症见胸脘痞闷、嗳腐吞酸、恶食呕逆、腹痛泄泻等,常用消食药如山楂、神曲、莱菔子为主组成方剂。代表方如保和丸、枳实导滞丸。若脾胃素虚,饮食不消,或食积日久,损伤脾胃者,尚须配伍益气健脾之品,组成消补兼施之剂,量其虚实之轻重,或消多于补,或补重于消,代表方如健脾丸、枳术丸等。

保 和 丸
《丹溪心法》

【组成】 山楂六两(180 g) 神曲二两(60 g) 半夏 茯苓各三两(各90 g) 陈皮 连翘 萝卜子各一两(各30 g)

【用法】 上为末,炊饼丸如梧子大,每服七、八十丸,食远白汤下(现代用法:共为末,水泛为丸,每服6~9 g,温开水送下。亦可水煎服,用量按原方十分之一即可)。

【功用】 消食和胃。

【主治】 一切食积。脘腹痞满胀痛,嗳腐吞酸,恶食呕逆,或大便泄泻,舌苔厚腻,脉滑。

【方解】 本方为治疗食积的通用方。以脘痞腹胀,恶食嗳腐为主症。《素问·痹论》说"饮食自倍,肠胃乃伤",此病多系饮食不节,暴饮暴食所致。饮食过度,食积内停,胃失和降,气机不畅,故见脘腹胀满、嗳腐吞酸、恶食呕逆等症。治宜消食化滞,理气和胃。方中用山楂为君,以之消一切饮食积滞。尤善消肉食油腻之积。以神曲消食健脾,更化酒食陈腐之积;萝卜子下气消食,长于消谷面之积,共为臣;三药同用,消各种食物积滞。佐以半夏、陈皮行气化滞,和胃止呕;茯苓健脾利湿,和中止泻;食积易于化热,故又佐以连翘清热而散结。诸药配伍,使食积得化,胃气得和。本方药力较缓,若食积较重者,可加枳实、槟榔;苔黄脉数者,可加黄连、黄芩;大便秘结者,可加大黄等。

【附方】 大安丸(《医方集解》) 即保和丸加白术二两(60 g)。用法如保和丸。功用:消食健脾。主治:饮食不消,气虚邪微,以及小儿食积。

大安丸较保和丸多白术一味,是消中兼补,即消食之中兼有健脾之功,适用于食积兼有脾虚者,对于小儿食积用之尤宜。

【文献摘录】

方论 张秉成:"此为食积痰滞,内瘀脾胃,正气未虚者而设也。山楂酸温性紧,善消腥膻油腻之积,行瘀破滞,为克化之药,故以为君。神曲系蒸窨而成,其辛温之性,能消酒食陈腐之积。莱菔子辛甘下气,而化面积;麦芽咸温消谷,而行瘀积,二味以之为辅。然痞坚之处,必有伏阳,故以连翘之苦寒散结而清热。积郁之凝,必多痰滞,故以二陈化痰而行气。此方虽纯用消导,毕竟是平和之剂,故特谓之保和耳。"(《成方便读》)

枳实导滞丸
《内外伤辨惑论》

【组成】 大黄一两(30 g) 枳实麸炒 神曲炒,各五钱(各15 g) 茯苓 黄芩 黄连 白术各三钱(各9 g) 泽泻二钱(6 g)

【用法】 研为细末,汤浸蒸饼为丸,如梧桐子大,每服五十丸至七十丸,温水送下,食远量虚实加减服之(现代用法:水泛小丸,每服 6~9 g,温开水送下,每日二次)。

【功用】 消导化积,清热祛湿。

【主治】 湿热食积,内阻肠胃。脘腹胀痛,下痢泄泻,或大便秘结,小便短赤,舌苔黄腻,脉沉有力。

【方解】 本方所治之证,乃湿热食滞内阻肠胃所致。积滞内停,气机壅塞,故而脘腹胀满疼痛。食积不消,湿热不化,故大便泄泻,甚或下痢,若热壅气阻,又可大便秘结。治宜消积导滞,清热祛湿。方中以大黄为君,攻积泻热,使积热从大便而下;以枳实为臣,行气消积,而除脘腹之胀满;佐以黄连、黄芩,清热燥湿,又可厚肠止痢。茯苓、泽泻利水渗湿,且可止泻;白术健脾燥湿,使攻积而不伤正;神曲消食化湿,使食消则脾胃和。诸药相伍,积去食消,湿化热清,诸症自解。此方用于泄泻、下痢,亦属"通因通用"之法。泄痢而无积滞者,不可妄投。

【文献摘录】

方论 汪昂:"饮食伤滞,作痛成积,非有以推荡之则不行,积滞不尽,病终不除,故以大黄、枳实攻而下之,而痛泻反止,《经》所谓通因通用也。伤由湿热,黄芩、黄连佐之以清热;茯苓、泽泻佐之以利湿。积由酒食,神曲蒸窨之物,化食解酒,因其同类,温而消之。芩、连、大黄苦寒太甚,恐其伤胃,故又以白术之甘温,补土而固中也。"(《医方集解》)

木 香 槟 榔 丸

《丹溪心法》引张子和方

【组成】 木香 槟榔 青皮 陈皮 广茂烧 枳壳 黄连 黄柏各一两(各30 g) 大黄半两(15 g) 香附子炒 牵牛末各二两(各60 g)

【用法】 上为细末,水丸,如梧子大,每服五六十丸,煎水下,量虚实与之(现代用法:为细末,水泛小丸,每服 3~6 g,温开水送下,日二次)。

【功用】 行气导滞,攻积泄热。

【主治】 积滞内停,湿蕴生热。脘腹痞满胀痛,赤白痢疾,里急后重,或大便秘结,舌苔黄腻,脉沉实。

【方解】 本方所治之证,多由饮食积滞内停、气机壅塞、郁而化热所致。积滞内停,气机不畅,故脘腹痞满胀痛;湿热内蕴,与积滞互结,致腑气不通,故大便秘结;若积热下迫,则痢下赤白,里急后重。治宜行气导滞,攻积泄热。方中以木香、槟榔行气化滞,消脘腹胀满,且能除里急后重。以牵牛、大黄攻积导滞,泻热通便。以青皮、陈皮行气化积,助木香、槟榔之力。以香附、莪术疏肝解郁,破血中之气。枳壳下气宽肠,行胸腹滞气。黄连、黄柏清热燥湿,且又止痢。全方行气药与攻下药配伍,共奏行气导滞、攻积泄热之效。使积滞得下,腑气得通,热随积去,诸症自愈。

本方行气攻积之力较强,宜于积滞内停,气机壅阻,郁而化热,而正气未虚者,以脘腹胀痛、下痢赤白,或大便秘结、苔黄脉实为辨证要点。虚人误用,易伤正气。

本方较枳实导滞丸攻积破气之力大,而祛湿之力弱。故本方宜于积滞较重,腹满胀痛明显者;彼则适于积滞较轻,痞而不满者。

《医方集解》所载之木香槟榔丸,更加三棱,并以芒硝水为丸,其攻积导滞之力更强。

枳 术 丸
《脾胃论》引张元素方

【组成】 枳实麸炒一两(30 g)　白术二两(60 g)

【用法】 同为极细末,荷叶裹烧饭为丸,如梧桐子大,每服五十丸,多用白汤下,无时(现代用法:共为末,糊丸,每服6~9 g,荷叶煎汤或温开水送下,日二次)。

【功用】 健脾消痞。

【主治】 脾虚气滞,饮食停聚。胸脘痞满,不思饮食。

【方解】 本方所治之证,乃脾胃虚弱、饮食气滞所致。脾虚不运,食阻气机,故不思饮食,胸脘痞满。治宜补脾行气以消食积。方中以白术为君,重在健脾祛湿,以助脾之运化,以枳实为臣,下气化滞,消痞除满。白术用量重于枳实一倍,意在以补为主,乃补重于消,寓消于补之中,"本意不取其食速化,但令人胃气强不复伤也"[1]。更以荷叶烧饭为丸,取其养脾胃而升清,以助白术健脾益胃之功。荷叶与枳实相伍,一升清,一降浊,清升浊降,脾胃调和,使脾健积消。气调胃和,痞满得除,饮食如常。

本方是张元素从《金匮要略》枳术汤变化而来,枳术汤枳实之用量倍于白术,且用汤剂,治"心下坚,大如盘,边如旋盘,水饮所作"[2]之证。其证属于气滞水停,治当行气消痞,故重用枳实,意在以消为主。而枳术丸证,是脾虚重于积滞,治宜健脾化积,故重用白术,意在以补为主。二方虽皆用枳、术,但由于用量与剂型不同,其功效则缓急有异,补消有偏,可见古人制方之妙。所以张璐说:"二方各有深意,不可移易。"[3]

【附方】 (1) 曲蘖枳术丸(《医学正传》) 即枳术汤加炒神曲一两(30 g)　炒麦蘖一两(30 g)。功用:健脾消食。主治:饮食太过,致心腹满闷不快。

(2) 橘半枳术丸(《医学入门》) 即枳术丸加橘皮　半夏各一两(各30 g)。功用:健脾化痰,理气消痞。主治:饮食伤脾,停积痰饮,心胸痞闷。

(3) 香砂枳术丸(《摄生秘剖》) 白术一斤土炒(480 g)　枳实八两(240 g)　木香一两(30 g)　砂仁一两(30 g)　上为末,荷叶煨,陈米饭为丸,如椒目大,白滚汤送下三钱(6~9 g)。功用:健脾行气。主治:脾虚食少,或宿食不消,胸脘痞闷。

健 脾 丸
《证治准绳》

【组成】 白术炒,二两半(75 g)　木香另研　黄连酒炒　甘草各七钱半(各22 g)　白茯苓去皮,二两(60 g)　人参一两五钱(45 g)　神曲炒　陈皮　砂仁　麦芽炒　山楂取肉　山药　肉豆蔻面裹纸包捶去油,以上各一两(各30 g)

【用法】 共为细末,蒸饼为丸如绿豆大,每服五十丸,空心服,一日二次,陈米汤下(现代用法:糊丸或水泛水丸,每服6~9 g,温开水送下,日二次)。

【功用】 健脾和胃,消食止泻。

【主治】 脾胃虚弱,饮食内停。食少难消,脘腹痞闷,大便溏薄,苔腻微黄,脉象虚弱。

---

[1]《脾胃论》卷下,P.46,1957年,人民卫生出版社
[2]《金匮要略》P.50,1963年,人民卫生出版社
[3]《张氏医通》P.994,1963年,上海科学技术出版社

【方解】 本方主治脾虚胃弱,食积化热之证。脾胃虚弱,运化无力,则食少难消;食滞于中,阻碍气机,则脘腹痞满;脾虚生湿,湿邪下注,则大便溏薄;食积化热,故苔腻微黄。治宜健脾消食,兼以清热。方中以四君子汤补气健脾,其中白术、茯苓用量偏多,意在着重补脾渗湿而止泻。佐以山药、肉蔻助其健脾止泻之力;山楂、神曲、麦芽消食化滞;木香、砂仁、陈皮理气和胃;黄连清热燥湿。诸药相合,使食积得消,脾运得健,胃气得和,湿热得清。方中健脾之药居多,且食积消脾自健,故以"健脾"名之。

综观本方,亦系消补兼施之剂,补脾消食之力均大于枳术丸,且能渗湿止泻而兼化湿热,故本方系健脾消食止泻之方,枳术丸则为健脾化积除痞之剂。

【附方】 资生丸(《先醒斋医学广笔记》) 白术 人参各三两(各90g) 薏苡仁一两半(45g) 白茯苓一两五钱(45g) 山楂肉 橘红各二两(各60g) 川黄连三钱(9g) 白豆蔻仁 泽泻各三钱五分(各10g) 桔梗 藿香叶 甘草炙,各五钱(15g) 白扁豆 莲肉各一两半(各45g) 怀山药炒 芡实炒,各一两五钱(各45g) 麦芽炒,一两(30g) (一方无泽泻,有砂仁)共研细末,炼蜜为丸,重二钱(6g),每服一丸,用白汤或清米汤、橘皮汤、炒砂仁汤嚼化下。忌桃李雀蛤生冷。功用:健脾开胃,消食止泻。主治:妊娠三个月,阳明脉衰,或胎元不固。又治脾虚失运,不思饮食,呕吐泄泻,小儿疰夏。

18·2 消痞化积

消痞化积剂,适用于癥积痞块证。此病多由寒热痰食与气血相搏,聚而不散,日久成积,症见两胁癖积、脘腹癥结、攻撑作痛、饮食少进、肌肉消瘦等。常以行气活血、化湿消痰、软坚等药组方,代表方如枳实消痞丸、鳖甲煎丸。

枳实消痞丸
《兰室秘藏》

【组成】 干生姜一钱(3g) 炙甘草 麦芽曲 白茯苓 白术各二钱(各6g) 半夏曲 人参各三钱(各9g) 厚朴炙,四钱(12g) 枳实 黄连各五钱(各15g)

【用法】 为细末,汤浸蒸饼为丸,梧桐子大,每服五、七十丸,白汤下,食远服(现代用法:水泛小丸或糊丸,每服6~9g,温开水送下,日二次。亦可水煎服)。

【功用】 消痞除满,健脾和胃。

【主治】 脾虚气滞,寒热互结。心下痞满,不欲饮食,倦怠乏力,大便不调。

【方解】 本方所治之痞满,乃虚实相兼,寒热错杂,热重于寒,实多虚少之证。常因脾胃素虚,升降失司,寒热互结,气壅湿聚而致。治宜行气健脾,调解寒热。方中以枳实行气消痞为君,以厚朴行气除满为臣,两者合用,以加强消痞除满之效。黄连清热燥湿而除痞,半夏曲辛温散结和胃,又少佐干姜温中祛寒,三味相伍,辛开苦降之力尤佳,共助枳、朴行气开痞之功。素质脾虚,故用人参以扶正健脾;白术、茯苓以健脾祛湿;以麦芽消食和胃;以甘草和药益脾。综观全方,有消有补,有寒有热,共奏消痞祛积、健脾和胃之效。

本方是从半夏泻心汤和枳术汤化裁而成。方中枳实、厚朴用量独重,故着重于行气消痞。且黄连用量大于干姜,其病当属热多寒少之证。较之健脾丸与枳术丸,虽皆属消补兼施之剂,但前两方均补重于消,而本方则消重于补。虚实有轻重,消补有主次,处方用药,务使消积不伤正,补正不碍满,以收祛邪扶正之功。

【文献摘录】

方论 张秉成:"夫满而不痛者为痞,痞属无形之邪,自外而入,客于胸胃之间,未经有形之痰血饮食互结,仅与正气搏聚一处为患。故以黄连、干姜并用,一辛一苦,一散一降,则无论寒热之邪,皆可开泄,二味实为治痞之主药。然痞结于中,则气壅湿聚,必渐至痰食交阻,故以枳实破气,厚朴散湿,麦芽化食,半夏行痰,自无胶固难愈之势。但邪之所凑,其气必虚,故必以四君子坐镇中州,祛邪扶正,并驾齐驱。故此方无论虚实之痞,皆可治之。用蒸饼糊丸者,以谷气助脾胃之蒸化耳。"(《成方便读》)

鳖甲煎丸
《金匮要略》

【组成】 鳖甲十二分(90g),炙 乌扇炮 黄芩 鼠妇熬 干姜 大黄 桂枝 石苇去毛 厚朴 瞿麦 紫葳 阿胶各三分(各22.5g) 柴胡 蜣螂熬,各六分(各45g) 芍药 牡丹去心 䗪虫熬,各五分(各37g) 蜂窠炙,四分(30g) 赤硝十二分(90g) 桃仁二分(15g) 人参 半夏 葶苈各一分(各7.5g)

【用法】 上二十三味,取煅灶下灰一斗,清酒一斛五斗,浸灰候酒尽一半,着鳖甲于中,煮令泛烂如胶漆,绞取汁,内诸药,煎为丸,如梧子大。空心服七丸,日三服(现代用法:取灶下灰三斤,黄酒10斤,浸灰内滤过取汁,煎鳖甲成胶状,其余二十二味共为细末,将鳖甲胶放入炼蜜中和匀为小丸,每服3g,每日三次)。

【功用】 行气活血,祛湿化痰,软坚消癥。

【主治】 疟疾日久不愈,胁下痞鞭成块,结成疟母。以及癥积结于胁下,推之不移,腹中疼痛,肌肉消瘦,饮食减少,时有寒热,女子月经闭止等。

【方解】 本方原治疟母结于胁下,今常以之治腹中癥瘕。疟母之成,每因疟邪久踞少阳,正气日衰,气血运行不畅,寒热痰湿之邪与气血搏结,聚而成形,留于胁下所致。癥瘕一病,亦属气滞血凝,巢元方说:"癥瘕皆由寒热不调,饮食不化,与脏气相搏所生也。"①两者成因颇近,故可均用本方治之。方中鳖甲煎(即清酒经灶下灰滤过,煮鳖甲烂如胶膝)为君药,取鳖甲入肝软坚化癥,灶下灰消癥祛积,清酒活血通经,三者混为一体,共奏活血化瘀、软坚消癥之效。复以赤硝、大黄、䗪虫、蜣螂、鼠妇攻逐之品,以助破血消癥之力。余者、柴胡、黄芩、白芍和少阳而条肝气;厚朴、乌扇(射干)、葶苈子、半夏行郁气而消痰癖;干姜、桂枝温中,与黄芩相伍,辛开苦降而调解寒热;人参、阿胶补气养血而扶正气;桃仁、牡丹、紫葳、蜂窠活血化瘀而去干血,以瞿麦、石苇利水祛湿。综合诸药,乃攻补兼施、寒温并用之剂,对于疟母内结,癥瘕积聚,实有攻邪不伤正、气畅血行、癥积内消之功。

【文献摘录】

(1) 方论 徐忠可:"药用鳖甲煎者,鳖甲入肝,除邪养正,合煅灶灰所浸酒去痕,故以为君。小柴胡、桂枝汤、大承气汤为三阳主药,故以为臣。但甘草嫌柔缓而减药力,枳实嫌破气而直下,故去之。外加干姜、阿胶,助人参、白术养正为佐。瘕必假血依痰,故以四虫、桃仁合半夏消血化痰。凡积必由气结,气利而积消,故以乌扇、葶苈利肺气,合石苇、瞿麦清气热,而化气散结。血因邪聚则热,故以牡丹、紫葳去血中伏火,膈中实热为使。"(《金匮要略论注》)

(2) 临床报道 以鳖甲煎丸治疗251例晚期血吸虫病,肝脾肿大,有效率为100%,本病例除肝脾肿大

---

① 《诸病源候论》P.107,1955年,人民卫生出版社

外,尚有腹水、消瘦、微寒热、咳嗽、头晕目眩、四肢乏力、泄泻等。以鳖甲煎丸治疗后,肝脾均有不同程度软化和缩小。其中,部分伴有高度腹水的患者,先给予子龙散消除腹水,而后再服鳖甲煎丸,疗效巩固达80%。(《江西中医药》6:6,1959年)

小 结

消导化积剂共选方7首,按其功效分为消食导滞和消痞化积两类。

(1) 消食导滞 保和丸消食和胃,是消食化积的通用方,主治一切食积、脘痞腹胀、恶食嗳腐等症。枳实导滞丸与木香槟榔丸均能行气攻积,泄热导滞,前者攻下之力小,而长于祛湿,适用于积滞较轻,痞而不满;后者攻破之力较大,适用于积滞较重,腹满胀痛。枳术丸、健脾丸均为消补兼施之剂,枳术丸健脾行气,主治脾虚气滞;健脾丸健脾消食,主治脾虚食滞。

(2) 消痞化积 枳实消痞丸,行气消痞,健脾和胃,消中有补。主治虚实相兼,寒热错杂,气壅湿聚的痞满不食者。鳖甲煎丸行气破血,祛湿化痰,软坚消癥,主治疟母和癥瘕结于胁下,日久不去者。

复习思考题

(1) 消导剂与泻下剂均能攻积导滞,两者应如何区别运用?
(2) 枳实导滞丸与木香槟榔丸的组成、功效、主治证有何异同?
(3) 保和丸、健脾丸均能消食,通过其组成意义说明二方的主治证候。
(4) 枳术丸与枳实消痞丸均是消补兼施之剂,其配伍变化是什么?怎样鉴别应用?

19. 驱 虫 剂

凡以驱虫药物为主,组合成方,用于治疗人体寄生虫病的方剂,统称驱虫剂。

人体寄生虫病种类很多,治法也有不同。本剂是以驱除消化道蛔虫、蛲虫、绦虫、钩虫等寄生虫为主。消化道寄生虫病的共同症状表现多为脐腹疼痛,时发时止,痛而能食,面色萎黄,或青或白,或生白斑,或见赤丝,或夜寐龁齿,或胃脘嘈杂,呕吐清水,舌苔剥落,脉象乍大乍小等。若失治或误治,迁延日久,则可呈现肌肉消瘦、饮食不思、精神萎靡、目暗视弱、毛发枯槁、肚腹胀大、青筋暴露的疳积之证。此外,由于虫的种类不同,在症状上又各有特殊表现。如耳鼻作痒,唇内有红白点,是有蛔虫的见症;肛门作痒,是蛲虫独有症状;便下白色虫体节片,是绦虫的特征;嗜食异物,面色萎黄,浮肿者,多为钩虫所致。

驱虫剂常以乌梅、川椒、雷丸、槟榔、鹤虱、使君子等药组成。由于寄生虫病在人体内,辨证则有寒热虚实不同,所以驱虫剂的配伍也是因证而异。例如,虫病属寒者,驱虫药配伍干姜、川椒等温中祛寒,如理中安蛔汤;病情属热者,驱虫药配伍黄连、黄柏等苦寒清热,如连梅安蛔汤;病情寒热错杂者,驱虫药配伍苦寒的黄连、黄柏,辛温的干姜、附子等寒热兼施药物,如乌梅丸;虫积成疳,脾运失健者,驱虫药配神曲、麦芽健运和中,肉豆蔻、木香理气醒胃,黄连、猪胆汁泻虫疳积热,方如肥儿丸;虫疳以脾虚为主者,驱虫药配参、苓、术、草补养脾气,方如布袋丸。

内服驱虫剂应注意：一是服药时应忌吃油腻食物,并以空腹为宜;二是有些驱虫药含有毒性,因此在运用时要注意剂量,用量过大,易伤正气或中毒;用量不足,则难生效;三是有些驱虫药具有攻伐作用,对年老体弱、孕妇等,使用宜慎重,或禁用;四是服驱虫剂之后,见有脾胃虚弱者,宜适当内服调补脾胃之剂,以善其后;五是凡见有寄生虫病症状,可以先做粪便检查,发现虫卵,再结合辨证使用驱虫剂,这样可以达到安全、准确的目的。

乌 梅 丸
《伤寒论》

【组成】 乌梅三百枚(480 g) 细辛六两(180 g) 干姜十两(300 g) 黄连十六两(480 g) 当归四两(120 g) 附子炮去皮,六两(180 g) 蜀椒炒香,四两(120 g) 桂枝六两(180 g) 人参六两(180 g) 黄檗六两(180 g)

【用法】 上十味,异捣筛,合治之,以苦酒(即酸醋)渍乌梅一宿,去核,蒸之五斗米下,饭熟,捣成泥,和药令相得,内臼中,与蜜杵二千下,丸如梧桐子大,先食,饮服十丸,日三服,稍加至二十丸。禁生冷滑物、臭食等(现代用法:乌梅用50%醋浸一宿,去核打烂,和余药打匀,烘干或晒干,研末,加蜜制丸,每服9 g,日一至三次,空腹温开水送下。亦可水煎服,用量按原方比例酌减)。

【功用】 温脏安蛔。

【主治】 蛔厥证。心烦呕吐,时发时止,食入吐蛔,手足厥冷,腹痛;又治久痢,久泻。

【方解】 本方在《伤寒论》是用治于胃热肠寒的蛔厥证。蛔虫寄生肠内,因胃热肠寒,亦即所谓上热下寒而致扰动不安,故见烦闷、呕吐,甚则食入吐蛔。腹痛与烦呕时发时止,是因虫动则发,虫伏则止,故多起伏不定。腹痛加剧时,则阴阳之气不相顺接,乃致手足厥冷。本方以寒热并用,温脏安蛔为法。方中重用乌梅,是用其味酸能制蛔,先安其动扰;蜀椒、细辛味辛能驱蛔,性温可以温脏祛寒;黄连、黄柏苦能下蛔,寒能清上热。柯琴曾对上药的治蛔作用概括为"蛔得酸则静,得辛则伏,得苦能下",其释义可谓简明扼要。此外,方中姜、桂、附共具温脏以祛下寒之功;人参、当归补养气血,与温中药相配,具有益气温中以温补下焦虚寒、养血通脉、调和阴阳以治四肢厥冷的作用。全方诸药配伍,共有温脏安蛔、寒热并治、邪正兼顾之功。本方又治久痢,久泻,是以寒热错杂、正气虚弱之证为适宜,暴泻与湿热痢均非本方所宜。本方现代常用治于胆道蛔虫病取得一定疗效。

【附方】 (1) 理中安蛔汤(《万病回春》) 人参七分(2 g) 白术一钱(3 g) 茯苓一钱(3 g) 川椒三分(8 g) 乌梅三分(9 g) 干姜炒黑,五分(1.5 g) 水煎服。如合丸,用乌梅浸烂,蒸熟(去核)捣如泥,入前药末,再捣如泥,每服十丸,米汤吞下(现代用法:照调整量放大数倍,碾细筛净,炼蜜和丸,每丸重5 g,早、午、晚空腹时各服一丸,开水送下)。功用:温中安蛔。主治:中阳不振,脾胃虚寒,便溏尿清,腹痛肠鸣,四肢不温,舌苔薄白,脉虚缓,蛔虫从口腔吐出,或由大便排出。

(2) 连梅安蛔汤(《通俗伤寒论》) 胡黄连一钱(3 g) 川椒炒,十粒(1.5 g) 白雷丸三钱(10 g) 乌梅肉二枚(5 g) 生川柏八分(2.5 g) 尖槟榔磨汁冲,二枚(或切片随药入罐煎,10 g) 水煎,一剂煎三次,早晨空腹时服两次,下午空腹服一次。功用:清热安蛔。主治:虫积腹痛,不思饮食,食则吐蛔,甚或烦躁,厥逆,且有面赤、口燥、舌红、脉数身热等症。

乌梅丸、理中安蛔汤、连梅安蛔汤三方,均为驱虫剂,但病机不同,方制亦各异。乌梅丸为寒热交错之蛔厥重证,故方以温下寒为主,兼清上热而驱蛔。理中安蛔汤属中焦虚寒之蛔扰证,故方以温中寒、扶中阳为主而兼驱蛔。连梅安蛔汤,系肝胃热盛之蛔动证,故方以清降肝胃之热而兼驱蛔。因此在运用时必先辨证施治。

【文献摘录】

(1) 方论 柯琴:"火旺则水亏,故消渴,气上撞心,心中疼热,气有余便是火也。木盛则克土,故饥不欲食。虫为风化,饥则胃中空虚,蛔闻食臭出,故吐蛔。仲景立方,皆以辛甘苦味为君,不用酸收之品,而此用之者,以厥阴主肝木耳。《洪范》曰:木曰曲直作酸。《内经》曰:木生酸,酸入肝。君乌梅之大酸,是伏其所主也。配黄连泻心而除疼,佐黄柏滋肾以除渴,先其所因也。肾者,肝之母,椒、附以温肾,则火有所归,而肝得所养,是固其本。肝欲散,细辛、干姜辛以散之。肝藏血,桂枝、当归引血归经也。寒热杂用,则气味不和,佐以人参,调其中气,以苦酒渍乌梅,同气相求,蒸之米下,资其谷气,加蜜为丸,少与而渐加之,缓则治其本也。蛔,昆虫也。生冷之物与湿热之气相成,故药亦寒热互用。且胸中烦而吐蛔,则连、柏是寒因热用也。蛔得酸则静,得辛则伏,得苦则下,信为化虫佳剂。久利则虚,调其寒热,酸以收之,下利自止。"(《名医方论》)

(2) 临床报道 乌梅汤治疗胆道蛔虫症225例,治愈率为97.6%,有效率为100%,该文将225例胆道蛔虫症分为偏寒型、寒热错杂型、偏热型,均采用乌梅汤加减治疗。偏寒者用乌梅15~30 g,槟榔、川楝子各15 g,花椒、桂枝、熟附各6 g,细辛、干姜各3 g(小儿酌减)。寒热错杂型,照上方加黄柏9 g,栀子9 g,黄连6 g。偏热型照寒热错杂方去桂枝、附子、干姜、细辛,均获满意疗效。(《湖南医药卫生科技成果资料选编》1971年11月)

肥 儿 丸
《太平惠民和剂局方》

【组成】 神曲炒,十两(300 g) 黄连去须,十两(300 g) 肉豆蔻面裹煨,五两(150 g) 使君子去皮(壳),五两(150 g) 麦芽炒,五两(150 g) 槟榔细剉,晒,二十个(120 g) 木香二两(60 g)

【用法】 上为细末,猪胆汁为丸,如粟米大。每服三十丸,量岁数加减,热水下,空心服(现代用法:照调整量比例放大若干倍,碾细筛净。取鲜猪胆汁和为小丸,每丸约重3 g。开水调化,空腹时服一丸。一岁以下小儿服量酌减)。

【功用】 杀虫消积,健脾清热。

【主治】 虫积腹痛,消化不良。面黄体瘦,肚腹胀满,发热口臭,大便稀溏等证。

【方解】 本方证是由虫积成疳,脾虚胃热,故见体瘦腹胀、发热口臭、大便稀溏等症。方取神曲、麦芽谷类药以健脾、和中、消积食,黄连泻郁热,肉豆蔻芳香健胃而止泻,木香理中气而止腹痛,槟榔、使君子驱虫。更用胆汁和药为丸,与黄连相合,泻肝胃热积。全方构成健脾、消积、清热、驱虫之剂。

布 袋 丸
《补要袖珍小儿方论》

【组成】 夜明砂拣净,二两(60 g) 芜荑炒,去皮,二两(60 g) 使君子二两(60 g) 白茯苓去皮,半两(15 g) 白术无油者,去芦,半两(15 g) 人参去芦,半两(15 g) 甘草半两(15 g) 芦荟研细,半两(15 g)

【用法】 上为细末,汤浸蒸饼和丸,如弹子大(约10 g),每服一丸,以生绢袋盛之,次用精猪肉二两(60 g),同药一处煮,候肉熟烂,提取药于当风处悬挂,将所煮肉并汁,令小儿食之。所悬之药,第二日仍依前法煮食,只待药尽为度(现代用法:全方按调整量比例,碾细筛净,配作散剂,每次服3 g,用猪肉汤调化服,每日晨起空腹时服一次)。

【功用】 驱蛔消疳,补养脾胃。

【主治】 小儿虫疳。体热面黄,肢细腹大,发焦目暗等症。

【方解】 本方证属于脾疳范围。虫积日久,损害脾胃,以致面黄体瘦,肢细腹大,且发虚热。脾虚气滞,故腹胀。虫扰食减,肝血亏虚,故头发枯焦,视力减退。形成正虚邪实之候。方中芜荑辛苦温,使君子甘温,合用驱蛔消疳。加芦荟苦寒,既可驱蛔,又能泻热。三味同用,有较强的驱虫作用。并借芦荟的泻热,可引虫体随大便泻出。虫积日久,肝血亏而生郁热,故以夜明砂辛寒,清肝热而明目。虫疳之证,脾虚是致病之本,故以四君子汤益脾固本。全剂攻补兼施,则祛邪而不伤脾碍胃,故适用于正虚邪实之证。

化 虫 丸
《太平惠民和剂局方》

【组成】 胡粉(即铅粉)炒,五十两(1 500 g) 鹤虱去土,五十两(1 500 g) 槟榔五十两(1 500 g) 苦楝根去浮皮,五十两(1 500 g) 白矾枯,十二两半(370 g)

【用法】 为末,以面糊为丸,如麻子大。一岁儿服五丸,温浆水入生麻油一二点,调匀,下之;温米汤饮下亦得,不拘时候,其虫细小者,皆化为水,大者自下(现代用法:上方按调整量配齐,碾细筛净,水泛为丸。每丸如麻子大,一岁儿服五丸,空腹时米汤送服)。

【功用】 驱杀肠中诸虫。

【主治】 肠中诸虫。发作时腹中疼痛,往来上下,其痛甚剧,呕吐清水,或吐蛔虫。

【方解】 本方在原书主治小儿诸虫。肠中有虫,每由脏腑寒热错杂而使虫不安位,因虫动而腹痛阵作。胃失和降则呕吐清水或蛔虫。方中鹤虱苦辛平,有小毒,能驱杀蛔虫。苦楝根皮苦寒有毒,其杀虫之力较楝实强烈,既可驱杀蛔虫,又可缓解腹痛。槟榔能驱蛔虫,且借其行气缓泻之功而排出虫体。枯矾酸寒有收涩性,能解毒伏虫。铅粉有毒,性能化虫。全方诸药,尽属驱虫之品,效专力雄。现代除常用本方驱杀蛔虫外,并用以驱杀蛲虫、绦虫、囊虫、姜片虫等多种虫体。故为治疗肠道诸虫之通剂。但药性强烈且具毒性,使用时当适可而止。服后应调补脾胃,恢复元气。若虫未尽,可间隔一周再服。

在《医方集解》中有"化虫丸"方。其组合药物,除与上方相同外,又增添了使君子、芜荑两味,作用较本方为强。

【文献摘录】

方论 汪昂:"肠胃之中,无物不容,所以变生诸虫,缘正气虚衰,或误食生虫之物,或湿热、蒸郁而成……此手足阳明药也。数药皆杀虫之品也。单用尚可治之,类萃为丸,而虫焉有不死者乎?"(《医方集解》)

伐木丸(又名术矾丸)
《绛雪园古方选注》引《张三丰仙传方》

【组成】 茅山苍术米泔水浸二宿,去皮毛切片晒干,二斤(600 g) 黄酒面曲(即煮酒用的酒曲)四两(120 g),同苍术合炒为深红色 皂矾(即绿矾)醋拌晒干,入阳城罐火煅,一斤(300 g,置陶器罐中炖化)

【用法】 上制为末,醋糊丸,梧子大,每服三四十丸,好酒或米汤下,日二三次(现代用法:照上法配制为丸,每丸约重8 g,每次服一丸,食后米汤送下)。

【功用】 消积,燥湿,泻肝,驱虫。

【主治】 黄肿病(多见于钩虫病)。面色萎黄,浮肿,心悸,气促,肢倦无力。

【方解】 本方证由于积食不化,脾不运湿,湿邪内蕴而面目浮肿;脾为湿困,色现于外而发黄,子病犯母则心悸,母病累子则气促。总以脾之为病所致。此证又多由钩虫为患所引起,故又称为"食劳疳黄"。方以苍术之苦温燥湿为君,用酒曲消积食为辅,加皂矾(经火煅后成枯矾)为佐,更能化湿泻肝而驱虫。李时珍常用此方加平胃散治上证多效。

本方功在除湿驱虫,若用后外证已消而虫积未除,第二步可考虑用布袋丸以扶正驱虫。

"肝欲散,急食辛以散之;用辛补之,酸泻之"。① 本方以辛苦温之苍术、酒曲燥脾湿,以皂矾之酸收化湿,且酸味入肝而泻肝,以防止肝木克脾土,更有利于祛湿而健脾。泻肝即是泻木,故方名"伐木"。

本方见载于《绛雪园古方选注》,而《重订广温热论》亦有载,两著均称引自《张三丰仙传方》,可见此方已被古代医家重视。

小　　结

驱虫剂选载驱虫常用方五首,虽均有驱虫之功,其中由于辨证不同,所以主治各异。乌梅丸具有温脏、补虚、清热、安蛔之功,适用于上热下寒、寒热错杂之蛔厥证;同时又为厥阴经寒热错杂证之主方。故又可用于呕吐、久痢不止等属于寒热错杂之证。肥儿丸与布袋丸均治虫疳,但前者重在健脾消积,清热杀虫,宜于病情属于脾虚兼有郁热者;后者则是驱虫消疳与补中健脾二法配合成方,适宜于中焦脾胃虚弱者。化虫丸专为驱杀肠中诸虫而设,方中所用杀虫药比较集中,以杀肠内诸虫为主,是用治各种肠寄生虫病之通剂。伐木丸有消积、燥湿、驱虫之功,适用于中焦食积、湿滞之虫证,尤以钩虫为患为证为宜。

复习思考题

(1) 试将驱虫剂正附七个驱虫方列表比较,并加注说明各方的异同点。
(2) 试将乌梅丸的组织结构作全面分析。

20. 涌　吐　剂

凡以涌吐药为主组成,具有涌吐痰涎、宿食、毒物等作用,以治疗痰厥、食积、误食毒物的方剂,统称为涌吐剂。属"八法"中的吐法。

涌吐剂的作用,主要是使停蓄在咽喉、胸膈、胃脘的痰涎、宿食、毒物从口中吐出,常用于中风、癫狂、喉痹之痰涎壅盛,宿食停留胃脘,毒物尚留胃中,以及干霍乱吐泻不得等,属于病情急迫而又急需吐出之证。

涌吐剂作用迅猛,易伤胃气,应中病即止,年老体弱、孕妇产后均宜慎用。若服后呕吐不止者,可服用姜汁少许,或服用冷粥,冷开水等以止之。倘吐仍不止,则应根据所服吐药的不

---

① 《素问·藏气法时论》P.54,1958年,人民卫生出版社

同而进行解救。如服瓜蒂散而吐不止者,可服麝香0.03~0.06 g,或丁香末0.3~0.6 g解之;服三圣散而吐不止者,可用葱白煎浓汤解之;服稀涎散而吐不止者,可以甘草、贯众煎汤解之。若吐后气逆不止,宜予和胃降逆之剂以止之。假如药后不吐者,则应助其涌吐,常以翎毛或手指探喉,亦可多饮开水,以助其吐。服药得吐后,须令病人避风,以防吐后体虚而患外感。同时,要注意调理脾胃,食以稀粥自养,切勿骤进油腻及不易消化之食物,以免重伤胃气。

瓜 蒂 散
《伤寒论》

【组成】 瓜蒂熬黄,一分(1 g) 赤小豆一分(1 g)

【用法】 上二味,各别捣筛,为散已,合治之,取一钱匕,以香豉一合,用热汤七合,煮作稀糜,去滓,取汁合散,温,顿服之。不吐者,少少加,得快吐乃止。诸亡血虚家不可用瓜蒂散(现代用法:将二药研细末和匀,每服1~3 g,用豆豉9 g煎汤送服。不吐者,用洁净翎毛探喉取吐)。

【功用】 涌吐痰涎宿食。

【主治】 痰涎宿食,壅滞胸脘。胸中痞硬,懊憹不安,气上冲咽喉不得息,寸脉微浮者。

【方解】 本方所治之证,乃痰涎壅塞胸膈,或宿食停于上脘所致。由于痰食壅塞,气不得通,故见胸中痞硬,懊憹不安,甚则气上冲咽喉而不得息。治宜因势利导,以酸苦涌泄之品引而越之,使病邪从吐而解。方中取瓜蒂味苦,善吐痰涎宿食;赤小豆味酸,能祛湿除烦满。二药相伍,具有酸苦涌泄之性。以豆豉煎汤调服,宣解胸中之邪气,取其轻清宣泄。与赤小豆配伍,亦可和胃气而使吐不伤正。三药合用,涌吐痰涎宿食,宣越胸中邪气,使壅塞胸脘的痰食邪气,一并吐出而解。方中瓜蒂苦寒有毒,易于伤气败胃,非形气俱实者慎用。若宿食已离胃入肠,痰涎不在胸膈者,均须禁用。

又《外台秘要》引《延年秘录》瓜蒂散(即本方去豆豉)治疗急黄,心下坚鞕,渴欲得水吃,气息喘粗,眼黄等症。《温病条辨》将本方去豆豉加山栀子,亦名瓜蒂散,治太阴温病,得之二三日,心烦不安,痰涎壅盛,胸中痞塞欲呕者。这些方法,对瓜蒂散的运用,又有所发展,可资临床借鉴。

【附方】 三圣散(《儒门事亲》) 防风三两(5 g) 瓜蒂三两,炒黄用(5 g) 藜芦去苗心,加减用之,或一两,或半两,或一分(3 g) 共为粗末,水煎徐徐服之,以吐为度,不必尽剂。亦可鼻内灌之。功用:涌吐风痰。主治:中风闭证,失音闷乱,口眼歪斜或不省人事,牙关紧闭,脉浮滑实者。对于癫痫,浊痰壅塞胸中,上逆时发者,以及误食毒物停于上脘等证,亦可用之。

三圣散的涌吐作用大于瓜蒂散,长于涌吐风痰,主要用于中风痰壅和浊痰上壅之癫痫。而瓜蒂散善于涌吐痰食,主要用于痰涎宿食壅塞胸脘,胸中痞硬,气上冲咽喉不得息者。

救急稀涎散
《圣济总录》

【组成】 猪牙皂角如猪牙,肥实不蛀者,削去黑皮,四挺(15 g) 白矾一两,通莹者(30 g)

【用法】 上二味,为细末,再研极细为散。如有患者,可服半钱,重者三字匕,温水调服下,不大呕吐,只有微涎稀冷而出,或一升、二升,当时省觉,次缓而调治。不可使大攻之,过则伤人(现代用法:共为细末,每服2~3 g,温水调下)。

【功用】 开关涌吐。

【主治】 中风闭证,痰涎壅盛,喉中痰声辘辘,气闭不通,心神昏闷,四肢不收,或倒仆不省,或口角似歪,脉象滑实有力者。亦治喉痹。

【方解】 本方的功效偏于化痰开窍,而涌吐之力较弱。方中皂角辛能开窍,咸能软坚,善能涤除浊腻之痰;白矾酸苦涌泄,能化顽痰,并有开闭催吐之功。两者相合,具有稀涎作用,能使冷涎微微从口中吐出。对于中风闭证,痰涎壅盛,阻塞气机,妨碍呼吸者,先以本方催吐,使其痰稀涎出,咽喉疏通便止,然后续进他药,随证调治。吴鹤皋曰:"白矾酸苦能涌泄,咸能软顽痰,故以为君。皂角辛能通窍,咸能去垢,专制风木,故以为使,固夺门之兵也。师曰:凡吐中风之痰,使咽喉疏通,能进汤药便止,若尽攻其痰,则无液以养筋,令人挛急偏枯,此其禁也。"①

盐 汤 探 吐 方
《备急千金要方》

【组成】 食盐

【用法】 用极咸盐汤三升,热饮一升,刺口令吐宿食使尽,不吐更服,吐迄复饮,三吐乃住,静止(现代用法:将盐用开水调成饱和盐汤,每服2 000 ml,服后探吐,以吐尽宿食为度)。

【功用】 涌吐宿食。

【主治】 宿食停滞不消,或干霍乱,欲吐不得吐,欲泻不得泻,心烦满。

【方解】 本方以盐汤催吐,取其极咸之味,激起呕吐。《素问·至真要大论》说:"咸味涌泄为阴。"《本草经》亦谓:"大盐,令人吐。"但盐汤涌吐之力较弱,故服后须探喉助吐,吐之不尽,再服前法。盖吐则气通,宿食亦随吐而出。《金匮要略》亦早有盐汤吐法,以盐一升,水三升,煮令盐消,分三服,治贪食食多不消,心腹坚满痛,服后当吐出食,便差。至于干霍乱由于气机不利,上下不通,腹中大痛,服此汤吐之,则气机可通,腹痛可止。

此外,对于饱食填胃所致的食厥,肝气郁极所致的气厥,亦可采用本方,以得吐则气机条畅,厥逆自复。《儒门事亲》又曾以此方治喜笑不止,服后以钗探喉中令吐。

本方药性平和,使用便利,效果亦好,故《医方集解》说:"方极简易,而有回生之功,不可忽视。"

小 结

涌吐剂常用方共选3首,瓜蒂散涌吐作用最强,主要用于痰涎壅于胸膈,宿食停于上脘,症见胸脘痞硬,气上冲咽喉不得息者。稀涎散涌吐作用较弱,主治中风闭证,痰涎壅盛,气闭不通者。盐汤探吐方药性平和,主治干霍乱,吐泻不得,腹中痛,亦可用于宿食、食厥、气厥等证。

复习思考题

(1) 试述涌吐剂的意义、作用、适应证和注意点。

(2) 瓜蒂散、稀涎散、盐汤探吐方的功用、适应证各有何异同?

---

① 《医方集解》P.59,1959年,上海科学技术出版社

21. 痈 疡 剂

凡用以治疗痈疽疮疡的一类方剂称痈疡剂。这类方剂主要具有解毒消肿、托里排脓、生肌敛疮的作用。常用于体表痈、疽、疔、疮、丹毒、流注、瘿、瘤、瘰疬等，以及内在脏腑的痈疽等病症。

痈疡的致病原因，一般分为内因、外因两大类；前者如内伤七情，或恣食辛热之物，后者如外感六淫，或外来伤害如烫伤、金刃伤、跌打损伤及虫兽咬伤等。这些病因常可导致经脉阻滞，气血不和，久而积瘀化热，甚则肉腐为脓；或是寒、湿、痰来自内生，流注于经脉、肌肉，或附着于筋膜关节之间，凝聚不散。凡此皆能成为痈疡的阳证或阴证。

体表痈疡辨证和一般辨证的主要区别在于：将体表局部症状和全身情况结合在一起辨证，以此分为阴阳虚实，及其善恶顺逆。例如，肿形高起，范围局限，根脚收缩，皮肤红赤，灼热等属于阳证；外形平塌，坚硬或棉软，范围松散，皮色不变等属于阴证。此外，痈疡辨证常要结合内外传变分析，如颜面疔疮，可因热毒炽盛而致"走黄""内陷"；反之，内脏有病，体表局部也有表现，例如："肠痈者，少腹肿痞，按之即痛如淋，小便自调。"

痈疡发于内在脏腑，如肺痈、肠痈等，在辨证上主要是分清寒热虚实，已成脓或未成脓等。其余皆和一般辨证相类似。

体表痈疡治法，一般分为外治与内治两类。外治法如外敷围药、外贴膏药、手术切开及挂线等（详见《外科学讲义》）。内治法，一般是按痈疡发展过程的三期（初起、脓成、溃后），据此分别使用消、托、补三法。消法，一般用于痈疡尚未成脓初期，可使毒散肿消，制止成脓，免去手术切开。其中由于痈疡初期的证候各不相同，因此，消法包括解表、通里、清热、温通、祛痰、行气、活血行瘀等各个方面。托法，一般用于痈疡中期（或早期即用），出现邪盛毒深，或正虚邪陷，脓成难溃之症。通过内托或补托方药，可使内毒移深就浅，促其易溃、易敛。托法中有内托和补托之分，前者是消散透脓为主，兼以扶正；后者是扶正与透脓两顾。补法，一般用于痈疡后期，气血皆虚，或脾胃、肝肾不足，见有脓液清稀、疮口久溃不敛等症。通过补益方药，可使气充血实，促其溃处生肌收敛。此外，补益方药对气血不足的未溃痈疡亦可使用，主要是培补本元，可以托毒外透，使其速溃早敛。

痈疡发于内在脏腑的治法，是以清热解毒、逐瘀排脓、散结消肿为主。清热解毒、逐瘀排脓方药，可使毒解瘀化，肿结自消。脓排腐祛，可使溃处易于修复。

现就其范围简介代表方如下：体表实热阳证，初起宜清热消散，以使热清毒解，坚溃肿消，代表方如仙方活命饮；虚寒阴证，初起宜温补散寒，以使阳和结散，代表方如阳和汤、成药小金丹之类。此外，有些属于消法范围方剂，常按病位分别用方，如在上部（头、面、颈、项）痈疡，病由风热上干者，以疏散风热为主，代表方如牛蒡解肌汤；中部（胸、腹、背）痈疡，由气郁火毒为患者，以解郁疏肝、泻火解毒为主，代表方如丹栀逍遥散、黄连解毒汤（见和解剂、清热剂）；下部（下肢或上肢）脱疽，病在瘀阻筋脉，火毒内郁阶段，宜清热解毒、活血化瘀为主，代表方如四妙勇安汤。属于托、补两法的方剂，一般凡由邪毒蕴结，难透、难溃之证，治以托毒透脓为主，扶正为辅，代表方如透脓散；正虚毒结，难以溃透之证，是以扶正为主，兼以透脓溃坚，代表方如黄芪内补汤。凡因体表痈疡而致阴阳、气血皆虚；或由虚而致痈疡难溃、难敛者,皆可使用补法。对具体方剂选择,应按阴阳、气血不足为辨证依据,从而区别论治,不是举一方可以代表一类。所以痈疡补法,应结合补益剂的有关方剂综合分析选择。

内部脏腑痈疡,如肺为痰热瘀血互结,使成肺痈之症,治以清肺化痰、逐瘀排脓为主,使痰化瘀散,脓祛新生,代表方如苇茎汤;肠有湿热郁蒸,气血结聚,治以泻热破瘀、散结消肿为主,使热下瘀散,肿痛自除,代表方如大黄牡丹汤。

综上代表方举例,仅就其大概而言,临床运用必须根据病情变化,随证加减使用。如痈疡已成,若始终固执内消一法,势必有损气血,以致难溃、难敛。毒盛使用托法,应注意解毒,防止余毒留恋;化脓迟缓,还必须注意攻透,力求毒随脓泄,防止内陷。此外,当体表痈疡火毒炽盛时,温补应列为禁例,免犯"实实"之戒;即在痈疡余毒未尽之际,纯补太早,终非所宜,还应兼顾清解余毒,以免因补留邪。

仙方活命饮
《校注妇人良方》

【组成】 白芷 贝母 防风 赤芍药 生归尾 甘草节 皂角刺炒 穿山甲炙 天花粉 乳香 没药各一钱(各3g) 金银花 陈皮各三钱(各9g)

【用法】 用酒一大碗,煎五、七沸服(现代用法:水煎服,或水酒各半煎服)。

【功用】 清热解毒,消肿溃坚,活血止痛。

【主治】 痈疡肿毒初起,热毒壅聚,气滞血瘀。红肿焮痛,或身热凛寒,苔薄白或黄,脉数有力。

【方解】 本方主治的痈疡,多为热毒壅聚,气滞血瘀而成。《灵枢·痈疽》说:"营卫留于经脉之中,则血泣不行,不行则卫气从之而不通,壅遏不得行,故热。大热不止,热盛则肉腐,肉腐则为脓,故命曰痈。"故治用清热解毒,通经脉,行血结,消散溃坚为法。方以金银花清热解毒;防风、白芷疏散外邪,使热毒从外透解;归尾、赤芍、乳香、没药活血散瘀,以消肿止痛;贝母、花粉清热散结;山甲、皂刺通行经络,透脓溃坚;酒煎服,是用其活血通络以助药效;陈皮理气,甘草化毒、和中。综上配伍意义,是以清热解毒、通行血结、溃坚消散为主所组成,以使毒祛、瘀散、坚溃肿消。故对痈疡脓未成者,用之可使消散。

本方对有阴疽见症者不宜使用;脾胃本虚,气血不足者均宜慎用。

本方在《证治准绳·疡医》又名"真人活命饮"①,主治药味皆同;《医方集解》方少赤芍一味②。

【附方】 连翘败毒散(《伤寒全生集》) 连翘(9g) 栀子(9g) 羌活(8g) 玄参(12g) 薄荷(5g) 防风(5g) 柴胡(6g) 桔梗(5g) 升麻(5g) 川芎(6g) 当归(8g) 黄芩(9g) 芍药(10g) 牛蒡(6g) 加红花同煎(原书无用量)。渴加天花粉;面肿加白芷;项肿加威灵仙;大便实加大黄、穿山甲;虚加人参。功用:疏散风热,清热解毒。主治:伤寒汗下不彻,邪结耳下硬肿,名曰发颐。

【文献摘录】
方论 罗东逸:"此疡门开手攻毒之第一方也。《经》云:营气不从,逆于肉理。故痈疽之发,未有不从

---
① 《证治准绳·疡医》P.66,1958年,上海卫生出版社
② 《医方集解》P.292,1957年,上海卫生出版社

营气之郁滞,因而血结痰滞蕴祟热毒为患。治之之法,妙在通经之结,行血之滞,佐以豁痰理气解毒。是方穿山甲以攻坚,皂刺以达毒所,白芷、防风、陈皮通经理气而疏其滞,乳香定痛和血,没药破血散结,赤芍、归尾以驱血热而行之,以破其结,佐以贝母、金银花、甘草,一以豁痰解郁,一以散毒和血,其为溃坚止痛宜矣。然是方为营卫尚强、中气不亏者设。若脾胃素弱,营卫不调,则有托里消毒散之法,必须斟酌而用。"(《名医方论》)

五味消毒饮
《医宗金鉴》

【组成】 金银花三钱(20 g) 野菊花 蒲公英 紫花地丁 紫背天葵子各一钱二分(各15 g)

【用法】 水一盏,煎八分,加无灰酒半盏,再滚二三沸时热服,被盖出汗为度(现代用法:水煎,加酒一二匙和服。药渣捣烂可敷患部)。

【功用】 清热解毒,消散疔疮。

【主治】 火毒结聚的痈疮疔肿。初起局部红肿热痛或发热恶寒;各种疔毒、疮形如粟,坚硬根深,状如铁钉,舌红,苔黄,脉数。

【方解】 痈疮疔毒,多由脏腑蕴热,火毒结聚。故治用清热解毒为主,以使积热火毒清解消散。方以金银花两清气血热毒为主;紫花地丁、紫背天葵、蒲公英、野菊花均各有清热解毒之功,配合使用,其清解之力尤强;并能凉血散结以消肿痛。加酒少量,是行血脉以助药效。故对各种疔毒初起,常以本方为主加减使用。

本方与仙方活命饮同具清热解毒之功,但仙方活命饮以消散活血为主,兼以清热解毒;本方是以清热解毒为主,侧重消散疔毒,是为两方不同之点。

【附方】 银花解毒汤(《疡科心得集》) 金银花 地丁 犀角 赤苓 连翘 丹皮 川连 夏枯草(原书无用量) 功用:清热解毒,泻火凉血。主治:湿热风火,痈疽疔毒。

本方是用治于痈疽疔疮的毒盛肿甚之症,是清热解毒,泻火凉血的重剂,对痈疽疔毒初起,见有表证者,须加减运用。

本方与五味消毒饮的主要区别在于:前者是清热解毒与泻火凉血并用;后者是侧重清热解毒。

四妙勇安汤
《验方新编》

【组成】 金银花 玄参各三两(各90 g) 当归二两(30 g) 甘草一两(15 g)

【用法】 水煎服,一连十剂……药味不可少,减则不效,并忌抓擦为要。

【功用】 清热解毒,活血止痛。

【主治】 脱疽。热毒炽盛,症见患肢黯红微肿灼热,溃烂腐臭,疼痛剧烈,或见发热口渴,舌红脉数。

【方解】 本方所治脱疽,部位是在四肢远端,尤以下肢为多见。本方证是由热毒化火内郁而成。火毒内阻,血行不畅,瘀滞筋脉,所以患处红肿灼热且痛,溃烂腐臭。方中重用银花,清热解毒为主;玄参泻火解毒,当归活血散瘀,甘草配银花加强清热解毒作用。共收清热解毒、活血通脉之功,使能毒解、血行、肿消痛止。本方组成具有量大力专、连续服用的特点(原书:"一连十剂"),故用量少,时间短均难见疗效。本方在现代临床,常用治于热毒型血栓闭塞性脉管炎,或其他原因引起的血管栓塞病变。在运用时,每据证情现状,配伍活血祛瘀、活血止痛、养阴清热等药品。对阴寒型、气血两虚型的血管栓塞性病变,皆非本方所宜。

本方在《验方新编·卷二》是有方无名。对方名来源,虽经查考,但少准确依据。暂作存疑。

【附方】 (1) 五神汤(《洞天奥旨》) 茯苓一两(20g) 车前子一两(15g) 金银花三两(90g) 牛膝五钱(10g) 紫花地丁一两(20g) 水煎服。功用:清热解毒,分利湿热。主治:多骨痈、腿痈、委中毒、下肢丹毒等。

(2) 神效托里散(又名四妙散)(《太平惠民和剂局方》) 忍冬草去梗 黄芪去芦,各五两(各150g) 当归一两二钱(36g) 甘草炙,八两(240g) 上为细末,每晚二钱,酒一盏半,煎至半盏。若病在上,食后服,病在下,食前服,少顷再进二服。留渣外敷。功用:补益气血,生肌,解毒。主治:肠痈、奶痈、无名肿痛,憎寒壮热。凡属虚人,皆可适用。

四妙勇安汤、五神汤、神效托里散同具清热解毒之功,三方的不同点在于:四妙勇安汤是清热解毒与活血散瘀并用,以使毒解血行、肿消痛止;五神汤是清热解毒与分利湿热共投,以使湿热下行,从分利清彻;神效托里散是以补益气血为主,兼以生肌、解毒,是用治虚人痈肿,能托毒外出。

犀 黄 丸
《外科全生集》

【组成】 犀黄三分(15g) 麝香一钱半(75g) 乳香 没药各一两(各500g,各去油研极细末) 黄米饭一两

【用法】 上药用黄米饭捣烂为丸,忌火烘,晒干,陈酒送下三钱。患生上部,临卧服;下部,空心服(现代用法:以上四味,除牛黄、麝香外,另取黄米350g,蒸熟烘干,与乳香、没药粉碎成细粉;将牛黄、麝香研细,与上述粉末配研,过筛,混匀。用水泛丸,阴干,即得)。

【功用】 解毒消痈,化痰散结,活血祛瘀。

【主治】 乳癌、横痃、瘰疬、痰核、流注、肺痈、小肠痈等症。

【方解】 本方主治诸症,多由火郁、痰瘀、热毒壅滞而成,一般多属阳证。方用犀黄清热解毒,化痰散结为主;麝香窜通消散,活血开窍为辅;佐乳香、没药活血祛瘀,消肿定痛,黄米饭调养胃气,以防碍胃。酒送服,是用其活血行血以加速药效。

本方用治瘰疬、流注等体质尚结实者。现代常用于淋巴结炎、多发性脓肿等。对溃后脓水淋漓、气血皆虚者须慎用。

【附方】 (1) 醒消丸(《外科全生集》) 乳香 没药各一两,各去油(30g) 麝香一钱半(4.5g) 雄黄五钱,各研极细(15g) 黄米饭一两(30g) 捣烂为丸,如莱菔子大,晒干,忌火烘,每服陈酒送下三钱,醉盖取汗。功用:活血散结,解毒消痈。主治:一切红肿痈毒。

(2) 蟾酥丸(《外科正宗》) 蟾酥二钱,酒化(6g) 轻粉五分(1.5g) 枯矾 寒水石煅 铜绿 乳香 没药 胆矾 麝香各一钱(各3g) 雄黄二钱(6g) 蜗牛二十一个 朱砂三钱(10g) 上药为末,先将蜗牛研烂,同蟾酥和研,再入各药为丸,用葱白五寸,嚼烂后,热酒一盏送服,盖被取汗。功用:解毒消肿,活血定痛。主治:疔疮、发背、脑疽、乳痈、附骨、臀腿等疽,及一切恶疮。

犀黄丸、醒消丸、蟾酥丸三方同有活血消散之功,区别在于:犀黄丸清热解毒作用较强;醒消丸清热解毒作用略减于前方;蟾酥丸解毒偏于温散。三方的主治各用侧重,犀黄丸、醒消丸以治阳证痈肿为主;蟾酥丸是痈疽皆治。

牛蒡解肌汤
《疡科心得集》

【组成】 牛蒡子(10g) 薄荷(6g) 荆芥(6g) 连翘(10g) 栀子(10g) 丹皮(10g) 石斛(12g) 玄参(10g) 夏枯草(12g)（原书无用量）

【用法】 水煎服。

【功用】 疏风清热,凉血消肿。

【主治】 颈项痰毒,风热牙痛,头面风热,兼有表热证者;外痈局部焮红肿痛,寒轻热重,汗少口渴,小便黄,脉浮数,苔白或黄。

【方解】 本方是用治局部痈肿兼有风热表证者,故用牛蒡子辛散头面风热为主;薄荷、荆芥发汗解表;连翘清热解毒,散结消痈。丹皮、栀子、夏枯草泻火凉血、散血。玄参配在本方,是取其泻火解毒,与石斛相伍,则有滋阴清热之功。

本方在原书主治,限于头面风热痰毒,在临床运用中可以扩大范围,即凡具有风热表证的痈肿痰毒,皆可以本方加减使用。在痈肿外证中无肝火偏旺、津阴内伤之证者,夏枯草、玄参、石斛皆宜慎用。

海藻玉壶汤
《医宗金鉴》

【组成】 海藻洗 昆布 半夏制 陈皮 青皮 连翘去心 贝母去心 当归 川芎 独活 甘草节各一钱(各3g) 海带五分(1.5g)

【用法】 水煎服。

【功用】 化痰软坚,消散瘿瘤。

【主治】 肝脾不调,气滞痰凝。石瘿,坚硬如石,推之不移,皮色不变。

【方解】 本方在原书主治为"石瘿",在现代临床常用于"气瘿""肉瘿"等病证。本病多发于颈部,以漫肿或结块,皮色不变,不痛,不溃为辨证要点。本病多成于气滞痰凝,由气及血,以致气血结聚而成。故用海藻、昆布、海带化痰软坚,为治瘿瘤主药。青皮、陈皮疏肝理气,当归、川芎、独活活血以通经脉,配合理气药可使气血和调,促进瘿病的消散。象贝、连翘散结消肿,甘草调和诸药,共以收化痰软坚、行气活血之功。

本方原书主治的"石瘿",其文字描述,与颈部癌肿相似,但现代常用治甲状腺腺瘤、甲状腺肿大等病症有效,上述疾病在早期增生性肿大阶段,长期服用(3~6个月),有一定疗效。

透脓散
《外科正宗》

【组成】 生黄芪四钱(12g) 当归二钱(6g) 穿山甲炒,一钱(3g) 皂角刺一钱半(5g) 川芎三钱(9g)

【用法】 水二盅,煎一半,随病前后,临服入酒一杯亦可。

【功用】 托毒溃脓。

【主治】 痈疡肿痛,正虚不能托毒。内已成脓,外不易溃,漫肿无头,或疼胀热痛。

【方解】 本方所治痈疡,是由正虚不能托毒外透,以致脓成难溃,毒亦难泄。方中用生黄芪,即所以益气托毒,辅以当归、川芎养血活血;山甲、皂刺消散通透,软坚溃脓;用酒少许,增强行血、活血作用。共具托毒溃脓之功。

本方配伍特点,是祛邪中兼以扶正,属于托法范围。目的在于托毒排脓,使毒随脓泄,腐祛新生。本方对痈肿不消,成脓不易,切开又不适宜的情况下使用较为适宜。

【附方】 (1)透脓散(《医学心悟》) 即透脓散加白芷、牛蒡、金银花。功用:扶正祛邪,托毒溃脓。主治:痈毒内已成脓,不穿破者,服此即溃。

(2)托里透脓汤(《医宗金鉴》) 人参 白术土炒 穿山甲炒研 白芷各一钱(各3g) 升麻 甘草节各五分(各2g) 当归二钱(6g) 生黄芪三钱(10g) 皂角刺一钱五分(5g) 青皮炒,五分(2g) 水三盅,煎一盅。病在上部,先饮煮酒一盅,后热服此药;病在下部,先服药,后饮酒;疮在中部,药内兑酒半盅热服。功用:扶正祛邪,托里透脓。主治:一切痈疽气血亏损。将溃之时,紫陷无脓,根脚散大者。

透脓散、《医学心悟》之透脓散、托里透脓汤同有扶正祛邪之功,同治痈疡脓成难溃之症。其区别在于:透脓散是益气和血与消散通透并用;《医学心悟》透脓散,是在前方基础上增加辛散透邪与清热解毒之品,使其脓易溃,毒易解;托里透脓汤是益气升陷与托里透脓并用,能使气充陷升,提脓泄毒。

阳 和 汤
《外科全生集》

【组成】 熟地一两(30g) 肉桂一钱,去皮,研粉(3g) 麻黄五分(2g) 鹿角胶三钱(9g) 白芥子二钱(6g) 姜炭五分(2g) 生甘草一钱(3g)

【用法】 煎服。

【功用】 温阳补血,散寒通滞。

【主治】 阴疽属于阳虚寒凝证。贴骨疽、脱疽、流注、痰核、鹤膝风等。患处漫肿无头,酸痛无热,皮色不变,口中不渴,舌苔淡白,脉沉细等。

【方解】 本方主治的阴疽,属于阴寒证之类,是由营血本虚,寒凝痰滞,痹阻于肌肉、筋骨、血脉、关节而成。故本方重用熟地温补营血。鹿角胶填精补髓,强壮筋骨,藉血肉有情之品助熟地以养血。寒凝痰滞,非温通经脉不足以解散寒凝,故以炮姜、肉桂温中有通;麻黄开腠理以达表;白芥子祛皮里膜外之痰;与温补药共用,可使补而不腻。生甘草有化毒之功。全方组成,一以温补营血不足,一以解散阴凝寒痰,使其阴破阳回,寒消痰化。

本方对痈疡属于阳证,如红肿热痛;或阴虚有热;或阴疽已经破溃等,均不宜使用。马培之对本方加评说:"此方治阴证,无出其右,乳岩万不可用! 阴虚有热及破溃日久者,不可沾唇!"①又说:"麻黄未溃可用,已溃之后,断不可重开腠理。"②痈肿既溃,气血皆伤,腠理重开,势必导致卫气失固,营血不足。故已溃之后,麻黄忌用。

【附方】 中和汤(《证治准绳·疡医》) 人参 陈皮各二钱(各6g) 黄芪 白术 当归 白芷各一钱半(各5g) 茯苓 川芎 皂角刺炒 乳香 没药 金银花 甘草各一钱(各3g) 水酒各半煎服。功用:补气透托,和血消散。主治:痈疡证属半阴半阳之间,似溃非溃、漫肿微痛、淡

---

① 《马评陶批外科全生集》卷4,1956年,上海卫生出版社
② 《马评陶批外科全生集》卷4,P.8,1956年,上海卫生出版社

红、不热等元气不足之证。

阳和汤、中和汤同有补血或补气之功。区别在于：阳和汤是温阳补血与化痰、散寒消结并用；中和汤是补气透托与和血消散并用。在适应证方面：阳和汤治证是属于寒凝痰滞的阴证；中和汤治证是属于元气不足的半阴半阳之证。

【文献摘录】

方论　① 张秉成："夫痈疽流注之属于阴寒者，人皆知用温散之法；然痰凝血滞之证，若正气充足者，自可运行无阻，所谓邪之所凑，其气必虚，故其所虚之处，即受邪之处。疡因于血分者，仍必从血而求之。故以熟地大补阴血之药为君；恐草木无情，力难充足，又以鹿角胶有形精血之属以赞助之；但既虚且寒，又非平补之性可收速效，再以炮姜之温中散寒，能入血分者，引领熟地、鹿角胶直入其地，以成其功；白芥子能祛皮里膜外之痰，桂枝入营，麻黄达卫，共成解散之勋，以宣熟地、鹿角胶之滞；甘草……协和诸药。"（《成方便读》）

② 王洪绪："阴疽治法：夫色之不明而散漫者，乃气血两虚也；患之不痛而平塌者，毒痰凝结也。""治之之法，非麻黄不能开其腠理，非肉桂、炮姜不能解其寒凝，此三味虽酷暑不可缺一也。腠理一开，寒凝一解，气血乃行，毒亦随之消矣。"（《马评陶批外科全生集》）

小 金 丹

《外科全生集》

【组成】　白胶香　草乌制　五灵脂　地龙　木鳖各一两五钱(各150 g)　乳香去油　没药去油　归身酒炒,各七钱五分(各75 g)　麝香三钱(30 g)　黑炭一钱二分(12 g)

【用法】　上药各研细末，用糯米粉一两二钱，同上糊厚，千槌打融为丸，如芡实大，每料约二百五十粒，临用陈酒送下一丸，醉盖取汗。如流注将溃及溃久者，以十丸均作五日服完，以杜流走不定，可绝增入者。如小儿不能服煎剂，以一丸研碎，酒调服之。但丸内有五灵脂与人参相反，不可与参剂同口服[现代用法：以上十味，除麝香外，其余木鳖子等九味粉碎成细粉，将麝香研细，与上粉末配研，过筛。每100 g粉末加淀粉25 g，混匀。另用淀粉5 g制稀湖泛丸，阴干或低温干燥即得。根据《中国药典》（1977年版），木鳖子制法是"去壳，去油"。每服2~5丸，一日二次，小儿酌减]。

【功用】　化痰祛湿，祛瘀通络。

【主治】　寒湿痰瘀，阻滞凝结，如流注、痰核、瘰疬、乳岩、横痃、贴骨疽、蟮拱头等病。初起皮色不变，肿硬作痛者。

【方解】　本方主治各病，大都属于阴证或阴疽之类，多由寒湿痰瘀阻滞凝结而成。故治以温通消散为主。方中草乌祛风湿，温经散寒；五灵脂、乳香、没药活血祛瘀，消肿定痛；当归和血；地龙通络；白胶香调气血，消痈疽；木鳖祛痰毒，消结肿；墨炭消肿化痰；麝香走窜通络，散结开壅。诸药相配，温通、活血、消壅、散结之力较强，可使寒散络通，痰消瘀化，疽肿自平。

原书使用本方，常与阳和汤并进，或交替使用。本方药力猛峻，惟体实者相宜，正虚者宜慎用。

内 补 黄 芪 汤

《外科发挥》

【组成】　黄芪盐水拌炒　麦门冬去心　熟地黄酒拌　人参　茯苓各一钱(各10 g)　甘草炙　白芍药炒　远志去心,炒　川芎　官桂　当归酒拌,各五分(各5 g)

【用法】 作一剂,水一锺,姜三片,枣一枚,煎八分,食远服(现代用法:水煎服)。

【功用】 补益气血,养阴生肌。

【主治】 痈疽溃后,气血皆虚。溃处作痛,倦怠懒言,神疲,寐少,自汗口干,间或发热经久不退,脉细弱,舌淡苔薄。

【方解】 本方所治诸证,皆由气血两亏所致。故仿十全大补汤为本方组成方法,意在气血双补,阴阳并调,如用四君子汤去白术以补气补脾;四物汤养血补肝;黄芪、肉桂益气助阳,可收阳生阴长之效;麦冬养心除烦,护阴以配阳;远志宁心安神,用在本方的另一作用是"长肌肉……治一切痈疽"(《本草纲目》)。诸药配合,共使气血充盛,促其腐祛肌生,疮口收敛。

本方在《医宗金鉴》对使用的加减:"如痛者,加乳香、没药以定痛;硬者,加穿山甲、皂刺以消硬也。"①

苇 茎 汤
《备急千金要方》

【组成】 苇茎切,二升,以水二斗,煮取五升,去滓(30 g) 薏苡仁半升(30 g) 冬瓜子半升(24 g) 桃仁三十枚(9 g)

【用法】 㕮咀,内苇汁中,煮取二升,服一升,再服,当吐如脓(现代用法:水煎服)。

【功用】 清肺化痰,逐瘀排脓。

【主治】 肺痈咳嗽,有微热,甚则咳吐腥臭痰,胸中隐隐作痛,肌肤甲错,舌红苔黄腻,脉滑数。

【方解】 本方主治的肺痈,是适用于热毒蕴肺、痰瘀互结的证候。故方用苇茎清肺泄热为主;以冬瓜仁、薏苡仁清化痰热,利湿排脓为辅;桃仁活血祛瘀以消热结。共具清化、逐瘀、排脓之功,以使痰、瘀两化,脓排热清,痈可渐消。

在临床运用中,肺痈在脓未成阶段,常结合使用清热解毒药,以加强清热解毒作用;脓已成时,常加开肺排痰之品,以利气道通畅。

方中冬瓜子,在本方原书是为瓜瓣,前人有认为"瓜瓣即甜瓜子"(《张氏医通》)。后人常以冬瓜子代瓜瓣,因其功用近似。

本方原出自《古今录验方》,见《外台秘要》卷十。《备急千金要方》卷十七载本方,但无方名。宋·林亿等校定《金匮要略方论》时,将此方收入"肺痿肺痈咳嗽上气",作为附方,名"《千金》苇茎汤"。

【文献摘录】

方论 张秉成:"肺痈之证,皆由痰血火邪互结胸中,久而成脓所致。桃仁,甜瓜子皆润降之品。一则行其瘀,一则化其浊。苇茎退热而清上;薏苡除湿而下行。方虽平淡,其通瘀化痰之力,实无所遗。所以病在上焦,不欲以重浊之药重伤其下也。"(《成方便读》)

大 黄 牡 丹 汤
《金匮要略》

【组成】 大黄四两(18 g) 牡丹一两(9 g) 桃仁五十个(12 g) 冬瓜子半升(30 g) 芒硝三合(9 g)

---

① 《医宗金鉴·外科心法要诀》P.64,1958年,人民卫生出版社

【用法】 以水六升,煮取一升,去滓,内芒硝,再煎沸,顿服之(现代用法:水煎服)。

【功用】 泻热破瘀、散结消肿。

【主治】 肠痈初起,少腹肿痞。按之即痛如淋,小便自调,或善屈右足,牵引则痛剧,或时时发热,身汗恶寒,舌苔薄腻而黄。

【方解】 本方主治的肠痈证,多由肠道为湿热郁蒸、气血凝聚而成。少腹肿痞,乃由湿热与气血互阻,内结成痈。随之其痛如淋,而小便自调。所谓"如淋",因小便犹自调,无淋沥不畅之感,其非真淋病可知。时或发热,自汗恶寒,是肠痈已成,荣卫稽留于内而不卫外使然。六腑以通为用,所谓"其实者散而泻之"(《素问·阴阳应象大论》),故治用泻热破瘀以消痈肿。方中大黄乃泻肠中湿热瘀结之毒;芒硝软坚散结,助大黄促其速下;桃仁、丹皮凉血,散血,破血祛瘀;冬瓜子清肠中湿热,排脓消痈。综观全方,是由苦寒泻下、清热除湿、活血化瘀三类组成,使其湿热、瘀结从泻下驱除,气血凝滞的结聚经破血而痈肿消散。

现代常用于具有湿热瘀滞证的急性阑尾炎,以及妇科中盆腔、附件的急性炎症等。

本方在《金匮要略》方证条文下有"脉洪数者,脓已成,不可下也";方后又有"有脓当下;如无脓当下血"。后人在有脓能不能下,认识不尽一致,有的认为脓已成不能下;有认为脓成未溃或未成脓,皆当速下。从现代临床使用来看,后者的认识是比较符合实际的,但应以实证、热证为主,不能对肠痈证统一使用下法。

【附方】 清肠饮(《辨证录》) 银花三两(90 g) 当归二两(60 g) 地榆一两(30 g) 麦冬一两(30 g) 元参一两(30 g) 生甘草三钱(10 g) 薏苡仁五钱(15 g) 黄芩二钱(6 g) 水煎服。功用:活血解毒,滋阴泻火。主治:大肠痈。

【文献摘录】

方论 张秉成:"夫肠痈之病,皆由湿热瘀聚郁结而成。病既在内,与外痈之治,又自不同。然肠中既结聚不散,为肿为毒。非用下法不能解散。故以大黄之苦寒行血,芒硝之咸寒软坚,荡涤一切湿热瘀结之毒,推之而下。桃仁入肝破血,瓜子润肺行痰,丹皮清散血分之郁热,以除不尽之余气耳。"(《成方便读》)

薏苡附子败酱散
《金匮要略》

【组成】 薏苡仁十分(30 g) 附子二分(6 g) 败酱草五分(15 g)

【用法】 三味杵为末,取方寸匕,以水二升,煎减半,顿服。小便当下。

【功用】 排脓消肿。

【主治】 肠痈内已成脓,身无热,肌肤甲错,腹皮急,如肿胀,按之濡软,脉数。

【方解】 本方主治的肠痈,多由寒湿瘀血互结、腐败成脓所致。脉数本为有热之候,身无热而脉数,是为内有痈脓之证。肌肤甲错,乃荣滞于中,血燥于外。气血郁滞,肠无燥屎,故按之濡软。重用苡仁利湿消肿,与败酱草相配,有排脓破血之功。少佐附子辛热,助苡仁以散寒湿,并藉以行郁滞之气。共同具有利湿、排脓、破血消肿作用,使湿瘀分化,脓排肿消。

【附方】 薏苡仁汤(《证治准绳·疡医》) 薏苡仁 瓜蒌仁各三钱(各10 g) 牡丹皮 桃仁各二钱(各6 g) 作一服,水三盅,煎至一盅,不拘时服。功用:利湿润肠,活血止痛。主治:肠痈初起,湿滞血瘀,腹中疠痛,或胀满不食,小便不利;或妇人产后,月经前后,凡由湿滞血瘀而致腹痛者,皆可服用。

【文献摘录】

方论　魏荔彤："薏苡下气则能排脓，附子微用，意在走肠中，屈曲之处可达，加以败酱之咸寒以清积热。服后以小便利为度者，气化也，气通则痈结者可开，滞者可行，而大便必泄污秽脓血，肠痈可已矣，顿服者，取其快捷之力也。"（《金匮要略方论本义》）

小　　结

痈疡剂的主治范围，一般有体表与内脏之分，体表痈疡大体有阳证与阴证两类，脏腑痈疡大体有寒热虚实之分。现就其辩证分治，选载常用方13首小结如下。

（1）体表痈疡　阳证：仙方活命饮、牛蒡解肌汤，共具有疏散透表、清热解毒之功。区别在于前者兼消肿溃坚，活血止痛；后者兼泻火滋阴，凉血消肿。五味消毒饮、四妙勇安汤，共有清热解毒作用。区别在于前者是以消散疗疮为主；后者是兼泻火散瘀，用治热毒炽盛的脱疽。犀黄丸、海藻玉壶汤，同有化痰、软坚、消散作用。两者的区别是前者兼有解毒消痈、活血祛瘀作用，是为治疗痈疽、瘰疬、流注等病的主要成药；后者兼有软坚散结、活血通络之效，为用治瘿瘤的专用之方。

阴证：透脓散、内补黄芪汤，均有扶正托毒之功。两方不同之处在于前者是以消散溃脓为主，兼以扶正托毒；后者是双补气血为主，兼以托毒生肌。阳和汤、小金丹同治阴证或阴疽，两方主要区别是前者是以温阳补血为主，兼以散寒通滞；后者是以温化寒湿、祛痰通络为主。消补不同，虚实各异。

（2）脏腑痈疡　苇茎汤、大黄牡丹汤，共有破血排脓作用。两方主要区别是前者与清肺化痰并投，用治肺痈；后者是泻热散结并用，治疗肠痈。同为脏腑痈疡，在肺在肠，治各有别。薏苡附子败酱散，用治肠痈已成脓，有消肿排脓之功。本方与大黄牡丹汤相比较，前者是以排脓消肿为主；后者是以泻热破瘀为主，此为两方同治肠痈的主要区别。

复 习 思 考 题

（1）体表痈疡的辨证与内治法各有何特点？消、托、补三法如何应用？

（2）仙方活命饮、透脓散各有哪些药物组成？二方主治证的病机、功用各有何异同点？

（3）简述苇茎汤、大黄牡丹汤各有哪些药物组成？主治范围各有何区别？

（4）试概述阳和汤与内补黄芪汤的配伍意义、适应证候的特点，以及如何区别使用？

附 录

1. 常用中成药简表

1·1 解表类

方 名	组 成	功 用	主 治	用法与用量	规 格
银翘解毒丸	金银花 连翘 薄荷 荆芥 淡豆豉 牛蒡子 桔梗 淡竹叶 芦根 甘草	辛凉解表,清热解毒	风热感冒,发热头痛,咳嗽口干,咽喉疼痛	口服,一次1丸,一日2~3次	每丸重3g
银翘解毒片	同上	同上	同上	口服,一次4片,一日2~3次	
桑菊感冒片	桑叶 菊花 连翘 薄荷油 苦杏仁 桔梗 甘草 芦根	疏风清热,宣肺止咳	风热感冒初起,咳嗽,头痛,口干,咽痛	口服,一次4~8片,一日2~3次	
羚翘解毒丸	羚羊角 连翘 银花 天花粉 葛根 黄柏 大青叶 石膏 栀子 钩藤 赤芍 马勃 贝母 桑叶 枳壳 黄芩 知母 薄荷 玄参 冰片	解表疏风,清热解毒	感冒高热,咽喉肿痛,头痛咳嗽,四肢酸疼,口渴咽干,烦躁便结	每次服1丸,日服2次,温开水送下	每丸重9g
通宣理肺丸	紫苏叶 黄芩 枳壳 甘草 陈皮 桔梗 茯苓 苦杏仁 前胡 麻黄 法半夏	解表散寒,宣肺止咳	外感咳嗽,发热恶寒,头痛无汗,肢体酸痛,鼻流清涕	每服2丸,每日2~3次,温开水送下	每丸重6g
藿香正气水	苍术 陈皮 厚朴(姜制) 白芷 茯苓 大腹皮 生半夏 甘草浸膏 广藿香油 紫苏叶油	解表祛暑,化湿和中	四时外感,中暑头晕,脘腹胀痛,呕吐泄泻	振摇后口服,一次5~10 ml,一日2次	每瓶10 ml

续表

方　名	组　成	功　用	主　治	用法与用量	规　格
六合定中丸	广藿香　紫苏叶　香薷　木香　檀香　厚朴（姜制）　枳壳（炒）　陈皮　桔梗　甘草　茯苓　木瓜　白扁豆（炒）　山楂（炒）　六曲（炒）　麦芽（炒）　稻芽（炒）	祛暑除湿，和中消食	夏伤暑湿，宿食停滞，寒热头痛，胸闷恶心，吐泻腹痛	口服，一次3~6g，一日2~3次	
午时茶	陈茶叶　连翘　苍术　柴胡　防风　枳实　前胡　桔梗　山楂　川芎　羌活　陈皮　藿香　苏叶　神曲　厚朴　甘草　麦芽　白芷	解表和中，消食化痰	感冒风寒，内停食积，寒热咳嗽，不思饮食，腹痛吐泻	每服1块，每日1~2次，煎水热服	每块重9g
感冒清热冲剂	荆芥穗　薄荷　防风　柴胡　苏叶　葛根　桔梗　杏仁　白芷　苦地丁　芦根	解表清热	感冒头痛，发热恶寒，全身痠重，鼻流清涕，咳嗽咽干	开水冲服，一次12g，一日2次	每袋重12g

1·2 补　益　类

方　名	组　成	功　用	主　治	用法与用量	规　格
参茸丸	人参　鹿茸　熟地　巴戟　丹参　党参　杞子　肉苁蓉　莲子　芡实　龙眼肉　远志　山药等	补气固肾，益精安神	体虚神疲，耳鸣心悸，遗精早泄，贫血萎黄，神经衰弱	每日服2次，每次1丸（蜜丸）	每丸重9g
桑麻丸	桑叶　黑芝麻	滋养肝肾，祛风明目	肝肾不足，头晕眼花，迎风流泪	口服，一次6g，一日3次	每20粒重1g
二冬膏	天门冬　麦门冬	养阴清肺	肺胃燥热，咽喉疼痛，痰涩咳嗽	口服，一次9~15g，一日2次	
河车大造丸	紫河车　麦冬　黄柏　天冬　熟地　牛膝　杜仲　龟板	补肺益肾	肺肾阴虚，潮热咳嗽，盗汗，腰膝乏力	口服，水丸一次6g，一日2次；大丸一次1丸，一日2次	小丸每10粒重1g；大丸每丸重9g
首乌延寿丹	首乌（制）　地黄　牛膝（酒制）　桑椹清膏　女贞子　墨旱莲清膏　桑叶（制）　黑芝麻　菟丝子（酒蒸）　金樱子清膏　补骨脂（盐炒）　豨莶草（制）　金银花（制）	补肝肾，强筋骨，乌须发	肝肾两虚，头晕目花，耳鸣，腰酸肢麻，头发早白，高血脂症	口服，一次6g，一日2次	

续表

方　名	组　成	功　用	主　治	用法与用量	规　格
五子衍宗丸	杞子　覆盆子　五味子　车前子　菟丝子	补肾益精	肾亏腰疼，溺后余沥	口服，水蜜丸一次6g，一日2次；小蜜丸一次9g，一日2次；大蜜丸一次1丸，一日2次	水蜜丸每10粒重1g；小蜜丸每5粒重1g；大蜜丸每丸重9g
补肾丸	远志　砂仁　川芎　菟丝子　五味子　陈皮　龙眼肉　熟地　甘草　白芍　黄芪　黄精　杞子　丹参　蛤蚧　白术　麦冬　百合　党参　芡实　红枣	滋阴补肾	肾亏体弱，腰脚无力，贫血，滑精，食少肢冷，失眠健忘	每服1丸，用淡盐水送下	
耳聋左磁丸	磁石　熟地黄　山茱萸（制）　牡丹皮　山药　茯苓　泽泻　竹叶　柴胡	滋肾平肝	肝肾阳虚，耳鸣耳聋，头晕目眩	口服，水蜜丸一次6~9g，小蜜丸一次9g，大蜜丸一次1丸；一日2次	大蜜丸每丸重9g
启脾丸	人参　白术　茯苓　甘草　陈皮　山药　莲子（炒）　山楂（炒）　六曲（炒）　麦芽（炒）　泽泻	健脾和胃	脾胃虚弱，饮食减少，消化不良，腹胀便溏	口服，一次1丸，一日2~3次，三岁以内小儿酌减	每丸重3g
乌鸡白凤丸	乌鸡　人参　鹿角胶　牡蛎　白芍　当归　黄芪　鳖甲　桑螵蛸　生地　熟地　川芎　甘草　丹参　芡实　山药　银柴胡　鹿角霜　天冬　制香附	补气养血，调经止带	气血亏损而致身体瘦弱，腰膝疼痛，月经不调，崩漏带下	口服每次1丸，一日2次	每丸重9g
坤顺丹（丸）	熟地黄　地黄　白芍　当归　川芎　人参　白术　茯苓　甘草　益母草　黄芩　牛膝　橘红　沉香　木香　砂仁　琥珀	调经养血	血虚体弱，月经不调，经痛，腰腿疼痛，经期浮肿	口服，一次1丸，一日2次	每丸重9g
女金丹（丸）	当归　川芎　白芍　熟地黄　党参　白术　茯苓　甘草　肉桂　益母草　牡丹皮　没药　元胡　藁本　白芷　黄芩　白薇　香附　砂仁　陈皮　赤石脂　鹿角霜　阿胶	调经养血，理气止痛	体虚血滞，月经不调，腰腿疼痛，腹痛胀满	口服，一次1丸，一日2次	每丸重9g

续表

方　名	组　成	功　用	主　治	用法与用量	规　格
调经丸	当归　白芍　川芎　熟地黄　艾叶（炭）　香附　陈皮　半夏　茯苓　甘草　白术　吴茱萸　小茴香　元胡　没药　益母草　牡丹皮　续断　黄芩　麦冬　阿胶	理气和血，调经止痛	气郁血滞，月经不调，经来腹痛，崩漏白带	口服，一次1丸，一日2~3次	每丸重9g
八珍益母丸	益母草　党参　白术　茯苓　甘草　当归　白芍　川芎　熟地黄	补气血，调月经	妇女气血两虚，体弱无力，月经不调	口服，水蜜丸一次6g，大蜜丸一次1丸，一日2次	大蜜丸，每丸重9g

1·3　清　热　类

方　名	组　成	功　用	主　治	用法与用量	规　格
牛黄上清丸	牛黄　黄连　黄芩　黄柏　栀子　大黄　石膏　连翘　菊花　薄荷　荆芥　白芷　川芎　当归　赤芍　地黄　桔梗　甘草　冰片	清热散风，泻火通便	头痛眩晕，暴发火眼，口舌生疮，咽喉肿痛，牙龈肿痛	口服，每次1丸，一日2次	每丸重6g
上清丸	大黄　川连　栀子　黄芩　白芷　菊花　黄柏　防风　桂枝　连翘　荆芥　薄荷　桔梗	疏风清热，解毒，通便	上焦热盛而致头晕耳鸣，鼻眼发干，口舌生疮，牙齿肿痛，二便不利	每次6g，一日2次	每20粒重1g
牛黄解毒丸（片）	牛黄　冰片　雄黄　桔梗　黄芩　甘草　大黄　生石膏	清热解毒	温热郁火，咽喉肿痛，牙痛龈肿，口舌生疮，目赤肿痛，大便干燥	丸：口服每次1丸，一日2~3次；片：口服每次2片，一日2~3次	每丸重3g
清宁丸	大黄　绿豆　车前草　白术　法半夏　黑豆　香附　桑枝　槐枝　厚朴　大麦　陈皮　黄芩	清热泻火，润肠通便	脏腑积热引起的咽喉肿痛，口舌生疮，头晕耳鸣，目赤肿痛，腹中胀满，大便秘结	口服每次1丸，一日2次	每丸重9g
婴儿保肺散	川贝　橘红　半夏　桔梗　硼砂　竹黄　百部　紫苏子　紫苏梗　石膏　赭石　滑石　冰片	清肺化痰，止咳降逆	肺热咳嗽，喘满痰盛，呕吐	口服，每次0.6g，一日1次，周岁以内酌减	每包重0.6g
紫金锭	山慈姑　红大戟　五倍子　千金子霜　朱砂　麝香　明雄黄	辟秽解毒，消肿止痛	痧气，腹痛，吐泻，小儿痰厥；外治疔疮，疖肿	口服每次0.6~1.5g，一日2次。外用醋磨调敷患外，孕妇忌服	每锭重0.3g或3g

续表

方　名	组　成	功　用	主　治	用法与用量	规　格
六神丸	从略	清热解毒，清肿止痛	咽喉炎，急性扁桃体炎，咽喉肿痛及一般痈疡疮疖等	口服：3~10岁每次服3~5粒，成人每次5~10粒，一日2次；外用：疮疖引起红肿，未破，可取本品用凉开水研细涂患处，一日数次	每瓶30粒
锡类散	珍珠　牛黄　冰片　青黛　象牙屑　人指甲　壁钱炭	清热解毒，化腐生新	咽喉、口舌、牙龈糜烂肿痛	外用少许，吹敷患处，一日数次	
冰硼散	冰片　硼砂　元明粉　朱砂	清热解毒，消肿止痛	咽喉牙龈肿痛，口舌生疮	一日数次，吹敷患处，每次少许	
珠黄散	珍珠　牛黄　西瓜霜　硼砂　雄黄　儿茶　黄连　黄柏　冰片	解毒消肿，化腐生肌	咽喉、口舌肿痛、糜烂	一日数次，吹敷患处，每次少许	

1·4　祛风湿类

方　名	组　成	功　用	主　治	用法与用量	规　格
史国公药酒	甘草　羌活　川芎　当归　独活　续断　蚕砂　木瓜　牛膝　防风　玉竹　桑寄生　白术　红花　鹿角胶　鳖甲胶　神曲	祛风除湿，养血活络	四肢麻木，骨节疼痛，风寒湿痹	每次温服9~10 ml，每日2~3次	
毛鸡药酒	毛鸡　当归　川芎　白芷　红花　赤芍　桃仁　千年健　茯苓	温经祛风，活血祛瘀	产后眩晕，四肢疲痛无力，血瘀痛经	口服，每服15~30 ml，每日3~4次	
虎骨木瓜酒	制虎骨　木瓜　川芎　川牛膝　当归　天麻　五加皮　红花　续断　白茄根　玉竹　秦艽　防风　桑枝	追风定痛，除湿散寒	风寒湿气流入经络而致筋脉拘挛，四肢麻木，骨节疼痛，口眼㖞斜，历节风痛	每次温服15~30 ml，每日2次	
金鸡虎丸	金毛狗脊　金樱子　凤凰鸡　黑老虎等提炼制成	补气益血，舒筋活络，健肾固精	肝肾两亏，四肢麻木，腰膝疲痛，夜多小便，梦泄遗精，失眠健忘	成人：口服2次，轻症每次服15丸，重症每次服30丸，小儿酌减，服时嚼破或湿润后开水送服，7天为一疗程，症状减轻，继续再服第二疗程；以后可减为每服10丸，再连服7~10天，巩固疗效	

续表

方　名	组　成	功　用	主　治	用法与用量	规　格
天麻丸	天麻　羌活　独活　杜仲　牛膝　萆薢　附子　当归　地黄　玄参	祛风除湿,舒筋通络,活血止痛	风湿疼痛,肢体拘挛,手足麻木,腰腿疼痛	口服,水蜜丸一次6g,大蜜丸一次1丸;一日2~3次	大蜜丸每丸重9g
木瓜丸	木瓜　当归　川芎　白芷　威灵仙　狗脊　牛膝　鸡血藤　海风藤　人参　川乌　草乌	散风祛寒,活络止痛	风寒湿痹,四肢麻木,遍身疼痛,腰膝无力,行步艰难	口服,一次30粒,一日2次	每10粒重1.8g
豨莶丸	豨莶草	祛风湿,利关节	风湿关节疼痛,腰膝痠软,四肢麻木	口服,一次1丸,一日2~3次	每丸重9g
狗皮膏	枳壳　青皮　大风子　赤石脂　赤芍　天麻　甘草　乌药　牛膝　羌活　黄柏　补骨脂　威灵仙　生川乌　木香　续断等43味药	祛风散寒,舒筋活络,消瘀止痛	风寒湿痹,症见腰腿疼痛,肌肤麻木,跌仆损伤	温热化开,贴于患处,每隔7~10日换药1次	分大小两种,小者每张净重15g,大者每张净重30g
伤湿止痛膏	生草乌　生川乌　乳香　没药　生马钱子　丁香　肉桂	祛风除湿,活血止痛	风湿引起的关节、肌肉痛	据痛处大小多少适量贴	

1·5　理　气　类

方　名	组　成	功　用	主　治	用法与用量	规　格
九气拈痛丸	香附　高良姜　郁金　莪米　五灵脂　甘草　陈皮　木香　槟榔　延胡索	理气活血,消瘀止痛	脘腹两胁胀满疼痛,癥瘕积块	每次6~9g,一日2次	每20粒重1g
茴香橘核丸	小茴香　橘核　桃仁　昆布　肉桂　川楝子　延胡索　木香　莪术　八角茴香　荔枝核　青皮　穿山甲　香附　补骨脂　乳香　槟榔	散寒行气,消肿止痛	小肠疝气,寒疝,睾丸肿痛	每次6~9g,一日2次	每20粒重1g
开胸顺气丸	槟榔　牵牛子　陈皮　木香　三棱　猪牙皂　莪术　厚朴	消积化滞,行气止痛	停食停水,气郁不舒,胸痞腹胀,胃脘疼痛	每服3~6g,每日1~2次,温开水送下	
十香丸	沉香　木香　荔枝核　猪牙皂　丁香　茴香　香附　陈皮　乌药　泽泻	行气散结,祛寒止痛	气滞腹痛及诸疝胀痛,妇女痛经	每服1丸,每日2次	

续表

方　名	组　成	功　用	主　治	用法与用量	规　格
舒肝丸	厚朴　片姜黄　豆蔻　枳壳　沉香　白芍　陈皮　砂仁　延胡索　木香　川楝子　茯苓　朱砂	疏肝解郁，止痛	胸胁胀满，胃脘刺痛，呕逆嘈杂，嗳气吞酸	每服1丸，每日1~2次，温水送下	每丸重8g

1·6 活血祛瘀类

方　名	组　成	功　用	主　治	用法与用量	规　格
化癥回生丹	麝香　乳香　三棱等35味药组成	清癥瘕，化瘀血	妇女产后，瘀血攻心，癥瘕积块，干血痨，血瘀痛经	空心用温开水送服，每次1丸，一日1次。瘀甚者，黄酒送服。孕妇忌服	
益母丸	益母草　当归　川芎　木香	活血调经，行气止痛	气滞血瘀，月经不调，经期腹痛，产后恶露不净	口服每次一丸，一日2次，孕妇及月经过多者忌用	每丸重9g
跌打丸	三七　当归　土鳖虫　血竭　乳香　没药　自然铜　丹皮　姜黄　刘寄奴　红花　桃仁　赤芍　白芍　骨碎补　川断　苏木　三棱　甜瓜子　枳实　桔梗　木通　防风	活血散瘀，消肿止痛	跌打损伤，闪腰岔气，瘀血肿痛	口服每次1丸，一日2次。黄酒或温开水送下。孕妇忌服	每丸重3g
白药	以云南特产药及其他药物组成	止痛，止血，去瘀生新	跌打刀伤，常年瘀患，劳内伤，咳血吐血，筋骨肿痛，风湿麻木，心胃积痛，产后腹痛	5~10岁，每次服半筒；10岁以上每次服1筒，每日服2~3次，或遵医嘱。服药后忌食酸冷食物、萝卜。孕妇忌服。所列各症均可用白开水服食；刀伤见血者，兼用外敷；跌打筋骨肿痛瘀积者，可用白酒调和外搽	
金黄散	姜黄　大黄　天花粉　黄柏　苍术　厚朴　陈皮　甘草　白芷　生天南星	清热解毒，消肿止痛	外用于痈疖肿痛，痰湿流注，下肢丹毒，天疱疮，乳痈等	红肿热痛，用清茶调敷；漫肿无头，用醋或葱酒调敷；一日数次，适量	

续表

方名	组成	功用	主治	用法与用量	规格
阳和解凝膏	鲜牛蒡草 鲜凤仙 透骨草 生川乌 桂枝 大黄 当归 生草乌 地龙 生附子 僵蚕 赤芍 白芷 白蔹 白及 川芎 续断 防风 荆芥 五灵脂 木香 香橼 陈皮 肉桂 乳香 没药 苏合香 麝香	散寒湿,行气血,消疮肿,止疼痛	用于阴疽初起,多发性脓肿,淋巴结结核未溃,寒湿痹痛	加温软化,贴于患处。每用按患处大小,选用(1)或(2)或(3)或(4)一张	每张净重 (1) 1.5 g; (2) 3 g; (3) 6 g; (4) 9 g

1·7 安神开窍类

方名	组成	功用	主治	用法与用量	规格
牛黄抱龙丸	牛黄 胆南星 茯苓 全蝎 僵蚕 竹黄 琥珀 明雄黄 朱砂 麝香	清热镇惊,祛风化痰	小儿风痰壅盛,壮热神昏,惊风痰厥	口服,每次1丸,一日2次,三岁以下小儿酌减	每丸重1.5 g
安神补心丸	丹参 五味子 石菖蒲 合欢皮 女贞子 地黄 菟丝子 首乌藤 旱莲草 珍珠母	养心安神	心悸,失眠,头晕耳鸣	口服,每次15粒,一日3次	每15粒重2 g
牛黄保婴丸	牛黄 琥珀 胆南星 竹黄 僵蚕 麝香 全蝎 朱砂 茯苓 雄黄	清热定惊,祛风化痰	小儿惊风抽搐,高热神昏,痰涎壅盛	口服:每次1丸,每日1~2次。周岁以内小儿酌减	每丸重1.5 g
盐蛇散	盐蛇炭 冰片 珍珠 地龙炭 琥珀 陈皮 朱砂 麝香 蛇胆汁 牛黄	定惊解痉,清热除痰	小儿惊风,痰涎壅盛	口服6个月以内婴儿一次0.4 g,半岁~1岁1.6 g,1岁以上3.2 g,一日1~2次	每瓶重0.8 g
猴枣散	猴枣 牛黄 麝香 珍珠 琥珀等	除痰,镇惊,通窍	小儿痰涎壅盛,咳嗽气喘,惊风发热	未满1岁者,每服半瓶,1岁以上者,每服1瓶。用滚开水服	每瓶重0.3 g
避瘟散	檀香 零陵香 白芷 香排草 姜黄 甘松 玫瑰花 丁香 木香 冰片 朱砂 薄荷脑 麝香 甘油	芳香辟秽,开窍止痛	伤风头痛,鼻塞流涕,暑令受热,晕船晕车	每用少许,闻入鼻窍	

1·8 止咳化痰类

方名	组成	功用	主治	用法与用量	规格
橘红丸	橘红 贝母 北杏仁 茯苓 麦冬 生石膏 瓜蒌皮 陈皮 生地 桔梗 紫菀 法半夏 苏子 甘草 款冬花	清热润肺,化痰止咳	肺热咳嗽,痰多气促,胸中满闷,口舌干燥	口服。每次2丸,一日1~2次	每丸重6 g
蛇胆川贝末	蛇胆汁 16.67% 川贝母 83.33%	清肺,除痰,止咳	肺热咳嗽,痰多	口服。每次0.3~0.6 g,一日2~3次	每瓶重0.3 g
治咳枇杷露	枇杷叶 桔梗 百部 白前 桑白皮 杏仁等	润肺止咳	风热咳嗽	口服。每日3次,每次10 ml	每瓶100 ml
蛇胆陈皮末	蛇胆汁 陈皮	顺气化痰,祛风健胃	风寒咳嗽,痰多呕逆	口服。每次0.3~0.6 g。一日2~3次	每瓶重0.3 g

1·9 消导药

方名	组成	功用	主治	用法与用量	规格
保济丸	以多种中药组成	清滞祛秽,止呕吐	腹痛,吐泻,噎食,嗳酸,恶心呕吐,肠胃不适,消化不良,晕车晕船,四时感冒,发热头痛	每次1~2包,4小时服1次,开水或清茶送服。3岁以下小孩减半	
大山楂丸	山楂 六曲 麦芽	开胃消食	食欲不振,消化不良,脘腹胀满	口服。一次1~2丸,一日1~3次,小儿减半	每丸重9 g
更衣丸	芦荟 朱砂	泻火通便	内热肠燥,大便秘结	每日睡前服1袋	每袋1.5 g

1·10 明目药

方名	组成	功用	主治	用法与用量	规格
黄连羊肝丸	黄连 胡黄连 黄芩 黄柏 柴胡 龙胆草 青皮 密蒙花 木贼 茺蔚子 决明子 石决明 夜明砂 鲜羊肝	泻肝火,明眼目,消胬肉	肝火旺盛,目暗羞明,目赤胀痛,胬肉攀睛	口服。每次1丸,每日1~2次	每丸重9 g

续表

方名	组成	功用	主治	用法与用量	规格
明目地黄丸	熟地 山萸 丹皮 山药 茯苓 泽泻 当归 白芍 枸杞子 白菊花 白蒺藜 石决明	滋肾,养肝,明目	肝肾阴虚,目涩畏光,视物模糊,迎风流泪	口服。水蜜丸1次6g;小蜜丸1次9g;大蜜丸1次1丸	大蜜丸每丸重9g
八宝眼药	珍珠 熊胆 炉甘石 海螵蛸 朱砂 硼砂 冰片 麝香 地栗粉	清热,消肿,明目	目赤肿痛,眼缘溃烂,畏光怕风,眼角涩痒	每用少许,点入眼内。一日2~3次	

说明:临证常用中成药甚多,各地区又不尽相同,今选录比较通用的(本书已收载者除外),列表供参考。

2. 方剂歌诀

2·1 解表剂

2·1·1 辛温解表

1. 麻黄汤

麻黄汤中用桂枝,杏仁甘草四般施;
发热恶寒头项痛,喘而无汗服之宜。
[附] 三拗汤
三拗汤用麻杏草,宣肺平喘效不低。
华盖散
华盖麻杏紫苏子,茯苓陈草桑白皮;
风寒束肺痰不爽,急宜煎服莫迟疑。
麻黄加术汤
麻黄汤中加白术,湿困身疼总能医。
麻杏苡甘汤
还有麻杏苡甘剂,风湿发热亦可祛。
大青龙汤
大青龙用桂麻黄,杏草石膏姜枣藏;
太阳无汗兼烦躁,解表清热此为良。

2. 桂枝汤

桂枝汤治太阳风,芍药甘草姜枣同;
解肌发表调营卫,表虚自汗正宜用。
[附] 桂枝加葛根汤
加入葛根治项强,又兼汗出与恶风。
桂枝加厚朴杏子汤
桂枝汤加厚朴杏,降逆平喘有殊功。

3. 九味羌活汤

九味羌活用防风,细辛苍芷与川芎;

黄芩生地加甘草,发汗祛风力量雄。
[附] 大羌活汤
九味羌活去白芷,再加独活防己知;
还把黄连白术入,大羌活汤散热湿。

4. 加味香苏散

加味香苏陈草风,荆芄姜蔓与川芎;
恶风身热头项痛,胸脘满闷服之松。
[附] 香苏散
香苏散内草陈皮,外感风寒气滞宜;
寒热头痛胸脘闷,解表又能疏气机。

5. 小青龙汤

小青龙汤桂芍麻,干姜辛夏草味加;
外束风寒内停饮,散寒蠲饮效堪夸。
[附] 小青龙加石膏汤
小青龙把石膏配,咳喘而烦效更佳。
射干麻黄汤
射干麻黄亦治水,不在发表在宣肺;
姜枣细辛款冬花,紫菀半夏加五味。

2·1·2 辛凉解表

1. 桑菊饮

桑菊饮中桔杏翘,芦根甘草薄荷饶;
清疏肺卫轻宣剂,风温咳嗽服之消。

2. 银翘散

银翘散主上焦疴,竹叶荆蒡豉薄荷;
甘桔芦根凉解法,发热咽痛服之瘥。

[附] 银翘汤
鞠通更有银翘汤,竹草麦冬生地黄;
阳明温病寒下后,脉浮无汗服之康。

3. 麻杏甘石汤
麻杏甘草石膏汤,四药组合有专长;
肺热壅盛气喘急,辛凉疏泄此法良。
[附] 越婢汤
越婢汤中有石膏,麻黄生姜加枣草;
风水恶风一身肿,水道通调肿自消。

4. 升麻葛根汤
阎氏升麻葛根汤,芍药甘草合成方;
麻疹初期出不透,解肌透疹此方良。
[附] 宣毒发表汤
宣毒发表升葛翘,杏桔荆防枳薄草;
前胡木通牛蒡竹,催疹现点此方饶。

5. 竹叶柳蒡汤
竹叶柳蒡葛根知,蝉衣荆芥薄荷施;
石膏粳米参甘麦,风疹急投莫延迟。

6. 柴葛解肌汤
陶氏柴葛解肌汤,邪在三阳热势张;
芩芍桔草姜枣芷,羌膏解表清热良。
[附] 柴葛解肌汤
程氏也有同名方,柴葛草芍芩地黄;
丹皮二母一并入,发热口渴宜煎尝。

7. 葱豉桔梗汤
葱豉桔梗薄荷翘,山栀竹叶加甘草;
热邪束肺嗽咽痛,风温初起此方疗。
[附] 葱豉汤
葱豉汤是《肘后方》,解表发汗又通阳;
恶寒发热头闷痛,服后邪散津不伤。
《活人》葱豉汤

《类证活人》葱豉汤,更加葛根与麻黄;
恶寒腰背头项痛,得汗表解保安康。

2·1·3 扶正解表

1. 败毒散
人参败毒草苓芎,羌独柴前枳桔同;
生姜薄荷煎汤服,祛寒除湿功效宏。
[附] 荆防败毒散
若须消散疮毒肿,去参加入荆防风。
仓廪散
原方配入陈仓米,噤口痢疾此为宗。
参苏饮
参苏饮内陈皮草,枳壳前胡半夏从;
葛根木香桔梗茯,气虚感寒最宜用。

2. 再造散
再造散用参附芪,桂甘羌防芍齐;
再加细辛姜枣煮,阳虚寒闭最相宜。
[附] 麻黄附子细辛汤
麻黄附子细辛汤,温经解表法优良;
少阴脉沉反发热,寒邪外解不伤阳。
麻附甘草汤
前方去辛加炙草,无汗微热宜煎尝。

3. 葱白七味饮
葱白七味《外台》方,新豉葛根与生姜;
麦冬生地千扬水,血虚外感最相当。

4. 加减葳蕤汤
加减葳蕤用白薇,豆豉生葱桔梗随;
草枣薄荷共八味,滋阴发汗此方魁。
[附] 《千金》葳蕤汤
《千金》葳蕤麻杏膏,芎独白薇木香草;
外感热伤津不足,生津清热又解表。

2·2 泻 下 剂

2·2·1 寒 下

1. 大承气汤
大承气汤用硝黄,配以枳朴泻力强;
阳明腑实真阴灼,急下存阴第一方。
[附] 小承气汤
去硝名曰小承气,便硬痞满泻热良。
调胃承气汤
调胃承气硝黄草,便秘口渴急煎尝。

复方大承气汤
更有复方大承气,大承气加桃芍服;
能泻腑实消胀满,可治急性肠梗阻。

2. 大陷胸汤
大陷胸汤用硝黄,甘遂为末共成方;
专治热实结胸证,泻热逐水效非常。
[附] 大陷胸丸
再把葶苈杏仁入,和丸更治项背强。

2·2·2 温 下

1. **大黄附子汤**

   大黄附子细辛汤,胁下寒凝疝痛方;
   冷积内结成实证,温下寒实可复康。

2. **温脾汤**

   温脾附子与干姜,甘草人参及大黄;
   寒热并进补兼泻,温通寒积振脾阳。

3. **三物备急丸**

   三物备急巴豆研,干姜大黄不需煎;
   猝然腹痛因寒积,速投此方急救先。

   [附] 三物白散

   三物白散桔梗贝,再把巴豆一齐配;
   寒实结胸痰涎壅,祛痰泻积功力倍。

2·2·3 润 下

1. **麻子仁丸**

   麻子仁丸治脾约,枳朴大黄麻杏芍;
   土燥津枯便难解,肠润热泻诸症却。

   [附] 润肠丸

   润肠丸用归羌活,大黄桃麻两仁合;
   劳倦纳呆便秘涩,蜜丸嚼服功效确。

   五仁丸

   五仁柏子加松米,桃杏两仁陈郁李;
   血虚津枯肠中燥,理气润肠通便秘。

2. **济川煎**

   济川归膝肉苁蓉,泽泻升麻枳壳从;
   阴虚血弱肠中燥,滋阴养血便自通。

2·2·4 逐 水

1. **十枣汤**

   十枣逐水效力佳,大戟甘遂与芫花;

   [附] 控涎丹

   控涎丹用遂戟芥,攻涤痰涎力不差。

2. **舟车丸**

   舟车牵牛及大黄,遂戟芫花槟木香;
   青皮橘皮轻粉入,泻水消胀力量强。

3. **疏凿饮子**

   疏凿饮子泻水方,木通泽泻与槟榔;
   羌艽苓腹椒商陆,赤豆姜皮退肿良。

2·2·5 攻补兼施

1. **新加黄龙汤**

   新加黄龙草硝黄,参归麦地玄海姜;
   滋阴养液补气血,正虚便秘此方良。

   [附] 黄龙汤

   黄龙汤枳朴硝黄,参归桔枣共生姜;
   阳明腑实气血弱,通便不碍气血伤。

2. **增液承气汤**

   增液承气玄地冬,更加硝黄力量雄;
   温病阴亏实热结,养阴泻热肠道通。

   [附] 承气养营汤

   承气养营归芍知,生地大黄与朴枳;
   数下阴伤热结在,正是此方效显时。

2·3 和 解 剂

2·3·1 和解少阳

1. **小柴胡汤**

   小柴胡汤和解功,半夏人参甘草从;
   更加黄芩生姜枣,少阳为病此方宗。

   [附] 柴胡枳桔汤

   柴胡枳桔陈皮苓,黄芩生姜与半夏;
   邪郁腠理胸满痛,辛开苦泄此方佳。

2. **蒿芩清胆汤**

   蒿芩清胆枳竹茹,陈夏茯苓加碧玉;
   热重寒轻痰挟湿,胸痞呕恶总能除。

3. **柴胡达原饮**

   柴胡达原槟朴果,更加芩草枳壳和;
   青皮桔梗荷叶柄。豁痰宽胸截疟疴。

   [附] 达原饮

   达原饮用朴槟芩,白芍甘知草果并;
   邪伏膜原寒热作,透邪逐秽此方行。

   清脾饮

   清脾饮用柴夏芩,草果青皮术甘苓;
   厚朴生姜同煎者,热多寒少温疟平。

2·3·2 调和肝脾

1. **四逆散**

   四逆散里用柴胡,芍药枳实甘草须;
   此是阳郁成厥逆,疏和抑郁厥自除。

[附] 柴胡疏肝散
四逆散中加芎香,枳实易壳行气良;
方名柴胡疏肝散,气闷胁痛皆可畅。

2. **逍遥散**
逍遥散用当归芍,柴苓术草加姜薄;
[附] 丹栀逍遥散
更有丹栀逍遥散,调经解郁清热着;
黑逍遥散
黑逍遥散有生地,血虚痛经功效卓。

3. **痛泻要方**
痛泻要方用陈皮,术芍防风共成剂;
肠鸣泄泻腹又痛,治在泻肝与实脾。

2·4 清 热 剂

2·4·1 清气分热

1. **白虎汤**
白虎汤清气分热,石膏知母草米协。
[附] 白虎加人参汤
热渴汗出兼气虚,白虎加参最相宜。
白虎加桂枝汤
身热欲呕骨节痛,加入桂枝疏经脉。
白虎加苍术汤
湿温身重汗出多,方加苍术湿热灭。

2. **竹叶石膏汤**
竹叶石膏汤人参,麦冬半夏甘草承;
再加粳米同煎服,清热益气津自生。

2·4·2 清营凉血

1. **清营汤**
清营汤治热传营,身热燥渴眠不宁;
犀地银翘玄连竹,丹麦清热更护阴。
[附] 清宫汤
减去丹参银连地,清宫更加莲子心。

2. **犀角地黄汤**
犀角地黄芍药丹,血升胃热火邪干;
斑黄阳毒皆可治,热入营血服之安。

2·4·3 清热解毒

1. **黄连解毒汤**
黄连解毒柏栀芩,三焦火盛是主因;

2·3·3 调和肠胃

半夏泻心汤
半夏泻心配连芩,干姜枣草人参行;
辛苦甘温消虚痞,治在调阳与和阴。
[附] 生姜泻心汤
干姜减量生姜配,水热互结消痞灵。
甘草泻心汤
半夏泻心加重草,主治气痞腹中鸣。
黄连汤
黄连汤证上焦热,中寒腹痛欲呕哕;
半夏泻心加桂枝,减去黄芩散寒邪。

烦狂火热兼谵妄,吐衄发斑皆可平。
[附] 泻心汤
泻心大黄与连芩,主治黄疸血妄行。

2. **凉膈散**
凉膈硝黄栀子翘,黄芩甘草薄荷饶;
再加竹叶调蜂蜜,中焦燥实服之消。

3. **普济消毒饮**
普济消毒蒡芩连,甘桔蓝根勃翘玄;
升柴陈薄僵蚕入,大头瘟毒服之痊。

2·4·4 气血两清

清瘟败毒饮
清瘟败毒地连芩,丹膏栀草竹叶并;
犀角玄翘知芍桔,清热解毒亦滋阴。
[附] 化斑汤
化斑玄犀和白虎,凉血解毒燔热清。
神犀丹
神犀丹中犀玄参,芩蒲地银板蓝根;
翘豉金汁天花粉,紫草合治热毒深。

2·4·5 清脏腑热

1. **导赤散**
导赤生地与木通,草梢竹叶四味同;
口糜淋痛小肠火,引热渗入小便中。
[附] 清心莲子饮
清心莲子参芪苓,地骨车前甘草芩;
益气生津清心火,主治淋浊与遗精。

2. 龙胆泻肝汤
   龙胆泻肝栀芩柴,生地车前泽泻偕；
   木通甘草当归合,肝经湿热力能排。
   [附] 泻青丸
   泻青丸用龙脑栀,泻火下行大黄施；
   羌防升散芎归养,泻火养肝不宜迟。
   当归龙荟丸
   当归龙荟用四黄,栀子木香与麝香；
   和蜜为丸加青黛,肝胆实火悉能攘。
3. 左金丸
   左金黄连与吴萸,胁痛吞酸悉能医。
   [附] 戊己丸
   再加芍药名戊己,专治泄痢痛在脐。
   香连丸
   香连相合治热痢,症现腹痛又里急。
4. 泻白散
   泻白甘草地骨皮,桑皮再加粳米宜；
   泻肺清热平咳喘,又可和中与健脾。
   [附] 葶苈大枣泻肺汤
   葶苈大枣亦泻肺,行水祛痰喘自息。
5. 清胃散
   清胃散中当归连,生地丹皮升麻全；
   或加石膏泻胃火,能消牙痛与牙宣。
6. 泻黄散
   泻黄甘草与防风,石膏栀子藿香充；
   炒香蜜酒调和服,胃热口疮并见功。
7. 玉女煎
   玉女煎用熟地黄,膏知牛膝麦冬襄；
   肾虚胃火相为病,牙痛齿衄宜煎尝。
8. 芍药汤
   芍药汤内用槟黄,芩连归桂甘草香；
   重在调气兼行血,里急便脓自然康。
   [附] 黄芩汤
   黄芩汤用芍枣草,清热和中止痢方。
9. 白头翁汤
   白头翁汤治热痢,黄连黄柏秦皮备。
   [附] 白头翁加甘草阿胶汤
   上方加草与阿胶,产后虚痢称良剂。

2·4·6 清 虚 热

1. 青蒿鳖甲汤
   青蒿鳖甲知地丹,热自阴来仔细看；
   夜热早凉无汗出,养阴透热服之安。
2. 秦艽鳖甲散
   秦艽鳖甲治风劳,地骨柴胡及青蒿；
   当归知母乌梅合,止嗽除蒸敛汗超。
3. 清骨散
   清骨散主银柴胡,胡连秦艽鳖甲辅；
   地骨青蒿知母草,骨蒸劳热一并除。
4. 当归六黄汤
   火炎汗出六黄汤,归柏芩连二地黄；
   倍用黄芪为固表,滋阴清热敛汗强。

2·5 祛 暑 剂

2·5·1 祛暑清热

清络饮
清络饮用荷叶边,竹丝银扁翠衣添；
鲜用清凉轻清剂,暑伤肺络服之痊。

2·5·2 祛暑解表

新加香薷饮
新加香薷朴银翘,扁豆鲜花一齐熬；
暑温口渴汗不出,清热化湿又解表。
[附] 香薷散
香薷散用朴扁豆,祛暑和中湿邪消。

2·5·3 祛暑利湿

1. 六一散
   六一散用滑石草,清暑利湿此方饶。
   [附] 益元散
   加入辰砂名益元,兼能镇心亦有效。
   碧玉散
   或加青黛名碧玉,目赤咽痛俱可消。
   鸡苏散
   滑草薄荷鸡苏散,暑湿风热俱能疗。
2. 桂苓甘露饮
   桂苓甘露猪苓膏,术泽寒水滑石草；
   清暑泄热又利湿,发热烦渴一并消。

2·5·4 清暑益气

清暑益气汤
清暑益气西洋参,竹叶知草与荷梗;
麦冬米斛连瓜翠,暑热伤津此方能。
[附] 李东垣清暑益气汤
东垣清暑益气汤,参芪归术加草苍;
升葛泽曲麦味合,青陈黄柏共成方。

2·6 温 里 剂

2·6·1 温中祛寒

1. **理中丸**
   理中丸主温中阳,人参甘草术干姜。
   [附] 附子理中丸
   呕哕腹痛阴寒盛,再加附子更扶阳。
   理中化痰丸
   理中化痰加苓夏,擅治停饮大便溏。
   桂枝人参汤
   桂枝加入理中内,温里解表两兼长。

2. **吴茱萸汤**
   吴茱萸汤参枣姜,肝胃虚寒此方良;
   阳明寒呕少阴利,厥阴头痛亦堪尝。
   [附] 吴茱萸加生姜半夏汤
   若加半夏能降逆,化痰止呕功力强。

3. **小建中汤**
   小建中汤芍药多,桂枝甘草姜枣和;
   更加饴糖补中气,虚劳腹痛服之瘥。
   [附] 黄芪建中汤
   黄芪建中补不足,表虚身痛效无过。
   当归建中汤
   又有当归建中汤,产后诸虚皆可却。

4. **大建中汤**
   大建中汤建中阳,蜀椒干姜参饴糖;
   阴盛阳虚腹冷痛,温补中焦止痛强。

2·6·2 回阳救逆

1. **四逆汤**
   四逆汤中附草姜,四肢厥冷急煎尝;
   腹痛吐泻脉沉细,急投此方可回阳。
   [附] 通脉四逆汤
   倍加干姜名通脉,温阳守中血脉畅。
   四逆加人参汤
   人参加入四逆内,益气固脱效非常。
   白通汤
   四逆加葱去甘草,方名白通擅通阳。
   白通加猪胆汁汤
   白通再把胆尿配,阴盛格阳不二方。
   参附汤
   又有参附合为剂,回阳救脱挽危亡。

2. **回阳救急汤**
   回阳救急用六君,桂附干姜五味并;
   加麝三厘或胆汁,三阴寒厥建奇勋。
   [附] 回阳救急汤
   又方名同治稍异,去苓加入麦辰砂。

3. **黑锡丹**
   黑锡丹中蔻硫黄,桂附楝木沉茴香;
   芦巴故纸阳起石,降逆平喘镇浮阳。
   [附] 《医门》黑锡丹
   又有《医门》黑锡丹,硫黄黑锡制成丸;
   功能温肾又定喘,两方治证各有专。

2·6·3 温经散寒

当归四逆汤
当归四逆桂芍枣,细辛甘草与通草;
血虚肝寒四肢厥,煎服此方乐陶陶。
[附] 当归四逆加吴茱萸生姜汤
上方再加姜萸配,温经散寒功更超。
黄芪桂枝五物汤
桂枝汤中去甘草,加入黄芪名五物;
益气温经和营卫,善治血痹肌麻木。

2·7 表里双解剂

2·7·1 解表攻里

1. **大柴胡汤**
   大柴胡汤用大黄,枳芩夏芍枣生姜;
   少阳阳明同合病,和解攻里效无双。
   [附] 厚朴七物汤
   厚朴七物《金匮》方,草桂枳实枣黄姜;
   腹满发热大便滞,速投此剂莫彷徨。

2. **防风通圣散**
   防风通圣大黄硝,荆芥麻黄栀芍翘;
   甘桔芎归膏滑石,薄荷芩术力偏饶。
   表里交攻阳热盛,外疡疮毒总能消。

2·7·2 解表清里

1. **葛根黄芩黄连汤**
   葛根黄芩黄连汤,再加甘草共煎尝;
   邪陷阳明成热痢,清里解表保安康。

2. **石膏汤**
   石膏汤用芩柏连,麻黄豆豉山栀全;
   清热发汗兼解毒,姜枣细茶一同煎。

2·7·3 解表温里

五积散
五积消滞又温中,麻黄苍芷芍归芎;
枳桔桂苓甘草朴,两姜陈皮半夏葱;
除桂枳陈余略炒,熟料尤增温散功。
理气解表祛寒湿,散痞调经辨证从。
[附] 柴胡桂枝干姜汤
柴胡桂枝干姜汤,瓜蒌芩草牡蛎襄;
小便不利胸胁满,寒热心烦服之康。

2·8 补益剂

2·8·1 补 气

1. **四君子汤**
   四君子汤中和义,参术茯苓甘草比。
   [附] 六君子汤
   益以夏陈名六君,健脾化痰又理气。
   异功散 香砂六君子汤
   除却半夏名异功,或加香砂胃寒祛。
   保元汤
   保元汤方性甘温,桂草参芪四味存;
   男妇虚劳幼科痘,补肺益脾显奇能。

2. **参苓白术散**
   参苓白术扁豆陈,莲草山药砂苡仁;
   桔梗上浮兼保肺,枣汤调服益脾神。
   七味白术散
   七味白术参苓草,木香藿香葛根饶;
   发热食少兼口渴,气滞脾弱此方疗。

3. **补中益气汤**
   补中参草术归陈,芪得升柴用更神;
   劳倦内伤功独擅,气虚下陷亦堪珍。
   [附] 举元煎
   举元煎中芪草升,更加白术与人参;
   气虚下陷亡阳证,血脱血崩力能任。
   升陷汤
   升陷汤用芪知柴,桔梗升麻相与偕;
   胸中气陷呼吸弱,速投此方莫徘徊。

4. **生脉散**
   生脉麦味与人参,保肺生津又提神;
   气少汗多兼口渴,病危脉绝急煎斟。

5. **人参蛤蚧散**
   罗氏人参蛤蚧散,专治痰血与喘满;
   桑皮二母草杏苓,肺痿服之症可缓。
   [附] 人参胡桃汤
   人参胡桃生姜伴,纳气归肾可平喘。

2·8·2 补 血

1. **四物汤**
   四物归地芍与芎,营血虚滞此方宗;
   妇女经病凭加减,临证之时可变通。
   [附] 圣愈汤
   东垣方中有圣愈,四物汤内加参芪;
   气虚血弱均能补,经期量多总能医。

桃红四物汤
四物汤内桃红入,活血行血又逐瘀。
2. 当归补血汤
当归补血重黄芪,甘温除热法颇奇;
芪取十份归二份,阳生阴长理奥秘。
3. 归脾汤
归脾汤用参术芪,归草茯神远志齐;
酸枣木香龙眼肉,煎加姜枣益心脾;
怔忡健忘俱可却,肠风崩漏总能医。
4. 炙甘草汤
炙甘草汤参桂姜,麦地胶枣麻仁襄;
心动悸兮脉结代,虚劳肺痿俱可尝。
[附] 加减复脉汤
除去桂姜与姜枣,加入白芍治阴伤;
温邪久恋阳明证,快服加减复脉汤。

2·8·3 气血双补

1. 八珍汤
四君四物八珍汤,气血双补是名方。
[附] 十全大补汤
再加黄芪与肉桂,十全大补效更强。
人参养荣汤
若加志陈味姜枣,去芎养荣有专长。
2. 泰山磐石散
十全大补减桂苓,更加续断砂糯芩;
气血双补安胎好,泰山磐石是方名。

2·8·4 补 阴

1. 六味地黄丸
六味地黄益肾肝,山药丹泽黄苓掺。
[附] 知柏地黄丸
再加知柏成八味,阴虚火旺可煎餐。
都气丸
六味再加五味子,丸名都气虚喘安。
麦味地黄丸
地黄丸中加麦味,咳喘盗汗皆能挽。
杞菊地黄丸
六味再加杞与菊,目视昏花治可痊。
2. 左归丸
左归丸内山药地,萸肉枸杞与牛膝;
菟丝龟鹿二胶合,壮水之主方第一。
[附] 左归饮
左归饮用地药萸,杞苓炙草一并齐;

煎汤养阴滋肾水,既主腰酸又止遗。
3. 大补阴丸
大补阴丸知柏黄,龟板脊髓蜜成方;
咳嗽咯血骨蒸热,阴虚火旺制亢阳。
4. 虎潜丸
虎潜足痿是妙方,虎骨陈皮并锁阳。
龟板干姜知母芍,再加柏地作丸尝。
5. 二至丸
二至女贞与旱莲,桑椹熬膏和成圆;
肝肾阴虚得培补,消除眩晕与失眠。
[附] 桑麻丸
桑叶芝麻蜜和丸,疏风祛湿益肾肝。
头晕眼花皆可治,湿痹肢麻亦能蠲。
6. 一贯煎
一贯煎中生地黄,沙参归杞麦冬藏;
少佐川楝泄肝气,阴虚胁痛此方良。
7. 石斛夜光丸
石斛夜光杞膝芎,二地二冬杞丝苁;
青葙草决犀羚角,参味连苓蒺草风;
再与杏菊山药配,养阴明目第一功。
8. 补肺阿胶汤
补肺阿胶马兜铃,牛蒡甘草杏糯匀;
肺虚火盛最宜服,降气生津咳嗽宁。
[附] 月华丸
月华丸方擅滋阴,二冬二地沙贝苓;
山药百部胶三七,獭肝桑菊保肺金。
9. 龟鹿二仙胶
人参龟板鹿角胶,再加枸杞熬成膏,
滋阴益肾填精髓,"精极"用此治效高。
10. 七宝美髯丹
七宝美髯归杞乌,苓膝故纸芝麻菟;
筋痿骨软齿动摇,重在滋水与涵木。

2·8·5 补 阳

1. 肾气丸
肾气丸补肾阳虚,地黄山药及茱萸;
苓泽丹皮合桂附,水中生火在温煦。
[附]《济生》肾气丸
《济生》加入车牛膝,通调水道肿胀祛。
十补丸
肾气丸中加茸味,填精补阳总能扶。
2. 右归丸
右归丸中地附桂,山药茱萸菟丝归;

杜仲鹿胶枸杞子,益火之源此方魁。

[附] 右归饮

减去鹿胶与归菟,加入甘草作汤服。
方名称为右归饮,扶阳更把阴寒逐。

2·9 安 神 剂

2·9·1 重镇安神

1. **朱砂安神丸**
   朱砂安神东垣方,归连甘草合地黄;
   怔忡不寐心烦乱,养阴清热可复康。
   [附] 生铁落饮
   《医学心悟》铁落饮,二冬二茯胆南星;
   橘志蒲翘钩玄贝,更加朱丹可镇心。

2. **珍珠母丸**
   珍珠母丸归地参,犀香龙苓柏子仁;
   更加酸枣定惊悸,阴血得养可宁神。

3. **磁朱丸**
   磁朱丸中有神曲,摄纳浮阳又明目;
   心悸失眠皆可治,癫狂痫证亦宜服。

2·9·2 滋养安神

1. **酸枣仁汤**
   酸枣仁汤治失眠,川芎知草茯苓煎;
   养血除烦清虚热,安然入睡梦乡甜。
   [附] 定志丸
   定志丸中参菖蒲,二茯远志加白术;
   麦冬朱砂和蜜制,专治心怯神恍惚。

2. **天王补心丹**
   补心丹用柏枣仁,二冬生地与归身;
   三参桔梗朱砂味,远志茯苓共养神。
   或加菖蒲去五味,心气开通肾气升。
   [附] 柏子养心丸
   柏子养心草芪参,二茯芎归淮枣仁;
   夏曲远志加桂味,除却惊悸自安神。
   枕中丹
   枕中丹出《千金方》,龟板龙骨远志菖;
   或丸或散黄酒下,开心定志又潜阳。

3. **甘麦大枣汤**
   甘草小麦大枣汤,妇人脏躁性反常;
   精神恍惚悲欲哭,和肝滋脾自然康。

2·10 开 窍 剂

2·10·1 凉 开

1. **安宫牛黄丸**
   安宫牛黄开窍方,芩连栀郁朱雄黄;
   犀角真珠冰麝箔,热闭心包功效良。
   [附] 牛黄清心丸
   牛黄清心朱芩连,山栀郁金蜜和圆;
   清热解毒又开窍,中风惊厥急救先。

2. **紫雪丹**
   紫雪犀羚朱朴硝,硝石金寒滑磁膏;
   丁沉木麝升玄草,热陷痉厥服之消。

3. **至宝丹**
   至宝朱珀麝息香,雄玳犀角与牛黄;
   金银两箔兼龙脑,开窍清热解毒良。

4. **小儿回春丹**
   回春丹中用四香,蔻枳星夏并牛黄;
   钩蚕陈贝麻全蝎,朱砂草竹共大黄。

5. **行军散**
   诸葛行军痧瘴方,珍珠牛麝冰雄黄;
   硼硝金箔共研末,窍闭神昏服之康。

2·10·2 温 开

1. **苏合香丸**
   苏合香丸麝息香,木丁熏陆荜檀襄;
   犀冰术沉诃香附,再加龙脑温开方。
   [附] 冠心苏合丸
   冠心苏合治心痛,朱檀冰木乳香共;
   芳香开窍疏气机,现代医家经常用。

2. **玉枢丹**
   玉枢丹有麝砵雄,五倍千金并入中;
   大戟慈菇共为末,霍乱痧胀米汤冲。

2·11 固 涩 剂

2·11·1 固表止汗

1. **玉屏风散**

   玉屏组合少而精,芪术防风鼎足形;
   表虚汗多易感冒,固卫敛汗效特灵。

2. **牡蛎散**

   牡蛎散内用黄芪,浮麦麻根合用宜;
   卫虚自汗或盗汗,固表收敛见效奇。

2·11·2 敛肺止咳

九仙散

九仙散用乌梅参,桔梗桑皮贝母承;
粟壳阿胶冬花味,敛肺止咳气自生。

2·11·3 涩肠固脱

1. **真人养脏汤**

   真人养脏木香诃,当归肉蔻与粟壳;
   术芍参桂甘草共,脱肛久痢服之瘥。

2. **四神丸**

   四神故纸与吴萸,肉蔻五味四般齐;
   大枣生姜同煎合,五更肾泻最相宜。

3. **桃花汤**

   桃花汤中赤石脂,粳米干姜共用之。

   [附] 赤石脂禹余粮丸

   石脂又与余粮合,久痢脱肛正宜施。

2·11·4 涩精止遗

1. **金锁固精丸**

   金锁固精芡莲须,龙骨牡蛎与蒺藜;
   莲粉糊丸盐汤下,能止无梦夜滑遗。

   [附] 水陆二仙丹

   水陆二仙金樱芡,精遗带下都能祛。

2. **桑螵蛸散**

   桑螵蛸散治小便数,参苓龙骨同龟壳;
   菖蒲远志加当归,补肾宁心健忘却。

3. **缩泉丸**

   缩泉丸治儿尿频,脬气虚寒约失灵;
   山药台乌加益智,糊丸多服效显明。

2·11·5 固崩止带

1. **固经丸**

   固经丸内龟板君,黄柏椿皮香附芩;
   更加芍药糊丸服,漏下崩中均可宁。

   [附] 固冲汤

   固冲汤内用术芪,龙牡芍茜与山萸;
   五味海蛸棕炭合,崩中漏下总能医。

2. **震灵丹**

   震灵丹用禹余粮,石脂石英没乳香;
   代赭灵脂朱砂合,固崩止带有效方。

3. **完带汤**

   完带汤中二术陈,苍术参草车前仁;
   柴芍淮山黑芥穗,化湿止带此方能。

   [附] 易黄汤

   易黄芡实与山药,车前黄柏加白果;
   健脾清热又除湿,能消带下黏稠多。

   清带汤

   清带汤中海螵蛸,龙牡山药加茜草;
   带下清稀色赤白,益脾固肾自然好。

2·12 理 气 剂

2·12·1 行 气

1. **越鞠丸**

   越鞠丸治六郁侵,气血痰火湿食因;
   芎苍香附加栀曲,气畅郁舒痛闷平。

2. **金铃子散**

   金铃延胡等分研,黄酒调服或水煎;
   心腹诸痛由热郁,降热开郁痛自蠲。

   [附] 延胡索散

   延胡散治七情伤,血气刺痛服之良;
   归芍乳没草姜桂,木香蒲黄与姜黄。

3. **半夏厚朴汤**

   半夏厚朴与紫苏,茯苓生姜共煎服;
   痰凝气聚成梅核,降逆开郁气自舒。

4. **枳实薤白桂枝汤**

   枳实薤白桂枝汤,厚朴瓜蒌合成方;

通阳理气又散结,胸痹心痛皆可尝。
[附] 瓜蒌薤白白酒汤
栝蒌薤白加白酒,胸痛彻背厥疾瘳。
瓜蒌薤白半夏汤
再加半夏化痰结,功力又更胜一等。

5. **橘核丸**
橘核丸中楝桂存,枳朴延胡藻带昆;
桃仁木通木香合,癞疝顽痛盐酒吞。

6. **天台乌药散**
天台乌药楝茴香,良姜巴豆与槟榔;
青皮木香共研末,寒滞疝痛酒调尝。
[附] 三层茴香丸
三层茴香制为丸,沙参川楝木香攒;
再加槟拨成二料,三料更把苓附搬;
寒疝阴囊见肿胀,气行寒消胀肿散。
导气汤
导气汤有吴茱萸,木香小茴川楝齐;
寒凝气滞连煎服,小肠疝痛自可愈。

7. **暖肝煎**
暖肝煎中用当归,杞苓乌药与小茴;
行气逐寒桂沉配,小腹疝痛一并摧。

8. **厚朴温中汤**
厚朴温中姜陈草,苓蔻木香一齐熬;
温中行气兼燥湿,脘腹胀痛服之消。
[附] 良附丸
良姜香附等分研,米汤姜汁加食盐;
合制为丸空腹服,胸闷脘痛一齐蠲。

2·12·2 降 气

1. **苏子降气汤**

苏子降气橘半归,前胡桂朴草姜随;
或加沉香去肉桂,化痰平喘此方推。

2. **定喘汤**
定喘白果与麻黄,款冬半夏白皮桑;
苏子黄芩甘草杏,宣肺平喘效力彰。

3. **四磨饮**
四磨饮治七情侵,人参乌药沉香槟;
四味浓磨煎温服,破气降逆喘自平。
[附] 五磨饮子
去参加入木香枳,五磨理气力非轻。

4. **旋覆代赭汤**
仲景旋覆代赭汤,半夏参草大枣姜;
噫气不降心下痞,健脾祛痰治相当。
[附] 干姜人参半夏丸
干姜人参加半夏,妊娠恶阻服之康。

5. **橘皮竹茹汤**
橘皮竹茹治逆呃,参草姜枣效最捷。
[附]《济生》橘皮竹茹汤
《济生》同加苓半,再添麦冬枇杷叶。
主治呕哕不能食,总因痰滞胃虚热。
新制橘皮竹茹汤
原方减去参枣草,又加柿蒂亦相得;
此乃鞠通新制方,胃气不虚即可啜。

6. **丁香柿蒂汤**
丁香柿蒂人参姜,呃逆因寒中气伤。
[附] 柿蒂汤
《济生》去参仅三味,胸满呃逆宜煎尝。

2·13 理 血 剂

2·13·1 活 血 祛 瘀

1. **桃核承气汤**
桃核承气用硝黄,桂枝甘草合成方;
下焦蓄血急煎服,解除夜热烦如狂。
[附] 下瘀血汤
下瘀血汤䗪桃黄,产后腹痛逐瘀良。

2. **血府逐瘀汤**
血府当归生地桃,红花赤芍枳壳草;
柴胡芎桔牛膝等,血化下行不作痨。
[附] 通窍活血汤

通窍全凭好麝香,桃仁大枣与葱姜;
川芎黄酒赤芍药,表里通经第一方。
膈下逐瘀汤
膈下逐瘀桃牡丹,赤芍乌药玄胡甘;
川芎灵脂红花壳,香附开郁血亦安。
少腹逐瘀汤
少腹逐瘀小茴香,玄胡没药芎归姜;
官桂赤芍蒲黄脂,经黯腹痛快煎尝。
身痛逐瘀汤
身痛逐瘀桃归芎,脂芎附羌与地龙;

牛膝红花没药草,通络止痛力量雄。
3. 复元活血汤
复元活血有柴胡,蒌根归草与甲珠;
桃仁红花大黄配,跌打损伤正宜服;
4. 七厘散
七厘散治跌打伤,血竭红花冰麝香;
乳没儿茶朱共末,外敷内服匀见长。
5. 补阳还五汤
补阳还五芪归芎,桃红赤芍加地龙;
半身不遂中风证,益气活血经络通。
6. 失笑散
失笑灵脂共蒲黄,等分作散醋煎尝;
血瘀少腹时作痛,祛瘀止痛效非常。
[附] 手拈散
手拈散用延胡索,灵脂没药加草果;
温寒理气热酒服,肝脾作痛可调和。
7. 丹参饮
凡腹诸痛有妙方,丹参砂仁加檀香;
气滞血瘀两相结,瘀散气顺保安康。
8. 温经汤
温经汤用萸桂芎,归芍丹皮姜夏冬;
参草益脾胶养血,调经重在暖胞宫。
[附] 艾附暖宫汤
艾附暖宫用四物,吴萸官桂加芪续;
米醋糊丸醋汤下,专治带多痛在腹。
9. 生化汤
生化汤宜产后尝,归芎桃草加炮姜;
恶露不行少腹痛,温经活血最见长。
10. 活络效灵丹
活络效灵主丹参,当归乳香没药存;
癥瘕积聚腹中痛,煎服此方可回春。
[附] 宫外孕方
宫外孕方赤芍桃,丹参棱莪一齐熬;

破血逐瘀消肿块,异位妊娠急治疗。
11. 桂枝茯苓丸
《金匮》桂枝茯苓丸,芍药桃红共粉丹;
等分为末蜜丸服,活血化瘀癥块散。
12. 大黄䗪虫丸
大黄䗪虫芩芍桃,地黄杏草漆蛴螬;
虻虫水蛭和丸服,去瘀生新功独超。

2·13·2 止 血

1. 十灰散
十灰散用十般灰,柏茜茅荷丹棕随;
二蓟栀黄皆炒黑,凉降止血此方推。
2. 小蓟饮子
小蓟饮子藕蒲黄,木通滑石生地襄;
归草黑栀淡竹叶,血淋热结服之康。
3. 槐花散
槐花散治肠风血,芥穗枳壳侧柏叶;
等分为末米汤下,凉血疏风又清热。
[附] 槐角丸
槐角丸有地榆防,当归黄芩枳壳匡;
血热得凉自可止,檀治肠风又脱肛。
4. 黄土汤
黄土汤中术附芩,阿胶甘草地黄并;
便后下血功独擅,吐衄崩中效亦灵。
5. 胶艾汤
胶艾汤中四物先,更加炙草一同煎;
暖宫养血血行缓,胎漏崩中自可痊。
6. 四生丸
四生丸用三种叶,鲜荷鲜艾加侧柏;
生地共捣如泥煎,吐衄妄行因血热。
7. 咳血方
咳血方中诃子收,海石栀子共瓜蒌;
青黛泻肝又凉血,咳嗽痰血服之瘳。

2·14 治 风 剂

2·14·1 疏 散 外 风

1. 大秦艽汤
大秦艽汤羌独防,芎芷辛芩二地黄;
石膏归芍苓术草,养血祛风通治方。
2. 消风散
消风散中有荆防,蝉蜕胡麻苦参苍;

知膏蒡通归草地,风疹湿疹服之康。
3. 川芎茶调散
川芎茶调有荆防,辛芷薄荷甘草羌;
目昏鼻塞风攻上,偏正头痛悉能康。
[附] 菊花茶调散
上方再加僵蚕菊,菊花茶调力更强。

苍耳子散

苍耳散用辛芷芷,薄荷葱茶并煎汤;
鼻塞涕浊风热扰,清热疏风又通阳。

4. **牵正散**

牵正散治口眼斜,白附僵蚕全蝎加;
混合研细酒调服,风中络脉效力佳。

[附] 止痉散

止痉全蝎与蜈蚣,祛风止痛功力宏;
惊风抽搐可缓解,又治脑炎破伤风。

5. **玉真散**

玉真散治破伤风,牙关紧闭体张弓;
星麻白附羌防芷,外敷内服一方通。

[附] 五虎追风散

五虎追风亦解痉,蝉退天麻加南星;
全蝎僵蚕一并入,风痰祛散抽搐平。

6. **小活络丹**

小活络丹用胆星,二乌乳没地龙并;
中风手足皆麻木,风痰瘀血闭在经。

[附] 大活络丹

大活络丹药味丰,四君四物减川芎;
白乌两蛇蚕蝎蔻,麻辛附葛羌防风;
乳没灵仙芩连贯,草乌首乌丁地龙;
南星青皮骨碎补,木香沉香官桂同;
天麻台乌息香茯,虎龟犀麝玄牛从;
两头尖外又松脂,大黄香附竭冰共;
瘫痪痿痹悉可疗,蜜丸箔衣陈酒送。

2·14·2 平肝息风

1. **羚角钩藤汤**

羚角钩藤茯菊桑,贝草竹茹芍地黄;

阳邪亢盛成痉厥,肝风内动急煎尝。

[附] 钩藤饮

钩藤饮用羚羊角,全蝎麻参炙草合;
小儿急惊牙关紧,手足抽搐急煎酌。

2. **镇肝熄风汤**

镇肝熄风芍天冬,玄参龟板赭茵从;
龙牡麦芽膝草楝,肝阳上亢能奏功。

[附] 建瓴汤

建瓴汤内有牛膝,赭石龙牡生地协;
芍药柏仁加淮山,阳亢眩晕效无匹。

3. **天麻钩藤饮**

天麻钩藤石决明,栀杜寄生膝与芩;
夜藤茯神益母草,主治眩晕与耳鸣。

4. **阿胶鸡子黄汤**

阿胶鸡子黄汤好,地芍钩藤牡蛎草;
决明茯神络石藤,阴虚风动此方保。

5. **大定风珠**

大定风珠鸡子黄,再合加减复脉汤;
三甲并同五味子,滋阴息风是妙方。

[附] 小定风珠

小定风珠鸡子黄,阿胶龟板淡菜匡;
引药下行加童便,温邪灼阴可补偿。

三甲复脉汤

三甲复脉蛎龟鳖,地芍麻仁胶草麦;
温邪伤阴肢痉挛,息风潜阳又养血。

6. **地黄饮子**

地黄饮子山茱斛,麦味菖蒲远志茯;
苁蓉桂附巴戟天,少入薄荷姜枣服;
喑厥风痱能治之,火归水中水生木。

2·15 治 燥 剂

2·15·1 轻宣润燥

1. **杏苏散**

杏苏散内夏陈前,枳桔苓草姜枣研;
轻宣温润治凉燥,咳止痰化病自痊。

2. **桑杏汤**

桑杏汤中浙贝宜,沙参栀豉与梨皮;
干咳鼻涸又身热,清宣凉润燥能祛。

[附] 翘荷汤

翘荷汤有绿豆皮,甘草桔梗栀皮俱;
燥气化火咽不利,咳痰难出总相宜。

3. **清燥救肺汤**

清燥救肺参草杷,石膏胶杏麦胡麻;
经霜收下冬桑叶,清燥润肺效可嘉。

[附] 沙参麦冬汤

沙参麦冬扁豆桑,玉竹花粉甘草襄;
秋燥耗津伤肺胃,咽涸干咳最堪尝。

2·15·2 滋养润燥

1. **养阴清肺汤**

养阴清肺是妙方,玄参草芍冬地黄;

薄荷贝母丹皮入,时疫白喉急煎尝。
2. 百合固金汤
百合固金二地黄,玄参贝母桔草藏;
麦冬芍药当归配,喘咳痰血肺家伤。
3. 麦门冬汤
麦门冬汤用人参,枣草粳米半夏存;
肺痿咳逆因虚火,益胃生津宜煎烹。
4. 琼玉膏
琼玉膏用生地黄,人参茯苓白蜜糖;
合成膏剂缓缓服,干咳咯血肺阴伤。
5. 玉液汤
玉液汤中芪葛根,鸡金知味药花粉;
饮一溲一消渴证,益气生津显效能。
6. 增液汤
增液汤用玄地冬,滋阴润燥有殊功;
热病津枯肠燥结,增水行船便自通。

2·16 祛 湿 剂

2·16·1 燥湿和胃

1. 平胃散
平胃散用朴陈皮,苍术甘草四味齐;
燥湿宽胸消胀满,调胃和中此方宜。
[附] 不换金正气散
再加藿香与半夏,不换金来治时疫。
柴平汤
小柴胡汤合平胃,寒多热少湿疟祛。
2. 藿香正气散
藿香正气腹皮苏,甘桔陈苓术朴具;
夏曲白芷加姜枣,风寒暑湿并能除。
[附] 六和汤
六和汤用参半砂,杏术草藿与木瓜;
赤苓厚朴加扁豆,湿伤脾胃效无加。

2·16·2 清热祛湿

1. 茵陈蒿汤
茵陈蒿汤大黄栀,瘀热阳黄此方施;
便难尿赤腹胀满,清热利湿总相宜。
[附] 栀子柏皮汤
栀子柏皮加甘草,热疸治疗要及时;
四逆汤内茵陈入,黄疸阴证法在兹。
2. 三仁汤
三仁杏蔻薏苡仁,夏朴通草竹叶存;
加入滑石渗湿热,身重胸闷属湿温。
[附] 藿朴夏苓汤
藿朴夏苓有三仁,泽猪豆豉亦与伦;
湿温身热肢体倦,胸闷舌腻宜煎烹。
黄芩滑石汤
黄芩滑石蔻通草,苓皮腹皮猪苓饶;

暑温湿温热势重,湿热肾炎亦可疗。
3. 甘露消毒丹
甘露消毒蔻藿香,茵陈滑石木通菖;
芩翘贝母射干薄,湿热留连正治方。
4. 连朴饮
连朴饮内用豆豉,菖蒲半夏芦根栀;
胸脘痞闷兼吐泻,湿热为病皆可医。
5. 蚕矢汤
蚕矢汤用苡木瓜,芩连栀通吴萸夏;
加入豆卷清湿热,霍乱转筋甚相恰。
6. 八正散
八正木通与车前,扁蓄大黄栀滑研;
草梢瞿麦灯心草,湿热诸淋宜汤煎。
[附] 五淋散
五淋散治血热淋,归草栀芍赤茯苓;
脐腹急痛小便涩,研末煎服水道清。
7. 二妙散
[附] 三妙丸
二妙散中苍柏兼,若云三妙牛膝添;
痿痹足疾堪多服,湿热得消病自蠲。
四妙丸
再加苡仁名四妙,渗湿健脾功更全。

2·16·3 利水渗湿

1. 五苓散
五苓散治太阳腑,白术泽泻猪苓茯;
桂枝化气兼解表,小便通利水饮逐。
[附] 四苓散
除却桂枝名四苓,溲赤便溏皆可服。
茵陈五苓散
茵陈配入五苓散,湿热黄疸亦可除。
胃苓汤

平胃五苓合方用,消积渗湿效突出。
2. 猪苓汤
猪苓汤内有茯苓,泽泻阿胶滑石并;
小便不利兼烦渴,滋阴利水症自平。
3. 防己黄芪汤
防己黄芪《金匮》方,白术甘草枣生姜;
汗出恶风兼身肿,表虚湿盛服之康。
[附] 防己茯苓汤
防己茯苓加芪桂,肢肿在皮宜煎尝。
4. 五皮散(饮)
五皮散用五般皮,陈苓姜桑大腹齐;
或用五加去桑白,脾虚腹胀颇相宜。

2·16·4 温化水湿

1. 苓桂术甘汤
苓桂术甘化饮剂,健脾又温膀胱气;
饮邪上逆气冲胸,水饮下行眩晕去。
[附] 甘姜苓术汤
甘姜苓术主肾着,身痛腰冷又何虑。
2. 真武汤
真武汤壮肾中阳,茯芍术附加生姜;
少阴腹痛寒水聚,悸眩瞤惕急煎尝。
[附] 附子汤
少阴阳虚附子汤,人参白术茯芍藏;
体痛背寒肢逆冷,温阳益气自复康。

3. 实脾散
实脾苓术与木瓜,甘草木香大腹加;
草果姜附兼厚朴,虚寒阴水效堪夸。
4. 萆薢分清饮
萆薢分清石菖蒲,草梢乌药智仁具;
或加茯苓共煎煮,淋浊留连自可除。
[附] 程氏萆薢分清饮
程氏萆薢分清饮,黄柏茯苓术菖蒲;
莲子丹参及车前,湿热淋浊宜早图。

2·16·5 祛风胜湿

1. 羌活胜湿汤
羌活胜湿草独芎,蔓荆藁本加防风;
湿邪在表头腰痛,发汗升阳经络通。
[附] 蠲痹汤
蠲痹汤治风湿痹,羌防归芍并黄芪;
姜黄甘草姜煎服,体痛筋挛一并祛。
2. 独活寄生汤
独活寄生艽防辛,归芎地芍桂苓均;
杜仲牛膝人参草,冷风顽痹屈能伸。
[附] 三痹汤
若去寄生加芪续,汤名三痹古方珍。
3. 鸡鸣散
鸡鸣散是《准绳》方,苏叶吴萸桔梗姜;
瓜橘槟榔晨冷服,脚气浮肿效非常。

2·17 祛 痰 剂

2·17·1 燥湿化痰

1. 二陈汤
二陈汤用半夏陈,苓草梅姜一并存;
利气祛痰兼燥湿,湿痰为患此方珍。
[附] 导痰汤
前方去梅加枳星,方名导痰消积饮;
胸膈痞塞肋胀满,坐卧不安服之宁。
[附] 涤痰汤
涤痰汤有夏橘草,参苓竹茹枳姜枣;
胆星菖蒲齐配入,主治风痰迷心窍。
2. 温胆汤
温胆汤中苓半草,枳竹陈皮加姜枣;
虚烦不眠证多端,此系胆虚痰上扰。
[附] 十味温胆汤

十味温胆苓枳参,橘皮草味地枣仁;
益气化痰姜半枣,远志宁心可安神。
3. 茯苓丸
《指迷》茯苓丸半夏,风硝枳壳姜汤下;
中脘停痰肩臂疼,气行痰消诸症罢。

2·17·2 润燥化痰

贝母瓜蒌散
贝母瓜蒌花粉研,陈皮桔梗茯苓添;
呛咳咽干痰难咯,清肺润燥化痰涎。

2·17·3 清热化痰

1. 清气化痰丸
清气化痰杏瓜蒌,茯苓枳芩胆星投;

陈夏姜汁糊丸服,专治肺热咳痰稠。

2. **小陷胸汤**

小陷胸汤连半蒌,宽胸开结涤痰优;
膈上热痰痞满痛,舌苔黄腻脉滑浮。

[附] 柴胡陷胸汤

柴胡陷胸小柴胡,更把参草枣剔除;
加入枳桔连瓜蒌,寒热消退胸闷舒。

3. **滚痰丸**

滚痰丸是逐痰方,礞石黄芩及大黄;
少佐沉香为引导,实热顽痰一扫光。

2·17·4 温 化 寒 痰

1. **苓甘五味姜辛汤**

苓甘五味姜辛汤,痰饮咳嗽常用方;
气降仍咳胸犹满,速化寒饮保安康。

[附] 冷哮丸

冷哮冬花麻草辛,川乌牙皂胆南星;
椒矾夏曲紫菀杏,温化寒痰效特灵。

2. **三子养亲汤**

三子养亲祛痰方,芥苏莱菔共煎汤;
大便实硬加熟蜜,冬寒更可加生姜。

2·17·5 治 风 化 痰

1. **半夏白术天麻汤**

半夏白术天麻汤,苓草橘红枣生姜;
眩晕头痛风痰盛,痰化风熄复正常。

2. **定痫丸**

定痫二茯贝天麻,丹麦陈远蒲姜夏;
胆星蝎蚕珀竹沥,姜汁甘草和朱砂;
镇心祛痰又开窍,平肝熄风制痫发。

3. **止嗽散**

止嗽散桔草白前,紫菀荆陈百部研;
镇咳化痰兼解表,姜汤调服不必煎。

2·18 消 导 化 积 剂

2·18·1 消 食 导 滞

1. **保和丸**

保和神曲与山楂,陈翘莱菔苓半夏;
消食化滞和胃气,煎服亦可加麦芽。

[附] 大安丸

保和加术名大安,健脾消滞又何难。

2. **枳实导滞丸**

枳实导滞曲连芩,大黄术泽与茯苓;
食湿两滞生郁热,胸痞便秘此方寻。

3. **木香槟榔丸**

木香槟榔青陈皮,枳柏黄连莪术齐;
大黄牵牛加香附,热滞泻痢皆相宜。

4. **枳术丸**

枳术丸是消补方,荷叶烧饭作丸尝。

[附] 曲蘖枳术丸

若加麦芽与神曲,消食化滞力更强。

橘半枳术丸

枳术丸加橘半夏,健脾祛痰两兼长。

香砂枳术丸

香砂枳术理气滞,消食开胃气芳香。

5. **健脾丸**

健脾参术苓草陈,肉蔻香连合砂仁;
楂肉山药曲麦炒,消补兼施不伤正。

[附] 资生丸

资生丸内主四君,扁莲苡桔山药行;
连泽芡楂麦砂蔻,藿橘益气安胎灵。

2·18·2 消 痞 化 积

1. **枳实消痞丸**

枳实消痞四君先,麦芽夏曲朴姜连;
脾虚痞满结心下,痞消脾健乐天年。

2. **鳖甲煎丸**

鳖甲煎丸疟母方,䗪虫鼠妇及蜣螂;
蜂窠石苇人参射,桂朴紫葳丹芍姜;
瞿麦柴芩胶半夏,桃仁葶苈和硝黄。
疟缠日久胁下硬,癥消积化保安康。

2·19 驱 虫 剂

1. **乌梅丸**

乌梅丸用细辛桂,黄连黄柏及当归。

人参椒姜加附子,温肠泻热又安蛔。

[附] 理中安蛔汤

理中加减可安蛔,参术苓姜和椒梅;
腹痛便溏因虫扰,辛酸伏蛔蛔自摧。

连梅安蛔丸
连梅安蛔蜀椒柏,更有槟榔雷丸协;
蛔扰烦躁兼厥逆,总因肝胃蕴实热。

2. **肥儿丸**
肥儿丸内有使君,豆蔻香连曲麦槟;
猪胆为丸热汤下,疳虫食积一扫清。

3. **布袋丸**
布袋丸内有四君,芜荑芦荟共调匀;
夜明砂与使君子,消疳去虫法可循。

4. **化虫丸**
化虫使君与鹤虱,楝槟芜荑一并列;
白矾铅粉和丸服,肠中诸虫皆可灭。

5. **伐木丸**
伐木方中有绿矾,苍术酒曲醋糊丸;
泻肝益脾消黄肿,钩虫为患效可观。

2·20 涌 吐 剂

1. **瓜蒂散**
瓜蒂散用赤豆研,散和豉汁不需煎;
逐邪催吐效更速,宿食痰涎一并蠲。
[附] 三圣散
三圣散中有藜芦,瓜蒂防风虀汁入;
胸中浊痰尽可祛,食物中毒能吐出。

2. **急救稀涎散**
稀涎皂角与白矾,急救可祛膈上痰;
中风昏迷属闭证,功能开窍又通关。

3. **盐汤探吐方**
盐汤探吐《千金方》,干霍乱证宜急尝;
宿食停脘气机阻,用之及时功效良。

2·21 痈 疡 剂

1. **仙方活命饮**
仙方活命金银花,防芷归陈穿山甲;
贝母花粉兼乳没,草芍皂刺酒煎嘉;
一切痈疽能溃败,溃后忌服用勿差。
[附] 连翘败毒散
连翘败毒山栀羌,柴桔归芎芩芍防;
红花牛蒡升玄薄,清热解毒活血良;
痈疽初起能消散,腮腺炎肿又何殃。

2. **五味消毒饮**
五味消毒疗诸疔,银花野菊蒲公英;
紫花地丁天癸子,煎加酒服效非轻。
[附] 银花解毒汤
银花解毒地丁翘,犀角丹皮夏枯草;
再把川连赤苓入,痈疽疔毒一齐消。

3. **四妙勇安汤**
四妙勇安用当归,玄参银花甘草随;
清热解毒兼活血,脉管炎证此方魁。
[附] 五神汤
五神汤用紫地丁,牛膝车前白茯苓;
再加银花水煎服,湿热痈疮自可平。
神效托里散
神效托里有忍冬,芪归甘草一并从;
补气养血又解毒;善消肠痈或奶痈。

4. **犀黄丸**
犀黄丸内用麝香,乳香没药与牛黄;
乳岩横痃或瘰疬,正气未虚均可尝。
[附] 醒消丸
醒消丸内用麝香,没药乳香加雄黄;
米饭和丸酒送服,痈毒消散保安康。
蟾酥丸
蟾酥丸用寒水石,麝朱胆枯与乳没;
轻粉铜绿雄蜗牛,疔毒外敷内服适。

5. **牛蒡解肌汤**
牛蒡解肌丹栀翘,荆薄斛玄夏枯草;
疏风清热又散肿,牙痛颈毒俱可消。

6. **海藻玉壶汤**
海藻玉壶带昆布,青陈二皮翘贝母;
独活甘草夏归芎,消瘿散结效可睹。

7. **透脓散**
透脓散治毒成脓,芪归山甲皂刺芎;
[附] 《医学心悟》透脓散
程氏又加银旁芷,更能速奏溃破功。
托里透脓散
托里透脓参芪芷,归术山甲与皂刺,

青皮甘草加升麻,痈疽脓陷宜服之。

8. 阳和汤

阳和汤方主阴疽,鹿胶桂麻姜炭地;
白芥甘草同煎服,温补通滞疽自愈。

［附］ 冲和汤

冲和汤有参苓芪,术归芎芷加陈皮;
乳没银花皂刺草,擅治疮疡气血虚。

9. 小金丹

小金丹内麝草乌,灵脂胶香与乳没;
木鳖地龙归墨炭,诸疮肿痛最宜服。

10. 内补黄芪汤

内补黄芪地芍冬,参苓远志加川芎;
当归甘草官桂并,力补痈疽善后功。

11. 苇茎汤

苇茎汤方《千金》存,桃仁薏苡冬瓜仁;
瘀热在肺成痈毒,热泻脓除新自生。

12. 大黄牡丹汤

《金匮》大黄牡丹桃,冬瓜仁又加芒硝;
肠痈初起腹按痛,尚未成脓服之消。

［附］ 清肠饮

清肠饮内用玄参,银花地榆加苡仁;
芩麦归草煎服后,肠痈痛止足能伸。

13. 薏苡附子败酱散

薏苡附子败酱散,解毒散肿力不缓;
肠痈成脓宜急投,脓泻肿消腹自软。

［附］ 薏苡仁汤

薏苡仁汤瓜蒌仁,丹皮桃仁一并存;
湿滞血瘀腹胀痛,肠痈初起急煎烹。

方 剂 索 引

一 画

一贯煎 …………………… 108

二 画

二至丸 …………………… 107
二陈汤 …………………… 195
二妙散 …………………… 184
十灰散 …………………… 155
十全大补汤 ……………… 102
十补丸 …………………… 112
十枣汤 …………………… 41
十味温胆汤 ……………… 196
丁香柿蒂汤 ……………… 145
七味白术散 ……………… 95
七宝美髯丹 ……………… 111
七厘散 …………………… 150
八正散 …………………… 183
八珍汤 …………………… 102
人参胡桃汤 ……………… 98
人参养荣汤 ……………… 102
人参蛤蚧散 ……………… 97
九仙散 …………………… 129
九味羌活汤 ……………… 20

三 画

三子养亲汤 ……………… 201

三仁汤 …………………… 180
三甲复脉汤 ……………… 169
三圣散 …………………… 215
三层茴香丸 ……………… 140
三妙丸 …………………… 184
三拗汤 …………………… 17
三物备急丸 ……………… 38
三痹汤 …………………… 192
干姜人参半夏丸 ………… 144
下瘀血汤 ………………… 147
大安丸 …………………… 205
大羌活汤 ………………… 21
大补阴丸 ………………… 106
大青龙汤 ………………… 17
大定风珠 ………………… 168
大建中汤 ………………… 81
大承气汤 ………………… 34
大活络丹 ………………… 165
大秦艽汤 ………………… 161
大柴胡汤 ………………… 87
大陷胸丸 ………………… 36
大陷胸汤 ………………… 36
大黄牡丹汤 ……………… 224
大黄附子汤 ……………… 37
大黄䗪虫丸 ……………… 154
小儿回春丹 ……………… 124

小青龙加石膏汤 ………… 22
小青龙汤 ………………… 22
小金丹 …………………… 223
小定风珠 ………………… 169
小建中汤 ………………… 79
小承气汤 ………………… 35
小活络丹 ………………… 164
小柴胡汤 ………………… 46
小陷胸汤 ………………… 198
小蓟饮子 ………………… 157
川芎茶调散 ……………… 162

四 画

天王补心丹 ……………… 118
天台乌药散 ……………… 140
天麻钩藤饮 ……………… 167
木香槟榔丸 ……………… 206
五仁丸 …………………… 40
五皮散 …………………… 187
五苓散 …………………… 185
五虎追风散 ……………… 164
五味消毒饮 ……………… 219
五神汤 …………………… 220
五积散 …………………… 91
五淋散 …………………… 183
五磨饮子 ………………… 143

不换金正气散 …… 178	龙胆泻肝汤 …… 63	芍药汤 …… 67
止痉散 …… 163	平胃散 …… 178	再造散 …… 30
止嗽散 …… 203	归脾汤 …… 100	百合固金汤 …… 174
少腹逐瘀汤 …… 148	四生丸 …… 156	达原饮 …… 48
中和汤 …… 222	四君子汤 …… 93	至宝丹 …… 123
贝母瓜蒌散 …… 199	四妙丸 …… 184	当归六黄汤 …… 70
内补黄芪汤 …… 223	四妙勇安汤 …… 219	当归龙荟丸 …… 64
水陆二仙丹 …… 132	四苓散 …… 185	当归四逆加吴茱萸生姜汤 ……
牛黄清心丸 …… 121	四物汤 …… 98	…… 85
牛蒡解肌汤 …… 221	四逆加人参汤 …… 82	当归四逆汤 …… 85
手拈散 …… 151	四逆汤 …… 81	当归补血汤 …… 99
升陷汤 …… 96	四逆散 …… 49	当归建中汤 …… 80
升麻葛根汤 …… 26	四神丸 …… 130	曲蘖枳术丸 …… 207
化虫丸 …… 213	四磨汤 …… 143	回阳救急汤 …… 83
化斑汤 …… 61	生化汤 …… 152	朱砂安神丸 …… 116
仓廪散 …… 30	生脉散 …… 96	竹叶石膏汤 …… 56
月华丸 …… 110	生姜泻心汤 …… 52	竹叶柳蒡汤 …… 26
丹参饮 …… 151	生铁落饮 …… 116	伐木丸 …… 213
乌梅丸 …… 211	失笑散 …… 151	延胡索散 …… 138
六一散 …… 74	仙方活命饮 …… 218	华盖散 …… 17
六君子汤 …… 94	白头翁加甘草阿胶汤 …… 68	血府逐瘀汤 …… 148
六味地黄丸 …… 104	白头翁汤 …… 68	行军散 …… 124
六和汤 …… 179	白虎加人参汤 …… 55	舟车丸 …… 42
	白虎加苍术汤 …… 55	安宫牛黄丸 …… 121
五 画	白虎加桂枝汤 …… 55	导气汤 …… 140
玉女煎 …… 66	白虎汤 …… 54	导赤散 …… 62
玉屏风散 …… 128	白通汤 …… 82	导痰汤 …… 195
玉真散 …… 164	白散 …… 38	异功散 …… 94
玉液汤 …… 175	瓜蒂散 …… 215	阳和汤 …… 222
甘麦大枣汤 …… 119	瓜蒌薤白白酒汤 …… 139	防己茯苓汤 …… 187
甘草干姜茯苓白术汤 …… 188	瓜蒌薤白半夏汤 …… 139	防己黄芪汤 …… 186
甘草泻心汤 …… 52	半夏白术天麻汤 …… 201	防风通圣散 …… 88
甘露消毒丹 …… 181	半夏泻心汤 …… 52	
艾附暖宫丸 …… 152	半夏厚朴汤 …… 138	七 画
左归丸 …… 105	加味香苏散 …… 21	麦门冬汤 …… 174
左归饮 …… 105	加味逍遥散 …… 51	麦味地黄丸 …… 104
左金丸 …… 64	加减复脉汤 …… 101	赤石脂禹余粮汤 …… 132
石斛夜光丸 …… 109	加减葳蕤汤 …… 32	苇茎汤 …… 224
石膏汤 …… 90	圣愈汤 …… 99	苍耳子散 …… 163
右归丸 …… 113		苏子降气汤 …… 142
右归饮 …… 113	六 画	苏合香丸 …… 125
布袋丸 …… 212	托里透脓汤 …… 222	杏苏散 …… 171
戊己丸 …… 64	地黄饮子 …… 169	杞菊地黄丸 …… 104

连朴饮 …………… 182	定痫丸 …………… 202	济川煎 …………… 40
连梅安蛔汤 ……… 211	实脾散 …………… 189	《济生》肾气丸 … 112
连翘败毒散 ……… 218	建瓴汤 …………… 167	举元煎 …………… 96
吴茱萸汤 ………… 79	承气养营汤 ……… 44	宣毒发表汤 ……… 26
牡蛎散 …………… 128	参苏饮 …………… 30	宫外孕方 ………… 153
身痛逐瘀汤 ……… 149	参附汤 …………… 82	冠心苏合丸 ……… 126
龟鹿二仙胶 ……… 110	参苓白术散 ……… 94	神效托里散 ……… 220
冷哮丸 …………… 200		神犀丹 …………… 61
羌活胜湿汤 ……… 191	九 画	
沙参麦冬汤 ……… 173	珍珠母丸 ………… 116	十 画
完带汤 …………… 135	荆防败毒散 ……… 30	泰山磐石散 ……… 103
良附丸 …………… 141	茵陈五苓散 ……… 185	秦艽鳖甲散 ……… 69
补中益气汤 ……… 95	茵陈四逆汤 ……… 180	蚕矢汤 …………… 182
补阳还五汤 ……… 150	茵陈蒿汤 ………… 179	盐汤探吐方 ……… 216
补肺阿胶汤 ……… 110	茯苓丸 …………… 197	都气丸 …………… 104
阿胶鸡子黄汤 …… 167	枳术丸 …………… 207	真人养脏汤 ……… 130
附子汤 …………… 189	枳实芍药散 ……… 50	真武汤 …………… 188
附子理中丸 ……… 78	枳实导滞丸 ……… 205	桂苓甘露饮 ……… 75
鸡苏散 …………… 74	枳实消痞丸 ……… 208	桂枝人参汤 ……… 78
鸡鸣散 …………… 192	枳实薤白桂枝汤 … 138	桂枝加厚朴杏子汤 … 19
	柏子养心丸 ……… 119	桂枝加葛根汤 …… 19
八 画	栀子柏皮汤 ……… 180	桂枝汤 …………… 18
青蒿鳖甲汤 ……… 69	柿蒂汤 …………… 145	桂枝茯苓丸 ……… 154
苓甘五味姜辛汤 … 200	厚朴七物汤 ……… 88	桃红四物汤 ……… 99
苓桂术甘汤 ……… 188	厚朴温中汤 ……… 141	桃花汤 …………… 131
枕中丹 …………… 119	牵正散 …………… 163	桃核承气汤 ……… 147
虎潜丸 …………… 106	胃苓汤 …………… 185	柴平汤 …………… 178
肾气丸 …………… 112	咳血方 …………… 156	柴胡达原饮 ……… 48
易黄汤 …………… 135	钩藤饮 …………… 166	柴胡枳桔汤 ……… 47
固冲汤 …………… 134	香苏散 …………… 21	柴胡桂枝干姜汤 … 91
固经丸 …………… 134	香苏葱豉汤 ……… 22	柴胡陷胸汤 ……… 198
败毒散 …………… 29	香连丸 …………… 64	柴胡疏肝散 ……… 50
知柏地黄丸 ……… 104	香砂六君子汤 …… 94	柴葛解肌汤 ……… 27
金铃子散 ………… 137	香砂枳术丸 ……… 207	逍遥散 …………… 50
金锁固精丸 ……… 132	香薷散 …………… 73	透脓散 …………… 221
肥儿丸 …………… 212	复元活血汤 ……… 149	健脾丸 …………… 207
炙甘草汤 ………… 101	复方大承气汤 …… 35	射干麻黄汤 ……… 22
泻心汤 …………… 59	保元汤 …………… 94	胶艾汤 …………… 159
泻白散 …………… 65	保和丸 …………… 205	资生丸 …………… 208
泻青丸 …………… 63	独活寄生汤 ……… 192	凉膈散 …………… 59
泻黄散 …………… 66	养阴清肺汤 ……… 173	益元散 …………… 74
定志丸 …………… 118	活人葱豉汤 ……… 29	消风散 …………… 162
定喘汤 …………… 142	活络效灵丹 ……… 153	海藻玉壶汤 ……… 221

涤痰汤 …………………… 196	清心莲子饮 …………… 62	槐花散 ………………… 157
润肠丸 …………………… 39	清肠饮 ………………… 225	槐角丸 ………………… 157
调胃承气汤 ……………… 35	清带汤 ………………… 135	暖肝煎 ………………… 140
通脉四逆汤 ……………… 82	清胃散 ………………… 65	新加香薷饮 …………… 73
通窍活血汤 …………… 148	清骨散 ………………… 70	新加黄龙汤 …………… 43
桑杏汤 ………………… 172	清宫汤 ………………… 57	新制橘皮竹茹汤 ……… 145
桑菊饮 ………………… 23	清络饮 ………………… 72	十 四 画
桑麻丸 ………………… 108	清营汤 ………………… 56	
桑螵蛸散 ……………… 133	清暑益气汤 …………… 75	滚痰丸 ………………… 199
十 一 画	清脾饮 ………………… 48	碧玉散 ………………… 74
	清瘟败毒饮 …………… 60	酸枣仁汤 ……………… 118
理中丸 …………………… 77	清燥救肺汤 …………… 172	磁朱丸 ………………… 117
理中化痰丸 ……………… 78	十 二 画	膈下逐瘀汤 …………… 148
理中安蛔汤 …………… 211		缩泉丸 ………………… 133
控涎丹 …………………… 41	琼玉膏 ………………… 175	十 五 画
黄土汤 ………………… 158	越婢汤 ………………… 25	
黄龙汤 …………………… 44	越鞠丸 ………………… 137	增液汤 ………………… 176
黄芩汤 …………………… 68	葳蕤汤 ………………… 32	增液承气汤 …………… 44
黄芩滑石汤 …………… 181	葛根黄芩黄连汤 ……… 89	震灵丹 ………………… 134
黄芪建中汤 ……………… 80	葱白七味饮 …………… 31	镇肝熄风汤 …………… 166
黄芪桂枝五物汤 ………… 85	葱豉汤 ………………… 28	十 六 画
黄连汤 …………………… 52	葱豉桔梗汤 …………… 28	
黄连解毒汤 ……………… 58	葶苈大枣泻肺汤 ……… 65	薏苡仁汤 ……………… 225
萆薢分清饮 …………… 190	翘荷汤 ………………… 172	薏苡附子败酱散 ……… 225
菊花茶调散 …………… 163	紫金锭 ………………… 126	橘半枳术丸 …………… 207
救急稀涎散 …………… 215	紫雪 …………………… 122	橘皮竹茹汤 …………… 144
银花解毒汤 …………… 219	黑逍遥散 ……………… 51	橘核丸 ………………… 139
银翘汤 …………………… 24	黑锡丹 ………………… 84	醒消丸 ………………… 220
银翘散 …………………… 24	痛泻要方 ……………… 51	十 九 画
猪苓汤 ………………… 186	普济消毒饮 …………… 60	
麻子仁丸 ………………… 39	温经汤 ………………… 152	藿朴夏苓汤 …………… 181
麻杏苡甘汤 ……………… 17	温胆汤 ………………… 196	藿香正气散 …………… 179
麻黄加术汤 ……………… 17	温脾汤 ………………… 37	蟾酥丸 ………………… 220
麻黄汤 …………………… 17	犀角地黄汤 …………… 57	鳖甲煎丸 ……………… 209
麻黄杏仁甘草石膏汤 …… 25	犀黄丸 ………………… 220	二 十 三 画
麻黄附子甘草汤 ………… 31	疏凿饮子 ……………… 42	
麻黄附子细辛汤 ………… 31	十 三 画	蠲痹汤 ………………… 191
旋覆代赭汤 …………… 143		
羚角钩藤汤 …………… 165	蒿芩清胆汤 …………… 47	
清气化痰丸 …………… 197		